"十二五"普通高等教育本科国家级规划教材

国家卫生健康委员会"十四五"规划教材

全 国 高 等 学 校 教 材

供八年制及"5+3"一体化临床医学等专业用

U0276310

医学微生物学

Medical Microbiology

第4版

主　　编　彭宜红　郭德银

副 主 编　汤 华　钟照华　吴兴安　李婉宜

数 字 主 编　彭宜红　郭德银

数字副主编　庄　敏

人民卫生出版社

·北 京·

图书在版编目（CIP）数据

医学微生物学 / 彭宜红，郭德银主编 . —4 版 . —
北京：人民卫生出版社，2024.2
全国高等学校八年制及"5+3"一体化临床医学专业
第四轮规划教材
ISBN 978-7-117-36054-8

Ⅰ. ①医…　Ⅱ. ①彭…②郭…　Ⅲ. ①医学微生物学
– 医学院校 – 教材　Ⅳ. ①R37

中国国家版本馆 CIP 数据核字（2024）第 049115 号

人卫智网	www.ipmph.com	医学教育、学术、考试、健康，
		购书智慧智能综合服务平台
人卫官网	www.pmph.com	人卫官方资讯发布平台

医学微生物学
Yixue Weishengwuxue

第 4 版

主　　编：彭宜红　郭德银
出版发行：人民卫生出版社（中继线 010-59780011）
地　　址：北京市朝阳区潘家园南里 19 号
邮　　编：100021
E - mail：pmph @ pmph.com
购书热线：010-59787592　010-59787584　010-65264830
印　　刷：人卫印务（北京）有限公司
经　　销：新华书店
开　　本：850×1168　1/16　印张：27
字　　数：799 千字
版　　次：2005 年 8 月第 1 版　　2024 年 2 月第 4 版
印　　次：2024 年 6 月第 1 次印刷
标准书号：ISBN 978-7-117-36054-8
定　　价：98.00 元

打击盗版举报电话：010-59787491　E-mail：WQ @ pmph.com
质量问题联系电话：010-59787234　E-mail：zhiliang @ pmph.com
数字融合服务电话：4001118166　E-mail：zengzhi @ pmph.com

编 者
（以姓氏笔画为序）

王　丽（吉林大学白求恩医学部）　　　　范雄林（华中科技大学同济医学院）

王国庆（吉林大学白求恩医学部）　　　　赵　卫（南方医科大学）

王雪莲（中国医科大学）　　　　　　　　钟照华（哈尔滨医科大学）

卢　春（南京医科大学）　　　　　　　　饶贤才（陆军军医大学）

朱　帆（武汉大学医学部）　　　　　　　袁正宏（复旦大学上海医学院）

汤　华（天津医科大学）　　　　　　　　贾继辉（山东大学齐鲁医学院）

安　静（首都医科大学）　　　　　　　　徐纪茹（西安交通大学医学部）

许雪梅（北京协和医学院）　　　　　　　郭晓奎（上海交通大学医学院）

李婉宜（四川大学华西医学中心）　　　　郭德银（广州医科大学）

杨　春（重庆医科大学）　　　　　　　　黄升海（安徽医科大学）

吴兴安（空军军医大学）　　　　　　　　彭宜红（北京大学医学部）

沈　弢（北京大学医学部）　　　　　　　韩　俭（兰州大学医学部）

陈心春（深圳大学医学部）　　　　　　　赖小敏（中山大学中山医学院）

陈利玉（中南大学湘雅医学院）　　　　　潘冬立（浙江大学医学院）

陈婉南（福建医科大学）

秘　书

邓　娟（北京大学医学部）

数字编委
（数字编委详见二维码）

数字编委名单

3

融合教材阅读使用说明

　　融合教材即通过二维码等现代化信息技术,将纸书内容与数字资源融为一体的新形态教材。本套教材以融合教材形式出版,每本教材均配有特色的数字内容,读者在阅读纸书的同时,通过扫描书中的二维码,即可免费获取线上数字资源和相应的平台服务。

本教材包含以下数字资源类型

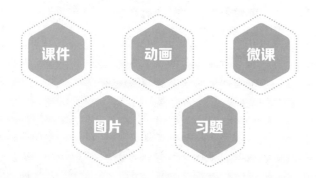

本教材特色资源展示

获取数字资源步骤

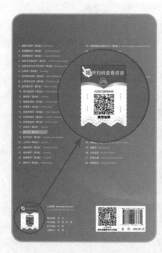

①扫描封底红标二维码,获取图书"使用说明"。

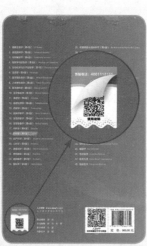

②揭开红标,扫描绿标激活码,注册/登录人卫账号获取数字资源。

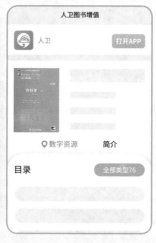

③扫描书内二维码或封底绿标激活码随时查看数字资源。

④登录 zengzhi.ipmph.com 或下载应用体验更多功能和服务。

APP 及平台使用客服热线　　400-111-8166

读者信息反馈方式

　　欢迎登录"人卫 e 教"平台官网"medu.pmph.com",在首页注册登录(也可使用已有人卫平台账号直接登录),即可通过输入书名、书号或主编姓名等关键字,查询我社已出版教材,并可对该教材进行读者反馈、图书纠错、撰写书评以及分享资源等。

全国高等学校八年制及"5+3"一体化临床医学专业
第四轮规划教材　修订说明

为贯彻落实党的二十大精神,培养服务健康中国战略的复合型、创新型卓越拔尖医学人才,人卫社在传承20余年长学制临床医学专业规划教材基础上,启动新一轮规划教材的再版修订。

21世纪伊始,人卫社在教育部、卫生部的领导和支持下,在吴阶平、裘法祖、吴孟超、陈灏珠、刘德培等院士和知名专家亲切关怀下,在全国高等医药教材建设研究会统筹规划与指导下,组织编写了全国首套适用于临床医学专业七年制的规划教材,探索长学制规划教材编写"新""深""精"的创新模式。

2004年,为深入贯彻《教育部 国务院学位委员会关于增加八年制医学教育(医学博士学位)试办学校的通知》(教高函〔2004〕9号)文件精神,人卫社率先启动编写八年制教材,并借鉴七年制教材编写经验,力争达到"更新""更深""更精"。第一轮教材共计32种,2005年出版;第二轮教材增加到37种,2010年出版;第三轮教材更新调整为38种,2015年出版。第三轮教材有28种被评为"十二五"普通高等教育本科国家级规划教材,《眼科学》(第3版)荣获首届全国教材建设奖全国优秀教材二等奖。

2020年9月,国务院办公厅印发《关于加快医学教育创新发展的指导意见》(国办发〔2020〕34号),提出要继续深化医教协同,进一步推进新医科建设、推动新时代医学教育创新发展,人卫社启动了第四轮长学制规划教材的修订。为了适应新时代,仍以八年制临床医学专业学生为主体,同时兼顾"5+3"一体化教学改革与发展的需要。

第四轮长学制规划教材秉承"精品育精英"的编写目标,主要特点如下:

1. 教材建设工作始终坚持以习近平新时代中国特色社会主义思想为指导,落实立德树人根本任务,并将《习近平新时代中国特色社会主义思想进课程教材指南》落实到教材中,统筹设计,系统安排,促进课程教材思政,体现党和国家意志,进一步提升课程教材铸魂育人价值。

2. 在国家卫生健康委员会、教育部的领导和支持下,由全国高等医药教材建设研究学组规划,全国高等学校八年制及"5+3"一体化临床医学专业第四届教材评审委员会审定,院士专家把关,全国医学院校知名教授编写,人民卫生出版社高质量出版。

3. 根据教育部临床长学制培养目标、国家卫生健康委员会行业要求、社会用人需求,在全国进行科学调研的基础上,借鉴国内外医学人才培养模式和教材建设经验,充分研究论证本专业人才素质要求、学科体系构成、课程体系设计和教材体系规划后,科学进行的,坚持"精品战略,质量第一",在注重"三基""五性"的基础上,强调"三高""三严",为八年制培养目标,即培养高素质、高水平、富有临床实践和科学创新能力的医学博士服务。

4. 教材编写修订工作从九个方面对内容作了更新:国家对高等教育提出的新要求;科技发展的趋势;医学发展趋势和健康的需求;医学精英教育的需求;思维模式的转变;以人为本的精神;继承发展的要求;统筹兼顾的要求;标准规范的要求。

5. 教材编写修订工作适应教学改革需要,完善学科体系建设,本轮新增《法医学》《口腔医学》《中医学》《康复医学》《卫生法》《全科医学概论》《麻醉学》《急诊医学》《医患沟通》《重症医学》。

6. 教材编写修订工作继续加强"立体化""数字化"建设。编写各学科配套教材"学习指导及习题集""实验指导/实习指导"。通过二维码实现纸数融合,提供有教学课件、习题、课程思政、中英文微课,以及视频案例精析(临床案例、手术案例、科研案例)、操作视频/动画、AR 模型、高清彩图、扩展阅读等资源。

全国高等学校八年制及"5+3"一体化临床医学专业第四轮规划教材,均为国家卫生健康委员会"十四五"规划教材,以全国高等学校临床医学专业八年制及"5+3"一体化师生为主要目标读者,并可作为研究生、住院医师等相关人员的参考用书。

全套教材共 48 种,将于 2023 年 12 月陆续出版发行,数字内容也将同步上线。希望得到读者批评反馈。

全国高等学校八年制及"5+3"一体化临床医学专业第四轮规划教材　序言

"青出于蓝而胜于蓝",新一轮青绿色的八年制临床医学教材出版了。手捧佳作,爱不释手,欣喜之余,感慨千百位科学家兼教育家大量心血和智慧倾注于此,万千名医学生将汲取丰富营养而茁壮成长,亿万个家庭解除病痛而健康受益,这不仅是知识的传授,更是精神的传承、使命的延续。

经过二十余年使用,三次修订改版,八年制临床医学教材得到了师生们的普遍认可,在广大读者中有口皆碑。这套教材将医学科学向纵深发展且多学科交叉渗透融于一体,同时切合了"环境-社会-心理-工程-生物"新的医学模式,秉持"更新、更深、更精"的编写追求,开展立体化建设、数字化建设以及体现中国特色的思政建设,服务于新时代我国复合型高层次医学人才的培养。

在本轮修订期间,我们党团结带领全国各族人民,进行了一场惊心动魄的抗疫大战,创造了人类同疾病斗争史上又一个英勇壮举!让我不由得想起毛主席《送瘟神二首》序言:"读六月三十日人民日报,余江县消灭了血吸虫,浮想联翩,夜不能寐,微风拂煦,旭日临窗,遥望南天,欣然命笔。"人民利益高于一切,把人民群众生命安全和身体健康挂在心头。我们要把伟大抗疫精神、祖国优秀文化传统融会于我们的教材里。

第四轮修订,我们编写队伍努力做到以下九个方面:

1. 符合国家对高等教育的新要求。全面贯彻党的教育方针,落实立德树人根本任务,培养德智体美劳全面发展的社会主义建设者和接班人。加强教材建设,推进思想政治教育一体化建设。

2. 符合医学发展趋势和健康需求。依照《"健康中国 2030"规划纲要》,把健康中国建设落实到医学教育中,促进深入开展健康中国行动和爱国卫生运动,倡导文明健康生活方式。

3. 符合思维模式转变。二十一世纪是宏观文明与微观文明并进的世纪,而且是生命科学的世纪。系统生物学为生命科学的发展提供原始驱动力,学科交叉渗透综合为发展趋势。

4. 符合医药科技发展趋势。生物医学呈现系统整合/转型态势,酝酿新突破。基础与临床结合,转化医学成为热点。环境与健康关系的研究不断深入。中医药学守正创新成为国际社会共同的关注。

5. 符合医学精英教育的需求。恪守"精英出精品,精品育精英"的编写理念,保证"三高""三基""五性"的修订原则。强调人文和自然科学素养、科研素养、临床医学实践能力、自我发展能力和发展潜力以及正确的职业价值观。

6. 符合与时俱进的需求。新增十门学科教材。编写团队保持权威性、代表性和广泛性。编写内容上落实国家政策、紧随学科发展,拥抱科技进步、发挥融合优势,体现我国临床长学制办学经验和成果。

7. 符合以人为本的精神。以八年制临床医学学生为中心,努力做到优化文字:逻辑清晰,详略有方,重点突出,文字正确;优化图片:图文吻合,直观生动;优化表格:知识归纳,易懂易记;优化数字内容:网络拓展,多媒体表现。

8. 符合统筹兼顾的需求。注意不同专业、不同层次教材的区别与联系,加强学科间交叉内容协调。加强人文科学和社会科学教育内容。处理好主干教材与配套教材、数字资源的关系。

9. 符合标准规范的要求。教材编写符合《普通高等学校教材管理办法》等相关文件要求,教材内容符合国家标准,尽最大限度减少知识性错误,减少语法、标点符号等错误。

最后,衷心感谢全国一大批优秀的教学、科研和临床一线的教授们,你们继承和发扬了老一辈医学教育家优秀传统,以严谨治学的科学态度和无私奉献的敬业精神,积极参与第四轮教材的修订和建设工作。希望全国广大医药院校师生在使用过程中能够多提宝贵意见,反馈使用信息,以便这套教材能够与时俱进,历久弥新。

愿读者由此书山拾级,会当智海扬帆!

是为序。

中国工程院院士
中国医学科学院原院长　　刘德培
北京协和医学院原院长
二〇二三年三月

主编简介

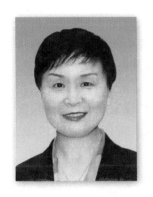

彭宜红

北京大学教授,博士研究生导师,北京大学医学部教学名师。兼任教育部重点领域教学资源及新型教材建设专家组专家及《医学病毒学》知识领域首席专家、教育部产学合作协同育人项目专家、教育部临床医学专业认证委员会专家、中国医学装备协会医学实验室装备与技术分会委员、北京市微生物学会监事、虚拟仿真实验教学创新联盟基础医学专业委员会委员。

从事医学微生物学教学和科研工作 37 年,主要研究方向为病毒与宿主相互作用关系及其抗病毒靶标筛选研究。作为课题负责人主持国家 863 高科技项目、国家重点研发专项(子课题)、国家自然科学基金项目、教育部产学合作协同育人项目、北京市自然科学基金项目等 10 余项,发表研究论文 80 余篇。作为课程负责人主讲本科生"医学微生物学"和研究生"生物医学安全及法规"等课程,兼任国家精品共享课"医学微生物学"、国家虚拟仿真实验教学一流课程、教育部基础医学"101 计划"核心教材《医学病原与免疫基础》负责人。主编或副主编《医学微生物学》国家级规划教材等 10 部,参编教材及专著 50 余部,获首届全国教材建设奖全国优秀教材(高等教育类)一等奖 1 项,获国家发明专利 2 项。

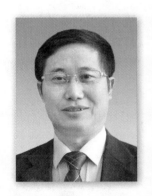

郭德银

医学病毒与抗病毒药物专家。中国微生物学会副理事长、国家杰出青年科学基金获得者、国家重大基础研究计划(973)项目首席科学家、国家万人计划科技领军人才、科技部人才推进计划领军人才、中华医学会医学病毒学分会常务理事、国家认证认可监督管理委员会实验室生物安全专业委员会委员,兼任 *Virology*、*Journal of Medical Virology* 等 8 种学术期刊的编委。现任广州医科大学特聘教授、广州国家实验室研究员、中山大学中山医学院特聘教授,曾任武汉大学基础医学院院长和中山大学医学院院长。

长期从事重要医学病毒感染致病和免疫调控机制以及抗病毒药物研究,主要聚焦冠状病毒等新发突发 RNA 病毒研究。揭示了冠状病毒 RNA 甲基修饰在病毒感染致病和免疫逃逸中的功能与机制,研发出多种抗 SARS-CoV-2 小分子抑制剂(其中一种候选药物已经完成Ⅲ期临床试验),发现了新型自噬受体 CCDC50 和肿瘤抑制蛋白 PTEN 的抗病毒免疫调控作用,发现了干细胞基于核酸识别的抗病毒新机制 ERASE,发表 SCI 论文 180 余篇,包括 *Nature Immunology*、*Cell*、*Science Translational Medicine*、*Cell Research*、*PNAS*、*Hepatology* 等国际主流学术刊物,获批授权专利 7 项,主编副主编国家级规划教材 4 部。

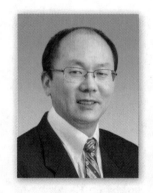

医学博士,天津医科大学二级教授,博士研究生导师。兼任中华医学会医学病毒学分会候任主任委员等。主要从事病毒感染与肿瘤发生发展的调控机制研究工作,发现 HBV 编码 miRNA 并调控病毒本身的复制与肝癌细胞恶性行为等。H 指数 45。

从事医学微生物学教学工作 35 年,任"医学微生物学"国家双语教学课程负责人及国家精品课程建设负责人。主编专著 3 部,副主编或参编中英文教材 10 部。

汤 华

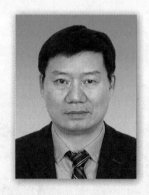

黑龙江省教学名师,中国微生物学会医学微生物学与免疫学专业委员会副主任委员,中国教育国际交流协会国际医学教育分会副理事长,黑龙江省微生物学会常务理事,黑龙江省细胞生物学会常务理事,黑龙江省医学会病毒学专业委员会副主任委员,澳大利亚 Edith Cowan University 客座教授。

主要研究方向是病毒性心肌炎与扩张型心肌病的致病机制与防治研究。发表研究论文 172 篇,主编或参编教材、专著和译著 52 部,获教育部高校科技奖自然科学类二等奖 1 项,省科技奖自然科学类二等奖 2 项,国家级教学成果奖二等奖 3 项,国家级一流本科线下课程"病原生物学实验"负责人。

钟照华

副主编简介

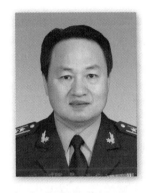

吴兴安

现任空军军医大学教授，博士研究生导师。兼任陕西省医学会微生物学与免疫学分会主任委员，全军微生物学专业委员会副主任委员，中国微生物学会医学微生物学与免疫学专业委员会常务委员，陕西省微生物学会常务理事。

从事医学微生物学教学工作 32 年。获军队院校"育才"奖银奖；军队教学成果二等奖 1 项；主编、副主编《医学微生物学》等相关教材 7 部。长期从事重要病原微生物的感染与免疫及其侦、防、治的基础研究。作为负责人承担国家、军队及省部级科研课题 17 项；发表 SCI 和中文核心期刊收录论文近 100 篇；获国家发明专利授权 9 项；国家海洋局创新成果奖一等奖 1 项，军队科技进步奖二等奖 2 项；副主编学术专著 1 部《肾综合征出血热》。

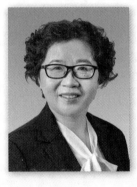

李婉宜

现任四川大学华西医学基础国家级实验教学示范中心副主任。兼任中华医学会微生物学与免疫学分会常务委员，四川省医学会微生物学与免疫学专业委员会主任委员，四川省大中小学教材专家库成员，四川大学党外知识分子联谊会理事，四川大学华西基础医学与法医学院教授委员会委员。

从事医学微生物学教学与科研工作 30 年。主编或参编国家级规划教材及其他教材 10 余部。主要研究方向为微生物致病机制及抗感染免疫，先后主持或主研国家及省部级科研课题 10 余项，发表 SCI 及核心期刊论文 50 余篇。曾获得贵阳科技进步奖二等奖、四川大学教学成果奖二等奖、四川大学本科优秀教学奖等荣誉。

前　言

2021 年 5 月,人民卫生出版社在武汉召开了全国高等学校八年制及"5+3"一体化临床医学专业第四轮规划教材主编人会议,启动了此系列第四轮教材的编写工作。

根据习近平总书记对教材建设的重要指示,结合教材主编人会议精神,本教材在编写过程中以"守正创新,打造精品"为宗旨,针对八年制及"5+3"一体化临床医学专业学生的特点,经过充分调研和讨论,在《医学微生物学》(第 3 版)的基础上,对教材整体结构和内容进行了调整。教材以绪论、医学微生物学基础、致病性细菌、致病性病毒、致病性真菌以及附录的顺序编排,与配套的数字教材、《医学微生物学实验指导》和《医学微生物学学习指导及习题集》,共同构成了八年制及"5+3"一体化临床医学专业《医学微生物学》(第 4 版)规划教材体系。

本教材编写期间正值新冠疫情全球大流行,疫情凸显了"百年不遇"之大变局对人类的严峻挑战,也彰显出《医学微生物学》教材在人才培养中的重要性。为了适应新型医学人才培养的需要,教材内容兼顾了知识的基础性与先进性,深度和难度总体与目前医学微生物学领域的发展及教材定位相符。具体表现在:①通过教材框架结构,体现学科内及学科间知识内容的共性与特性、整合与交叉等内在逻辑,把医学微生物中生物学的共性和规律内容独立成第一篇医学微生物学基础,后三篇分别介绍三大类致病性微生物,并对接临床医学、预防医学、药学以及生物安全等学科及领域的有关重要理论、知识及实践,加强了《医学微生物学》与相关学科的联系,为医学生构建了合理的知识体系。②更新并修订了部分概念和知识点、原理及其应用,增加了新型冠状病毒、人体微生物群等新内容,使得教材内容尽可能体现本学科重要的研究进展。③从微生物起源、微生物群与人类健康、机体免疫和环境因素影响病原微生物致病性等方面,以更宏观的视角介绍微生物与人类健康和疾病的关系,体现了现代医学大健康的理念。④注重理论联系实践,强调知识与其原创工作的联系,部分实例来自中国科学家的工作及其实际应用,教材内容在启迪科学思维、培养创新意识方面有所体现,并融入了思政育人元素,引导学生树立正确的人生观和科学观。

本版《医学微生物学》教材是全国高等医学院校交流与合作的结晶,得到了人民卫生出版社的积极指导和大力支持,编者团队老、中、青结合、覆盖面广,同时也得到了微生物学界及相关领域前辈、同行的热心指导和帮助,并参与了部分章节的审核,在此一并致以衷心的感谢!

尽管主编及编者尽了最大努力,但由于水平有限,以及学科快速发展带来的知识更新,书中难免存在疏漏和错误,恳请广大师生及读者批评指正。

彭宜红

2024 年 1 月

目　录

第一篇　医学微生物学基础

第二篇　致病性细菌

第三篇 致病性病毒

第四篇　致病性真菌

绪　论

要点:

1. 微生物根据其结构特点、遗传特性及生化组成,可分为真核细胞型、原核细胞型和非细胞型微生物三种类型。

2. 微生物的范畴中,正常菌群或人体微生物群、机会致病性微生物、病原微生物与人类健康及疾病密切相关,是医学微生物学的研究对象。

3. 学习和了解微生物学发展史中重要事件,对增长知识和启迪人生具有重要意义。

4. 不断完善的郭霍法则(Koch's postulates)是鉴定传染病病原的科学准则。

微生物与人类共享一个地球,微生物是生命的起源和地球生物量的主体,是推动生物圈循环的主角。每个健康成人携带的微生物数目远多于人体细胞数,**正常情况下绝大多数微生物对人体无害**;但极少数微生物可导致疾病、威胁人类的健康和生命,深刻并全面影响着人类文明的进程,甚至影响过人类历史走向。

人类需要依赖微生物才能生存,**我们无法消灭微生物**,但是需要**控制或消除**微生物对人类和动植物的不利影响,并利用微生物为人类服务。

第一节　微生物和病原微生物

微生物(microorganism,microbe)是一类**体积微小、结构简单、个体难以用肉眼看到**,必须借助于光学显微镜或者电子显微镜才能观察到的**微小生物总称**。

一、微生物的起源、分布与种类

如绪图 1 所示,约 150 亿年前的大爆炸形成了宇宙,地球在之后约 100 亿年才诞生。地球化学和古化石研究表明,至少 38 亿年前,类似于细菌的原核生物生命形式才在地球上出现,并作为仅有的生命形式主宰地球长达约 20 亿年。直到 15 亿~18 亿年前,真核生物在地球上逐渐出现。早期的真核生物类似于藻类和原生动物,随着不断进化,最终形成了真菌、植物和多细胞动物(如蠕虫和昆虫)。大约在 1.8 亿年前,地球上出现了最早的哺乳动物,而人类存在的历史也只有约 300 万年。因此,原

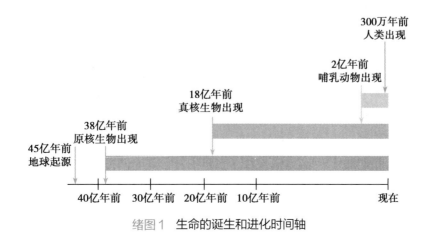

绪图 1　生命的诞生和进化时间轴

1

核生物是地球上最早出现和最古老的生命形式,是地球的"原住民",并自始至终伴随着包括人类在内的更高等生命的存在。

微生物在自然界中广泛分布,存在于土壤、空气、江河、湖泊及海洋等之中,也存在于动植物与人体体表及其与外界相通的腔道内,如消化道、呼吸道等,甚至以分子形式存在于宿主组织、血液或细胞基因组中。微生物具有**个体微小、结构简单、种类繁多、繁殖快、易变异、分布广**以及**营养类型多样**等特点,体现了丰富的生物多样性特点。

微生物种类繁多,根据其结构特点、遗传特性及生化组成,可分为三大类:

1. 原核细胞型微生物（prokaryotic microbe）　此类微生物细胞分化程度低,仅有染色质组成的**拟核,无核仁和核膜**,胞质内除核糖体外,**无其他细胞器**。原核细胞型微生物根据其 16S rRNA 基因序列的系统发育与分化差异,**分为细菌域（*Bacteria*）和古菌域（*Archaea*）两大类**,但两者具有类似的单细胞形态和结构。**与医学有关的原核细胞型微生物均属于细菌（bacterium）**,细菌中还包括给予了了不同名称的螺旋体（spirochete）、衣原体（chlamydia）、支原体（mycoplasma）、立克次体（rickettsia）和放线菌（actinomycete）。**古菌（archaea）是一类特殊的细菌**,不能合成肽聚糖且具有独特的代谢方式,但是也兼具有原核细胞和真核细胞的某些特性;古菌多生存于高温、高盐、低 pH 等极端环境,如嗜盐古菌（extreme halophile）、嗜热嗜酸菌（thermoacidophile）等,在动物和人体中也有分布。至今**尚未发现古菌对人或动物有致病性**。

2. 真核细胞型微生物（eukaryotic microbe）　此类微生物**细胞核分化程度高**,有核膜、核仁和染色体,胞质内有多种细胞器,如线粒体、内质网、高尔基复合体等,可进行有丝分裂。需要指出的是,**只有一些真核生物属于微生物,即需要用显微镜才能观察到的真核生物**,其中与医学有关的主要包括真菌（fungus,如酵母和霉菌）、原生动物（protozoan,如原虫）、某些蠕虫（helminth）(不包括肉眼可见的蠕虫)。《医学微生物学》中的真核细胞型微生物一般仅指医学真菌,与医学有关的原生动物和蠕虫在《人体寄生虫学》中介绍。

真核细胞型微生物根据生物系统进化关系归属于真核生物域（*Eukaryota*）,与细菌域和古菌域构成**细胞生物的三域系统**（The Three-Domain System）,**"域"**（domain）是目前细胞生物的最高分类阶元（taxa）。

3. 非细胞型微生物（acellular microbe）　此类微生物无细胞结构,仅由蛋白质和/或核酸（DNA或 RNA）组成,因缺乏产生能量的酶系统及合成生物大分子的细胞器,必须在活细胞内才能增殖,包括病毒（virus）和亚病毒（subvirus）。

二、微生物与人类的关系

微生物与人类关系十分密切。自然界中绝大多数微生物对人或动、植物有益,但少数会是有害的。主要表现在:

1. 自然界中不可缺少的成员　微生物是地球生命的起源,在推动自然界的氮、碳、硫等循环和构成生物生态环境、生物的繁衍以及食物链的形成中发挥重要作用,否则地球上所有的生命将无法繁衍,生命活动将无法进行下去。

2. 在人类生活和生产活动中发挥关键作用　在农业方面,利用微生物可以制造细菌肥料、转基因农作物及生物杀虫剂等;在工业方面,利用微生物发酵工程可进行食品加工,酒类、食醋和酱油酿造,生产抗生素、维生素和辅酶等,还可应用于皮革制造、石油勘探、降解塑料等废物处理等领域。在基因工程技术及生产方面,微生物发挥了必不可少的作用。如细菌的质粒、噬菌体、病毒等作为基因重组中的载体被广泛使用,并可在基因治疗和基因编辑、生物芯片、生物能源等方面发挥重要作用;大肠埃希菌、酵母是最常用的基因工程菌,可以用于制备生物制品、疫苗和药物。

3. 对人类健康的有益和有害作用　微生物是一把"双刃剑",它给人类带来巨大利益的同时,也可带来不良的后果,导致严重疾病,甚至影响着人类历史的进程。

在人和动物体内,特别是皮肤、黏膜表面以及与外界相通的腔道中,生活着包括细菌、真菌以及病毒在内的数量庞大的微生物,正常情况下对人体有益无害,构成了人体不可缺少的重要组成部分,称为**正常菌群**(normal flora)或人体**微生物群**(human microbiota)。这些微生物与人体共进化、共发育、共代谢、互调节,对机体发挥着生理、营养、免疫和生物屏障等重要作用。

自然界中少数微生物能够引起人类、动物及植物的疾病或病害,称之为**病原微生物**(pathogenic microbe)。**病原体或病原**(pathogen)是能引起疾病的微生物和寄生虫(parasite)的统称,其中微生物占绝大多数。病原微生物包括病毒、细菌、支原体、衣原体、放线菌、立克次体、螺旋体和真菌。与医学有关的寄生虫包括原虫、蠕虫和节肢动物(arthropod)。病原微生物可引起人类的多种感染性疾病,如鼠疫、霍乱、伤寒、痢疾、结核、天花、流感、麻疹、脊髓灰质炎、病毒性肝炎、艾滋病、病毒性出血热、急性严重呼吸综合征(severe acute respiratory syndrome,SARS),以及**2019冠状病毒病**(coronavirus disease 19,COVID-19)等严重传染病。

大多数微生物正常情况下对人类不致病,但是在特定情况下,如在寄居位置改变、宿主免疫功能低下以及微生物菌群平衡紊乱与异常,某些正常菌群或人体微生物群可引起人类疾病,这类微生物称为**机会致病性微生物**(opportunistic pathogenic microbe)或机会性病原体(opportunistic pathogen)或**条件致病性微生物**(conditional pathogenic microbe),导致的感染称为**机会性感染**(opportunistic infection)。

由微生物感染所致的疾病称为**感染性疾病**(infectious disease),包括传染性和非传染性两大类。**传染病**(communicable disease)是指由病原微生物感染人体后产生的**有传染性的**,在一定条件下**可以造成流行的疾病**,如鼠疫、流行性感冒和COVID-19等。**非传染性感染性疾病**可由机会致病菌导致,如菌群失调导致的伪膜性肠炎;或可由病原微生物感染引起,如破伤风、皮肤疖、痈等;此外,微生物感染或人体微生物群间平衡紊乱,与许多系统性疾病如糖尿病、肥胖、心血管疾病、神经和精神疾病的发生密切相关。

微生物的有害性还可表现在导致工业产品的腐蚀以及农副产品和生活用品的发霉变质等方面。

三、微生物学与医学微生物学

微生物学(microbiology)是生命科学的一门重要学科,主要研究微生物的分类、结构、遗传、代谢等生物学特性、生命活动规律及其与宿主间关系和实际应用的科学。根据其应用领域可分为工业微生物学、农业微生物学、医学微生物学、兽医微生物学、环境微生物学和海洋微生物学等。

医学微生物学(medical microbiology)是研究与医学相关微生物的一门科学,是微生物学和基础医学中的一门重要学科,主要研究与人类健康和疾病有关的微生物的生物学特性、与宿主的相互作用(致病性和免疫性)、微生物学检查法以及防治原则等,以实现控制和消灭感染性疾病和保障人类健康的目的。

学习医学微生物学可为掌握临床医学、基础医学、预防医学、药学以及生物安全领域的知识和技能奠定重要基础。根据医学微生物学的系统性和教学上循序渐进原则,**本教材分为医学微生物学基础、致病性细菌、致病性病毒和致病性真菌四篇**。

第二节　医学微生物学发展简史

医学微生物学是人类在与传染病或感染性疾病的斗争过程中逐步发展起来的一门自然科学,其经历了经验微生物学时期、实验微生物学时期和现代微生物学时期等发展阶段。

一、经验微生物学时期

自古以来,传染病的威胁和危害始终伴随着人类,古时基于有限的认知,只能凭感性认识估计或推论传染病的病因及其流行规律等。古希腊医生希波克拉底(Hippocrates,公元前460—公元前377)

提出瘴气学说。公元 10 世纪,我国唐宋时期已有接种人痘的记载。11 世纪初,我国北宋末年刘真人就曾提出肺痨病是由小虫引起。16 世纪中叶,意大利学者法兰卡斯特罗(Girolamo Fracastoro,1478—1553)通过对梅毒传染过程的认识,提出传染病主要通过直接、间接及空气等途径进行传播。明隆庆年间(1567—1572),我国接种人痘预防天花的方法先后被传授到朝鲜、日本、俄国和欧洲。奥地利人普伦西奇(Plenciz,1705—1786)进一步推测传染病的病因是活的物体。18 世纪清乾隆年间,诗人师道南在《天愚集》鼠死行篇中写道:"东死鼠,西死鼠,人见死鼠如见虎,鼠死不几日,人死如拆堵。昼死人,莫问数,日色惨淡愁云护。三人行未十步多,忽死两人横截路……",生动地描述了当时鼠疫流行的凄惨景象,指出了鼠、鼠疫和人之间的相互关系。

尽管当时已经观察到天花、鼠疫等瘟疫流行和传染现象,但未能证实这些传染病的病因以及传染性生物的存在。

二、实验微生物学时期

(一) 微生物的发现

1665 年,英国学者胡克(Robert Hooke,1635—1703)用显微镜观察软木塞时,首次发现并命名了细胞,这为实验微生物学时期奠定了重要基础。1676 年,荷兰人**吕文虎克**(Antony van Leeuwenhoek,1632—1723)(绪图 2A)用自制改良的显微镜(绪图 2B)(可放大 160~260 倍),在污水、牙垢等样本中首次发现了用肉眼无法观察到的形态各异的微小生物,即微生物。1729 年,意大利植物学家米凯利(Pier Antonio Micheli)也用显微镜观察到真菌的形态。随后,科学家对观察到的细菌和真菌进行分类。所以,该阶段的微生物学研究是以形态描述和分门别类为特点。

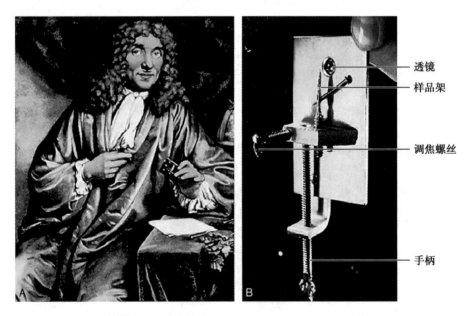

透镜
样品架
调焦螺丝
手柄

绪图 2　吕文虎克(Antony van Leeuwenhoek)
A. 肖像画;B. 自制的显微镜。

(二) 微生物生理学和病原学研究阶段

19 世纪中叶,以法国的**巴斯德**(Louis Pasteur,1822—1895)(绪图 3A)和德国的**郭霍**(或译为科赫)(Robert Koch,1843—1910)(绪图 3B)为代表的科学家,将微生物学研究推进到生理学和传染病病原学研究阶段,建立了传染病的**细菌致病理论**(germ theory of disease),从此奠定了现代微生物学的基础,开辟了医学和工业微生物学等分支学科。因此,巴斯德和郭霍被公认为是微生物学的奠基人。

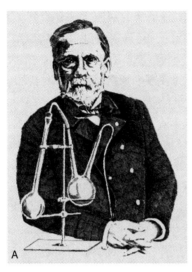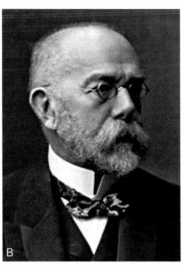

绪图 3　微生物学的奠基人
A. 巴斯德（Louis Pasteur）；B. 郭霍（Robert Koch）。

19 世纪 60 年代，法国的葡萄酒工业面临酒类变质的危机，经济损失严重。**巴斯德**早期在化学领域研究中作出重要贡献，为了解决葡萄酒变质的问题，他转向了微生物学研究。**在解决该危机过程中**，巴斯德证明：①**有机物的发酵与腐败现象是由微生物引起的。**1862 年，他通过著名的"S"形曲颈瓶实验，证实有机物的发酵是因微生物即酵母引起的，**而不是因为发酵或腐败产生了微生物。**巴斯德用实验研究推翻了当时盛行的生命是从无生命的物质中自发产生的"生物自然发生学说"（the theory of spontaneous generation），这也开启了生命起源的科学研究。②**建立了巴氏消毒法（pasteurization）。**为了防止酒类变质，巴斯德将待发酵的基质液预先加热 62℃处理 30 分钟，杀死导致酒类腐败的有害杂菌，再加入酵母发酵酿酒，成功地解决了"酒味变酸"的难题，建立了适用于酒类和乳品的消毒法。③**开启了细菌生理学研究阶段。**巴斯德发现乳酸、醋酸发酵和丁酸的发酵是由不同细菌引起的，并认识到不同形态的微生物代谢产物有所不同，相关工作为微生物的生理、生化研究奠定了重要基础。此外，**巴斯德**还对当时流行的蚕病、鸡霍乱、炭疽以及狂犬病等的**病原进行了研究**，并通过传代减毒等手段**建立了一套减毒活疫苗的研制方法**，成功研制了鸡霍乱疫苗、炭疽疫苗、狂犬病疫苗，通过接种疫苗**开创了科学预防传染病的新领域**。由此确立了巴斯德作为微生物学和免疫学奠基人的地位，至此推动了医学微生物学成为一门独立的学科。

同时期的英国外科医生**李斯特**（Joseph Lister, 1827—1912）受巴斯德研究工作的启发，认识到伤口感染可能由微生物所致，便采用苯酚（石炭酸）喷洒手术室并采用煮沸法处理手术器械，创立了外科消毒/无菌术，促进了外科学的发展。同时期的英国护士**南丁格尔**（Florence Nightingale, 1820—1910）将清洁和无菌操作引入护理实践，开创了护理学先河。这些工作为消毒和无菌操作奠定了重要基础。

德国医生**郭霍**是另一位**重要的微生物学奠基人，在传染病病原学确立及其鉴定标准方面做了卓越贡献**。他发明了固体培养基，用于从患者排泄物或其他标本中分离细菌并纯培养，实现了对分离到的特定细菌进行深入研究的目的。同时，他建立的染色方法和实验动物感染模型，为分离和鉴定各种传染病的细菌病原建立了有效实验方法。郭霍先后分离和鉴定了引起炭疽、结核和霍乱的病原菌，即**炭疽芽胞杆菌（1876 年）、结核分枝杆菌（1882 年）**和**霍乱弧菌（1883 年）。**1884 年，他根据成功分离鉴定上述病原菌采用的研究方案，提出了验证某一种细菌是引起特定传染病病原的科学标准，即著名的**郭霍法则**（Koch's postulates），具体包括：①在可疑病例中发现并分离出同一种可疑细菌；②可疑细菌能在体外获得纯培养并能传代；③将这种细菌纯培养物接种易感动物能引起相同疾病；④从实验感染动物体内能重新分离出同种细菌。郭霍因在结核分枝杆菌研究中的贡献，获得 1905 年诺贝尔生理学或医学奖。

郭霍法则是**建立在单一病原菌致病的基础上**,对传染病的病原学确立起到了重要指导作用。自19世纪70年代至20世纪20年代,相继发现了许多对人和动物致病的重要病原菌,如炭疽芽胞杆菌、伤寒沙门菌、结核分枝杆菌、霍乱弧菌、白喉棒状杆菌、葡萄球菌、破伤风梭菌、脑膜炎奈瑟菌、鼠疫耶尔森菌、肉毒梭菌、痢疾志贺菌等,使得这段时期成为发现病原菌的"黄金时代",促进了病原微生物学中细菌学的快速发展。

郭霍法则的关键是病原菌只存在于患病的个体,且必须可以人工培养并导致易感动物疾病。随着对事物认识的不断深入,许多事实证明某些病原体确实引起了传染病,但是它们不能完全满足经典的郭霍法则所有的条件。在应用该法则时应注意一些特殊情况:①有些病原微生物不能在人工培养基中培养,如麻风分枝杆菌、病毒等;②有的病原体尚未找到易感动物,或感染动物无典型临床表现,如人类免疫缺陷病毒(human immunodeficiency virus,HIV);③存在无明显临床症状的病原携带者,或人体正常菌群在特定情况下导致的机会性感染或疾病;④现代生物学技术提供了更加快捷、灵敏、经济有效的方法,可通过检测微生物的基因、抗原成分以及特异性抗体,为传染病病原体的鉴定提供重要依据;⑤微生物是以微生物群的形式与宿主共生的,已知一些感染性疾病并非单一病原感染导致,而是由**多种微生物作为"协同病原"**致病的。自郭霍法则提出以来,有多个微生物学家基于其基本框架提出了修订意见,并将郭霍法则的适用范围由细菌(germ)推广到整个微生物学领域。随着对微生物与人类疾病的深入认识,郭霍法则面临着不断完善和发展,但其**基本原则仍然是鉴定传染病病原的核心科学依据**。

(三)病毒的发现

直到十九世纪末,人们只知道传染病皆由细菌引起,对烟草花叶病的研究,开启了人类发现病毒的历程。1882年,德国学者麦尔(Adolf Eduard Mayer,1843—1942)指出烟草花叶病(tobacco mosaic disease,TMD)是一种植物传染病。1892年,俄国学者**伊凡诺夫斯基**(Dmitri Ivanovski,1864—1920)(绪图4A)发现,患TMD的烟叶汁通过细菌滤器后,其滤液仍保留传染性。限于当时"细菌致病理论"的影响,他认为通过滤器的致病因子仍然是细菌或细菌毒素;1898年,荷兰学者**贝杰林克**(Martinus Beijerinck,1851—1931)(绪图4B)重复了上述实验,发现:①滤液中的致病因子不能在人工培养基中生长;②通过连续稀释的滤液仍具有传染性。由此贝杰林克推测,滤液中比细菌小的致病物质不是细菌或其毒素,故用拉丁语"contagium vivum fluidum"(传染性活流质)对其命名,后称之为"virus"(病毒)。目前认为,伊凡诺夫斯基提供了滤过性病原体可导致烟草花叶病的证据,贝杰林克则确定了滤过性因子不属于细菌的特性,故为提出"病毒"概念的第一人。二人先后的工作共同支撑发现了第一种病毒,即烟草花叶病毒(tobacco mosaic virus,TMV),这一发现标志着微生物学从细菌学拓展到病毒学新领域。也是1898年,德国学者吕夫勒(Friedrich Loeffler,1852—1915)和菲洛施(Paul Frosch,

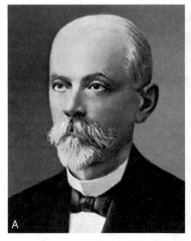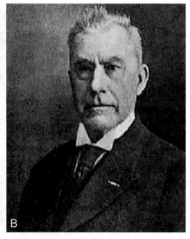

绪图4　烟草花叶病毒的发现者
A. 伊凡诺夫斯基(Dmitri Ivanovsky);B. 贝杰林克(Martinus Beijerinck)。

1860—1928）发现了第一种动物病毒——口蹄疫病毒（foot and mouth disease virus），即引起动物口蹄疫的病原体。1900 年，里德（Walter Reed，1851—1902）和卡罗尔（James Carrol）通过实验证明黄热病是由蚊虫传播的，并由此发现了第一种人类病毒——黄热病毒（yellow fever virus）（1901 年）。此后，1915 年特沃特（Frederik W. Twort）和 1917 年埃雷尔（Félix d'Hérelle）先后独立发现了细菌病毒，即**噬菌体**（bacteriophage，phage）。

至 20 世纪中期，陆续有许多动物病毒、植物病毒、噬菌体及人类病毒不断被分离鉴定，病毒学从病原学研究阶段，进入到化学和结构、细胞水平研究阶段，病毒学研究有了飞跃发展，逐渐成为一门独立学科。

（四）传染病防治的兴起

人类在与传染病的长期抗争中一直在不断地探索并实践防治传染病的方法。早在 10 世纪我国就有用人痘接种预防天花的记载，1796 年英国医师**琴纳**（Edward Jenner，1749—1823）采用牛痘来预防天花，开启了近代抗感染免疫时代。19 世纪后期，巴斯德成功研制了**减毒的狂犬病疫苗**（第一个人工研制的人用疫苗）、鸡霍乱疫苗和炭疽疫苗，建立了疫苗接种预防传染病的免疫防御方法。此后，霍乱灭活疫苗、鼠疫灭活疫苗、伤寒灭活疫苗、卡介苗、黄热病疫苗、脊髓灰质炎灭活疫苗和减毒活疫苗、麻疹减毒活疫苗等相继研制成功并得到推广应用，对传染病的防控发挥了重要作用。

此外，1891 年，德国学者冯·贝林（Emil von Behring，1845—1917）用研制的含白喉抗毒素的动物免疫血清，成功治愈了一名白喉患儿，**开创了被动免疫血清疗法，推动了抗感染免疫的发展**。为此，冯·贝林获得了 1901 年的诺贝尔生理学或医学奖。19 世纪末起，对抗感染免疫现象的认识存在两种不同的观点：一种是以俄国学者梅契尼可夫（Elie Metchnikoff）为代表的吞噬细胞学说，另一种是以德国学者艾利希（Paul Ehrlich，1854—1915）为代表的体液抗体学说。这两种学说为免疫学发展奠定了重要基础，这两位学者因此获 1908 年诺贝尔生理学或医学奖。随着对抗感染免疫现象本质的深入认识，**免疫学**不断发展并超越了感染免疫的范畴，逐渐形成生物医学中的一门新学科。

在研制抗菌药物方面，德国化学家艾利希（Paul Ehrlich）合成的化学药物**砷凡纳明**（编号 606）于 1910 年上市，用于治疗梅毒，开创了**感染性疾病的化学治疗时代**。1935 年，德国细菌学家多马克（Gerhard Domagk）发现合成的**磺胺衍生物百浪多息**（prontosil）可有效治疗溶血性链球菌感染，并因此获得 1939 年诺贝尔生理学或医学奖。随后一系列的磺胺药物相继合成，广泛用于感染性疾病的治疗。与此同时，1929 年，英国学者**弗莱明**（Alexander Fleming，1881—1955）（绪图 5A）发现青霉产生的盘尼西林（penicillin），即青霉素能抑制金黄色葡萄球菌的生长。1940 年钱恩（Ernst B. Chain）和弗洛瑞（Howard W. Florey）（绪图 5B，C）提取出青霉素 G 的纯品，成功用于临床治疗感染性疾病。为此，

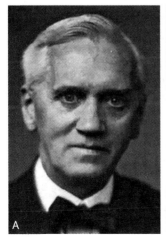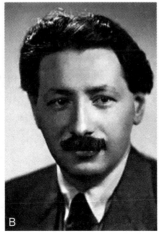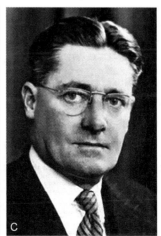

绪图 5　在青霉素发现及临床应用中作出突出贡献的科学家
A. 弗莱明；B. 钱恩；C. 弗洛瑞。

弗莱明、钱恩和弗洛瑞共同获得 1945 年的诺贝尔生理学或医学奖。**青霉素的成功研制为抗生素研究和生产翻开了新篇章**,鼓舞了人们从微生物中寻找具有抗菌活性的化合物,随后,链霉素、氯霉素、四环素、头孢霉素、红霉素、庆大霉素等抗生素相继被发现并广泛应用于临床,使得细菌引起的感染性疾病得到有效控制或治愈。

截至 20 世纪中期,由于**疫苗的广泛应用、抗菌药物的发展、物质生活和公共卫生水平的提高**,曾经作为人类健康"**第一大杀手**"的传染病,特别是烈性传染病的发病情况得到有效控制,这些进步为保障人类健康作出了巨大贡献。

三、现代微生物学时期

20 世纪中期以来,随着物理学、化学、生物化学、遗传学、分子生物学、免疫学、生物信息学等学科的发展,电子显微镜技术、各种标记技术、分子生物学技术、色谱分析、基因序列测定及分析、电子计算机等新技术的建立和改进,基因组学、系统生物学以及众多交叉学科的出现,微生物学进入了现代微生物学时期。一方面,微生物学在与其他学科的交叉和相互促进中获得了令人瞩目的发展,另一方面,也为整个生命科学的发展作出了巨大的贡献,如催生了现代分子生物学,因此在生命科学的发展中占有重要的地位。

(一)不断发现新的病原微生物

自 1973 年以来,新发现的病原微生物已有 40 余种。其中主要有军团菌、幽门螺杆菌、空肠弯曲菌、霍乱弧菌 O139 血清群、大肠埃希菌 O157：H7 血清型、肺炎衣原体、伯氏疏螺旋体、人类免疫缺陷病毒、人疱疹病毒 6,7 和 8 型、丙、丁、戊型肝炎病毒、汉坦病毒、大别班达病毒(Dabie bandavirus,DBV)(原名称为发热伴血小板综合征病毒)、轮状病毒、西尼罗病毒、尼帕病毒、SARS 冠状病毒、MERS 冠状病毒、SARS 冠状病毒 2(SARS-CoV-2),或称新型冠状病毒/新冠病毒。人类面临新现(emerge)和再现(re-emerge)病原体的双重威胁。其中多种病原微生物感染引起了较大规模的流行,甚至世界性大流行,严重危害人类健康,凸显了医学微生物学的重要性。此外,现阶段的感染类型发生了变化,主要表现为:病原谱由病原微生物到机会致病菌的变迁、耐药菌感染增多、易感机体由正常人群转变为免疫力低下或缺陷的机体。为此,2003 年,世界卫生组织(World Health Organzation,WHO)提出**新发感染病**(emerging infectious disease,EID)的概念,即 20 世纪 70 年代后在人群中新出现的或过去就存在于人群,但是其发病率突然增加,或者地域分布突然扩大的再发传染性疾病,也包括微生物的变异导致的新的传染病。如由 2019 年年末出现的 SARS-CoV-2 引起的 COVID-19;由变异结核分枝杆菌所致的结核病,以及霍乱、鼠疫、猴痘(mpox)(2022 年 11 月 WHO 建议将"猴痘"的英文名"monkeypox"改为此名)等老传染病的再发;由基因变异形成的耐药菌导致的难治性耐药菌株的感染等。所以,**微生物导致的疾病仍然是人类需要面对的一个重要的公共卫生问题。**

1967—1971 年间,美国植物学家 Diener 等从马铃薯纺锤形块茎病中发现一种不具有蛋白质组分的 RNA 致病因子,称为类病毒(viroid)。后来在研究类病毒时发现另一种引起茵稽等植物病害的卫星病毒(satellite virus)。1982 年,美国学者普鲁西纳(Stanly Prusiner)从羊瘙痒病(scrapie)动物体内发现一种称为朊粒(prion)或称为朊病毒的传染性蛋白因子,其不含核酸成分。1995 年,在国际病毒分类委员会(the International Committee on Taxonomy of Viruses,ICTV)第六次报告中,将这类比常规病毒更为简单的致病因子统称为亚病毒(subvirus)或亚病毒因子(subviral agent),包括类病毒、卫星病毒和朊粒。值得注意的是,目前朊粒尚未纳入病毒分类系统,故**不属于病毒分类学名称**。最近发现的感染原生动物阿米巴的巨型病毒(giant virus)或称为拟菌病毒(mimivirus)、感染拟菌病毒的噬病毒体(virophage),进一步拓展了对病毒范畴及其起源的认识。

(二)微生物基因组及组学研究取得重要进展

起始于 20 世纪 70 年代前后以基因克隆重组技术、聚合酶链反应(polymerase chain reaction,PCR)和核酸测序为代表的分子生物学技术,推动了微生物学研究的快速进展。1977 年,Carl Woese 根据

16S/18S rRNA 基因（16S/18S rDNA）序列同源性阐明了生物系统进化关系，提出了生物的三域系统：**细菌、古菌和真核生物**，并构建了三域生物的系统进化树。随后，在 1985—2001 年期间实施和完成的人类基因组计划基础上，美国先后发起的微生物基因组研究计划（microorganism genome project，MGP，1994）和人类微生物组计划（The Human Microbiome Project，HMP，2007），通过核酸测序等方法研究微生物完整的基因组，获得了大量微生物基因序列及其功能信息。1995 年完成了第一种能独立增殖的生物体—流感嗜血杆菌（*Haemophilus influenzae*）全基因组序列测序。在病毒学方面，1990 年，人巨细胞病毒全基因组测序完成。截至目前，已发现的病毒基本完成了基因测序。从此，包括微生物学在内的生命科学进入到后基因组学时代。

20 世纪 90 年代，基因组学与转录组学、蛋白质组学和代谢组学一起构成了系统生物学的组学（omics）基础。高通量测序技术的发展，带动了人体微生物群（microbiota）、宏基因组（metagenome）、**人体微生物组**（microbiome）及人体病毒组（virome）的研究，由此能更宏观地揭示人体微生物的组成与分布、结构与功能、致病机制，也催生了**人体微生态学**的发展。这方面的研究有利于阐明微生物及其基因在人类健康和疾病中所扮演的角色，有助于发现更特异的分子靶标作为微生物诊断和分型等的依据，并能为临床筛选有效药物（如微生态制剂）和开发疫苗等提供参考。相关工作已经成为近期的研究热点，为人类认识生命的复杂性、控制微生物感染和提升人体健康水平开辟了广阔的前景。

（三）微生物学研究和诊断技术不断进步

20 世纪 70 年代，计算机和信息技术的发展及其与微生物技术相结合，诞生了微生物编码鉴定技术，进而创造出了半自动和全自动微生物鉴定和药敏分析仪，临床微生物学检验从传统的手工操作技术进入到自动化和信息化的时代。80 年代，免疫学技术的飞速发展并向微生物学领域渗透，为微生物学研究和感染性疾病的血清学诊断提供了众多简便、快速灵敏和特异的新型检测手段。90 年代，分子生物学技术的发展，Ⅱ代、Ⅲ代测序技术的广泛应用，带动了以组学为主的高通量技术发展。该技术在微生物学研究和诊断领域的应用，加深了对病原微生物的认识，促进了对感染性疾病的早期、快速特异性诊断、无培养诊断、致病基因和耐药基因的检查，为感染性疾病防治提供了有力手段，并且提供了将人体微生态与人类宿主作为整体研究的技术平台，为解释更复杂的生物医学问题奠定了基础。此外，微生物学的发展又推动了整个生命科学的研究，为揭示人类生命和疾病本质提供了强有力的先进手段。

（四）疫苗研制不断取得突破

随着人们对病原微生物基因和蛋白的结构与功能的认识不断深入，以及微生物学、免疫学、分子生物学等理论和实验技术的不断发展，促进了新型疫苗研制开发的快速发展，一些新的或是改进的病原微生物疫苗研制成功；疫苗的类型从传统的灭活疫苗和减毒活疫苗，发展到亚单位疫苗、重组蛋白疫苗，以及 DNA 疫苗和 mRNA 疫苗。首个用于预防人类传染病的 COVID-19 mRNA 疫苗，是将编码 SARS-CoV-2 S 蛋白的 mRNA 引入体内，利用宿主细胞的蛋白质合成机制，产生能诱导机体免疫保护作用的特异性 S 抗原，从而触发机体免疫应答。此外，偶联疫苗、缓释疫苗和治疗性疫苗等新型疫苗以及新的疫苗佐剂不断被研发和应用，为预防甚至消灭感染性疾病，以及相关肿瘤提供了更多有效的手段。

在医学微生物学及与之密切相关的学科发展中，全球有近 60 位科学家因有突出贡献而荣获诺贝尔奖，可见医学微生物学在生命科学领域中的重要地位。**绪表 1 列举了部分微生物学发展中的重要事件及有关的诺贝尔奖工作。**

在医学微生物学的发展中，我国科学工作者作出了重要贡献。

20 世纪初，华裔**伍连德**博士（Wu Lien-Teh，1879—1960）（绪图 6A）建立了中国最早的现代细菌学研究所和传染病防疫体系，控制了 1910 年和 1920 年哈尔滨鼠疫大流行，提出肺鼠疫学说，证实旱獭（tarabagan）在鼠疫传播中的作用，获得 1935 年诺贝尔奖提名。

20 世纪 30 年代，**黄祯祥**研究员（1910—1987）（绪图 6B）研究马脑炎病毒时，首创了体外细胞培

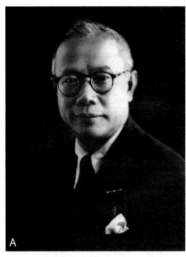
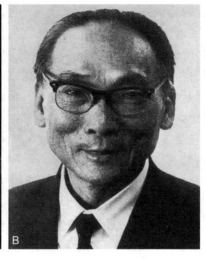
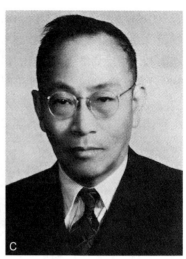

绪图 6　我国杰出的微生物学家代表
A. 伍连德；B. 黄祯祥；C. 汤飞凡。

养病毒的技术，发现病毒增殖后培养液 pH 有显著改变，可作为病毒增殖的一个指标，为病毒培养及疫苗制备开辟了新途径。

1955 年，**汤飞凡**研究员（1897—1958）（绪图 6C）用鸡胚卵黄囊接种并加链霉素抑菌技术，首次从沙眼患者样本中成功分离出沙眼的病原体——沙眼衣原体，从而促进了沙眼防治与衣原体的研究。

在传染病疫苗的研制和国家免疫规划的实施方面，我国也取得了很大成就，如成功地研制并推广应用了脊髓灰质炎疫苗、麻疹疫苗、甲型肝炎疫苗、血源乙型肝炎疫苗等。疫苗的广泛应用，不仅成功地根除了天花，有效地控制了鼠疫、霍乱等烈性传染病，而且麻疹、白喉、破伤风、流行性脑脊髓膜炎、乙型肝炎等传染病也得到了有效控制，发病率大幅度降低。

2019 年年底，面对一场突如其来的 COVID-19 疫情，我国微生物学领域的科学家在分离和鉴定不明原因的病毒性肺炎的病原——SARS-CoV-2，确定病毒基因序列及建立病毒核酸检测技术，确定病毒传播方式，以及疫苗研发等方面作出了卓越贡献。这些工作奠定了认识这种新发传染病的基础，也成为制定科学防控 COVID-19 疫情策略的重要理论依据，中国为全球防控 COVID-19 大流行作出了巨大贡献。

（五）医学微生物学发展的展望

医学微生物学在过去的一个半世纪中已取得了很大发展，但许多领域尚须深入研究。

1. 深入研究病原微生物的生物学特性及致病机制，特别是新发与再现传染病病原体。

2. 研制更多新型微生物疫苗，有效预防和控制传染病。

3. 建立特异、灵敏、高效、规范的微生物学检查法。尚有一些感染性疾病临床缺乏快速、特异病原学诊断方法，亟待建立。

4. 不断研制特效抗感染药物，以应对许多微生物感染尚缺乏特效治疗药物的困境以及微生物变异引发的严峻耐药问题。

5. 加强和完善医学微生物学在公共卫生体系建设中的作用，提升传染病及相关病原体的监测、防控以及应对突发公共卫生事件的能力，有效地控制和预防传染病的发生和流行。

6. 结合"组学"为代表的高通量、人工智能为代表的大数据以及合成生物学相关研究，从宏观及整体的视角研究微生物与人类健康和疾病的关系。

20 世纪的微生物学走过了辉煌的历史，但我们面临的任务还很艰巨，许多领域尚须深入研究和发展，以实现逐渐控制或消灭传染病，维护人类生命健康的目的。

绪表 1 微生物学发展中重要事件及有关的诺贝尔奖

时间/年	重大事件	诺贝尔奖
1676	Antony von Leeuwenhoek 利用显微镜发现了微生物	
1796	Edward Jenner 首次通过接种牛痘疫苗预防天花	
1862	Louis Pasteur 采用曲颈瓶实验证明有机物发酵与腐败由微生物引起,推翻了"生物自然发生说"	
1864	Louis Pasteur 建立了巴氏消毒法	
1867	Joseph Lister 创立了外科消毒法	
1876	Robert Koch 证明了炭疽芽胞杆菌是引起炭疽病的病原	
1879	Louis Pasteur 研制了鸡霍乱减毒活疫苗	
1881	Robert Koch 等创用明胶固体培养基分离细菌 Louis Pasteur、Charles Chamberland 和 Emile Roux 开发了炭疽减毒活疫苗	
1882	Robert Koch 分离鉴定了结核分枝杆菌,明确其为结核病的病原	1905 年获诺贝尔生理学或医学奖
1884	Robert Koch 发表了 Koch 法则 Hans C. Gram 发明了革兰氏染色法	
1885	Louis Pasteur 研制了狂犬病疫苗	
1890	Emil von Behring 制备抗毒素治疗白喉和破伤风,建立免疫血清疗法	1901 年获首个诺贝尔生理学或医学奖
1892	Dmitri Ivanowsky 提供烟草花叶病是由滤过性病原体引起的证据	
1898	Martinus Beijerinck 提出"病毒"概念,并与 Dmitri Ivanowsky 等共同发现了第一个植物病毒—烟草花叶病毒	
19 世纪末	Paul Ehrlich 提出了体液免疫学说,Elie Metchnikoff 提出细胞免疫学说	两人分享 1908 年诺贝尔生理学或医学奖
1909—1910	Howard T. Ricketts 发现了立克次体,Paul Ehrlich 合成了治疗梅毒的化学治疗剂砷凡纳明(俗称 606)	
	Charles J. H. Nicolle 证明人虱是斑疹伤寒的传播媒介	1928 年 Nicolle 获诺贝尔生理学或医学奖
1910—1911,1920	伍连德(Wu Lien-Teh)控制了 1910—1911 年和 1920 年哈尔滨鼠疫大流行,提出肺鼠疫学说	1935 年获诺贝尔奖提名
1911	Francis P. Rous 发现鸡肉瘤病毒,证明微生物可致肿瘤	1966 年获诺贝尔生理学或医学奖
1915,1917	Frederik W. Twort 和 Félix d'Hérelle 分别发现了细菌病毒,即噬菌体	
1918—1920	H1N1 流感全球大流行,即"西班牙大流感",死亡人数约 5 000 万	
1928	Frederick Griffith 发现肺炎链球菌转化现象	
1929	Alexander Fleming 发现青霉素	1945 年获诺贝尔生理学或医学奖
1935	Wendell M. Stanley 成功制备了烟草花叶病毒蛋白质结晶	1946 年获诺贝尔化学奖
	Gerhard Domagk 发现磺胺的抗菌作用	1939 年获诺贝尔生理学或医学奖
1930-1937	Max Theiler 将黄热病病毒经 176 代鼠胚传代,再经鸡胚传代成功制备黄热病疫苗	1951 年获诺贝尔生理学或医学奖

续表

时间/年	重大事件	诺贝尔奖
1940	Ernst B. Chain 和 Howard Florey 分离纯化了青霉素 G	1945 年获诺贝尔生理学或医学奖
1940—1952	Alfred D. Hershey、Max Delbruck 和 Salvador Luria 通过噬菌体研究发现病毒复制机制	1969 年获诺贝尔生理学或医学奖
1943	黄祯祥创立了病毒体外细胞培养技术	
	Selman Waksman 发现第一个有效治疗结核的药物—链霉素	1952 年获诺贝尔生理学或医学奖
1944	Oswald T. Avery 等证实转化过程中 DNA 是遗传信息载体	
1946—1947	Joshua Lederberg 发现细菌的接合现象,开启了细菌基因重组及遗传物质方面的研究	1958 年获诺贝尔生理学或医学奖
1949	John F. Enders,Frederick H. Robbins 和 Thomas H. Weller 利用体外细胞培养技术成功培养脊髓灰质炎病毒	1954 年获诺贝尔生理学或医学奖
1950	Andre M. Lwoff 发现紫外线可诱导噬菌体由溶原状态转为溶菌周期	1965 年获诺贝尔生理学或医学奖
1952	Renato Dulbecco 建立病毒噬斑形成试验(plaque formation assay),在 RNA 肿瘤病毒研究中作出了贡献	1975 年获诺贝尔生理学或医学奖
1955	汤飞凡首次从沙眼患者样本中分离出沙眼的病原体-沙眼衣原体	
1957	Daniel C. Gajdusek 提出库鲁病和克雅氏病是由一种"非常规病毒"引起的	1976 年获诺贝尔生理学或医学奖
1960	Francois Jacob 和 Jacques L. Monod 一起建立 Jacob-Monod 乳糖操纵子模型	1965 年获诺贝尔生理学或医学奖
1962—1968	Wemer Arber、Danien Nathans 和 Hamilton O. Smith 发现限制性内切酶并将其推广应用	1978 年获诺贝尔生理学或医学奖
1966	Baruch Blumberg 发现"澳抗"(即 HBsAg)	1976 年获诺贝尔生理学或医学奖
1970—1972	Howard M. Temin 和 David Baltimore 在 RNA 肿瘤病毒中发现逆转录酶,证明遗传信息可从 RNA 流向 DNA	1975 年获诺贝尔生理学或医学奖
1972	Paul Berg 创立了 DNA 体外重组技术	1980 年获诺贝尔化学奖
1973	Stanley Cohen 等将重组质粒转入大肠埃希菌,开启了基因工程时代;并对表皮生长因子研究作出突出贡献	1986 年获诺贝尔生理学或医学奖
	Bruce N. Ames 建立细菌测定法检测致癌物	
	Ruth Bishop 发现可引起婴儿腹泻的轮状病毒(Rotavirus),WHO 将其划分为新发传染病的标志性病原	
1976	John M. Bishop 和 Harold E. Varmus 提出存在于动物和人类细胞的原癌基因(proto-oncogene)概念	1989 年获诺贝尔生理学或医学奖
1977	Carl Woese 提出古细菌是不同于细菌和真核生物的特殊类群,提出了生物的三域分类系统	
	Frederick Sanger 发明了"双脱氧链末端终止法"基因测序技术,并首次完成 φX174 噬菌体基因组 DNA 序列测定	1980 年获诺贝尔化学奖
1978	Ho Wang Lee 从韩国疫区黑线姬鼠中发现可引起肾综合征出血热的汉滩病毒(Hantaan virus)	
1980	世界卫生组织第 33 届大会正式宣布人类已经彻底消灭了天花传染病	

续表

时间/年	重大事件	诺贝尔奖
1982	Stanley Prusiner 证明朊粒(prion)是羊瘙痒病的病因	1997 年获诺贝尔生理学或医学奖
1983	Barry J. Marshall 和 Robin J. Warren 分离培养获得幽门螺杆菌,证明其是引起胃炎和胃溃疡的主要病因	2005 年获诺贝尔生理学或医学奖
1983—1984	Barre-Sinoussi、Luc Montagnier 和 Robert Gallo 发现人类免疫缺陷病毒(HIV)	2008 年获诺贝尔生理学或医学奖(Robert Gallo 未获奖)
1983—1984	Harald zur Hausen 发现人某些型别的人乳头瘤病毒与宫颈癌发生密切相关	2008 年获诺贝尔生理学或医学奖
1983—1987	Kary B. Mullis 从耐热菌中分离 DNA 聚合酶,发明了 PCR 技术	1993 年获诺贝尔化学奖
1983,1989	Mikhail S. Balagan 等在志愿受试者粪便中用免疫电镜观察到病毒样颗粒;1989 年 Gregory R. Reyes 等获得该病毒基因克隆,并命名为戊型肝炎病毒(HEV)	
1989	Michael Houghton 采用分子生物学技术发现丙型肝炎病毒(HCV)	与 Harvey J. Alter 和 Charles Rice 共享 2020 年诺贝尔生理学或医学奖
1995	完成第一个细菌——流感嗜血杆菌的全基因组序列测定	
1996	David Ho(何大一)发明鸡尾酒疗法治疗艾滋病(AIDS)	
1996	完成第一个真核生物(酿酒酵母)基因组测序	
2002	Bernard La Scola 等发现当时最大的病毒——拟菌病毒(mimivirus) Kazem Kashefi 和 Derek Lovley 等分离到可在 121℃生长的古细菌,strain 121	
2002—2003	全球暴发严重急性呼吸综合征(severe acute respiratory syndrome,SARS)	
2004—2006	全球暴发人感染 H5N1 禽流感(avian influenza)	
2010	印度、巴基斯坦和英国发现了几乎对所有抗生素均具有抗性的 G⁻ 细菌,并将其称为超级细菌	
2012—2014	中东呼吸综合征冠状病毒(MERS-CoV)引起的传染病在沙特出现,随后波及中东、亚洲和欧洲等地区	
2014	Yoshinori Ohsumi 以酵母为模型,发现并阐明了细胞自噬的功能与机制	2016 年获诺贝尔生理学或医学奖
2015	由寨卡病毒(Zika virus)感染引起的传染病(疼痛、呕吐、发热和小头畸形等)在世界多地流行	
2019—	2019 年底开始,全球由 SARS-CoV-2(新型冠状病毒)引起的 COVID-19 暴发	
2020	新型 mRNA 疫苗首次用于人类传染病防控(COVID-19mRNA 疫苗)	
2022	由猴痘病毒(monkeypox virus,MPXV)引起的人 mpox(原名猴痘,monkeypox)再现,在世界多地流行	
2023 年	Katalin Kariko 和 Drew Weissman 在核苷碱基修饰方面作出了突出贡献。该工作为针对 COVID-19mRNA 疫苗的开发和应用奠定了重要基础	2023 年获诺贝尔生理学或医学奖

思考题：

　　1. 20 世纪微生物学对整个生命科学发展的主要贡献体现在哪些方面？

　　2. 与微生物学发展重大进展相关的诺贝尔奖有哪些？总结其主要科学发现，思考这些创新发现的由来和求证过程，从中得到哪些收获？

　　3. 结合郭霍法则，思考新病原鉴定的原则和可能面临的问题。

（彭宜红　郭德银）

第一篇
医学微生物学基础

医学微生物学主要介绍的是与人类健康和疾病有关的微生物的生物学特性、与宿主的相互作用(致病性和免疫性)、微生物学检查法以及防治原则等内容。本章将对医学微生物学中具有共性及规律性的内容进行介绍。

第一章
细菌的基本性状

要点：

1. 细菌形体微小，以微米为测量单位，分为球菌、杆菌及螺形菌。

2. 细菌的结构分为细胞壁、细胞膜、细胞质及核质等基本结构和荚膜、鞭毛、菌毛及芽胞等特殊结构。

3. 细菌的生理代谢活跃多样，生长繁殖迅速；其代谢产物在细菌的鉴定、致病及其防治等方面有重要意义。

4. 细菌的分泌系统和免疫系统在细菌的生存、防御外来 DNA 入侵、致病等过程中发挥重要作用。

5. 细菌染色体、质粒、前噬菌体和可移动元件是细菌遗传与变异的物质基础。

6. 理解细菌的遗传与变异，在细菌致病机制和耐药机制的研究、快速诊断与疫苗研发、流行病学调查、基因工程等方面均有重要意义。

细菌（bacterium）**从分类学上是指细菌域下的原核细胞型微生物**，包括在医学上有重要意义的细菌、放线菌、支原体、衣原体、立克次体和螺旋体，常称为广义的细菌。狭义的细菌则专指其中数量最大、种类最多、具有典型代表性的原核细胞型微生物，即一般俗称的细菌，如葡萄球菌、结核分枝杆菌等。**细菌是单细胞生物，形体微小，结构简单，通过二分裂进行繁殖。**细菌基本结构包括细胞壁、细胞膜、细胞质和核质（无核仁和核膜），除核糖体外无其他细胞器。此外，有些细菌还具有荚膜、鞭毛、菌毛及芽胞等特殊结构。

细菌结构简单，种类繁多，其生命活动主要包括摄取营养物质、分解代谢和合成代谢、生长和繁殖。细菌的代谢十分活跃且形式多样化，生长繁殖非常迅速。

细菌的形态、结构、新陈代谢、抗原性、毒力以及对药物的敏感性等生物学性状主要由细菌的遗传物质所决定。细菌的遗传物质包括染色体及染色体外遗传物质，如质粒、前噬菌体、可移动元件等。

第一节　细菌的形态与结构

了解细菌的形态、结构等基本性状，对研究细菌的致病性和免疫性、细菌的鉴定，以及细菌性感染的诊断、防治等具有重要的理论和实际意义。

一、细菌的大小与形态

细菌的形体微小，以微米（μm）**为计量单位。**不同种类的细菌，其大小差异很大。细菌的个体形态需要用光学显微镜进行观察。

在营养丰富的悬浮培养条件下，**浮游**（planktonic）**细菌的形态可分为球菌、杆菌和螺形菌三大类**（图 1-1）。

（一）球菌

球菌（coccus）直径一般约为 $1\mu m$，外观呈圆球形或近似球形。繁殖时，细菌分裂平面不同以及分裂后菌体之间相互黏附情况不一,可形成不同的排列方式,对某些球菌的鉴别具有意义。

1. 双球菌(diplococcus)　细菌在一个平面上分裂,分裂后两个菌体成对排列,如脑膜炎奈瑟菌、淋病奈瑟菌。

2. 链球菌(streptococcus)　细菌在一个平面上分裂,分裂后多个菌体连接成链状,如乙型溶血性链球菌、肺炎链球菌。

3. 葡萄球菌(staphylococcus)　细菌在多个不规则的平面上分裂,分裂后菌体无一定规则地聚集在一起似葡萄状,如金黄色葡萄球菌。

4. 四联球菌(tetrad)　细菌在两个互相垂直的平面上分裂,分裂后四个菌体黏附在一起呈正方形,如四联加夫基菌。

5. 八叠球菌(sarcina)　细菌在三个互相垂直的平面上分裂,分裂后八个菌体黏附成包裹状立方体,如藤黄八叠球菌。

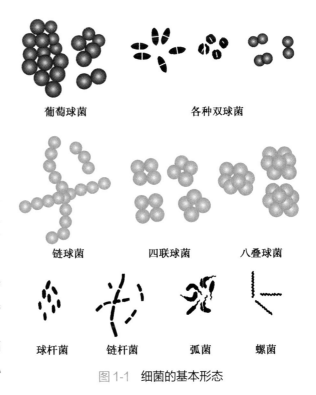

图 1-1　细菌的基本形态

各类球菌在标本或培养物中除上述的典型排列方式外,也可单个菌体散在分布。

（二）杆菌

杆菌(bacillus)的大小、长短、粗细差别很大。大的杆菌如炭疽芽胞杆菌长 3~10μm,中等的如大肠埃希菌(*Escherichia coli*,*E.coli*)长 2~3μm,小的如布鲁菌长仅 0.6~1.5μm。

杆菌形态多数呈直杆状,也有的菌体稍弯;多数呈分散存在,也有的呈链状排列,称为链杆菌(streptobacillus);菌体两端大多呈钝圆形,少数两端平齐(如炭疽芽胞杆菌,*Bacillus anthracis*)或两端尖细(如梭杆菌,fusobacterium)。有的杆菌末端膨大成棒状,称为棒状杆菌(corynebacterium);有的菌体短小,近于椭圆形,称为球杆菌(coccobacillus);有的呈分支生长趋势,称为分枝杆菌(mycobacterium);有的末端常呈分叉状,称为双歧杆菌(bifidobacterium)。

（三）螺形菌

螺形菌(spiral bacterium)菌体弯曲,有的菌体长 2~3μm,只有一个弯曲,呈弧形或逗点状,称为弧菌(vibrio),如霍乱弧菌;有的菌体长 3~6μm,有数个弯曲,称为螺菌(spirillum),如鼠咬热螺菌;也有的菌体细长,弯曲呈弧形或螺旋形,称为螺杆菌(helicobacterium),如幽门螺杆菌。

细菌的形态受温度、酸碱度、培养基成分和培养时间等因素影响很大。**细菌一般在适宜的生长条件下,培养 8~18 小时(对数生长期),形态比较典型。**而在不利环境或菌龄老时常出现梨形、气球状和丝状等不规则的多形性(polymorphism),称为衰退型(involution form)。因此,观察细菌的大小和形态,应选择适宜生长条件下的对数生长期为宜。在自然界、人和动物体内,**绝大多数细菌是黏附在有生命或无生命物体的表面,以生物被膜(biofilm)的形式存在**(详见第六章第二节)。

二、细菌的结构

细菌具有典型的原核细胞结构(图 1-2)和功能。其结构包括基本结构和特殊结构两部分。基本结构为细菌生存所必需,所有的细菌均具有,包括细胞壁、细胞膜、细胞质和核质。特殊结构为某些细菌所具有,包括荚膜、鞭毛、菌毛、芽胞。

（一）细菌的基本结构

1. 细胞壁　细胞壁(cell wall)位于菌细胞的最外层,包绕在细胞膜的外周,保护细菌抵抗外界不

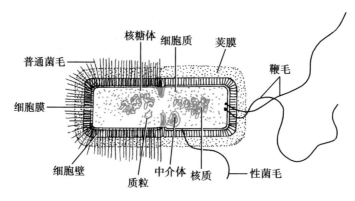

图1-2   细菌细胞结构模式图

利环境的压力。细胞壁化学组成复杂,并随细菌不同而异。细胞壁的基本组成为肽聚糖和特殊组分。用革兰氏染色法(Gram staining)可将细菌分为革兰氏阳性(G^+)菌和革兰氏阴性(G^-)菌两大类。两类细菌细胞壁均具有肽聚糖,但特殊组分各不相同。

(1)**肽聚糖**(peptidoglycan):是一类复杂的多聚体,是细菌细胞壁中的主要及特有的组分,又称为黏肽(mucopeptide)、糖肽(glycopeptide)或胞壁质(murein)。革兰氏阳性菌和革兰氏阴性菌的肽聚糖结构有所不同:革兰氏阳性菌的肽聚糖由**聚糖骨架**(backbone,sugar backbone)、**四肽侧链**(tetrapeptide side chain)和**五肽交联桥**(pentapeptide cross-bridge,interbridge)三部分组成(图 1-3A);革兰氏阴性菌的肽聚糖仅由聚糖骨架和四肽侧链两部分组成(图 1-3B)。

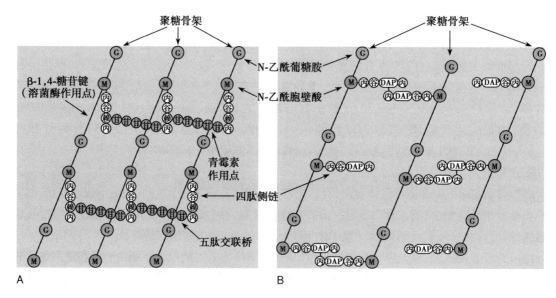

图 1-3   细菌细胞壁的肽聚糖结构模式图
A.金黄色葡萄球菌(革兰氏阳性菌);B.大肠埃希菌(革兰氏阴性菌)。

肽聚糖的聚糖骨架由 N-**乙酰葡糖胺**(N-acetylglucosamine,NAG,或 G)和 N-**乙酰胞壁酸**(N-acetylmuramic acid,NAM,或 M)交替间隔排列,经 β-1,4-糖苷键连接而成。各种细菌细胞壁的聚糖骨架均相同。溶菌酶(lysozyme)的作用靶点是 β-1,4-糖苷键,其破坏聚糖骨架结构,可导致细菌裂解死亡。

四肽侧链和五肽交联桥的组成及连接方式随细菌不同而异。如葡萄球菌(革兰氏阳性菌)细胞壁中组成四肽侧链的氨基酸依次为 L-丙氨酸、D-谷氨酸、L-赖氨酸和 D-丙氨酸;第三位 L-赖氨酸通过由五个甘氨酸组成的五肽交联桥连接到相邻聚糖骨架的四肽侧链末端 D-丙氨酸上,从而构成强度坚韧的三维立体结构。在大肠埃希菌(革兰氏阴性菌)的四肽侧链中,第三位氨基酸为二氨基庚二酸(diaminopimelic acid,DAP),其直接与相邻四肽侧链末端的D-丙氨酸连接,肽聚糖组成中因无五肽交联桥,仅形成单层平面网络的二维结构。在其他细菌的四肽侧链中,第三位氨基酸变化最大,大多数革兰氏阴性菌为DAP,而革兰氏阳性菌可以是L-赖氨酸,也可以是DAP或其他L-氨基酸。DAP是赖氨酸合成的前体,**为细菌细胞壁特有的成分**,迄今为止在古菌或真核细胞中尚未发现。肽聚糖合成过程中的酶是某些抗生素的作用靶点。如青霉素可竞争性地与细菌肽聚糖合成所需的转肽酶(又称青霉素结合蛋白,penicillin-binding proteins,PBPs)结合,抑制四肽侧链上D-丙氨酸与五肽交联桥或DAP之间的连接,使细菌肽聚糖的合成受抑。

(2)革兰氏阳性菌细胞壁特殊组分:革兰氏阳性菌的细胞壁较厚(20~80nm),除含有15~50层肽聚糖结构外,大多数还含有大量的**磷壁酸**(teichoic acid),少数是**磷壁醛酸**(teichuronic acid),其约占细胞壁干重的50%,菌细胞干重的10%(图1-4)。

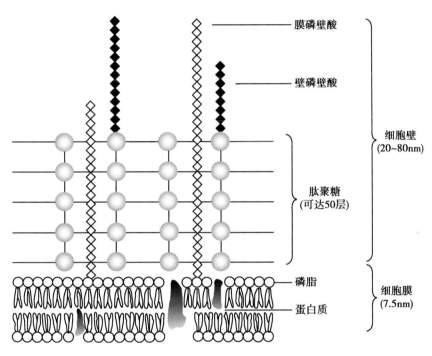

图1-4 革兰氏阳性菌细胞壁结构模式图

磷壁酸由核糖醇(ribitol)或甘油(glyocerol)残基经磷酸二酯键互相连接而成,其结构中少数基团被氨基酸或糖所取代,多个磷壁酸分子组成长链穿插于肽聚糖层中。磷壁醛酸的结构与磷壁酸相似,仅以糖醛酸代替磷脂。

磷壁酸按其结合部位不同,分为**壁磷壁酸**(wall teichoic acid,WTA)和**脂磷壁酸**(lipoteichoic acid,LTA),或称为**膜磷壁酸**(membrane teichoic acid,MTA)。壁磷壁酸的一端磷脂与肽聚糖上的胞壁酸共价结合,另一端伸出细胞壁。脂磷壁酸的一端与细胞膜外层上的糖脂共价结合,另一端穿越肽聚糖层伸出细胞壁(图1-5)。

壁磷壁酸和脂磷壁酸共同组成**带负电荷**的多聚物网络或基质,使得革兰氏阳性菌的细胞壁具有良好的弹性和抗张力性、通透性,以及静电性等特性。**壁磷壁酸也具有抗原性和黏附素等活性。**

此外,某些革兰氏阳性菌细胞壁表面尚有一些特殊的表面蛋白质,如金黄色葡萄球菌的A蛋白、A群链球菌的M蛋白等。

(3)革兰氏阴性菌的细胞壁特殊组分:革兰氏阴性菌细胞壁较薄(10~15nm),但结构较复杂。除含有1~2层的肽聚糖结构外,还含有特殊组分,外膜(outer membrane),由脂蛋白、脂质双层和脂多糖三部分组成,约占细胞壁干重的80%(图1-6)。

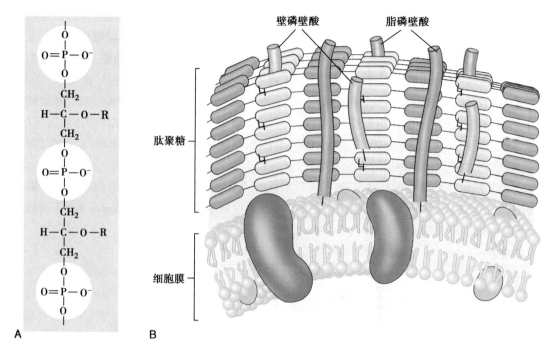

图 1-5　革兰氏阳性菌细胞壁磷壁酸结构模式图

A. 磷壁酸结构式,磷壁酸片段由磷酸盐、甘油和一个侧链(R)组成。R 可以是 D-丙氨酸、葡萄糖或一些其他分子。B. 革兰氏阳性菌细胞壁磷壁酸和脂磷壁酸。

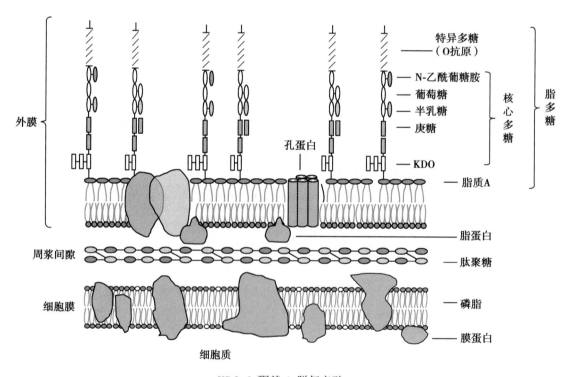

KDO:2-酮基-3-脱氧辛酸。

图 1-6　革兰氏阴性菌细胞壁结构模式图

1)**脂蛋白**(lipoprotein):位于肽聚糖层和外膜之间,其蛋白质部分与肽聚糖侧链的 DAP 相连,其脂质成分与外膜非共价结合,约 1/3 的脂蛋白与肽聚糖共价键结合,使外膜和肽聚糖层构成一个整体。

2)脂质双层:双层中镶嵌着多种蛋白质称为**外膜蛋白**(outer membrane protein,OMP),其中有的为孔蛋白（porin），如大肠埃希菌的 OmpF、OmpC，允许低分子量（相对分子量≤600）的亲水性分子通过；有的为诱导性或去阻遏蛋白质，参与特殊物质的扩散；有的为噬菌体、性菌毛或细菌素的受体。外膜的脂质双层结构与细胞膜不同，其内、外层组成呈不对称性，内层结构类似细胞膜，而外层中则含有大量的脂多糖。

3）**脂多糖**（lipopolysaccharide，LPS）：自脂质双层向细胞外伸出，**由脂质 A、核心多糖和特异多糖三部分组成**，即革兰氏阴性菌的**内毒素**（endotoxin）。

脂质 A（lipid A）：为嵌在外膜脂质双层的外层，锚定 LPS。其化学组成是一种复杂的糖磷脂，由以 β-1,6-糖苷键连接的磷酸氨基葡萄糖双糖形成基本骨架，骨架的游离羟基和氨基可附着多种长链脂肪酸和磷酸基团。不同种属细菌的脂质 A 骨架基本一致，主要差别是脂肪酸的种类和磷酸基团的取代不同。β-羟基豆蔻酸是肠道杆菌所共有。**脂质 A 是内毒素的毒性和生物学活性的主要组分，无种属特异性**，故不同细菌的内毒素毒性作用相似。

核心多糖（core polysaccharide）：位于脂质 A 外侧，含 2 种特有的 2-酮基-3-脱氧辛酸（2-keto-3-deoxyoctonic acid，KDO）和庚糖，经 KDO 与脂质 A 共价连结。各种细菌含不同的多糖重复单位（repeat units），通常为线性三糖或分支的四糖或戊多糖。**核心多糖有属特异性，同一属细菌的核心多糖相同**。

特异多糖（specific polysaccharide）：是脂多糖的最外层，由数个至数十个寡聚糖（3~5 个单糖）重复单位所构成的多糖链。**特异多糖即革兰氏阴性菌的菌体抗原（O 抗原），具有种特异性**，其多糖中单糖的种类、位置、排列和空间构型各不相同。特异多糖的缺失，可导致细菌菌落由光滑型（smooth，S）变为粗糙型（rough，R）。

带负电荷的 LPS 分子通过双价阳离子（如 Ca^{2+} 和 Mg^{2+}）的非共价键桥连，可稳定膜结构并对疏水分子具有屏障作用。螯合剂去除双价阳离子，或用多聚阳离子抗生素如多黏菌素（polymyxin）和氨基糖苷类抗生素等可改变外膜的通透性，均可起到抗菌作用。

少数革兰氏阴性菌（脑膜炎奈瑟菌、淋病奈瑟菌、流感嗜血杆菌等）细胞壁的 **LPS 结构不典型**，其外膜糖脂含有相对短、多分支状的糖苷。该类糖脂与粗糙型细菌的 LPS 截短体（O 抗原缺失）相似，**称为脂寡糖**（lipooligosaccharide，LOS）。**LOS 结构与哺乳动物细胞膜的鞘糖脂**（glycosphingolipid）**非常相似**，从而可使细菌逃避宿主免疫细胞的识别。**LOS 的作用与 LPS 相似**，是细菌重要的毒力因子。

在革兰氏阴性菌的细胞膜和外膜之间有一空隙，称为周浆间隙（periplasmic space，图 1-6），约占细胞体积的 20%~40%。周浆间隙中含有多种蛋白酶、核酸酶、碳水化合物降解酶及毒力因子或抗性蛋白，如胶原酶、透明质酸酶和 β-内酰胺酶等，在细菌获得营养、降解有害物质毒性等方面有重要作用。

革兰氏阳性菌和革兰氏阴性菌细胞壁结构显著不同（表 1-1），导致这两类细菌在染色性、抗原性、致病性及对药物的敏感性等方面有很大差异。

此外，某些细菌（如分枝杆菌）细胞壁除有肽聚糖外，还含有丰富脂质，这与上述革兰氏阳性菌和革兰氏阴性菌细胞壁结构及其组成显著不同。支原体属于细菌范畴，但是却**无细胞壁**这一细菌的重要基本结构。因此这类细菌具有特殊的生物学性状和致病特点。

表 1-1　革兰氏阳性菌与革兰氏阴性菌细胞壁结构比较

细胞壁	革兰氏阳性菌	革兰氏阴性菌
厚度	较厚，20~80nm	较薄，10~15nm
强度	较坚韧	较疏松
肽聚糖层数	多，可达 50 层	少，1~2 层
肽聚糖结构	骨架、四肽侧链、五肽交联桥	骨架、四肽侧链
肽聚糖含量	丰富（占胞壁干重 50%~80%）	较少（占 10% 左右）
磷壁酸	+	-

续表

细胞壁	革兰氏阳性菌	革兰氏阴性菌
外膜	−	+
溶菌酶的作用	敏感	不太敏感 *
青霉素的作用	敏感	不敏感 *

* 细胞壁的外膜阻碍溶菌酶、抗生素、碱性染料、去污剂等较大分子进入；某些革兰氏阴性菌（如奈瑟菌等）对青霉素亦敏感。

（4）细胞壁的主要功能及其与医学相关的意义

1）维持菌体形态，抵抗低渗环境：细胞壁坚韧而富弹性，可维持菌体固有的形态，并保护细菌抵抗低渗环境。细菌细胞质内有高浓度的无机盐和大分子营养物质，其渗透压高达 5~25 个大气压（atm）（1atm=101.33kPa）。由于细胞壁的保护作用，使细菌能承受内部巨大的渗透压而不会破裂，并能在相对低渗的环境下生存。

2）参与物质交换：细胞壁有许多孔道及转运蛋白，具有非选择性的通透性（non-selectively permeable），参与菌体内外的物质交换。

3）与静电和染色特性有关：**磷壁酸和 LPS 均带负电荷**，能与 Mg^{2+} 等双价离子结合，有助于维持菌体内离子的平衡，调节细菌生理代谢。磷壁酸还可起到稳定和加强细胞壁的作用。磷壁酸带有更多的负电荷，因此**革兰氏阳性菌的等电点为 pH 2~3，而革兰氏阴性菌为 pH 4~5**，该特性与两类细菌的革兰氏染色特性有关。

4）具有免疫原性：细胞壁组分可以诱发机体的免疫应答，如革兰氏阳性菌细胞壁中的磷壁酸及革兰氏阴性菌 LPS 的多糖成分是细菌重要表面抗原，与血清型分类有关。

5）与细菌致病性有关：壁磷壁酸具有黏附素活性，使细菌黏附于宿主细胞。乙型溶血性链球菌表面的 M 蛋白与脂磷壁酸结合在细菌表面形成微纤维（microfibrils），介导菌体与宿主细胞的黏附，是该菌的致病因素之一。LPS 是革兰氏阴性菌重要的致病物质，可使机体发热，小血管功能障碍，直至休克死亡（见内毒素）。

6）与耐药性有关：革兰氏阳性菌肽聚糖缺失可使作用于细胞壁的抗菌药物治疗失效（见细菌 L-型）。革兰氏阴性菌的外膜是一种有效的屏障结构，使细菌不易受到机体的体液杀菌物质、肠道的胆盐及消化酶等的作用；还可阻止某些抗生素的进入，成为细菌固有耐药机制之一；外膜中的外排泵可泵出抗菌药物，是细菌获得性耐药的机制之一。

7）其他：生理状态下，低剂量 LPS 可作用于机体固有免疫系统的各种细胞，增强机体固有免疫力，还具有抗肿瘤等有益作用。

（5）细菌细胞壁缺陷型（细菌 L-型）：细菌细胞壁的肽聚糖受到理化或生物因素的直接破坏或合成被抑制，此类细菌在高渗环境下仍可存活并分裂，是细菌的一种表型变异，称为**细菌细胞壁缺陷型或 L-型**。1935 年 Klieneberger Nobel 在英国 Lister 研究院研究念珠状链杆菌（*Streptobacillus moniliformis*）时发现细胞壁缺陷型菌，菌落与形态类似于支原体，以该研究所的第一字母命名为 L-型（L-form）细菌。现发现几乎所有的细菌、螺旋体和真菌均可产生 L-型。革兰氏阳性菌细胞壁缺失后，原生质仅被一层细胞膜包裹，称为**原生质体**（protoplast）；革兰氏阴性菌肽聚糖层受损后尚有外膜保护，称为**原生质球**（spheroplast）。支原体基因组中无编码细胞壁的基因，故属于天然缺乏细胞壁的微生物。

细菌 L-型的形态因缺失细胞壁而呈高度多形性，大小不一，有球形、杆状和丝状等（图 1-7）。着色不匀，无论其原为革兰氏阳性菌或革兰氏阴性菌，成为 L-型后大多经革兰氏染色呈革兰氏阴性。

细菌 L-型在体内或体外、人工诱导或自然情况下均可形成，诱发因素很多，如溶菌酶、溶葡萄球菌素（lysostaphin）、胆汁、抗体、补体；或抑制细胞壁合成的药物，如 β-内酰胺类抗生素等；或培养基中

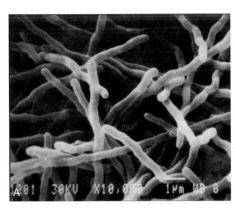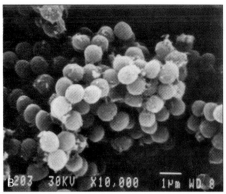

图 1-7　葡萄球菌 L-型

A. 临床标本分出的丝状 L-型菌落(扫描电镜 ×10 000);B. 丝状 L-型菌落回复后(扫描电镜 ×10 000)。

缺少合成细胞壁的成分,如二氨基庚二酸、赖氨酸等。也可用亚硝基胍、紫外线和氯化锂等诱变获得。

细菌 L-型很难培养,其营养要求基本与原菌相似,**需在含血清的软琼脂高渗培养基中生长**。细菌 L-型生长繁殖较原菌缓慢,一般培养 2~7 天后在软琼脂平板上形成中间较厚、四周较薄的"油煎蛋"样细小菌落(图 1-8),也有的形成颗粒状或丝状菌落。细菌 L-型在液体培养基中生长后呈较疏松的絮状颗粒,沉于管底,培养液则澄清。去除诱因后,有些细菌 L-型可回复细胞壁合成能力,有些则不能回复。其决定因素为 L-型是否含有残存的肽聚糖作为自身再合成的引物。

某些细菌 L-型仍具有一定**致病力**,通常引起**慢性感染**,如尿路感染、骨髓炎、心内膜炎等,常在作用于细胞壁的抗菌药物(β-内酰胺类抗生素等)治疗过程中发生。**临床遇症状反复迁延不愈,而标本常规细菌培养阴性者,应考虑细菌 L-型感染的可能性**,宜作细菌 L-型的专门分离培养,并更换抗菌药物,不宜继续使用抑制细胞壁合成的抗生素。

2. 细胞膜　细胞膜(cell membrane)位于细胞壁内侧,紧包裹着细胞质。厚约 7.5nm,柔韧致密,富有弹性,占细胞干重 10%~30%。细菌细胞膜的结构与真核细胞膜基本相同,由磷脂和多种蛋白质组成,但不含胆固醇。细胞膜含有 200 余种蛋白质。其中一些蛋白参与细菌的趋化和感应外界的**信号转导系统**,如双组分信号转导系统。细胞膜上还有**细菌Ⅰ~Ⅶ型分泌系统**。细菌细胞膜部分内陷、折叠、卷曲形成囊状物,称为**中介体**(mesosome)。中介体多见于革兰氏阳性菌,可有一个或多个,常位于菌体侧面或靠近中部(图 1-9)。

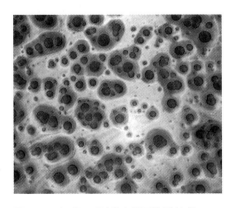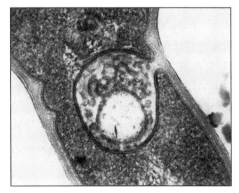

图 1-8　细菌 L-型"油煎蛋"样菌落(×100,韩俭提供)　　图 1-9　白喉棒状杆菌的中介体(透射电镜 ×130 000)

细胞膜是细菌赖以生存的重要结构之一。作为原核细胞,由于缺乏很多细胞器,所以细胞膜在细菌的生命活动中发挥重要作用,其主要功能如下。

（1）物质转运：细菌细胞膜形成疏水性屏障，水或某些水溶性小分子物质可通过被动性扩散进入细胞内，或选择性进入或排出，或通过酶参与的主动摄取。

（2）呼吸和氧化磷酸化：细菌尚未进化出线粒体结构，细胞膜及中介体在细菌的呼吸和能量代谢中发挥重要作用。参与有氧呼吸的细胞色素、呼吸链及三羧酸循环的酶等定位在细胞膜及中介体上。特别是中介体有效地扩大了细胞膜面积，酶含量和产能也相应增加，其功能类似于线粒体，故亦称为**拟线粒体**（chondroid）。

（3）分泌胞外水解酶和致病性蛋白：细菌细胞膜将水解酶排到菌体外（革兰氏阳性菌）或分泌至周浆间隙（革兰氏阴性菌），将大分子物质分解为可吸收的小分子营养物质。细菌的分泌系统参与细菌蛋白的分泌（见细菌生理）。致病性分泌蛋白（蛋白酶、溶血素、毒素等）也通过类似途径排出菌体外。

（4）参与生物合成：细菌细胞膜含有多种生物合成酶类，参与大分子的生物合成如肽聚糖、磷脂、鞭毛、荚膜等。其中**与肽聚糖合成有关的酶类**（转肽酶或转糖基酶），**是青霉素作用的靶点。**

（5）参与细菌分裂：由于细菌的核质附着于中介体或细胞膜上，故细胞膜参与细菌的分裂。细胞分裂时，中介体也一分为二，各携一套核质进入子代细胞，有类似真核细胞纺锤丝的作用。

3. 细胞质　细胞膜包裹的溶胶状物质为细胞质（cytoplasm）或称原生质（protoplasm），由水、蛋白质、脂类、核酸及少量糖和无机盐组成。此外，细胞质中还有以下重要结构。

（1）核糖体（ribosome）：是细菌合成蛋白质的场所，游离存在于细胞质中，每个细菌体内可达数万个。细菌核糖体**沉降系数为 70S，由 50S 和 30S 两种亚基组成**。以大肠埃希菌为例，其化学组成 66% 是 RNA（包括 23S、16S 和 5S rRNA），34% 为蛋白质。核糖体常与正在转录的 mRNA 相连呈 "串珠" 状，称多聚核糖体（polysome），使转录和翻译偶联在一起。在生长活跃的细菌体内，几乎所有的核糖体都以多聚核糖体的形式存在。

细菌核糖体不同于真核细胞的核糖体（80S，由 60S 和 40S 两种亚基组成），是抗生素的作用靶点。有些抗生素可与细菌核糖体的 **30S 亚基**结合（如**链霉素**），而有些抗生素则与 **50S 亚基**结合（如**红霉素**），干扰细菌的蛋白质合成，从而抑制细菌的生长和增殖。这类药物对真核细胞的核糖体无作用。

（2）质粒（plasmid）：是细菌染色体外的遗传物质，为**闭合环状的双链 DNA**，存在于细胞质中。质粒携带的遗传信息控制细菌某些特定的遗传性状，但不是细菌生长必不可少的。失去质粒的细菌仍能正常存活和繁殖。有些质粒可独立复制，随细菌分裂传给子代细菌，还可通过接合或转导作用等传递给另一细菌。质粒编码的细菌性状有菌毛、细菌素、毒素和耐药性或代谢酶等。

（3）胞质颗粒：细菌细胞质中含有多种颗粒，大多为贮藏的营养物质，包括糖原、淀粉等多糖、脂类、磷酸盐等。胞质颗粒又称为内含物（inclusion），不是细菌的恒定结构，不同菌有不同的胞质颗粒，同一个细菌在不同环境或生长期亦可不同。当营养充足时，胞质颗粒较多；养料和能源短缺时，颗粒减少甚至消失。胞质颗粒中有一种主要成分是 RNA 和**多偏磷酸盐**（polymetaphosphate）的颗粒，其嗜碱性强，用亚甲蓝染色时着色较深呈紫色，与菌体颜色不同，称为**异染颗粒**（metachromatic granule）或**迂回体**（volutin）。异染颗粒常见于**白喉棒状杆菌**，位于菌体两端，故又称极体（polar body），有助于细菌鉴定。

胞质含有类似于真核细胞肌动蛋白（actin）和非肌动蛋白（non-actin）等类似物，起到细胞骨架蛋白（cytoskeletal protein）的作用，决定菌细胞的形状、细胞蛋白的定位、细胞的分裂和染色体的分离。

4. 核质　细菌是原核细胞，无成形核。细菌的遗传物质称为**核质**（nuclear material）或**拟核**（nucleoid），集中于细胞质的某一区域，多在菌体中央，**无核膜、核仁和有丝分裂器**。核质功能与真核细胞的染色体相似，故亦称之为**细菌染色体**（chromosome）。详见细菌遗传与变异章节。

（二）细菌的特殊结构

1. 荚膜　许多细菌在自然环境或宿主体内生长时可合成大量的**黏液样胞外多聚物**（extracellular polymer），包绕在细胞壁外，为多糖或蛋白质，用理化方法去除后并不影响细菌细胞的生命活

动。凡黏液性物质牢固地与细胞壁结合,厚度
≥0.2μm,边界明显者称为**荚膜**(capsule)或大荚膜
(macrocapsule),见图 1-10;厚度 <0.2μm 者称为**微**
荚膜(microcapsule),如伤寒沙门菌的 Vi 抗原以及
大肠埃希菌的 K 抗原等。若黏液性物质疏松地附
着于菌细胞表面,边界不明显且易被洗脱者称为**黏**
液层(slime layer)。荚膜是细菌致病的重要毒力因
子,也是鉴别细菌的重要指标之一。

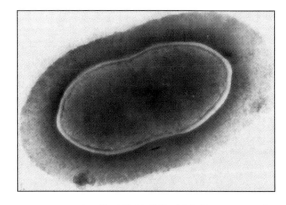

图 1-10　肺炎链球菌荚膜(透射电镜 ×42 000)

(1)荚膜的化学组成:大多数细菌的荚膜化学
组成是多糖,又称糖萼(glycocalyx),是荚膜-黏液层
的通称;然而,炭疽芽胞杆菌、鼠疫耶尔森菌等少数
菌的荚膜为多肽。荚膜多糖为高度水合分子,含水量达 95% 以上,与菌细胞表面的磷脂或脂质 A 共
价结合。多糖分子组成和构型的多样化使其结构极为复杂,为细菌血清学分型的基础。如肺炎链球
菌的荚膜多糖抗原至少可分成 85 个血清型。荚膜与同型抗血清结合发生反应后即逐渐增大,出现**荚**
膜肿胀反应,可借此确定细菌的血清型。

荚膜对一般碱性染料亲和力低,不易着色。普通染色后,可见被染色菌体的周围有未着色的透
明圈。如用墨汁作负染色,则荚膜显现更为清楚;采用荚膜特殊染色法可将荚膜染成与菌体不同的
颜色。

荚膜的形成受遗传控制和环境条件的影响。一般在动物体内或含有血清或糖的培养基中容易形
成荚膜,在普通培养基上或连续传代则易消失。有荚膜的细菌(如肺炎链球菌)在固体培养基上形成
黏液型(mucoid,M)或光滑型(S)菌落,失去荚膜后其菌落变为粗糙型(R)。

(2)荚膜的功能:荚膜和微荚膜具有相同的功能。

1)抗吞噬作用:荚膜具有**抵抗宿主吞噬细胞的吞噬和消化**作用,增强细菌的侵袭力,因而荚膜是
病原菌的重要**毒力因子**。例如肺炎链球菌,产荚膜菌株仅需数个细菌即可使实验小鼠死亡,而无荚膜
菌株则需高达上亿个细菌才能使小鼠死亡。

2)黏附作用:荚膜多糖可使细菌与特异的宿主组织结合,也参与细菌**生物被膜**的形成,是引起感
染的重要因素。变异链球菌(*Streptococcus mutans*)依靠荚膜黏附于牙齿表面,利用口腔中的蔗糖产生
大量的乳酸,导致其附着部位的牙釉质破坏,形成龋齿。有些产荚膜细菌(如铜绿假单胞菌等)可黏
附于各种医疗植入物(如导管等)表面形成生物被膜,是引起医院感染的重要细菌。

3)抵抗有害物质:荚膜处于菌细胞的最外层,有保护菌体避免和减少受溶菌酶、补体、抗体和抗
菌药物等有害物质的损伤作用。

2. 鞭毛　许多细菌,包括所有的弧菌和螺菌,约半数的杆菌在菌体上附有细长并呈波状弯曲
的丝状物,少仅 1~2 根,多者达数百根。这些丝状物称为**鞭毛**(flagellum),是细菌的运动器官(图
1-11A)。鞭毛长 5~20μm,直径 12~30nm,需用电子显微镜观察,或经特殊染色法使鞭毛增粗后才能
在普通光学显微镜下看到(图 1-11B)。

根据鞭毛的数量和部位,可将鞭毛菌分成 4 类(图 1-12)。①**单毛菌**(monotrichate):只有 1 根鞭毛,
位于菌体一端,如霍乱弧菌;②**双毛菌**(amphitrichate):菌体两端各有一根鞭毛,如空肠弯曲菌;③**丛毛**
菌(lophotrichate):菌体一端或两端有一丛鞭毛,如铜绿假单胞菌;④**周毛菌**(peritrichate):菌体周身遍
布许多鞭毛,如伤寒沙门菌。

(1)鞭毛的结构:鞭毛自细胞膜长出,游离于菌细胞外,由基础小体、钩状体和丝状体三个部分组
成(图 1-13)。

1)基础小体(basal body):位于鞭毛根部,嵌在细胞壁和细胞膜中。革兰氏阴性菌鞭毛的基础小
体由一根圆柱、两对同心环和输出装置组成。其中,一对是 M(membrane)环和 S(supra-membrane)

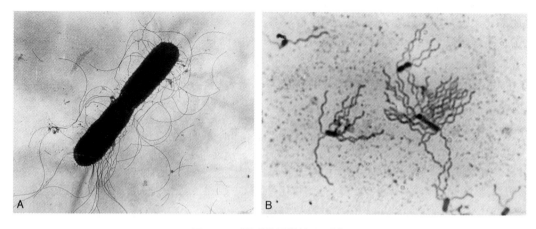

图 1-11 鞭毛的显微镜下形态

A. 破伤风梭菌的周鞭毛（透射电镜 × 16 000，谢念铭提供）；B. 伤寒沙门菌的周鞭毛（鞭毛染色 × 1 600）。

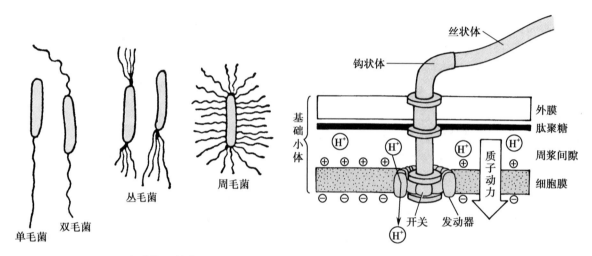

图 1-12 细菌鞭毛的类型   图 1-13 大肠埃希菌鞭毛结构模式图

环，附着在细胞膜上；另一对是 P（peptidoglycan）环和 L（lipopolysaccharide）环，附着在细胞壁的肽聚糖和脂多糖上。基础小体的基底部是鞭毛的输出装置（export apparatus），位于细胞膜内面的细胞质内。基底部圆柱体周围的发动器（motor）为鞭毛运动提供能量，近旁的开关（switch）决定鞭毛转动的方向。革兰氏阳性菌的细胞壁无外膜，其鞭毛只有 M、S 一对同心环。

2）钩状体（hook）：位于鞭毛伸出菌体之处，约呈 90° 的钩状弯曲。鞭毛由此转弯向外伸出，成为丝状体。

3）丝状体（filament）：呈纤丝状，伸出于菌体外，从钩状体外延形成，由鞭毛蛋白（flagellin）紧密排列并缠绕而成的中空管状结构。丝状体的作用犹如船舶或飞机的螺旋桨推进器。

鞭毛是从尖端生长，在菌体内形成的鞭毛蛋白分子不断地添加到鞭毛的末端。若用机械方法去除鞭毛，新的鞭毛很快合成，3~6 分钟内恢复运动能力。鞭毛蛋白是一种弹性纤维蛋白，其氨基酸组成与骨骼肌中的肌动蛋白相似，可能与鞭毛的运动有关。各菌种的鞭毛蛋白结构不同，具有很强的免疫原性和抗原性，称为**鞭毛（H）抗原**。

（2）鞭毛的功能

1）细菌的运动器官：具有鞭毛的细菌在液体环境中能自由游动，运动迅速。**细菌的运动有化学趋向性，**常向营养物质处前进，而逃离有害物质。

2）与细菌的致病性相关：有些细菌的鞭毛与致病性有关。如**霍乱弧菌、空肠弯曲菌**等通过活泼的鞭毛运动穿越小肠黏膜表面覆盖的黏液层，使菌体黏附于肠黏膜上皮细胞，产生毒性物质导致病变的发生。

　　3）细菌的鉴定和分类：根据细菌有否动力（motility）、鞭毛的数量、位置，及其抗原性，可用于细菌的鉴定和分类。

　　3. 菌毛　许多革兰氏阴性菌和少数革兰氏阳性菌的菌体表面存在着一种比鞭毛更细、更短而直硬的丝状物，称为**菌毛**（单数 pilus，复数 pili，或 fimbriae）。菌毛由**菌毛蛋白**（pilin）组成，呈螺旋状排列成圆柱体，新形成的菌毛蛋白分子插入菌毛的基底部。菌毛蛋白具有免疫原性和抗原性，其基因位于细菌的染色体或质粒上。必须用电子显微镜方可观察到菌毛（图 1-14）。

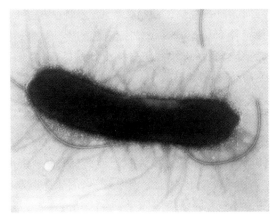

图 1-14　大肠埃希菌的普通菌毛和性菌毛（透射电镜 ×42 500，谢念铭、袁增麟提供）

　　根据功能不同，菌毛可分为普通菌毛和性菌毛两类。

　　（1）普通菌毛（common pili）：长 0.2~2μm，直径 3~8nm，遍布菌细胞表面。这类菌毛是细菌的**黏附结构**，能与宿主细胞表面的特异性受体结合，是细菌感染的第一步。因此，菌毛和细菌的**致病性**密切相关。菌毛的受体常为糖蛋白或糖脂，与菌毛结合的特异性决定了宿主的易感部位。同样，如果红细胞表面具有菌毛受体的相似成分，不同的菌毛就会引起不同类型的红细胞凝集，称此为血凝（hemagglutination，HA），借此可以鉴定菌毛。例如大肠埃希菌的 I 型菌毛（type I common pilus）可黏附于肠道和下尿道黏膜上皮细胞表面，也能凝集豚鼠红细胞，但可被 D-甘露糖所抑制，称为甘露糖敏感性血凝（mannose sensitive hemagglutination，MSHA）。致肾盂肾炎大肠埃希菌（uropathogenic Escherichia coli，UPEC）的 P 菌毛（pyelonephritis-associated pilus，P pilus）常黏附于肾脏的集合管和肾盏，还能凝集 P 血型阳性红细胞，且不被甘露糖所抑制，称为甘露糖抗性血凝（mannose-resistant hemagglutination，MRHA），UPEC 是上行性尿路感染的重要致病菌。肠产毒性大肠埃希菌（enterotoxin of E. coli，ETEC）的定植因子是一种特殊类型的菌毛（CFA/I，CFA/II），黏附于小肠黏膜细胞，编码该菌毛和肠毒素的基因均位于可接合传递质粒上，是该菌重要的毒力因子。霍乱弧菌、肠致病性大肠埃希菌（enterophathogenic E. coli，EPEC）和淋病奈瑟菌的菌毛都属于IV型菌毛，在所致的肠道或泌尿生殖道感染中起到关键作用。有菌毛菌株的黏附可抵抗肠蠕动或尿液的冲洗作用，有利于定居，一旦丧失菌毛，其致病力亦随之消失。

　　（2）性菌毛（sex pili，sex pilus）：仅见于**少数革兰氏阴性菌**，数量少，一个菌体只有 1~4 根，比普通菌毛长而粗，中空呈管状。性菌毛由一种致育因子（fertility factor，F factor）**质粒编码**，故性菌毛又称 F 菌毛。带有性菌毛的细菌称为 F⁺菌，无性菌毛者称为 F⁻菌。通过性菌毛，F⁺菌可将质粒或部分染色体传递给 F⁻菌。因此性菌毛是基因水平转移的途径之一。此外，性菌毛也是某些噬菌体吸附的受体。

　　4. 芽胞　某些细菌在一定的环境条件下，在菌体内部形成一个圆形或卵圆形小体，称为内芽胞（endospore），简称**芽胞**（spore），是细菌的休眠形式。**产生芽胞的细菌都是革兰氏阳性菌**，重要的有芽胞杆菌属（如炭疽芽胞杆菌等）和梭菌属（如破伤风梭菌等）。

　　（1）芽胞的形成与发芽：细菌芽胞的形成受**遗传因素**的控制和**环境因素**的影响。芽胞一般**只是在动物体外对细菌不良的环境条件下形成**，其形成条件因菌种而异。如炭疽芽胞杆菌在无氧条件下形成，而破伤风梭菌则相反。营养缺乏尤其是碳、氮、磷元素不足时，细菌生长繁殖减速，启动芽胞形成基因的表达。

　　成熟的芽胞具有多层膜结构（图 1-15），核心为芽胞的原生质体，含有细菌原有的核质和核糖体、酶类等主要生命基质。核心的外层依次为内膜、芽胞壁、皮质、外膜、芽胞壳和芽胞外衣，将其层层包裹，成为坚实的球体。内膜和外膜由原来的细胞膜形成。芽胞壁（spore wall）含肽聚糖，发芽后成为细菌的细胞壁。皮质（cortex）是芽胞包膜中最厚的一层，由一种特殊的肽聚糖组成。芽胞壳（coat）是一种类似角蛋白的疏水性蛋白质，致密无通透性，能抵抗化学药物进入，并增强对紫外线照射的抵抗力。有些细菌芽胞还有一层疏松的芽胞外衣（exosporium），含有脂蛋白和糖类。**芽胞带有完整的核质、酶系统和合成菌体组分的结构，能保存细菌的全部生命必需物质。**

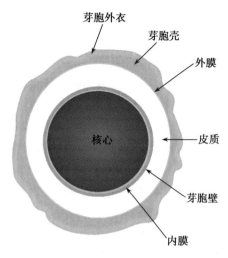

图 1-15　细菌芽胞的结构模式图

芽胞形成后，菌体即成为空壳，有些芽胞可从菌体脱落游离。在一定条件下芽胞可发芽，形成新的菌体。然而，**一个细菌只形成一个芽胞，而一个芽胞也只能生成一个繁殖体**，因此芽胞不是细菌的繁殖方式，而是细菌的**休眠状态**（dormancy）。相对于芽胞而言，未形成芽胞而具有繁殖能力的菌体被称为**繁殖体**（vegetative form）。

芽胞折光性强，壁厚，不易着色。染色时需经媒染、加热等处理。**芽胞的大小、形状、位置等随菌种而异，因此有重要的鉴别价值**（图 1-16）。例如炭疽芽胞杆菌的芽胞为卵圆形、比菌体小，位于菌体中央；破伤风梭菌芽胞呈圆形，比菌体大，位于顶端，状如鼓槌（图 1-17）；肉毒梭菌芽胞比菌体大，位于次极端。

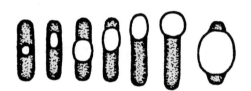

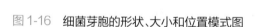

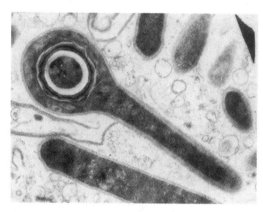

图 1-16　细菌芽胞的形状、大小和位置模式图　　图 1-17　破伤风梭菌芽胞（透射电镜 ×21 000，谢念铭提供）

细菌的芽胞发芽（germination）成繁殖体的过程，可分为活化（activation）、启动（initiation）和长出（outgrowth）三个连续阶段。由于代谢活性和呼吸增强，生物合成加速，其顺序为 RNA、蛋白质、脂质，最后是 DNA。继而芽胞核心体积增大、皮质膨松、芽胞壳破裂，芽管长出并逐渐长大、发育成新的繁殖体。

（2）芽胞的功能及医学意义

1）芽胞的抵抗力强：细菌芽胞**对热力、干燥、辐射、化学消毒剂等理化因素均有强大的抵抗力**。一般细菌繁殖体在 80℃水中迅速死亡，而有的细菌芽胞可耐 100℃沸水数小时。芽胞的休眠力强，在普通条件下可保存几年至几十年。被炭疽芽胞杆菌芽胞污染的草原，传染性可保持 20~30 年以上。细菌芽胞具有特殊的结构和组成且代谢不活跃，所以对理化因素等不适宜环境的抵抗力强。芽胞含水量少（约为繁殖体的 40%），芽胞具有多层致密厚膜，不易透水，理化因子不易进入；芽胞核心和皮质中含有**吡啶二羧酸**（dipicolinic acid，DPA），DPA 与钙结合生成的盐能提高芽胞中各种酶的热稳定性。芽胞形成过程中合成 DPA，同时获得耐热性；在发芽时，DPA 从芽胞中渗出，耐热性也随之失去。

2）作为灭菌效果的指标：被芽胞污染的医疗用具、敷料、手术器械等，用一般方法不易将其杀死，杀灭芽胞最可靠的方法是压力蒸汽灭菌法。当进行压力蒸汽灭菌时,应以细菌芽胞灭活作为指标,判断灭菌效果。

3）严重外源性感染性疾病的病原:**芽胞并不直接引起疾病**。厌氧芽胞梭菌中的产气荚膜梭菌、破伤风梭菌和肉毒梭菌等,以及需氧芽胞杆菌中的炭疽芽胞杆菌,其**芽胞进入机体**后**发芽形成繁殖体**,**大量繁殖**后可分别引起气性坏疽、破伤风、食物中毒和炭疽病。

细菌形态和结构的检查除需借助于光学显微镜和电子光学显微镜外,还需对细菌进行染色,其中最常用的是革兰氏染色法和抗酸染色法,对细菌鉴别有重要意义。细菌的某些特殊结构需经特殊染色后才能镜检。

革兰氏染色法是细菌学中重要的鉴别染色方法。该方法是丹麦细菌学家 Hans Christian Gram（1853—1938）于 1884 年建立,至今仍广泛使用。革兰氏染色法包括初染、媒染、脱色、复染等四个步骤:标本固定后,先用结晶紫初染;再加碘液媒染,使之形成结晶紫-碘复合物,此时细菌染成深紫色;然后用 95% 乙醇脱色(有些细菌会被脱色,有些则不能);最后用稀释复红或沙黄复染。不被 95% 乙醇脱色的细菌仍保留紫色者为革兰氏阳性菌,被乙醇脱色者复染后呈红色为革兰氏阴性菌。革兰氏染色法在鉴别细菌、选择抗菌药物、研究细菌致病性等方面具有重要意义。

（徐纪茹）

第二节　细菌的生理

细菌具有原核单细胞生物的生命活动,包括摄取营养物质并合成自身所需要的各种物质、进行新陈代谢及生长繁殖。细菌结构简单、种类繁多,所以其代谢活动十分活跃且形式多样,生长繁殖非常迅速。

了解细菌的生命活动,对研究细菌的致病性和免疫性、鉴别细菌及诊断细菌性感染及其防治等具有重要的理论和实际意义。

一、细菌的理化性状

细菌除含有与细胞型生物某些相似的成分外,还含有一些原核生物所特有的化学组成,据此有助于其检测。细菌体积小、表面积大的特征是其代谢旺盛及繁殖迅速的基础。

（一）细菌的化学组成

细菌细胞的主要化学成分包括水、无机盐、蛋白质、糖类、脂质和核酸等。水占菌细胞重量的75%~90%。其他主要包括碳、氢、氮、氧、磷和硫等,另有少数的无机离子如钾、钠、铁、镁、钙、氯等,用以构成菌细胞的各种成分及维持酶的活性和跨膜化学梯度。细菌尚含有一些**特有的成分,如肽聚糖、胞壁酸、磷壁酸、D 型氨基酸、二氨基庚二酸、吡啶二羧酸等**。

（二）细菌的物理性状

1. 光学性质　细菌为半透明体。光线照射细菌时,部分光线被吸收、部分被折射,故细菌悬液呈混浊状态。用比浊法或分光光度计可粗略地估计细菌的数量,也可用相差显微镜观察其形态和结构。

2. 表面积　半径小的细胞表面积与体积的比率大于半径大的细胞的比率,小细胞较大细胞与外界交换会更有效,因此细胞代谢和生长速率与其大小成反比。细菌体积微小、相对表面积大,因而其代谢旺盛、繁殖迅速。

3. 带电现象　细菌固体成分的 50%~80% 是蛋白质,组成蛋白质的氨基酸为兼性离子,在一定pH 环境中,细菌氨基酸电离的阳离子和阴离子数相等,此时 pH 称为细菌的等电点（pI）。**革兰氏阳性菌和革兰氏阴性菌的 pI 分别在 pH 2~3 和 pH 4~5**。故在生理条件(中性或弱碱性)下,体液的 pH

比细菌等电点高,羧基处于电离状态,而氨基的电离受到抑制,所以细菌均带负电荷。尤以革兰氏阳性菌所带负电荷更多。带电现象与细菌的染色反应、凝集反应、抑菌和杀菌作用等有密切关系。

4. 半透性　细菌的细胞壁和细胞膜都有半透性,允许一部分物质如水、氧及部分小分子物质自由进出,有利于吸收营养和排出代谢产物,而其他小分子物质及大分子物质则不能透过。

5. 渗透压　细菌体内含有高浓度的营养物质和无机盐,一般革兰氏阳性菌的渗透压高达 20~25 个大气压,革兰氏阴性菌为 5~6 个大气压。细菌所处的环境一般相对低渗,但因有坚韧细胞壁的保护而不致崩裂。若处于渗透压更高环境,菌体内水分溢出,胞质浓缩,细菌就不能生长繁殖。

二、细菌的营养与生长繁殖

细菌需要的营养物质包括水、碳源、氮源、无机盐和生长因子等。分解代谢形成多种代谢产物,可通过生化反应鉴别细菌。多数细菌繁殖速度很快。

(一)细菌的营养类型

各类细菌的酶系统不同,代谢活性各异,因而对营养物质的需要也不同。根据细菌所利用的能源和碳源的不同,分为自养菌和异养菌。

1. 自养菌(autotroph)　以简单的无机物为原料合成菌体成分,如以 CO_2、CO_3^{2-} 作为碳源,以 N_2、NH_3、NO_2^-、NO_3^- 等作为氮源。所需能量来自无机物的氧化或光合作用,分别称为化能自养菌(chemotrophic bacteria)或光能自养菌(phototrophic bacteria)。

2. 异养菌(heterotroph)　必须以有机物如蛋白质、糖类等为原料,才能合成菌体成分并获得能量。包括腐生菌(saprophyte)和寄生菌(parasite)。前者以动植物尸体、腐败食物等作为营养物,后者寄生于活体内。所有的病原菌都是异养菌,大部分属寄生菌。

(二)细菌的营养物质

人工培养细菌时,必须供给其生长所必需的成分。

1. 水　营养物质必须先溶于水,吸收与代谢也需要有水。

2. 碳源　无机或有机碳化物都能被细菌吸收和利用,合成菌体组分和作为获得能量的主要来源。病原菌的碳源主要为糖类。

3. 氮源　对氮源的需要量仅次于碳源,主要功能是作为菌体成分的原料。很多细菌可利用有机氮化物,病原菌主要从氨基酸、蛋白胨等获得氮。少数病原菌如克雷伯菌亦可利用硝酸盐甚至氮气,但利用率较低。

4. 无机盐　细菌生长需要无机盐元素,所需的常用元素浓度大约 50mg/L,微量元素为 0.1~1mg/L。前者如磷、硫、钾、钠、镁、钙、铁等,后者如钴、锌、锰、铜、钼等。功用如下:①构成有机化合物,成为菌体的成分;②作为酶的组成部分,维持酶的活性;③参与能量的储存和转运;④调节菌体内外的渗透压;⑤某些元素与细菌的生长繁殖和致病作用密切相关。例如白喉棒状杆菌在含铁 0.14mg/L 的培养基中产毒素量最高,但达到 0.6mg/L 时则完全不产毒。一些微量元素并非所有细菌都需要,不同菌只需其中的一种或数种。

5. 生长因子　许多细菌的生长还需一些自身不能合成的生长因子(growth factor),通常为有机化合物,包括维生素、某些氨基酸、嘌呤、嘧啶等。少数细菌还需特殊的生长因子,如流感嗜血杆菌需要 X、V 两种因子,前者是高铁血红素,后者为辅酶Ⅰ或辅酶Ⅱ,均为细菌呼吸所必需。

(三)细菌摄取营养物质的机制

各种细菌转运营养物质的方式不同,即使对同一种物质,不同细菌的摄取方式也不一样。

1. 被动扩散　营养物质从高浓度向低浓度的一侧扩散,其驱动力是浓度梯度,不需提供能量。不需要任何细菌组分的帮助,营养物就可以进入细胞质内的过程称为简单扩散。由菌细胞的通道蛋白形成选择性通道,对特殊营养物(如甘油)进行转运,称为易化扩散(facilitated diffusion)。

2. 主动转运　细菌吸收营养物质的主要方式,即营养物从低浓度向高浓度一侧转运,并需要提供能量。根据能量来源不同,主要包括 ABC 转运(ATP-binding cassette transport)、离子耦联转运、基团转移和特异性转运等方式。

(四)细菌生长繁殖的条件

细菌的生长繁殖需要营养物质、能量和适宜的环境等必备的条件。

1. 营养物质　充足的营养物质可以为细菌的新陈代谢及生长繁殖提供必要的原料和充足的能量,是细菌生长繁殖的基本保障。

2. 氢离子浓度(pH)　多数病原菌最适 pH 为 7.2~7.6,大多数嗜中性细菌生长的 pH 范围是 6.0~8.0,嗜酸性细菌最适生长 pH 可低至 3.0,而嗜碱性细菌可高达 10.5。个别细菌如霍乱弧菌在 pH 8.4~9.2 生长最好,结核分枝杆菌生长的最适 pH 为 6.5~6.8。细菌依靠细胞膜上的质子转运系统调节菌体内的 pH,使其保持稳定,包括 ATP 驱使的质子泵,Na^+/H^+ 和 K^+/H^+ 交换系统。

3. 温度　最适生长温度范围 10~20℃、20~40℃和 50~60℃的分别为嗜冷菌(psychrophile)、嗜温菌(mesophile)和嗜热菌(thermophile)。病原菌适应人体环境,为嗜温菌,最适生长温度为 37℃。当细菌突然暴露于高出适宜生长温度的环境时,可暂时合成热休克蛋白(heat shock proteins,HSP)。其对热有抵抗性、可稳定菌内热敏感的蛋白质。而细菌突然暴露于低温环境也会出现冷休克(cold shock),例如大肠埃希菌从 37℃突然冷却到 5℃,将有 90% 细胞被杀伤。因此常用甘油或二甲基亚砜保护其不受冻结和冷休克的影响。

4. 气体　根据代谢时对氧分子的需要与否,可以分为四类:

(1)**专性需氧菌**(obligate aerobe):有完善的呼吸酶系统,必须以氧分子作为受氢体完成需氧呼吸,如结核分枝杆菌。

(2)**微需氧菌**(microaerophilic bacterium):在低氧压(5%~6%)生长最好,氧浓度 >10% 对其有抑制作用,如幽门螺杆菌。

(3)**兼性厌氧菌**(facultative anaerobe):兼有需氧呼吸和无氧发酵两种功能,不论在有氧或无氧环境中都能生长,但有氧时对生长更有利。多数病原菌属于此类。

(4)**专性厌氧菌**(obligate anaerobe):缺乏完善的呼吸酶系统,只能利用氧以外的其他有机物作为受氢体进行发酵。有游离氧存在时,不但不能利用,还将受其毒害,甚至死亡,如破伤风梭菌。有氧环境中不能生长的可能原因如下:

1)缺乏氧化还原电势(Eh)高的呼吸酶:各种物质均有其固有的 Eh。在氧化还原过程中,Eh 高的物质可氧化 Eh 低的物质,反之则不能。人组织的 Eh 约为 150mV,普通培养基在有氧环境中 Eh 可达 300mV 左右,因此细菌必须具有 Eh 比它们更高的呼吸酶,如细胞色素和细胞色素氧化酶,才能氧化环境中的营养物质。专性厌氧菌缺乏这类高 Eh 呼吸酶,只能在 120mV 以下的 Eh 时生长,有氧时 Eh 高于此值,故不能生长。

2)缺乏分解有毒氧基团的酶:细菌在有氧环境中代谢时,常产生具有强烈杀菌作用的超氧阴离子(O_2^-)和过氧化氢(H_2O_2)。有铁存在时,两者还可产生对生物大分子有损害作用的羟基(—OH)。需氧菌有**超氧化物歧化酶**(superoxide dismutase,SOD)和**触酶**(catalase),前者将 O_2^- 还原成 H_2O_2,后者将 H_2O_2 分解为水和氧分子。有的细菌不产生触酶,而是产生**过氧化物酶**(peroxidase),将 H_2O_2 还原成无毒的水分子。专性厌氧菌缺乏这三种酶,在有氧时受到有毒氧基团的影响而不能生长繁殖。

5. 渗透压　一般培养基的盐浓度和渗透压对大多数细菌是安全的,少数细菌如嗜盐菌(halophilic bacterium)需要在高浓度(3%)的 NaCl 环境中生长良好。

(五)细菌的生长繁殖

1. 细菌个体的生长繁殖　细菌个体一般以简单的**二分裂方式**(binary fission)进行无性繁殖。细菌分裂数量倍增所需要的时间称为**代时**(generation time),多数细菌为 20~30 分钟、繁殖速度很快;个别细菌繁殖速度较慢,如结核分枝杆菌达 18~20 小时。

2. 细菌群体的生长繁殖　虽然细菌生长繁殖速度很快,但由于繁殖中营养物质的逐渐耗竭,有害代谢产物的逐渐积累,细菌不可能始终保持高速度的无限繁殖。经过一段时间后,繁殖速度渐减,死亡菌数增多,活菌增长率随之下降并趋于停滞。细菌群体生长过程中,其密度受自身产生的信号分子—密度感应(quorum sensing,QS)系统调节。QS系统为调节细菌群体密度的双组分信号转导系统,参与细菌多种生理活动,尤其是生物被膜的形成。

　　将一定数量的细菌接种于适宜的液体培养基中,连续定时取样检查活菌数,可发现细菌在体外生长过程的规律性。以培养时间为横坐标,培养物中活菌数的对数为纵坐标,可绘制出一条生长曲线(growth curve)(图1-18)。

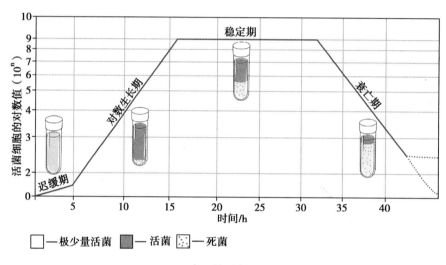

图1-18　大肠埃希菌的生长曲线

　　根据生长曲线,细菌的群体生长繁殖可分为四期:

　　(1)**迟缓期**(lag phase):为细菌进入新环境后的短暂适应阶段。该期菌体增大,代谢活跃,为分裂繁殖合成和积累充足的酶、辅酶和中间代谢产物;但分裂迟缓,繁殖极少。迟缓期时间按接种的菌种、菌龄和菌量,及营养物等不同而异,一般为1~4小时。若将对数生长期培养物转种相同的培养基,并在相同条件下生长,则不会出现迟缓期,并立即开始对数生长。若转种的是衰老的培养物(稳定期),即使细胞都是活的,接入相同的培养基也会出现延迟现象。

　　(2)**对数期**(logarithmic phase):又称**指数期**(exponential phase)。细菌在该期生长迅速,活菌数以恒定的几何级数增长,图上细菌数的对数呈直线上升,达到顶峰状态。**此期细菌的形态染色性、生物学特性(生化反应、药物敏感性等)都较典型,对外界环境因素的作用敏感**。研究细菌的上述生物学性状应选用该期的细菌。对数生长速度受环境条件(温度、培养基组成)及细菌自身遗传特征的影响,一般细菌对数期在培养后的8~18小时。

　　(3)**稳定期**(stationary phase):由于营养物质消耗,有害代谢产物积聚,该期细菌繁殖速度渐减,死亡数逐渐增加,但仍有菌体生长,活菌数目基本保持不变。此期细菌形态、染色性和生理性状常有改变。**一些细菌的芽胞、外毒素和抗生素等代谢产物大多在此期产生**。

　　(4)**衰亡期**(decline phase):稳定期后细菌繁殖越来越慢,死亡数越来越多,并超过活菌数。该期细菌形态显著改变,出现衰退型或菌体自溶,难以辨认;生理代谢活动也趋于停滞。因此,陈旧培养的细菌难以鉴定。

　　细菌生长曲线只有在体外人工培养条件下才能观察到,在研究工作和生产实践中有指导意义。掌握细菌生长规律,可以人为地改变培养条件,调整细菌的生长繁殖阶段,更为有效地利用对人类有益的细菌。例如在培养过程中,不断地更新培养液和对需氧菌进行通气,使细菌长时间地处于生长旺盛的对数期,称为连续培养。

三、细菌的新陈代谢

细菌的新陈代谢是指菌细胞内物质代谢和能量代谢的总和,其显著特点是代谢旺盛和代谢类型的多样化。

细菌的代谢过程从胞外酶水解外环境中的营养物质开始,经主动或被动转运机制进入胞质内。这些分子在一系列酶的催化作用下,经过一种或多种途径转变为共同的中间产物丙酮酸;再从丙酮酸进一步分解产生能量或合成新的糖类、氨基酸、脂类和核酸。其中底物分解和转化为能量的过程称为分解代谢;利用物质和能量进行细胞组分等的合成称为合成代谢;将两者紧密结合在一起称为中间代谢。许多代谢产物在医学上有重要意义。

(一)细菌的能量代谢

细菌能量代谢活动中主要涉及 ATP 形式的化学能。细菌的有机物分解或无机物氧化过程中释放的能量通过底物磷酸化或氧化磷酸化合成 ATP。

生物体能量代谢的基本生化反应是生物氧化,方式包括加氧、脱氢和脱电子反应。细菌则以脱氢或氢的传递更为常见。有氧或无氧时,各种细菌的生物氧化过程、代谢产物和产生能量的多少均有所不同。以有机物为受氢体的称为**发酵**;以无机物为受氢体的称为**呼吸**,其中以氧分子为受氢体的是**有氧呼吸**,以其他无机物(硝酸盐、硫酸盐等)为受氢体的是**厌氧呼吸**。厌氧呼吸和发酵必须在无氧条件下进行。

病原菌合成细胞组分和获得能量的基质(生物氧化的底物)主要为糖类,通过其氧化或酵解释放能量,以高能磷酸键的形式(ADP、ATP)储存能量。以葡萄糖为例,细菌的能量代谢方式主要包括糖酵解途径(产生 2 分子 ATP)、磷酸戊糖途径(产生 1 分子 ATP)、需氧呼吸(三羧酸循环,产生 32 分子 ATP)和厌氧呼吸(产生 2 分子 ATP)。

(二)细菌的代谢产物

1. 分解代谢产物和细菌的生化反应　因各种细菌所具有的酶及对营养物质的分解能力不完全相同,分解代谢产物有不同。利用此特点可建立生化试验鉴别细菌。常见的有:

(1)**糖发酵试验**:不同细菌分解糖类的能力和代谢产物不同。例如对葡萄糖和半乳糖,大肠埃希菌均能发酵,而伤寒沙门菌仅可发酵前者。即使两种细菌均可发酵同一糖类,其结果也不尽相同,如大肠埃希菌有甲酸脱氢酶,能将葡萄糖发酵生成的甲酸进一步分解为 CO_2 和 H_2,故产酸并产气;而伤寒沙门菌缺乏该酶,发酵葡萄糖仅产酸不产气。

(2)**吲哚(indol)试验**:大肠埃希菌、变形杆菌、霍乱弧菌等能分解培养基中的色氨酸生成吲哚(indole,靛基质),与试剂中的对二甲基氨基苯甲醛作用生成玫瑰吲哚而呈红色。

(3)**甲基红(methyl red)试验**:大肠埃希菌只分解葡萄糖产生丙酮酸,培养液 pH≤4.5,甲基红指示剂呈红色;而产气肠杆菌能将丙酮酸脱羧生成中性的乙酰甲基甲醇,培养液 pH>5.4,指示剂呈橘黄色。甲基红试验分别为阳性和阴性。

(4)**V-P(Voges-Proskauer)试验**:产气肠杆菌能使丙酮酸脱羧为乙酰甲基甲醇,其在碱性溶液中被氧化生成二乙酰,二乙酰与含胍基化合物反应生成红色化合物;而大肠埃希菌不能生成乙酰甲基甲醇,不出现红色。V-P 试验分别为阳性和阴性。

(5)**枸橼酸盐利用(citrate utilization)试验**:当某些细菌如产气肠杆菌利用铵盐作为唯一氮源,利用枸橼酸盐作为唯一碳源时,可在枸橼酸盐培养基上生长,分解枸橼酸盐生成碳酸盐,并分解铵盐生成氨,使培养基变为碱性;但大肠埃希菌不能利用枸橼酸盐为唯一碳源,故在该培养基上不能生长,培养基保留原 pH。该试验分别为阳性和阴性。

(6)**硫化氢试验**:沙门菌、变形杆菌等能分解培养基中的含硫氨基酸生成硫化氢,遇铅或铁离子生成黑色的硫化物。

(7)**尿素酶试验**:变形杆菌有尿素酶,能分解培养基中的尿素产生氨,使培养基变碱,以酚红为指示剂检测为红色。

细菌的生化反应用于鉴别细菌,尤其对形态、革兰氏染色反应和培养特性相同或相似的细菌更为重要。吲哚(I)、甲基红(M)、V-P(V)、枸橼酸盐利用(C)四种试验常用于鉴定肠道杆菌,合称为IMViC试验。例如大肠埃希菌对这四种试验的结果是"++--",产气肠杆菌则为"--++"。

2. 合成代谢产物及其医学上的意义 细菌利用分解代谢中的产物和能量合成菌体自身成分,同时还合成一些在医学上具有重要意义的代谢产物。

(1) **热原质**(pyrogen):或称致热原,主要为革兰氏阴性菌细胞壁的脂多糖,即细菌的内毒素成分。当注入人体或动物体内能引起发热反应。其耐高温,经高压蒸汽灭菌(121℃、20分钟)不被破坏,250℃干烤才可破坏。用吸附剂和特殊石棉滤板可除去液体中大部分热原质,蒸馏法效果最好。因此,在制备和使用注射药品过程中应严格遵守无菌操作,防止细菌污染并产生不易破坏的热原质。

(2) **毒素与侵袭性酶**:细菌产生**外毒素**(exotoxin)和**内毒素**(endotoxin),在致病作用中甚为重要。外毒素是多数革兰氏阳性菌和少数革兰氏阴性菌在生长繁殖过程中释放到菌体外的毒性蛋白质;内毒素是革兰氏阴性菌细胞壁的脂多糖,当菌体死亡崩解后游离出来。某些细菌可产生侵袭性酶,是细菌重要的侵袭性致病物质,如产气荚膜梭菌的卵磷脂酶,链球菌的透明质酸酶等;有些细菌酶类可用于临床治疗,如链球菌的链激酶、链道酶可作为溶栓性药物用于治疗血栓性疾病。

(3) **色素**(pigment):由某些细菌产生,不同颜色,有助于鉴别细菌。分两类,一类为水溶性,能弥散到培养基或周围组织,如铜绿假单胞菌的色素使培养基或感染的脓汁呈绿色。另一类为脂溶性,不溶于水,只存于菌体,使菌落显色而培养基颜色不变,如金黄色葡萄球菌的色素。色素产生需要一定的条件,如营养、氧气、温度等;其不能进行光合作用,功能尚不清楚。某些细菌如铜绿假单胞菌的色素,可能与致病性有一定的关系。

(4) **抗生素**(antibiotic):某些微生物代谢过程中产生的一类能抑制或杀死某些其他微生物或肿瘤细胞的物质。大多由放线菌和真菌产生,细菌产生的少,只有多黏菌素(polymyxin)、杆菌肽(bacitracin)等。

(5) **细菌素**(bacteriocin):某些菌株产生的具有抗菌作用的蛋白质。与抗生素不同的是作用范围狭窄,仅对与产生菌有亲缘关系的细菌有杀伤作用。例如大肠埃希菌产生大肠菌素(colicin),编码基因位于Col质粒上。细菌素在治疗上的应用价值已不被重视,但可用于细菌分型和流行病学调查。

(6) **维生素**(vitamin):细菌能合成某些维生素,除供自身需要外,还能分泌至周围环境中。例如人体肠道内的大肠埃希菌,合成B族维生素和维生素K也可被人体吸收利用。

四、细菌的分泌系统

细菌分泌系统(bacterial secretion system)是一种**贯穿细菌细胞膜及细胞壁的高度分化的蛋白大分子特殊结构**,由多种不同的镶嵌蛋白、细胞膜蛋白、外膜蛋白和辅助蛋白(ATPase、信号肽酶或分子伴侣等)组成。其功能是将细菌细胞内多种效应分子(effector molecule),包括蛋白质或蛋白-核酸等大分子复合物,运输或分泌到菌细胞表面、外环境或直接注入靶细胞中。故分泌系统参与病原菌的致病作用,如分泌的毒素、黏附素和水解酶等,对细菌在机体内定植和致病发挥重要作用;同时该系统也有益于细菌自身的生长繁殖,如摄取营养物质和铁等。革兰氏阴性菌常见分泌系统如图1-19所示。

细菌分泌系统根据结构和功能的不同,已确认的有9型(I~IX)。**革兰氏阴性菌主要有I~VI、VIII和IX型,分枝杆菌及少数革兰氏阳性菌主要为IV型和VII型**。一个菌株可有多种分泌系统,其分泌的机制可分为两类:**一步分泌机制是**直接将效应分子跨过细胞膜和外膜转运到菌体外,如I、III、IV和VI型;**两步分泌机制是**效应分子先经Sec途径(general secretion pathway)或Tat途径(twin arginine translocation)跨细胞膜转运到细胞壁周浆间隙中,再经由外膜上的不同分泌系统转到胞外或直接注入靶细胞内,如II、V、VII型。

1. I型分泌系统(type I secretion system,T1SS) 由位于细胞膜的ABC(ATP-binding cassette)

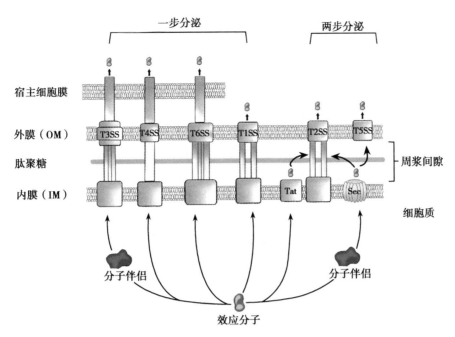

图 1-19 革兰氏阴性菌主要分泌系统

转运蛋白、膜融合蛋白和孔蛋白样外膜蛋白形成一个分泌通道,在革兰氏阴性菌中广泛存在,如引起尿路感染的大肠埃希菌的 α-溶血素、百日咳鲍特菌的腺苷环化酶,铜绿假单胞菌的碱性蛋白酶及其与摄取铁有关的血红素结合蛋白等都经 T1SS 分泌。

2. **Ⅱ型分泌系统(T2SS)** 由细胞膜蛋白、ATPase、伴侣蛋白和信号肽酶组成的 Sec 途径,以及外膜多聚蛋白复合体共同组成。T2SS 是**革兰氏阴性菌胞外酶的主要分泌途径**,如分泌铜绿假单胞菌的弹性蛋白酶、外毒素 A、磷脂酶 C,嗜肺军团菌的酸性磷酸酶、脂肪酶、蛋白酶、核糖核酸酶等,以及霍乱弧菌的霍乱毒素等。

3. **Ⅲ型分泌系统(T3SS)** 是细菌分泌致病性效应蛋白的主要途径,为最复杂的分泌系统,由 20 余种蛋白质组成,与细菌鞭毛在进化上起源相同。T3SS 为接触依赖系统,一旦细菌与宿主细胞接触,该分泌系统被激活,毒素蛋白被直接注入宿主细胞内。T3SS 分布在耶尔森菌、肠炎沙门菌、志贺菌、大肠埃希菌和假单胞菌等**革兰氏阴性菌**中。

4. **Ⅳ型分泌系统(T4SS)** 可将蛋白质和蛋白质-DNA 复合物运输到胞外或直接注入靶细胞质内的分泌系统。T4SS **在革兰氏阴性菌和革兰氏阳性菌中均有发现**,认为是细菌间或细菌与宿主细胞间转运大分子物质最通用的分泌系统,采用一步或二步分泌机制。该系统参与百日咳鲍特菌和幽门螺杆菌的毒素分泌,淋病奈瑟菌和幽门螺杆菌遗传物质的水平传递,可介导耐药和毒力基因的播散。

5. **Ⅴ型分泌系统(T5SS)** 是**革兰氏阴性菌外膜通道转运蛋白**系统中最常见的分泌系统,通过两步分泌机制将底物蛋白分泌到细胞外。但其分泌的蛋白质跨越外膜时是经过自身 C 端序列形成的外膜通道(cylinder)完成的,故又称为自身转运(autotransport)。例如淋病奈瑟菌的 IgA1 蛋白酶(IgA1 protease)和幽门螺杆菌的空泡毒素,大肠埃希菌蛋白酶和黏附素等经该系统分泌。

6. **Ⅵ型分泌系统(T6SS)** 广泛存在于致病性革兰氏阴性菌中,按功能可分为结构蛋白、效应蛋白、调节蛋白和分子伴侣蛋白。该分泌系统与 T3SS 及 T4 噬菌体的尾部的"注射体"结构类似,可将效应蛋白如大肠埃希菌、沙门菌、假单胞菌和霍乱弧菌等合成的毒性蛋白转运到外界环境或宿主细胞内,在细菌致病中发挥重要作用。

7. **Ⅶ型分泌系统(T7SS)** 目前仅在革兰氏阳性菌**的放线菌门和厚壁菌门**的细菌中发现,包括结核分枝杆菌、金黄色葡萄球菌、枯草芽胞杆菌、炭疽芽胞杆菌、白喉棒状杆菌和放线菌等。致病性分枝杆菌重要的 T7SS 成分参与分泌两种蛋白质抗原(ESAT-6/EsxA 和 CFP-10/EsxB),这可能与结核分枝杆菌毒力密切相关。

8. Ⅷ型分泌系统（T8SS） 多存在于肠杆菌科中,用来分泌淀粉样卷曲纤维等。

9. Ⅸ型分泌系统（T9SS） 目前仅在拟杆菌门中被发现,可分泌细菌的黏附素和毒力因子,或实现滑行运动。如人类牙周炎重要病原体牙龈卟啉单胞菌有此分泌系统。

五、细菌的免疫系统

在细菌的生存过程中,经常会受到来自外来 DNA 的侵袭,如噬菌体、各种 DNA 遗传元件等。在自然界中,噬菌体无处不在,数量远远超过细菌数量,对其生存构成了极大威胁。面对上述压力,细菌在进化过程中逐渐形成了多种防御机制。这些机制或阻止噬菌体 DNA 进入细胞,降解入侵的 DNA,或以宿主细胞死亡的方式阻止噬菌体的扩散,以防止外来 DNA 的侵扰,从而保证了细菌细胞的生理稳定性。目前发现,细菌可通过荚膜、生物被膜等物理屏障的被动免疫,以及吸附抑制(如受体改变、基因修饰、密度感应等)、注入阻滞等主动防御机制,防止噬菌体的侵入。更重要的是,细菌具有以下四种主动防御的免疫系统:

1. 限制修饰（restriction-modification,RM）系统 为最早发现。典型的 RM 系统由限制酶（REase）和甲基转移酶（methyltransferase,MTase）构成,通常成对出现,具有相同的 DNA 识别位点。REase 识别并裂解特定的 DNA 序列,同源的 MTase 对同一识别位点上的腺嘌呤或胞嘧啶进行甲基化,保护自身 DNA 不被 REase 裂解。

2. 流产感染（abortive infection,Abi）系统 也称噬菌体排斥系统,是在噬菌体不同发育阶段干扰噬菌体增殖的一种机制。噬菌体的吸附和 DNA 注入正常发生,只是后续发生的发育过程被终止。由于噬菌体的侵入,干扰了宿主细胞的正常生理功能,导致了被感染细菌细胞的死亡,进而终止了噬菌体的增殖和扩散,为周围细胞的生存提供了保护。

3. 毒素-抗毒素（toxin-antitoxin,TA）系统 广泛存在于细菌和古菌的染色体和质粒中,由 2 个共表达的基因组成,分别编码稳定的毒素蛋白和易降解的抗毒素。毒素是蛋白质,通常发挥毒性作用抑制细菌生长;而抗毒素为蛋白质或 RNA,可中和毒素的毒性;两者相互作用对细菌生长状态起精密调节作用。根据抗毒素的性质和作用模式,目前可将 TA 系统分为 Ⅰ~Ⅶ型。

4. CRISPR-Cas 系统 是原核生物的一种获得性免疫机制。CRISPR 意为成簇的规律间隔的短回文重复序列（clustered regularly interspaced short palindromic repeat）,是一个特殊的 DNA 重复序列家族,为长度约 25~50bp 的重复序列（repeat）被间隔序列（spacer）所间隔。这些间隔序列与病毒(噬菌体)遗传密码中的序列相匹配;Cas 是指 CRISPR 相关基因（CRISPR-associated gene）,编码的酶将 CRISPR DNA 转录的 RNA 中的间隔序列切除出来,随后其他 Cas 酶利用这些间隔序列作为引导,靶向破坏入侵者的基因序列。

CRISPR-Cas 系统广泛分布于细菌和古菌基因组中,为细菌的一种获得性免疫防御机制,用于抵抗噬菌体等外源遗传元件入侵,由于能够对 DNA 进行精确靶向切割,可利用其对所有细胞类型进行遗传工程改造,现广泛应用于基因编辑研究中,包括应用于人类疾病的治疗性研究,并有可能解决某些细菌对抗生素产生抗药性的难题。

六、细菌的人工培养

为进行病原学诊断、细菌学研究和生物制品制备等,可人工培养细菌。

(一)培养细菌的方法

人工培养细菌,除需提供充足的营养物质使细菌获得生长繁殖所需要的原料和能量外,尚需适宜的环境条件,如酸碱度、渗透压、温度和必要的气体等。

根据不同标本及目的,可选用不同的接种和培养方法。常用的有细菌的分离培养和纯培养。已接种标本或细菌的培养基置于合适的气体环境,需氧菌和兼性厌氧菌置于空气中即可,专性厌氧菌需在无游离氧的环境中。多数细菌在代谢过程中需要 CO_2,但分解糖类时产生的 CO_2 已足够其所需,且空气中还有微量 CO_2,不必额外补充。只有少数菌如布鲁菌、奈瑟菌等,初次分离培养时必须置于 5%~10% CO_2 环境中。

病原菌的人工培养一般采用 35~37℃,培养时间多数为 18~24 小时。但有时需根据菌种及培养目的作最佳选择,如细菌的药物敏感试验应选用对数期的培养物。

（二）培养基

培养基（culture medium）是由人工方法配制而成的,专供微生物生长繁殖使用的混合营养物制品。一般 pH 为 7.2~7.6,少数的细菌按生长要求调整 pH 偏酸或偏碱。许多细菌在代谢过程中分解糖类产酸,故常在其中加入缓冲剂,以保持稳定的 pH。培养基制成后必须经灭菌处理。

培养基按其营养组成和用途不同,分为以下几类:

1. **基础培养基**（basic medium） 含有多数细菌生长繁殖所需的基本营养成分。如营养肉汤（nutrient broth）、营养琼脂（nutrient agar）、蛋白胨水等。

2. **营养培养基**（enrichment medium） 在基础培养基中添加特殊营养物质如葡萄糖、血液、血清、酵母浸膏、生长因子等,以供营养要求较高的细菌生长。例如链球菌需在含血液或血清的培养基中生长。

3. **选择培养基**（selective medium） 在培养基中加入某种化学物质,使之抑制某些细菌生长,而有利于另一些细菌生长,从而将后者从混杂的标本中分离出来。例如培养肠道致病菌的 SS 琼脂,其中的胆盐能抑制革兰氏阳性菌,枸橼酸钠和煌绿能抑制大肠埃希菌,因而使致病的沙门菌和志贺菌容易分离到。

4. **鉴别培养基**（differential medium） 用于培养和区分不同细菌种类。利用各种细菌分解糖类、蛋白质的能力及代谢产物不同,在培养基中加入特定的作用底物和指示剂,一般不加抑菌剂,观察细菌生长后对底物的作用如何,从而鉴别细菌。如常用的糖发酵管、双糖铁培养基、伊红-亚甲蓝琼脂等。

5. **厌氧培养基**（anaerobic medium） 专供厌氧菌的分离、培养和鉴别。其营养成分丰富,含有特殊生长因子,氧化还原电势低,并加入亚甲蓝作为氧化还原指示剂。常用的有庖肉培养基（cooked meat medium）、硫乙醇酸盐肉汤等,并在液体培养基表面加入凡士林或液体石蜡以隔绝空气。

此外,**根据培养基的物理性状**分为**液体、固体和半固体**三大类。在液体培养基中加入 1.5% 的琼脂,即凝固成固体培养基;琼脂含量在 0.3%~0.5% 时,则为半固体培养基。琼脂在培养基中仅起赋形剂作用。液体培养基可用于大量繁殖细菌,但必须种入纯种细菌;固体培养基常用于细菌的分离和纯化;半固体培养基则用于观察细菌的动力和短期保存细菌。

（三）细菌在培养基中的生长情况

1. **在液体培养基中的生长情况** 在液体培养基中细菌生长情况可分为三种类型:①浑浊生长:为大多数细菌的生长结果;②沉淀生长:少数链状细菌生长时因重力作用的结果;③表面生长:枯草芽胞杆菌、结核分枝杆菌等专性需氧菌呈表面生长,常形成菌膜。

2. **在固体培养基中的生长情况** 将标本或培养物划线接种在固体培养基（琼脂平板）的表面,因划线的分散作用,使许多原混杂的细菌在固体培养基表面上散开,称为分离培养。一般经过 18~24 小时培养后,**单个细菌分裂繁殖成一堆肉眼可见的细菌集团,称为菌落**（colony）。挑取一个菌落,移种到另一培养基中,生长出来的细菌均为纯种,称为纯培养（pure culture）。这是从临床标本中检查鉴定细菌很重要的第一步。各种细菌在琼脂平板上形成的菌落,在大小、形状、颜色、气味、透明度、表面光滑或粗糙、湿润或干燥、边缘整齐与否,以及在血琼脂平板上的溶血情况等均有不同表现,这些有助于识别和鉴定细菌。取一定量的液体标本或培养液均匀接种于琼脂平板上,可计数菌落,间接推算标本中的活菌数,以菌落形成单位（colony forming unit,CFU）来表示。常用于测定自来水、饮料、污水及临床标本中的活菌数。

细菌的菌落一般分为三型：

（1）光滑型菌落（smooth colony，S 型菌落）：新分离的细菌大多呈 S 型菌落，表面光滑、湿润、边缘整齐。

（2）粗糙型菌落（rough colony，R 型菌落）：表面粗糙、干燥、呈皱纹或颗粒状，边缘大多不整齐。R 型菌多由 S 型菌变异失去菌体表面特异多糖形成。其抗原不完整，毒力和抗吞噬能力都比 S 型菌弱。但也有少数细菌新分离的毒力株就是 R 型，如炭疽芽胞杆菌、结核分枝杆菌等。

（3）黏液型菌落（mucoid colony，M 型菌落）：黏稠、有光泽、似水珠样。多见于有厚荚膜或丰富黏液层的细菌，如肺炎克雷伯菌等。

3. 在半固体培养基中的生长情况　半固体培养基黏度低，有鞭毛的细菌在其中仍可自由游动，沿穿刺线向外扩散呈羽毛状或云雾状混浊生长。无鞭毛细菌只能沿穿刺线呈明显的线状生长。

（四）人工培养细菌的用途

细菌培养对疾病的诊断、预防、治疗和科学研究等都具有重要的作用。

1. 感染性疾病的病原学诊断　明确感染性疾病的病原菌必须取患者有关标本进行细菌分离培养、鉴定和药物敏感试验，其结果可指导临床用药。

2. 细菌学的研究　细菌生理、遗传变异、致病性和耐药性等研究都离不开细菌的培养和菌种的保存等。

3. 生物制品的制备　供防治用的疫苗、类毒素、抗毒素、免疫血清及供诊断用的菌液、抗血清等均来自培养的细菌或其代谢产物。

4. 在工农业生产中的应用　细菌培养和发酵过程中多种代谢产物在工农业生产中有广泛用途，可制成抗生素、维生素、氨基酸、有机溶剂、酒、酱油、味精等产品。细菌培养物还可生产酶制剂，处理废水和垃圾，制造菌肥和农药等。

5. 在基因工程中的应用　将带有外源性基因的重组 DNA 转化给受体菌，使其在菌体内能获得表达。细菌操作方便，容易培养，繁殖快，基因表达产物易于提取纯化，故可大大降低成本。基因工程技术已用于制备胰岛素、干扰素、乙型肝炎疫苗等。

（赖小敏）

第三节　细菌的遗传与变异

遗传（heredity）是指亲代与子代生物学特性的相似性。**变异**（variation）是指亲代与子代生物学特性的差异性。遗传使细菌保持种属的相对稳定，变异使细菌产生变种或新种，是细菌进化的根本原因。细菌的变异可分为**遗传型变异**（genetic variation）和非遗传型变异。前者指细菌遗传物质发生改变引起的变异，可稳定地传给子代，也称**基因型变异**（genotypic variation）。非遗传型变异指在外界环境条件作用下出现的变异，遗传物质未改变，不能遗传给子代，又称**表型变异**（phenotypic variation）。

细菌的遗传物质是 DNA，基因（gene）是遗传物质的基本单位。**细菌基因组**（genome）包含细菌的全部遗传信息，由细菌染色体、质粒、整合在细菌染色体中的前噬菌体，以及可移动元件等构成，决定细菌的形态结构、生理代谢、致病性、免疫性及耐药性等生物学性状。与真核细胞相比，细菌基因组相对比较简单，一旦发生基因变异，则可能相应表型也会改变，加之细菌的新陈代谢与生长繁殖迅速，在短期内即可观察到生物特性的变异。随着细菌基因组的不断解析，以及功能基因组研究的深入，推动了细菌致病机制与耐药机制的研究，促进了细菌感染的快速诊断、疫苗研发和治疗策略的迅速发展。因此，认识细菌的遗传与变异具有十分重要的意义。

一、细菌的变异现象

(一) 形态与结构变异

在陈旧培养物中,细菌的染色性和菌体形态常发生变异。在抗生素、抗体、补体和溶菌酶等因素作用下,有些细菌会发生 L-型变异,导致生物学性状和致病性改变。此外,细菌的特殊结构也可发生变异:①**荚膜变异**,如肺炎链球菌在机体内或在含血清的培养基中常有荚膜,致病性强,但经体外多次传代培养后可失去荚膜,其致病性也随之减弱;②**芽胞变异**,如有芽胞的炭疽芽胞杆菌在 42℃培养 10~20 天后,可失去形成芽胞的能力,同时毒力也会相应减弱;③**鞭毛变异**,如有鞭毛的普通变形杆菌在含 1% 苯酚的培养基上培养,细菌会失去鞭毛。细菌失去鞭毛的变异,称为 H-O 变异。

(二) 菌落变异

细菌的菌落形态各异,有的细菌菌落表面光滑、湿润、边缘整齐,称光滑(S)型菌落;而有些细菌的菌落表面粗糙、干燥、边缘不整齐,称粗糙(R)型菌落。菌落由光滑型变为粗糙型,称为 S-R 变异。S-R 变异常常是由于细菌失去了表面多糖、荚膜等结构成分所致,因此其理化性状、抗原性、毒力等也会发生相应改变。一般而言,S 型菌落的致病性更强,但有少数细菌,如结核分枝杆菌、炭疽芽胞杆菌和鼠疫耶尔森菌等呈现 R 型菌落时,**致病性更强**。

(三) 毒力变异

细菌毒力变异包括毒力增强和减弱的变异。有毒菌株长期在人工培养基上传代培养,可使细菌毒力减弱或消失。如卡-介(Calmette-Guerin)二人曾将有毒的牛结核分枝杆菌在含胆汁、甘油、马铃薯的培养基上培养,经过 13 年,连续传 230 代,获得了一株毒力高度减弱但仍保持免疫原性的变异株,即**卡介苗**(Bacille Calmette-Guérin,BCG),主要用于预防儿童结核病。

(四) 耐药性变异

细菌对某种抗菌药物由敏感变成耐药的现象称耐药性变异。有的细菌表现为同时对多种抗菌药物耐药,即**多重耐药性**(multi-drug resistance,MDR)。有的细菌变异后产生对某种药物的依赖性,在该药物存在的情况下生长更好,如对利福平依赖的结核分枝杆菌和对链霉素依赖的痢疾志贺菌。大量耐药菌的出现,给感染性疾病的治疗带来了极大的挑战,已成为医学广为关注的问题。

二、细菌遗传与变异的物质

细菌遗传与变异的物质基础包括细菌染色体、质粒、前噬菌体和可移动元件。

(一) 细菌染色体

细菌染色体(chromosome)由双螺旋 DNA 分子组成,多数为环状,少数为线状。DNA 分子上结合有类组蛋白和少量 RNA 分子,以紧密缠绕成的不规则形式存在于细胞质中。多数细菌只有一条染色体,为单倍体(haploid)。少数细菌有多条染色体,如霍乱弧菌有两条染色体,大的一条 2.96Mb(百万碱基),小的一条 1.07Mb,但两者不是同源染色体,仍然是单倍体;伯克霍尔德菌属(*Burkholderia*)的某些菌种有三条染色体;有些在极端环境下生存的细菌有更多拷贝的染色体。与单倍体相比,多倍体最显著的特性是赋予细菌更高效的双链 DNA 断裂修复系统、极低的自发突变率和在极端环境下生存的能力。

细菌基因组一般约由数百万碱基对组成,如大肠埃希菌基因组大小约 4.64Mb。细菌基因组有一些共同特征:①基因组中有多种功能识别区,如复制起始区和终止区,基因转录启动区和终止区;②基因组中 90% 左右的序列是编码基因,其转录产物包括 mRNA 和少部分非编码 RNA,而非编码序列仅占 10% 左右;③基因序列通常是连续的,一般没有内含子,仅少数细菌的 rRNA 和 tRNA 基因中发现有插入序列;④基因间有重叠现象;⑤某些功能相关的基因组成操纵子(operon)结构,即数个功能相关的结构基因串联在一起,受同一个调控区的调节,如乳糖操纵子;⑥细菌种内或种间存在广泛的基因交换。细菌基因组有时存在 GC 碱基分布明显偏离均值的区域,称为**基因组岛**(genomic island, GI），即一些通过水平基因转移而来的外源 DNA 片段，与细菌的致病性、耐药性、重金属抗性等相关。若基因组岛与细菌的致病性相关，称为**致病岛**（pathogenic island, PAI），如黏附素、毒素、分泌系统等。若基因组岛与细菌的耐药性相关，则称**耐药岛**（resistance island），如沙门菌耐药岛、鲍曼不动杆菌耐药岛等。

（二）质粒

质粒（plasmid）是细菌染色体外的遗传物质，为共价闭合环状双链 DNA，游离存在于细菌胞质中或整合在染色体上（附加体）。质粒的分子量一般比染色体小，通常在 1~100kb 范围内。

质粒的主要性质有：①具有自我复制能力。与染色体同步复制的质粒称**紧密型质粒**（stringent plasmid），只有一个至数个拷贝。可自行控制复制数量的质粒称**松弛型质粒**（relaxed plasmid），拷贝数可达数百；②质粒能编码某些特定性状，如耐药性、产毒性、代谢特性等，但这些性状并非细菌生存所必需，细菌失去质粒后仍能生存。不带有必需基因是质粒与染色体的主要区别。根据质粒决定的生物学性状不同，可分为：编码细菌性菌毛的**致育质粒**（fertility plasmid, F 质粒）；与细菌耐药性有关的**耐药质粒**（resistance plasmid, R 质粒）；编码细菌毒力因子的**毒力质粒**（virulence plasmid, Vi 质粒）；编码细菌素产生的**细菌素质粒**（bacteriocin plasmid），如大肠菌素质粒（colicinogenic plasmid, Col 质粒）；编码与细菌代谢相关酶的代谢质粒（metabolic plasmid）等。③质粒可通过接合、转化等方式在细菌间转移。根据质粒能否通过接合转移，分为**接合性质粒**（conjugative plasmid）或**非接合性质粒**（nonconjugative plasmid）。④两种序列结构相似、亲缘密切相关的质粒不能稳定地共存于同一个宿主菌内，称为质粒的**不相容性**（incompatibility）。反之，一些同源性互不相关的质粒可共存于同一宿主菌内，称为质粒的**相容性**（compatibility）。⑤质粒可从宿主菌中丢失或通过紫外线、温度、吖啶橙、溴化乙啶等理化因素处理而消除。

（三）噬菌体

噬菌体（bacteriophage, phage）**是指感染细菌的病毒**，由英国学者 Frederik W. Twort（1915 年）和加拿大学者 Félix d'Hérelle（1917 年）各自独立发现。Twort 描述了由于细菌死亡导致培养基上的细菌菌落逐渐形成"玻璃样变"的现象，并认为是由于细菌感染病毒所致；而 d'Hérelle 分离出了能裂解志贺菌的"病毒"，并命名为"噬菌体"。噬菌体具有病毒的一般特性：体积微小；无细胞结构，主要由一种核酸和蛋白质衣壳组成；专性活细胞内寄生，具有严格的宿主特异性；分布广泛，凡是有细菌的场所，就可能存在相应的噬菌体。噬菌体寄生在细菌体内，与宿主菌之间存在密切的相互作用，包括遗传物质的交换，甚至可将其完整的基因组整合到宿主菌基因组中，成为宿主菌基因组的组成部分，从而导致宿主菌生物学特性改变。

1. 噬菌体的形态结构与化学组成　噬菌体结构简单，个体微小，需用电子显微镜观察。其形态有**蝌蚪形、微球形和细杆形（丝状）**。大多数噬菌体呈蝌蚪形，由头部和尾部两部分组成（图1-20）。噬菌体头部衣壳呈二十面体立体对称，由蛋白质衣壳包绕核酸组成；尾部是一管状结构，里层为尾髓，外层为尾鞘。尾鞘具有收缩功能，可将头部核酸注入宿主菌内。尾部末端有尾板、尾刺和尾丝。尾板内有裂解宿主菌细胞壁的溶菌酶；尾刺和尾丝为噬菌体的吸附结构，能与宿主菌表面特异受体结合。在头、尾连接处有尾领、尾须结构，尾领与头部装配有关。某些噬菌体尾部很短或缺失。少数噬菌体具有包膜，在成熟期出芽分泌时从宿主菌细胞膜获得。

噬菌体主要**由核酸和蛋白质组成**。核酸是噬菌体的遗传物质，其基因组大小约 2~200kb。蛋白质构成噬菌体头部衣壳和尾部，起保护核酸的作用，并决定噬菌体外形和宿主亲嗜性。噬菌

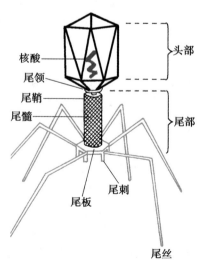

核酸
尾领
尾鞘
尾髓

头部

尾部

尾刺

尾板

尾丝

图 1-20　蝌蚪形噬菌体结构模式图

体只有一种核酸,DNA 或 RNA。大多数 DNA 噬菌体为线状双链 DNA,但一些微小 DNA 噬菌体为环状单链 DNA。多数 RNA 噬菌体为线状单链 RNA,有的可分成几个节段,少数为线状双链 RNA。无尾噬菌体的核酸类型因种类不同而异,但有尾噬菌体的核酸均为线状双链 DNA。有些噬菌体基因组中含有稀有碱基,如铜绿假单胞菌噬菌体 PaP1 含有 4-甲基胞嘧啶和 6-甲基胞嘧啶,大肠埃希菌 T 偶数噬菌体含有 5-羟甲基胞嘧啶。这些稀有碱基不会出现在宿主菌基因组中,可作为噬菌体基因组的天然标志。

2. 噬菌体与宿主菌的相互关系 根据噬菌体与宿主菌的相互关系,将噬菌体分为:**毒性噬菌体**(virulent phage)能在宿主菌内复制增殖,产生子代噬菌体,并最终裂解宿主菌;**温和噬菌体**(temperate phage)或**溶原性噬菌体**(lysogenic phage)能将其基因组整合到宿主菌染色体基因组中,随宿主菌基因组复制而复制,并随细菌分裂而分配到子代细菌基因组中。

(1)**毒性噬菌体**:毒性噬菌体在宿主菌内以复制方式进行增殖,增殖过程包括吸附、穿入、生物合成、组装和释放四个阶段。从噬菌体吸附开始至细菌裂解释放出子代噬菌体为止,这个过程称噬菌体的**复制周期**或**溶菌性周期**(lytic cycle)。①吸附:吸附是噬菌体与细菌表面受体特异性结合的过程。不同噬菌体的吸附结构不同,蝌蚪形噬菌体以尾丝、尾刺与细菌表面受体结合而吸附;某些细杆形噬菌体以其末端吸附于细菌的性菌毛;微球形噬菌体通过衣壳蛋白与细菌表面受体结合而吸附。②穿入:噬菌体借助尾板内的溶菌酶物质,在细菌细胞壁上溶一小孔,然后通过尾鞘收缩,将头部核酸注入细菌内,而蛋白质衣壳留在细菌外。无尾噬菌体以脱壳方式使核酸进入宿主菌内。③生物合成:噬菌体的核酸进入细菌细胞后,迅速转录出早期 mRNA,翻译出噬菌体生物合成所需的酶类,包括噬菌体特异的 DNA 聚合酶、RNA 聚合酶和调节蛋白等,然后以噬菌体基因组为模板,大量复制出子代噬菌体的基因组,并转录出晚期 mRNA,合成噬菌体的结构蛋白。④组装与释放:噬菌体基因组和衣壳蛋白质合成后,即在细菌胞质内按一定程序装配成完整的子代噬菌体。当子代噬菌体达到一定数目时,菌细胞裂解,释放出噬菌体,并感染新的敏感菌。某些细杆状噬菌体可通过出芽方式逐个释放。

毒性噬菌体可迅速裂解宿主菌,其特异性选择与宿主菌的耐药性无关,因此可选用毒性噬菌体治疗细菌性感染,特别是对容易产生多重耐药性的细菌,如铜绿假单胞菌、金黄色葡萄球菌感染等,已有临床应用实例。1958 年,钢铁工人邱财康在炼钢期间不幸严重烧伤,感染了铜绿假单胞菌并危及其生命。我国学者利用噬菌体疗法成功地治愈了其烧伤创面的细菌感染,挽救了他的生命。

(2)**温和噬菌体**:温和噬菌体感染宿主菌能将其基因组整合于宿主菌基因组中,这种整合在细菌基因组中的噬菌体基因组称为**前噬菌体**(prophage),带有前噬菌体基因组的细菌则称**溶原性细菌**(lysogenic bacterium)。溶原性细菌具有抵抗同种或有亲缘关系的噬菌体重复感染的能力,使宿主菌处在一种噬菌体免疫状态。温和噬菌体使细菌溶原化的过程称为**溶原性周期**(lysogenic cycle)。前噬菌体有时可自发或在某些理化和生物因素的诱导下脱离宿主菌基因组进入溶菌性周期,产生子代噬菌体,引起细菌裂解,因此温和噬菌体有溶原性周期和溶菌性周期,而毒性噬菌体只有溶菌性周期。

温和噬菌体在宿主菌染色体上的整合和切离主要由噬菌体编码的整合酶完成。噬菌体整合酶属于位点特异性重组酶(site-specific recombinase)。目前,通过噬菌体位点特异性重组酶系统可以实现基因敲除与敲入、替换及基因表达调控等多种基因工程操作,在遗传工程中得到了广泛应用。少数温和噬菌体,如大肠埃希菌 Mu 噬菌体,类似于转座子,可整合在染色体的任何位点。

(四)可移动元件

可移动元件(mobile element)或称**转座元件**(transposable element)是不依赖于同源重组可在细菌或其他生物的基因组(染色体、质粒和噬菌体等)之间改变存在位置的特殊 DNA 序列。转座元件的转座功能由其自身编码的转座酶(transposase)介导。有两种转移方式:**非复制性转位**(non-replicative transposition)是通过自身编码的转座酶将转座元件自原位点切割下来转移到新的位点;**复制性转位**(replicative transposition)需要将转座元件加以复制,将一个拷贝留在原位,另一个拷贝转移到新的位点。转座元件的发现表明细菌基因组处于不断重组与变异的动态过程中。转座元件包括插入序列、转座子及整合子等。

1. 插入序列（insertion sequence, IS）　IS 是细菌最简单的转座元件，长度通常仅为 0.75~2.0kb，只携带与转座功能有关的基因。其两端为反向重复序列（inverted repeat, IR），长度约 10bp，为转座酶的识别位点；其中央序列编码转座酶及与转座有关的调控蛋白（图 1-21）。转座酶识别两端的重复序列，将转座元件从基因组切割下来，正向或反向插入新位点。IS 是细菌染色体、质粒和某些噬菌体基因组的常见元件。每个细菌基因组或质粒中可有多种 IS 结构，每种 IS 可有多个拷贝。

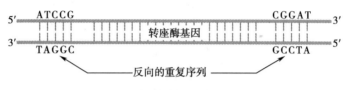

图 1-21　细菌的插入序列示意图

2. 转座子（transposon, Tn）　Tn 结构比 IS 复杂，长度约 2~25kb。其两端同样为重复序列，但中间区域除了具有与转座功能有关的基因外，还携带其他功能基因，如耐药基因，毒力基因，代谢基因等。Tn 介导的转座可导致插入突变、缺失突变、基因重排或插入部位出现新的基因，是引起生物变异和进化的重要因素。

Tn 有三种类型：①**复合型转座子**（compositive transposon），其中间携带有耐药基因，两端各有一个相同的 IS，IS 的两端为 IR 或 DR（direct repeat）（图 1-22）。②**复杂型转座子**（complex transposon），其两端无 IS，但含有 20~40bp 的 IR 或 DR，中间为与转座功能相关的基因和耐药基因。Tn3 是其典型代表。③**接合型转座子**（conjugative transposon），通过接合进行转移，其末端没有重复序列，但含有整合酶基因、切离酶基因、接合转移相关基因及耐药基因。此类 Tn 首先在肠球菌中发现，Tn916 是其典型代表。

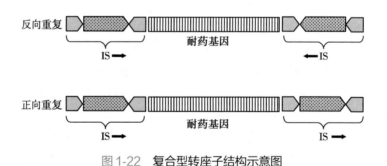

图 1-22　复合型转座子结构示意图

3. 整合子（integron, In）　In 是一种具有独特结构的可移动 DNA 分子，能捕获和整合外源基因，使之成为共转移、共表达的功能单位。In 可将多个耐药基因盒整合在一起，通过 Tn 或接合性质粒，使多个耐药基因在细菌中水平传播，从而形成多重耐药的遗传学基础。

In 由 3 部分组成：5'-保守末端、3'-保守末端和两者间的可变区（图 1-23）。5'-保守末端是 In 的基本结构，包含 3 个功能元件：整合酶基因（*intI*）、重组位点（attI）和可变区启动子（Pant）。其可变区

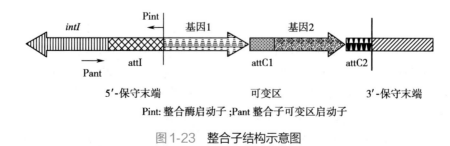

Pint: 整合酶启动子 ;Pant 整合子可变区启动子

图 1-23　整合子结构示意图

带有不同数量和功能的基因盒。基因盒是一种可移动性基因元件,可以环状形式独立存在,也可整合入 In 中。基因盒由一个结构基因和一个整合位点 attC 组成。attC 位点的长度为 57~141bp,含整合位点序列。3′-保守末端因 In 的种类不同而异,有些 In 会出现 3′-保守末端的缺失。

三、细菌变异的机制

细菌发生变异的机制包括基因突变和基因转移与重组。

(一)细菌的基因突变

基因突变(gene mutation)是指基因在结构上发生了 DNA 碱基对组成或排列顺序的改变,包括单个碱基置换引起的点突变(point mutation)、碱基序列缺失或插入引起的移码突变,以及染色体的重排、倒位、重复或缺失引起的突变。细菌突变可以是自发的,亦可通过理化因素诱导发生。

1. 自发突变与诱发突变

(1)**自发突变**(spontaneous mutation):指细菌在繁殖过程中自然发生的突变。基因自发突变的概率很低,一般为 $10^{-6} \sim 10^{-9}$。尽管细菌的突变是小概率事件,但由于细菌繁殖后的群体巨大,故突变体的出现是很常见的现象。不同细菌突变率不同,同一细菌不同生物学性状的突变率亦可以不同。如大肠埃希菌以 3×10^{-8} 频率产生抗噬菌体突变,以 10^{-9} 频率产生抗链霉素突变;金黄色葡萄球菌以 10^{-7} 频率产生抗青霉素突变。

(2)**诱发突变**(induced mutation):指细菌在某些物理、化学或生物因素诱导下发生的突变。X 射线、紫外线、亚硝酸盐、苯并芘、烷化剂等处理均可诱导细菌发生突变。诱发突变发生率大大高于自发突变率。如大肠埃希菌对链霉素的自发突变率是 10^{-9},经紫外线照射后其突变率为 10^{-5}。

2. 突变与选择
1943 年,Luria 和 Delbrück 创用**彷徨试验**(fluctuation assay)**证实了细菌的自发突变是随机和非定向的**(图 1-24)。将对噬菌体敏感的大肠埃希菌(10^3/mL)分配到 A、B 两管中,再将 A 管菌液分配到一系列小管中培养过夜,B 管不分小管,直接培养过夜。然后,从 A 系列各管取一定量的菌液分别接种在含有噬菌体的平板上,同样 B 管的菌液也接种于含有噬菌体的平板上,培养后计数噬菌体抗性菌落数。由于两套试管内的细菌是同时接触噬菌体的,如果突变发生在接触噬菌体后,那么两套试管的菌液形成的抗性菌落数应相差不显著;如果突变发生在接触噬菌体之前,两套试管内菌液所形成的抗性菌落数则应有明显差异。实验结果显示,A 系列小管中的抗性菌数量差异大,而 B 管中的抗性菌数量变化不大,表明抗性菌出现在接触噬菌体之前,噬菌体只是将敏感菌杀死,而将抗性菌选择出来。

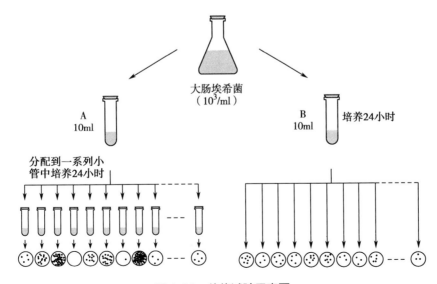

图 1-24 **彷徨试验示意图**

1952年,Lederberg等用**影印平板试验**（replica plating）同样证明了细菌对抗生素的耐药突变发生在接触抗生素之前（图1-25）。先在不加抗生素条件下培养细菌,获得平板A。再用灭菌丝绒印章从平板A取样,分别转印到平板B（不含抗生素）和C（含抗生素）上培养过夜。由于C平板含有抗生素,抑制了敏感菌生长,仅出现1个或几个耐药菌长成的菌落。取B平板上相应位置的菌落转种到含抗生素的试管中培养,出现浑浊生长,而其他菌落则不能生长。实验表明在不含抗生素的B平板上,耐药菌落就已存在,证明自发突变形成的耐药性发生在接触抗生素之前,抗生素只起了选择作用。

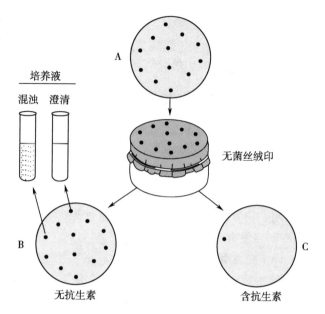

图1-25　影印试验示意图

3. **回复突变与抑制突变**　从自然界分离的未发生突变的菌株称为野生型（wild type）;相对于野生型菌株发生了某一性状改变的菌株称为突变型（mutant type）。细菌由野生型变为突变型是正向突变;有时突变株经过第二次突变可恢复野生型的性状,称为**回复突变**（reverse mutation）。野生型DNA序列的回复突变概率很低,往往是表型回复突变,即第二次突变没有改变正向突变的序列,只是在第二个位点发生突变,从而抑制了第一次突变的效应,称为**抑制突变**（suppressor mutation）,使突变株重现野生型的表型。抑制突变若发生在同一基因内的不同部位,称为基因内抑制（intragenic suppression）;若发生在不同的基因,则称为基因间抑制（extragenic suppression）。回复突变可以是自发的,其频率一般是正向突变的10%,也可以人工诱变。

（二）细菌的基因转移与重组

细菌的基因转移与重组是指遗传物质由供体菌转移给受体菌（基因转移）,并与受体菌的基因进行整合（基因重组）,使受体菌获得供体菌的某些特性的过程。细菌种群中普遍存在这种**基因水平转移**（horizontal gene transfer,HGT）现象。HGT介导毒力基因、耐药基因等在细菌中扩散,加速细菌基因组进化,不断产生新型病原菌和流行亚型。因此,**细菌基因转移与重组比基因突变导致的变异影响更大**。根据DNA片段的来源及交换方式等不同,将基因转移与重组分为转化、接合、转导和溶原性转换等方式。

1. **转化（transformation）**　指来自供体菌的游离DNA被受体菌直接摄取,使受体菌获得新性状的DNA转移过程。1928年Griffith首先发现了肺炎链球菌形成荚膜的能力是可以转化的（图1-26）。1944年,Avery提取细菌的多糖、脂类、蛋白质、RNA、DNA等组分,分别做转化试验,证实只有受体菌接受了供体菌的DNA才能发生转化现象,从而证明遗传信息的载体是DNA,这是生命科学领域的重大发现。

转化的首要条件是受体菌处于**感受态**（competence）,即能从周围环境中摄取DNA的状态。受体菌摄取的供体菌外源DNA片段,可整合进受体菌染色体,导致受体菌变异。自然转化现象广泛存在于自然界,是细菌形成多样性的重要机制。人工转化是在实验室采用人工手段完成的,包括用$CaCl_2$或$MgSO_4$等处理,使细菌处于感受态,或用电穿孔法介导外源DNA进入受体菌。

2. **接合（conjugation）**　指供体菌与受体菌通过性菌毛连接沟通,将遗传物质从供体菌转移给受体菌,使受体菌获得新的性状。F质粒和R质粒均能通过接合转移。

F质粒通过编码性菌毛在F^+菌（有性菌毛）与F^-菌（无性菌毛）间发生转移和重组。首先,F^+菌（供体菌）的性菌毛与F^-菌（受体菌）受体结合,启动F质粒转移。质粒双链DNA先切开一条链,通过两

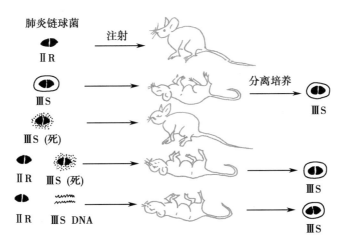

图 1-26 肺炎链球菌荚膜转化实验

者间形成的性菌毛管道转移线性化 DNA 链。受体菌获得质粒单链后在 DNA 聚合酶作用下复制形成双链 DNA。留在供体菌内的单链同样复制形成双链,结果两者均具有 F 质粒(图 1-27)。这样,原 F⁻菌转化为 F⁺菌,获得 F 质粒编码的生物学性状,如产生性菌毛等。

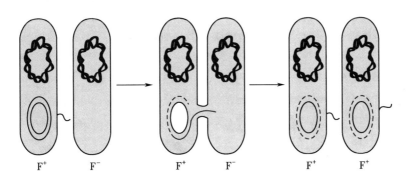

图 1-27 细菌接合与质粒转移示意图

  如果 F 质粒与细菌染色体整合,可牵动细菌染色体在不同细菌间转移,形成**高频重组株**(high frequency recombinant,Hfr)。当 Hfr 菌与 F⁻菌接合时,F 质粒牵动 Hfr 菌染色体单链进入 F⁻菌。全部染色体转移约需 100 分钟。由于细菌间的接合桥不稳定,在此过程中,受到某种因素影响,转移过程会中断,故 Hfr 菌与 F⁻菌的接合可出现不同长度供体菌染色体片段进入受体菌进行重组。F 质粒位于染色体链的末端,最后进入受体菌,因此,受体菌获得 Hfr 菌完整 F 质粒的概率很低。根据中断时间点和受体菌获得的新性状,可进行基因定位,绘制细菌基因图谱。F 质粒在 Hfr 菌中的整合是可逆的,有时可从染色体上切离,从而终止细菌 Hfr 状态。自染色体上切离的 F 质粒可能携带整合位点相邻的染色体 DNA 片段,称为 F′ 质粒。如携带乳糖发酵酶基因的 F′ *lac* 质粒,通过接合转移至不发酵乳糖的菌株中,受体菌可获得发酵乳糖的性状。

  R 质粒在细菌耐药性的传递中发挥重要作用。1959 年日本学者将具有多重耐药性的大肠埃希菌与敏感的志贺菌混合培养,发现多重耐药性可由大肠埃希菌传给志贺菌,首次证明了 R 质粒的接合传递功能。R 质粒由**耐药传递因子**(resistance transfer factor,RTF)和**耐药决定子**(resistance determinant,r-det)组成(图 1-28)。RTF 的功能与 F 质粒相似,编码性菌毛,决定质粒的复制、接合及转移;r-det 则决定菌株的耐药性。RTF 和 r-det 可整合在一起,也可单独存在,但单独存在时无接合传递耐药基因的功能。r-det 可带有多个不同耐药基因的转座子,如由 Tn4、Tn5 和 Tn9 组成的 r-det,携带氨苄西林、链霉素、磺胺、卡那霉素、博来霉素和氯霉素等耐药基因,从而使细菌出现多重耐药性。R 质粒通过接合可以在同种属或不同种属细菌间传递,导致细菌耐药性的迅速传播和耐药菌株不断产生。

3. 转导（transduction） 指通过噬菌体介导,将供体菌的 DNA 片段转移到受体菌,使后者获得新的生物学性状的基因转移方式。转导分为普遍性转导和局限性转导。

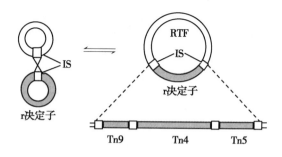

图 1-28　R 质粒结构模式图

（1）**普遍性转导**（generalized transduction）:毒性噬菌体和温和噬菌体均可介导。在噬菌体组装时,有可能将宿主菌的 DNA 片段错误地包裹进噬菌体的衣壳中,当噬菌体再次感染另一宿主菌时,就会把错误组装的 DNA 片段带到后一宿主菌。在此过程中,转移的 DNA 片段是非限定的,可以是宿主菌 DNA 的任何部分,故称普遍性转导(图 1-29)。如果转移的 DNA 片段与受体菌基因组重组并表达,称为**完全转导**(completed transduction);如果转移的 DNA 片段未能与受体菌基因组整合,在胞质内很快被 DNA 酶降解,称为**流产转导**(abortive transduction)。

（2）**局限性转导**(restricted transduction):由温和噬菌体介导。前噬菌体从宿主菌染色体切离时发生偏差,带走了噬菌体基因组两侧相邻的宿主菌 DNA 片段,当其进入新的宿主菌时,可把前一宿主菌特定的基因带入后一宿主菌并与其基因组发生重组,称局限性转导。由于局限性转导只能转移前噬菌体两侧相邻的宿主菌染色体基因,故也称特定性转导(specialized transduction)。如 λ 噬菌体感染大肠埃希菌,通常整合在半乳糖基因(*gal*)和生物素基因(*bio*)之间。切离时可能发生偏差,带走其两侧的 *gal* 或 *bio*,并转入另一宿主菌,导致局限性转导(图 1-30)。

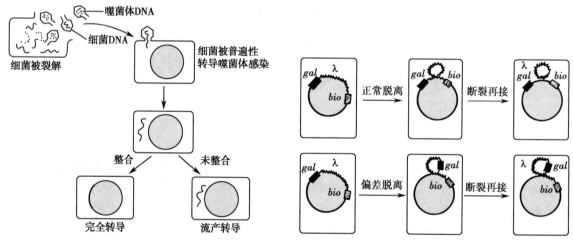

图 1-29　普遍性转导示意图　　　　　　图 1-30　局限性转导示意图

4. 溶原性转换（lysogenic conversion） 指前噬菌体所携带的基因在宿主菌中得到表达,使宿主菌出现新的性状。如被 β 棒状杆菌噬菌体溶原化的白喉棒状杆菌,可产生白喉毒素,为有毒株;否则为无毒株。此外,已知 A 群链球菌的致热外毒素、金黄色葡萄球菌的 α 溶素和肠毒素 A、肉毒梭菌的 C 和 D 型毒素、霍乱弧菌毒素以及沙门菌、志贺菌等的抗原结构和血清型均与溶原性转换有关。

5. 基因转座（gene transposition） 指通过转座元件的转移而介导的基因组 DNA 转移与重组。基因转座可引发多种遗传学效应,包括引起基因的缺失、插入、转移和重排等改变。利用转座子转位导致细菌基因组重组可建立转座子突变文库,用于研究未知基因的功能。

此外,**原生质体融合**(protoplast fusion)作为一种人工技术,可使两种经处理后失去细胞壁的细菌原生质体融合,形成暂时的二倍体状态,通过筛选出重组子,用于细菌杂交与育种。

四、细菌遗传与变异在医学上的应用

(一)细菌学诊断

细菌形态结构、染色性、菌落特点和生化反应等均是细菌学诊断的重要依据,如果发生变异,可能给细菌学诊断带来困难。因此,在细菌学诊断中,应该考虑到细菌变异问题,作出正确诊断。

(二)致癌物质检测

化学诱变剂可引起基因突变,凡能诱导细菌突变的物质也可能诱发人体细胞突变,是潜在的致癌物质。Ames 试验是以鼠伤寒沙门菌的组氨酸营养缺陷型为受试菌,通过检测细菌的诱发突变率,进行可疑致癌物的检测。

(三)抗生素的正确使用

耐药性变异是临床抗感染治疗所面临的严峻问题。滥用抗生素会杀灭敏感菌株而将耐药菌株选择出来,使其生长成为耐药菌群,导致耐药菌在临床和社区扩散流行。因此,正确使用抗生素是控制耐药菌群出现和流行的重要措施。

(四)疫苗研发

利用细菌毒力变异使细菌毒力减弱或完全消失,可制成减毒活疫苗。随着人工定点突变和基因敲除技术日益成熟,会有更多人工减毒活疫苗应用于疾病预防,但我们必须警惕和防范某些恐怖组织利用细菌毒力变异的原理,制备生物武器或恐怖制剂。

(五)细菌的分类、鉴定和流行病学调查

既往细菌学鉴定与分类主要依据细菌的表型标志,如形态特征、染色特性、生化反应等。随着基因组学的快速发展,基于基因序列的鉴定与分类更能反映细菌的遗传学本质。16S rDNA 鉴定、指纹技术、宏基因和全基因测序等分子生物学方法,既可基于细菌的基因序列特征,用于细菌的鉴定与分类、感染性疾病的流行病学调查、病原体的溯源与追踪,也可用于细菌耐药性和基因功能的分析与研究。

(六)基因工程与基因编辑技术

利用生物遗传密码的通用特性和细菌基因可转移与重组的原理,建立基因工程技术,可达到生产生物活性物质、制备疫苗、治疗疾病等目的。目前许多不易从天然生物体内大量获取的生物活性物质,如胰岛素、白介素、干扰素、生长激素和凝血因子等都可采用基因工程大量生产。基因工程疫苗和 mRNA 疫苗的研制也取得了重要进展,对疾病的特异性防治起积极的推动作用。另外,由细菌 CRISPR/Cas 系统介导的基因编辑技术可用于制备转基因模型、基因功能研究和基因治疗等,并为解决细菌耐药性难题提供了一条可能途径。

(陈利玉)

第四节 细菌的分类与命名

细菌分类学(bacterial taxonomy)是一个古老、传统,又现代化且不断发展的学科。

一、细菌的分类原则与层级

细菌的分类原则上分为传统分类和种系分类(phylogenetic classification)两种。前者以细菌的生物学性状为依据,由于对分类性状的选择和重视程度带有一定的主观性,故又称为人为分类;后者以细菌的发育进化关系为基础,故又称为自然分类。细菌的分类(classification)、命名(nomenclature)和鉴定(identification)是细菌分类学中相关的三个领域,具体方法包括表型分类、分析分类和基因型分类。

1. 表型分类　以细菌的形态和生理特征为依据的分类方法，即选择一些较为稳定的生物学性状，如菌体形态与结构、染色性、培养特性、生化反应、抗原性等作为分类的标记。它奠定了传统分类的基础。20 世纪 60 年代开始借助计算机将拟分类的细菌按其性状的相似程度进行归类，以此划分种和属，称为数值分类。

2. 分析分类　应用电泳、色谱、质谱等方法，对菌体组分、代谢产物组成与图谱等特征进行分析，例如细胞壁脂肪酸分析、全细胞脂类和蛋白质的分析、多点酶电泳等，为揭示细菌表型差异提供了有力的手段。

3. 基因型分类　分析细菌的遗传物质，揭示了细菌种系进化的信息，是最精确的分类方法。包括 DNA 碱基组成（G+C mol%）、核酸比对分析（DNA-DNA 同源性、DNA-rRNA 同源性）和 **16S rRNA 基因**（16S rDNA）**同源性分析**，比较细菌大分子（核酸、蛋白质）结构的同源程度等，其中 **16S rRNA 基因更为重要，因其在进化过程中保守、稳定，很少发生变异**，被称为细菌的"化石"，是种系分类的重要依据。

随着方法学的发展，细菌的分类不断完善而且更加科学。1987 年 Woese 在大量 16S rRNA 基因序列分析的基础上，描绘出生物系统发育树，将细胞生物划分为三个域，即细菌（*Bacteria*）、古菌（*Archae*）和真核生物（*Eukaryota*）。其中细菌和古菌同为原核生物，核糖体均为 70S。细菌包括狭义的细菌，以及放线菌、支原体、衣原体、立克次体、螺旋体等，与人类及动物疾病密切相关。古菌生存在极端环境（高温、高盐、低 pH），细胞壁无肽聚糖，蛋白质合成起始甲硫氨酸不需甲酰化，tRNA 基因中有内含子，含有多种 RNA 多聚酶，蛋白质合成对白喉毒素的抑制敏感，而对氯霉素的抑制不敏感，这些特性与真核生物相同，而与细菌不同。

国际上最具权威性的细菌分类系统专著是《伯杰氏细菌学手册》。其中《伯杰氏细菌学鉴定手册》（Bergey's Manual of Determinative Bacteriology）从 1923 年至 1994 年共出版了九版；取而代之的是 1984 年起改版的《伯杰氏系统细菌学手册》（Bergey's Manual of Systematic Bacteriology），1984 年至 1989 年出版了第一版共 4 卷；2001 年至 2012 年出版了第二版 1~5 卷，分类体系按照 16S rRNA 基因系统发育关系进行编排，提供了原核微生物每个类群的分类学、系统学、生理学、生态学和栖息地的广泛描述性信息，以及反映其进化历史的原核微生物的自然分类系统。原核微生物中古菌域包含 2 个门，细菌域 24 个门。2014 年起该手册更名为《伯杰氏古菌与细菌系统学手册》（Bergey's Manual of Systematic of Archaea and Bacteria，BMSAB），并于 2015 年首次上线（在线 ISBN：9781118960608，DOI：10.1002/9781118960608），截止到 2017 年共记载了已培养的细菌 27 个门。目前尚未在古菌中发现病原菌。

细菌等病原的分类和命名始终处在动态变化或更新中。通过美国国家生物技术信息中心下属的分类学网站：The National Center for Biotechnology Information（NCBI）Taxonomy，用细菌的拉丁名或英文名称可以查到从既往到最新的细菌分类学信息。相关信息来源于学术论文、细菌分类学专著和相关专业网站。

细菌的分类层级（rank）与其他细胞生物相同，从高到低依次为：**细菌域（Domain）、界（Kingdom）、门（Phylum）、纲（Class）、目（Order）、科（Family）、属（Genus）、种（Species）**。按此原则，大肠埃希菌（*Escherichia coli*，*E. coli*）属于细菌域、假单胞菌门（*Pseudomonadota*）、γ-变形菌纲（*Gammaproteobacteria*）、肠杆菌目（Enterobacterales）、肠杆菌科（*Enterobacteriaceae*）、埃希菌属（*Escherichia*）中的一个种，分类名为大肠埃希菌，俗称大肠杆菌。

一般来说细菌常用种和属表示。**种**（species）是细菌分类的基本单位。生物学性状基本相同（一般相似度 >85%）的细菌群体构成一个菌种；性状相近关系密切（相似度 >65%）的若干菌种组成一个属。同一菌种的各个细菌，虽性状基本相同，但在某些方面仍有一定差异，差异较明显的称亚种（subspecies，subsp.）或变种（variety，var.），差异小的则为型（type）。例如按抗原结构不同而分血清型（serotype）；对噬菌体和细菌素的敏感性不同而分噬菌体型（phage-type）和细菌素型

（bacteriocin-type）；生化反应和其他生物学性状不同而分为生物型（biotype）。

对不同来源的同一菌种的细菌称为该菌的不同菌株（strain）。具有某种细菌典型特征的菌株称为该菌的标准菌株（standard strain）或模式菌株（type strain）。

二、细菌的命名法

细菌的命名采用**拉丁双名法**，每个菌名由两个拉丁字组成。前一字为属名，用名词，首字母大写；后一字为种名，用形容词，小写；全名用斜体字印刷。一般属名表示细菌的形态或发现者或有贡献者，种名表明细菌的性状特征、寄居部位或所致疾病等。中文的命名次序恰与拉丁文相反，是种名在前，属名在后。如 *Staphylococcus aureus*，金黄色葡萄球菌等。属名亦可不将全文写出，只用第一个字母代表，如 *M. tuberculosis* 等。有些常见菌有其习惯通用的俗名，如 *Tubercle bacillus*，结核分枝杆菌等。有时泛指某一属细菌，不特指其中某个菌种，则可在属名后加 sp.（单数）或 spp.（复数），如 *Salmonella sp.* 表示为沙门菌属中的细菌。

（赖小敏　彭宜红）

思考题：

1. 请举例介绍与细菌致病性相关的细菌结构及成分。
2. 细菌的生长方式是怎样的？描述细菌的生长曲线。
3. 举例并讨论细菌的合成代谢及分解性代谢产物的作用及实际应用。
4. 试从细菌常见的变异现象阐述细菌变异的机制和实践意义。
5. 试从质粒和噬菌体的特点，思考两者对生命科学研究的价值。

第二章
病毒的基本性状

要点:

1. 病毒大小、形态、结构及其化学组成是病毒体超微结构的重要特性。
2. 活细胞内病毒基因组自我复制与组装体现了病毒作为分子水平寄生物的重要生命特征。
3. 病毒变异是病毒在增殖过程中适应环境变化及逃避宿主免疫监视的重要机制。
4. 采用 2019 年 ICTV 发布的 15 个层级的病毒分类系统,对已确认的病毒进行分类。

病毒(virus)为形体微小、结构简单、基因组**仅含有一种核酸(DNA 或 RNA),具有严格细胞内寄生性,以自我复制的方式增殖,**在电子显微镜下才能观察到的**非细胞型微生物**。"病毒"一般泛指其所有形式,包括完整和缺损的、成熟和不成熟的、细胞内和细胞外的、呈感染状态或非感染状态等。病毒体(virion)是指完整成熟的、有感染性的单个病毒颗粒(viral particle),或称为毒粒。

病毒的本质是一类含有 DNA 或 RNA 的分子水平寄生生命体,以其结构简单、特殊增殖方式以及严格细胞内寄生等特性,显著区别于其他生物。**病毒的独特性状包括:**①非细胞型、纳米级的超微结构,可通过除菌滤器(sterilization filter);②严格细胞内寄生,具有增殖等生命特征;③在细胞外如同化学大分子,无产能酶系统及合成生物大分子的细胞器,呈非生命状态,但对活细胞具有感染性;④基因组(genome)只含有一种类型的核酸(DNA 或 RNA),在胞内以复制的方式进行自我增殖;⑤在增殖过程中对干扰素敏感,对常用抗生素不敏感。病毒与其他微生物特性比较见表 2-1。

表 2-1　病毒与其他微生物特性比较

特性	病毒	细菌	真菌
通过细菌滤器	+	+	−
结构	非细胞	原核细胞	真核细胞
细胞壁	−	+(支原体除外)	+
核酸类型	DNA 或 RNA	DNA 和 RNA	DNA 和 RNA
人工培养基上生长	−	+(麻风分枝杆菌、梅毒螺旋体、立克次体、衣原体除外)	+
增殖方式	复制	二分裂	有性或无性
抗生素敏感性 *	−	+	+
干扰素敏感性 **	+	−	−

* 有报道某些病毒对抗生素敏感;** 有报道某些细菌对干扰素敏感。

病毒在自然界分布非常广泛,可在细菌、古菌、真菌、植物、动物和人体中寄居并引起感染。依据感染的宿主可将病毒分为:①感染真核细胞的病毒,包括人类病毒、动物病毒(animal virus)、植物病毒(plant virus)以及真核细胞微生物病毒(eukaryotic microbial virus),如**真菌病毒**(fungal virus)或**真菌噬菌体**(mycophage)和原虫及蠕虫病毒等;②感染原核细胞的病毒,包括感染细菌的病毒,即噬菌体(bacteriophage,或 phage)和感染古菌的病毒,即古菌病毒(archaeal virus)或古菌噬菌体。此外,把将各种微生物作为宿主的病毒称为**微生物病毒**（microbial virus），包括细菌病毒、古菌病毒，以及真核微生物病毒。最近还发现可以感染巨型病毒（如拟菌病毒，mimivirus）的病毒，即噬病毒体（virophage），后者为拟菌病毒的卫星病毒（satellite virus）。

在长期进化过程中，病毒与人类形成了密切的关系；需要强调的是，**仅有少数感染人或动物的病毒与人类疾病相关**；但是人类传染病中，由病毒引起的约占75%，**病毒与人类传染病的关系极为密切**，特别在新发传染病中病毒是最常见和最重要的病原。此外，某些病毒感染也可以导致人类肿瘤。

医学病毒学（medical virology）是研究病毒与人类疾病关系的一门学科，主要研究其生物学特性、致病性及与宿主的相互关系、感染后诊断及防治等，目的在于预防和控制病毒性疾病，保障人类健康。

第一节 病毒的形态与结构

对**病毒大小、形态及结构**的描述，一般是指病毒颗粒或毒粒，即**病毒体**而言。病毒大小的测量单位为**纳米**（nanometer，nm；1nm=1/1 000μm），即毫微米。

一、病毒的大小

病毒体大小差别很大，最大的长度可达1μm以上，最小的病毒仅十几纳米。病毒大小一般介于20~300nm之间，大多数病毒小于150nm。球形病毒的大小用其直径表示，其他形状病毒则以长度 × 宽度等表示。按照病毒的大小，大致可将常见的病毒分为5个等级。

1. 微小病毒 直径为20~50nm，例如小RNA病毒科（*Picornaviridae*）及细小病毒科（*Parvoviridae*）病毒。

2. 中等偏小病毒 直径为70~150nm，例如正黏病毒科（*Orthomyxoviridae*）、冠状病毒科（*Coronaviridae*）以及逆转录病毒科（*Retroviridae*）病毒。

3. 中等偏大病毒 直径为150~300nm，例如副黏病毒科（*Paramyxoviridae*）及疱疹病毒科（*Herpesviridae*）病毒。

4. 大型病毒 约为330nm×230nm×100nm，例如痘病毒科（*Poxviridae*）中的天花病毒（variola virus，或smallpox virus）和痘苗病毒（vaccinia virus）。

5. 巨型病毒 直径约600~800nm，有些甚至超过1μm，比一些小的细菌还大，如拟菌病毒科（*Mimiviridae*）病毒。在光学显微镜下可以观察到病毒颗粒；巨型病毒仅感染变形虫等原生动物，尚未发现可对动物和人类致病。

一般而言，病毒必须应用电子显微镜将其放大数千至数万倍才能看见，故称其为超微结构。但大病毒如痘病毒、巨型病毒如拟菌病毒经适当染色后可用光学显微镜观察。病毒体与其他微生物大小比较见图2-1。

二、病毒的形态

病毒体一般具有较为固定的形态，大致可分为5类（图2-2）。

1. 球形（spheroid）或近似球形（near-spherical） 大多数感染人和动物的病毒，以及球状噬菌体为此形态。如脊髓灰质炎病毒（poliovirus）、冠状病毒（coronavirus）、人类免疫缺陷病毒（human immunodeficiency virus，HIV）、流感病毒（influenza virus）、φX174噬菌体（φX174 phage）。

2. 丝状（filament） 呈丝状或杆状。大多为植物病毒，核衣壳外一般无包膜，如烟草花叶病毒（tobacco mosaic virus，TMV）；丝状病毒中仅有少数为感染人类和动物的病毒，但其核衣壳外均有包膜，例如丝状病毒科（*Filoviridae*）中的马尔堡病毒（Marburg virus）和埃博拉病毒（Ebola virus），初次分离的流感病毒和麻疹病毒（measles virus）也可呈丝状；此外还有丝状噬菌体，如M13噬菌体（M13 phage）。

3. 弹状（bullet shape） 如弹状病毒科（*Rhabdoviridae*）中的狂犬病病毒（Rabies virus）和水疱

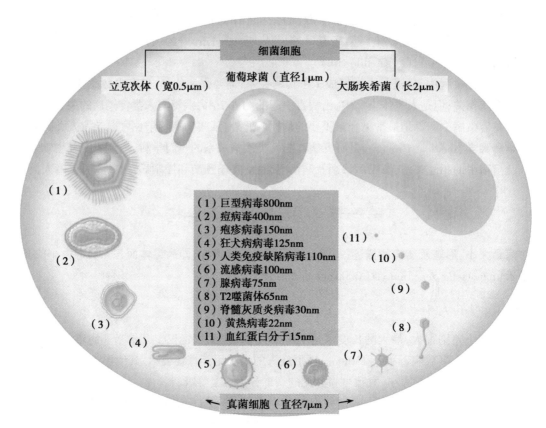

图2-1　微生物大小的比较

性口炎病毒（vesicular stomatitis virus，VSV）等。

4. 砖状（brick shape or ellipsoid）　如天花病毒和痘苗病毒。

5. 蝌蚪状（tadpole shape）　大多数噬菌体外形呈蝌蚪状，如大肠埃希菌T4噬菌体（T4 phage）。
此外，有些病毒可具有多形性，如流感病毒可呈球形、丝状和杆状等多形态。

三、病毒的结构与化学组成

（一）病毒的结构

病毒的基本结构是由核心（core）和衣壳（capsid）构成的核衣壳（nucleocapsid）。 有些病毒的核
衣壳外有包膜（envelope）和包膜的构成成分刺突（spike）。有包膜的病毒称为包膜病毒（enveloped
virus），无包膜的病毒称为裸露病毒（naked virus），核衣壳是裸露病毒完整的病毒体（图2-3）。

1. 核衣壳

（1）**核心（core）**：位于病毒体的最内部，主要化学成分为核酸，由一种类型的核酸（DNA或RNA）
组成，构成病毒基因组。此外，有些病毒体的核心含有少量蛋白质，多为携带的酶类。

核心是病毒执行生命活性的物质基础。病毒基因组是其遗传信息载体和复制模板，而核心中的
蛋白质在保障某些病毒的复制或基因表达中具有不可或缺的作用。

（2）**衣壳（capsid）**：由病毒基因组编码的包围在病毒核心外面的蛋白质外壳。

从化学构成角度，病毒的衣壳由数量不等的一种或少数几种多肽分子按一定规律自我组装
（self-assembly）形成。其中每一个多肽分子是构成衣壳形态和结构的最基本化学成分，称为衣壳的化
学亚单位（chemical subunit），或蛋白亚基（protein subunit）。

从形态角度，用电子显微镜观察，病毒的衣壳是由许多看上去大致相似的壳粒（capsomere）聚集
而成，**壳粒是衣壳的形态亚单位（morphological subunit）**，是由一种或几种多肽分子按一定规律**共价结
合**形成的多聚体。如图2-4A所示的烟草花叶病毒的壳粒。

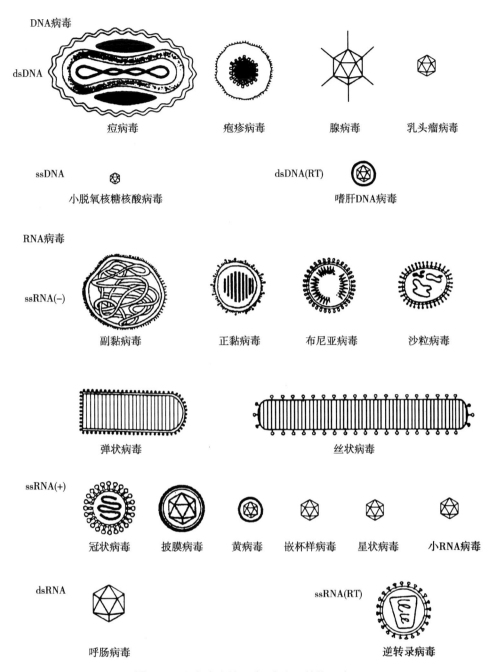

图 2-2　人类病毒的形态、大小及结构示意图

从结构角度，衣壳是由一定数量重复的**结构单位**（structure unit）拼接组装而成，通常被称为**原聚体**（protomer）。每个原聚体由一种或少数几种不同的蛋白亚基以**非共价键方式**组成。螺旋对称的衣壳壳粒就是其原聚体（图 2-4A），但二十面体立体对称型的衣壳壳粒与其原聚体的蛋白亚基组成不同，如图 2-4B 所示脊髓灰质炎病毒的原聚体。

病毒衣壳结构遵循对称性规律，**根据所含壳粒数目和排列方式不同，病毒衣壳可分为三种不同对称型**，并由此决定了病毒的形状。

1）**螺旋对称型**（helical symmetry）：此衣壳结构简单，壳粒由一种化学亚单位组成，壳粒就是原聚体。壳粒沿着螺旋形的病毒核酸链对称排列，结构相对松散，基因组容量较小（图 2-4A）。

大多数植物杆状病毒衣壳呈螺旋对称型，无包膜，如烟草花叶病毒。感染人和动物的螺旋对称型病毒，其核衣壳外多有包膜，一般为负链 RNA 病毒，如埃博拉病毒和马堡病毒、流感病毒、副流感病毒、麻疹病毒、狂犬病病毒等。冠状病毒等**部分正链 RNA 病毒衣壳也是螺旋对称。**

2）**二十面体立体对称型**（icosahedral symmetry）：衣壳壳粒排列成二十面体立体对称，结构较复杂，但更坚固、内部容量较大；其壳粒（形态亚单位）与原聚体（结构单位）不相同。球形 DNA 病毒和多数正链 RNA 病毒衣壳属于此对称型（图 2-4B）。

脊髓灰质炎病毒衣壳呈二十面体立体对称，由 2 种不同的壳粒组成（图 2-5A）。**五聚体**（pentamer）：由 5 个 VP1 共价结合形成，构成病毒的**顶角壳粒**，周围与 5 个壳粒相邻，故也可称为五邻体；**六聚体**（hexamer）位于衣壳立体对称的面上，由 3 个 VP0（VP2+VP4）和 3 个 VP3 蛋白亚基组成，周围与 6 个壳粒相邻，故称为六邻体。而病毒衣壳的**原聚体**则是由各 1 个 VP1、VP2（含 VP4）、VP3 以非共价键结合组成，构成一个结构单位（图 2-4B、图 2-5B）；3 个原聚体进一步组成衣壳的一个等边三角形的面（facet）（图 2-5C），故二十面体衣壳是由 240 种衣壳蛋白亚基组成，60 个相同的原聚体"拼装"而成的（图 2-5D）。在病毒成熟过程中 VP0 在病毒基因组的参与下，可被切割成 VP2 和 VP4 亚基，VP4 位于衣壳内侧与病毒核心相连。

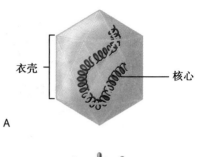

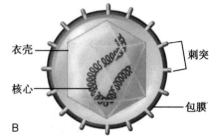

图 2-3　病毒体结构示意图
A. 裸露病毒体；B. 包膜病毒体。

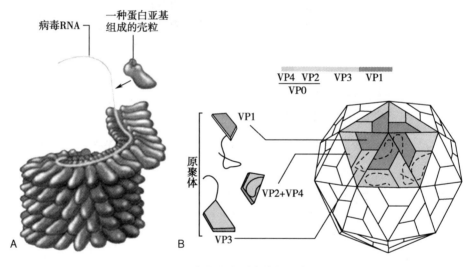

图 2-4　病毒衣壳对称结构示意图
A. 螺旋对称；B. 二十面体立体对称。

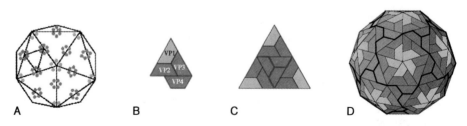

图 2-5　脊髓灰质炎病毒衣壳的壳粒与原聚体结构示意图
A. 病毒壳粒分布示意图：分布在三角形各角的五个"点"为五聚体或五邻体，即顶角壳粒；位于三角形各边的六个"点"为六聚体或六邻体；B. 原聚体：由 4 种不同的衣壳蛋白组成的不对称结构单位；C. 衣壳的面：由 3 个原聚体组成的二十面体衣壳的一个面；D. 病毒衣壳二十面体示意图。

3）**复合对称**（complex symmetry）：结构复杂的病毒体为此对称结构。大肠埃希菌 T 偶数有尾噬菌体，如 T4 噬菌体，其壳粒排列包括螺旋对称和立体对称；呼肠病毒（reovirus）拥有 2 个或 3 个同轴心的正二十面体复合衣壳，也属于复杂的立体对称形式；痘病毒呈砖状，其衣壳为更复杂的复合对称结构。

衣壳的主要作用：①保护病毒核酸：通过衣壳隔离环境中核酸酶及理化因素（如紫外线、射线、酸碱物质）对核酸的破坏作用；②参与感染过程：裸露病毒通过衣壳吸附在宿主细胞表面，构成特异性感染的第一步；③具有免疫原性：衣壳蛋白具有免疫原性，能引起机体获得性免疫应答；④病毒鉴别和分类的重要依据：即根据衣壳对称型及抗原性。

2. 包膜（envelope） 部分病毒在核衣壳外围绕一层镶嵌有多糖蛋白的脂质双层膜结构，称为病毒的包膜，或囊膜（图 2-6）。

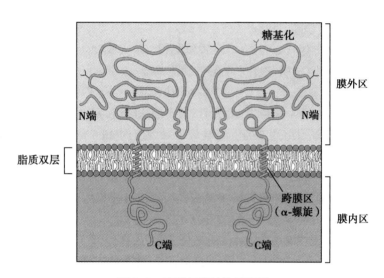

图 2-6 病毒包膜结构示意图

包膜是病毒在增殖成熟过程中，核衣壳穿过宿主细胞膜，或胞质内高尔基体膜、内质网膜和核膜等，以出芽方式向细胞外释放时获得的，主要成分来源于宿主细胞，包括磷脂、胆固醇以及少量的甘油三酯等脂类物质。如逆转录病毒和披膜病毒科（*Togaviridae*）的病毒包膜来源于细胞膜；正黏病毒科、副黏病毒科、冠状病毒科、黄病毒科（*Flaviviridae*）、弹状病毒及嗜肝 DNA 病毒科（*Hepadnaviridae*）的病毒包膜来源于内质网和/或高尔基体；而疱疹病毒的包膜则来源于细胞核膜。

包膜多糖分子来自宿主细胞，包膜蛋白是**病毒基因编码的**，两者共同构成包膜糖蛋白。

包膜蛋白主要是跨膜糖蛋白（glycoprotein，gp），大部分结构位于包膜外侧（膜外区），糖基化程度高，电镜观察可见此类蛋白在包膜表面向外呈突起状结构，称为包膜子粒或刺突（spike）。包膜蛋白其余部分穿过包膜进入膜内，包括跨膜区和膜内区两部分。正黏病毒科、副黏病毒科、冠状病毒科、披膜病毒科、弹状病毒科、沙粒病毒科（*Arenaviridae*）、黄病毒科、布尼亚病毒目（*Bunyavirales*）、疱疹病毒科、嗜肝 DNA 病毒科和逆转录病毒科中病毒都有包膜蛋白。

有些病毒的包膜蛋白是运输通道蛋白（transport channel protein），可在包膜上形成穿膜离子通道。如甲型流感病毒的 M2 蛋白，由多个疏水结构域在包膜上形成穿膜通道，可允许 H^+ 质子和 Na^+ 离子通过，可调节包膜内 pH。

病毒包膜主要作用：①保护核衣壳；②与病毒对易感细胞的亲嗜性（tropism）和增殖有关。包膜糖蛋白具有吸附和融合细胞的作用，决定病毒对细胞的入侵和感染；包膜通道蛋白可增加受染细胞的通透性，促进病毒体脱衣壳和成熟过程；③构成病毒的表面抗原，参与机体免疫应答过程；④对干燥、热、酸和脂溶剂敏感，乙醚能破坏包膜脂质而灭活病毒，常用来鉴定病毒有无包膜；⑤具有病毒种、型特异性,是病毒鉴定和分型的依据之一。

3. 其他结构

（1）**基质蛋白**（matrix protein,M）:某些包膜病毒,在病毒包膜内层与衣壳外层之间有一层非糖基化蛋白结构,而裸露病毒无此蛋白,故称之为包膜相关蛋白（membrane-associated protein）。在不同的病毒中,该结构有不同的名称,如单纯疱疹病毒间层蛋白（tegument protein）、HIV-1 内膜蛋白 p17 和甲型流感病毒的 M1 蛋白等。

（2）**触须**（antennae）:腺病毒（adenovirus）表面呈特殊的"大头针状"结构。即在核衣壳 12 个顶角壳粒上各有 1 根细长的纤突和顶端的顶球。其与腺病毒的吸附和侵入宿主细胞、凝集红细胞及病毒的分型有关。

此外,有一类存在于病毒体内,但又不构成病毒体亚结构的蛋白。具体参见本节病毒非结构蛋白有关内容。

（二）病毒的化学组成及功能

1. 病毒核酸　位于病毒体核心,只含有一种核酸（DNA 或 RNA）,构成病毒体的基因组,携带病毒所有遗传信息,是病毒感染、增殖、遗传和变异的物质基础。

（1）**基因组大小**:一般而言,同一科属的病毒基因组碱基（b）或碱基对（bp）构成相近,不同科属的病毒基因组差异较大。DNA 病毒中,嗜肝 DNA 病毒基因组为 3.2kb,痘病毒基因组为 375.0kb;RNA 病毒中,小 RNA 病毒基因组约 7.0kb,冠状病毒基因组约 26.0~32.0kb。病毒基因组核酸分子量差异较大,一般在 10^3~10^5 千道尔顿（kDa）。病毒核酸分子量大小反映了基因组结构和功能的差异。

（2）**基因组多样性**:病毒基因组呈现形式的多样性是病毒分类的重要分子基础,主要包括:DNA 或 RNA;单链/单股（single strand,ss）或双链/双股（double strand,ds）;线状（linear）或环状（circular）,后者还分为闭环或缺口环;分节段（segment）或不分节段,或称为单分子、双分子,或多分子;正义链（sense,+）或反义链（antisense,-）,或双义链（ambisense）;核酸碱基或碱基对数、核苷酸序列等。大多数病毒基因组是单倍体,也有病毒的基因组为双倍体（如逆转录病毒）。病毒基因组核酸类型如表2-2 所示。

表 2-2　病毒基因组核酸类型

基因组		DNA 病毒		举例	RNA 病毒	举例
形状	线状	单链	+ssDNA	细小病毒 B19	+ssRNA	小 RNA 病毒
		双链	dsDNA	腺病毒	dsRNA	呼肠病毒
	环状	单链	+scDNA	M13 噬菌体	/	/
			-scDNA	TT 病毒	-scRNA	丁型肝炎病毒
		双链	dcDNA	乳头瘤病毒	/	/
	分段	不分段	有	多数 DNA 病毒	有	多数 RNA 病毒
		节段	有	双生病毒	有	沙粒、布尼亚、正黏及呼肠病毒
	构成	单倍体	都是	腺病毒等	有	RNA 病毒（除外逆转录病毒）
		双倍体	无	无	有	逆转录病毒
	极性	正链（+）	+scDNA	M13 噬菌体	+ssRNA	肠道病毒、黄病毒等
		负链（-）	-scDNA	TT 病毒	-ssRNA	正黏病毒
		双义（±）	有	腺相关病毒	少数	布尼亚病毒和沙粒病毒

（3）**基因组功能区**:病毒基因组可分为编码区（coding region）和非翻译区（untranslated region,UTR）或称为非编码区（noncoding region,NCR）两部分,比原核生物和真核生物的基因组简单,与宿主

基因组有相同点,也有不同特征。

病毒基因组中大部分是编码区序列,编码病毒蛋白质的核酸序列称为基因或可读框(open reading frame,ORF)。病毒基因组相对较小,为了使基因效率最大化,通过 ORF 中重叠基因(overlapping gene)和不连续基因,病毒可编码更多蛋白质。病毒通过遵循遗传经济(genetic economy)原则,以较小基因组满足病毒增殖和执行不同功能的需要。

病毒非编码序列在线状基因组中位于其两端,分为 5′非翻译区(5′UTR)和 3′非翻译区(3′UTR),其功能与病毒基因复制、表达及调控有关,不编码蛋白质。病毒非翻译区核酸序列一般非常短,有的甚至无固定的非编码区,如乙型肝炎病毒(hepatitis B virus,HBV),这与真核细胞 DNA 中存在大量非编码序列明显不同。

(4)**病毒核酸决定病毒的主要特性**:病毒核酸携带病毒的全部遗传信息,决定子代病毒的形态结构、致病性、抗原性、增殖、遗传和变异等生物学特性。

1)**指导病毒复制**:病毒进入活细胞内,首先释放出基因组核酸,进行自我复制,完成整个增殖过程,产生子代病毒。

2)**具有感染性**:某些正单链 RNA(+ssRNA)病毒,如小 RNA 病毒、冠状病毒、黄病毒以及披膜病毒,其基因组在易感细胞内能够直接作为 mRNA 翻译蛋白质,故具有感染性,称为感染性核酸(infectious RNA)。缺乏衣壳和包膜保护的感染性核酸易被降解,但进入细胞不受相应受体限制。与病毒体相比,其感染宿主范围更广,但感染效率较低。

2. 病毒蛋白　病毒蛋白约占病毒体总重量 70%,由病毒基因组编码。可分为结构蛋白(structural protein)和非结构蛋白(non-structural protein)两大类。

(1)**结构蛋白**:即病毒体有形成分的蛋白质,主要有衣壳蛋白、包膜糖蛋白和基质蛋白。主要功能包括:①保护病毒核酸避免受外界因素破坏;②决定病毒对称结构,维持其特定形状;③决定病毒对易感细胞亲嗜性和易感宿主范围,如包膜蛋白、衣壳蛋白中与宿主细胞特异性受体结合的**病毒吸附蛋白**(viral attachment protein,VAP);④具有良好抗原性,可用于病毒感染特异性诊断,可激发机体免疫反应;⑤血凝作用(haemagglutination),如包膜病毒的血凝素、裸露病毒中腺病毒具有凝集红细胞能力的触须,在病毒致病性及诊断中具有重要意义。

(2)**非结构蛋白**:在病毒体中不作为重要有形成分,包括:①某些病毒体携带的酶分子,如正黏病毒和弹状病毒携带的 RNA 聚合酶(基因组为负链 RNA,依赖此酶合成第一个 mRNA 分子)。如甲型流感病毒的 RNA 分子上结合有 PB2、PB1 和 PA 共同组成 RNA 聚合酶;逆转录病毒体中的逆转录酶(reverse transcriptase,RT)。此外,痘病毒核心中包含许多不同功能的酶,组成一个较完整的转录系统,因此痘病毒可以在细胞质中完成基因组复制。②病毒核酸结合蛋白:如脊髓灰质炎病毒的 VPg 蛋白(viral genome-linked protein),其与病毒 RNA 5′端共价结合,作为引物启动病毒 RNA 合成过程。HIV 病毒体内含有其基因组编码的病毒蛋白 R(Vpr),其作为一种辅助蛋白可促进病毒组装和复制,与病毒致病性有关。不合成 Vpr 蛋白的 HIV 毒株在细胞中生长慢,致病作用也低。③来自宿主细胞的蛋白,如 EB 病毒基质中含有细胞肌动蛋白、微管蛋白和热休克蛋白等。此外,HBV 的核心中含有宿主细胞蛋白,包括蛋白激酶和伴侣蛋白,这些蛋白参与启动病毒 DNA 的合成过程。

此外,病毒基因组在宿主细胞内复制过程中也可表达一些功能性蛋白,但其不参与病毒体的组成,为病毒编码的非病毒体蛋白,仅存在于病毒感染的细胞或机体内。包括:①酶:如脊髓灰质炎病毒进入细胞后表达的病毒 2A(水解酶)和 3D(RNA 聚合酶)蛋白;②小跨膜蛋白:病毒在复制周期中由病毒基因编码的一类小跨膜蛋白,嵌合在受染细胞膜上形成离子通道,影响病毒和宿主细胞的功能,如脊髓灰质炎病毒的 2B 蛋白、HIV-1 Vpu(p16)蛋白;③其他蛋白,如 HBV 基因组编码的乙型肝炎 e 抗原(HBeAg),其不是病毒体的成分,但在感染者血液中可检测到。

3. 脂类和糖类　两者主要来源于宿主细胞。脂类以磷脂和胆固醇为主,约占结构成分的

20%~35%；糖类主要存在于包膜糖蛋白或衣壳（裸露病毒）表面；蛋白糖基化修饰在病毒的发病机制、疫苗和药物，以及检测试剂研发中有重要意义。

第二节　病毒的增殖

　　病毒的增殖（viral multiplication/reproduction）是从病毒进入细胞至释放出子代病毒这一连续的过程，包括吸附、穿入、脱壳、生物合成、组装、成熟及释放六个阶段，称为一个病毒的**复制周期**（replication cycle）或生命周期（life cycle）。病毒是以基因组核酸分子为模板按照自我复制（self-replication）方式进行增殖。

　　病毒结构简单，缺少独立完成增殖所需的酶系统、能量和原料，故必须在易感的活细胞内才能增殖。能支持某种病毒完成正常增殖的宿主细胞，称为病毒的容纳细胞（permissive cell）；不能为病毒提供必要条件而导致病毒不能正常增殖的宿主细胞，称为病毒的非容纳细胞（non-permissive cell）。宿主细胞对病毒易感性决定了病毒的感染途径和致病性。如流感病毒可入侵呼吸道上皮细胞并在其中增殖，导致呼吸道感染；而轮状病毒则是在消化道上皮细胞中增殖，并引起消化道症状。

一、病毒的复制周期

　　1. 吸附（absorption/attachment）　吸附是病毒体与细胞接触和识别的过程，是病毒与细胞相互作用的第一步。吸附过程一般持续数分钟到数十分钟不等，分三步完成。首先，通过布朗运动病毒颗粒到达细胞表面；然后，由于静电作用病毒进一步结合到细胞膜表面。病毒的这两步结合是非特异和可逆的；最后，病毒通过其包膜或衣壳表面的病毒吸附蛋白（VAP），与细胞的病毒受体特异性结合，这一过程是不可逆的。细胞的**病毒受体**是指能特异性地与病毒结合、介导病毒侵入并促进病毒感染的宿主细胞膜或膜结构组分，其化学本质是糖蛋白或糖脂。一般分布于细胞表面，但有的病毒还同时具有细胞内受体。

　　与病毒的细胞受体结合是病毒进入细胞的重要机制，对其认识在不断深入，故病毒的受体命名尚不统一。目前认为病毒的细胞受体按其功能可分为两类。①黏附受体（adhesion receptor）以可逆的方式将病毒附着到靶细胞或器官上，该受体介导的黏附作用单独不会触发病毒的进入，但有益于病毒集聚在侵入受体附近，可显著增强病毒的感染性。②侵入受体（entry receptor）通过某些方式触发病毒不可逆的进入宿主细胞，该受体除主受体外，还可能存在"共受体"（co-receptor），也有称为辅助受体。病毒可具有一个或多个特异性受体。常见的病毒受体分子及其在宿主细胞上的分布见表 2-3 所示。

　　2. 穿入（penetration）　病毒体吸附于易感细胞后穿过细胞膜进入细胞的过程。穿入与吸附不同，是耗能过程。只有生长良好、代谢旺盛的细胞才能使病毒完成穿入过程。病毒体可通过一种或多种方式穿入细胞，具体包括：

　　（1）胞饮（viropexis，pinocytosis）或内吞作用（endocytosis）：裸露病毒和包膜病毒常见的穿入方式，即细胞膜内陷整个病毒被吞饮入胞内形成囊泡，此过程可由细胞的病毒受体介导或非受体介导完成，其中前者的穿入方式效率高。

　　（2）膜融合（fusion）：包膜病毒的主要穿入方式。即病毒体的包膜与细胞膜或胞质囊泡相互融合，使得核衣壳进入胞质中。融合过程需要包膜特异性融合蛋白参与，如 SARS-CoV-2 的 S2 亚单位、流感病毒血凝素 HA2 亚单位和 HIV 的 gp41 包膜融合蛋白。

　　（3）直接穿入：部分无包膜病毒体的基因组可直接进入宿主细胞。如小 RNA 病毒中，其衣壳相关孔形成肽（pore-forming peptide）可导致宿主细胞膜形成孔隙，病毒基因组直接穿过细胞膜进入细胞质。此外，有尾噬菌体通过尾丝插入及衣壳收缩，将其基因组注入细胞质，该机制也涉及宿主细胞膜中的孔隙形成。

表 2-3　部分病毒吸附蛋白（VAP）及其受体

	病毒	VAP	细胞的病毒受体
裸露病毒	脊髓灰质炎病毒	VP1~VP3	侵入受体：CD155，或称为脊髓灰质炎病毒受体（PVR）
	柯萨奇病毒 A	VP1~VP3	侵入受体：人类清道夫受体 2（hSCARB2）
	柯萨奇病毒 B	VP1~VP3	黏附受体：CD55 侵入受体：柯萨奇病毒腺病毒受体（CAR）
	肠道病毒 A71（EV-A71）	VP1~VP3	黏附受体：唾液酸、硫酸乙酰肝素（HS）、核仁素、波形蛋白 侵入受体：hSCARB2
	肠道病毒 D68（EV-D68）	VP1~VP3	黏附受体：唾液酸、CD55
	腺病毒（adenovirus）	纤维蛋白	黏附受体：CAR
	人乳头瘤病毒 16	L1	黏附受体：硫酸乙酰肝素蛋白多糖（HSPG）
包膜病毒	SARS-CoV	S 蛋白	黏附受体：DC 表面 C-凝集素（DC-SIGN） 侵入受体：血管紧张素转化酶 2（ACE2）
	MERS-COV	S 蛋白	侵入受体：二肽基肽酶-4（DDP4）
	SARS-CoV-2	S 蛋白	侵入受体：血管紧张素转化酶 2（ACE2）
	甲型流感病毒	血凝素（HA1）	侵入受体：人：唾液酸-α-2,6 半乳糖（SA-a-2,6-Gal）；禽：SA-a-2,3-Gal
	乙型肝炎病毒（HBV）	大包膜蛋白	黏附受体：钠离子-牛磺胆酸钠共转运多肽（NTCP）
	丙型肝炎病毒（HCV）	包膜糖蛋白 E1 和 E2	黏附受体：HS、DC-SIGN、HSPG、低密度脂蛋白受体（LDLR） 侵入受体：CD81
	狂犬病病毒	糖蛋白 G	侵入受体：烟碱型乙酰胆碱受体（nAChR）、神经细胞黏附分子 1（NCAM1）
	麻疹病毒	血凝素	黏附受体：DC-SIGN 侵入受体：CD46、信号淋巴细胞激活分子家族成员 1（SLAM1）
	HIV-1	gp120	黏附受体：CD4 侵入受体：CCR5/CXCR4
	人呼吸道合胞病毒（hRSV）	F、G 和 SH 蛋白	黏附受体：CX3C 趋化因子 1、HS 侵入受体：胰岛素样生长因子 1（ILGF1）

3. **脱壳（uncoating）**　病毒进入易感细胞后，必须**脱去蛋白衣壳，释放出病毒核心**，使基因组能进一步**复制和表达**，这一过程称为脱（衣）壳。不同病毒脱壳方式各异，多数病毒在穿入时已在细胞溶酶体酶作用下脱去衣壳并释出病毒核酸。少数病毒（如痘病毒）脱壳过程复杂，溶酶体酶只能脱去部分衣壳，尚需病毒特有脱壳酶参与使病毒核酸完全释放。

4. **生物合成（biosynthesis）**　病毒基因组一旦释放到细胞中，即开始病毒的生物合成。人和动物 DNA 病毒基因组绝大多数为双链 DNA（dsDNA），其基因组复制和 mRNA 转录在细胞核内进行。痘病毒本身具有相对独立复制酶系统，其生物大分子合成是在细胞质中进行。此外，HBV 转录在细胞核中，基因组复制是在细胞质中进行的。另一方面，人和动物 RNA 病毒基因组多为单链 RNA，绝大多数 RNA 病毒都在细胞质中进行生物合成。但也有例外，如正黏病毒和个别副黏病毒的基因组复制和 mRNA 转录是在细胞核内完成的。

病毒生物合成包含基因组复制和表达两部分。病毒基因组复制是指子代病毒遗传物质的合成；病毒基因表达包括转录和翻译过程，最终合成病毒的蛋白质。病毒基因组复制、转录和翻译过程密不可分，相互间可有交叉。病毒基因组类型的多样性决定了其基因组复制的复杂性，也决定了 mRNA

转录和蛋白质合成的不同方式。**Baltimore 按病毒核酸类型及其 mRNA 转录方式**差异(图 2-7),将病毒分为七大类型,如图 2-7 所示。

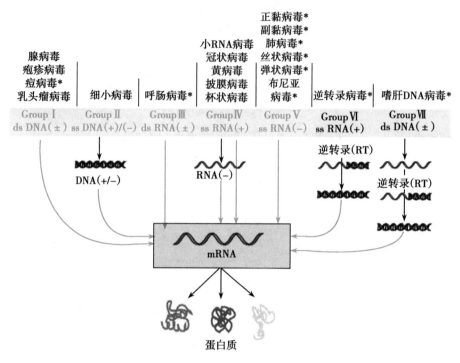

图 2-7 病毒基因组核酸类型及其 mRNA 的转录方式

* 表示病毒体携带一种 DNA 或 RNA 聚合酶。

病毒复制方式、生物合成过程及场所因病毒而异。我们以 dsDNA 病毒和 +ssRNA 病毒为例,介绍两种不同类型病毒的生物合成方式及相关过程。

(1) dsDNA 病毒:除外痘病毒,双链 DNA 病毒的生物合成分三个阶段(图 2-8)。其中一些双链 DNA 病毒,例如单纯疱疹病毒可导致急性感染和潜伏感染等,故病毒在胞内有溶细胞复制(lytic replication)和潜伏复制(latent replication)两个阶段。前者生物合成方式及过程如下。

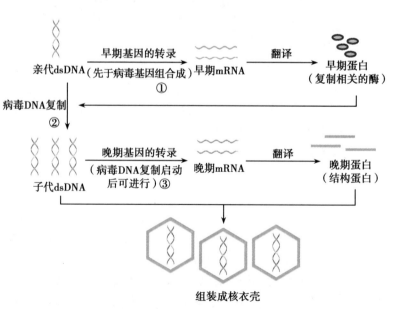

① **早期转录和翻译**:病毒利用细胞核内 RNA 聚合酶 Ⅱ,转录出早期 mRNA,再于细胞质核糖体上翻译早期病毒蛋白质,主要为功能性非结构蛋白,如病毒核酸复制需要的 DNA 聚合酶和调节蛋白。

② **dsDNA 复制**:在解链酶的作用下 dsDNA 解链,以亲代单链 DNA 为模板,在病毒 DNA 聚合酶催化下复制出子代双链 DNA 基因组。

③ **晚期转录和翻译**:以子代病毒 DNA 为模板,转录晚期 mRNA,翻译合成晚期蛋白,主要为病毒结构蛋白。

图 2-8 dsDNA(±)病毒生物合成及组装

　　DNA 病毒自身编码的酶和调控蛋白在其生物合成过程中起着关键的作用,因此这类重要基因及其产物已成为抗病毒药物的重要靶标。

　　（2）+ssRNA 病毒:包括小 RNA 病毒、黄病毒、冠状病毒和披膜病毒等。病毒基因组+ssRNA 不但是复制子代病毒的模板,其本身具有 mRNA 功能,基因组 RNA 具有感染性。病毒的生物合成如图 2-9 所示。

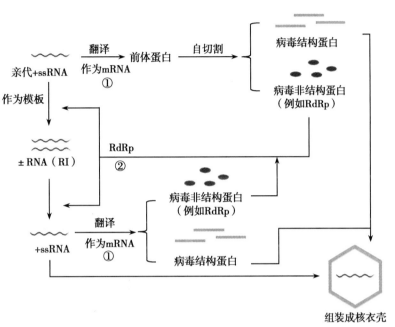

①**蛋白翻译**：病毒基因组+ssRNA 与细胞核糖体结合，启动以病毒 IRES介导的蛋白翻译，产生病毒RNA依赖RNA聚合酶（RNA-dependent RNApolymerase, RdRp）等功能蛋白和结构蛋白

②**基因组复制及mRNA形成**：以病毒+ssRNA基因组为模板，在病毒RdRp作用下合成互补负链，形成双链RNA复制中间体（replicative intermediate, RI）；再以负链RNA为模板，复制出子代病毒+ssRNA基因组，其也具有mRNA功能

图 2-9　+ssRNA 病毒生物合成及组装

　　5. **组装**（assembly）　病毒的组装是指将合成的蛋白和核酸,以及其他构件,组装成核衣壳的过程。病毒的种类不同,其组装的部位不同,这与病毒复制部位和释放的机制有关。除痘病毒和 HBV 外,DNA 病毒的核衣壳一般在核内组装,而绝大多数 RNA 病毒在细胞质内组装。病毒的组装过程非常复杂,当合成的病毒蛋白和核酸浓度很高时,即可启动病毒的组装。组装时涉及蛋白质与蛋白质、蛋白质与核酸的相互作用。蛋白亚基先形成结构单位原聚体,继而组装成衣壳。大多数感染人和动物的球形病毒首先自我装配形成空心的二十面体衣壳,病毒核酸从衣壳的裂缝中进入壳内最后形成核衣壳。螺旋对称病毒核衣壳的组装,由先组装好的壳粒围绕病毒的基因组形成核衣壳,如流感病毒、烟草花叶病毒等。

　　6. **成熟及释放**（maturation and release）　病毒核衣壳装配好后,发育成为具有感染性的病毒体,即病毒的成熟阶段。病毒成熟涉及衣壳蛋白及其内部基因组的结构变化,多需要蛋白酶对一些病毒前体蛋白切割加工。病毒成熟的标准是:①形态结构完整;②具有成熟颗粒的免疫原性和免疫反应性;③具有感染性。

　　成熟病毒体以不同方式离开宿主细胞的过程称为释放。病毒的组装成熟和释放是连续的过程。裸露病毒多通过溶解细胞的方式释放,病毒在组装及释放出大量的子代病毒的过程中可严重影响和破坏细胞,故这类病毒可称为杀细胞病毒,其复制周期即为**溶细胞周期**（lytic cycle of replication）,如腺病毒和脊髓灰质炎病毒。包膜病毒核衣壳多通过出芽方式,从细胞膜系统中获得包膜而释放。包膜病毒出芽释放一般不直接引起细胞死亡,细胞膜在出芽后有的可以修复,但最终会造成感染细胞不可逆的损伤。在大多数情况,包膜病毒核衣壳可通过感染细胞膜上病毒糖蛋白介导,从一个感染细胞直接转移到相邻未感染细胞中,以此逃避宿主的抗病毒防御机制。

二、病毒的生长曲线

病毒必须在活的细胞中才具有生命活动。对于**裂解性或溶细胞病毒**(lytic virus),在短时间内(1~数天)可观察到病毒在易感宿主细胞中因增殖导致细胞的裂解死亡,故其在细胞内的生命活动可借助病毒的**一步生长曲线**(one step-growth curve)或**单周期生长曲线**(single-cycle growth curve)来表示。即一个病毒颗粒感染单个细胞后,一定时间内在单个细胞中进行的一轮复制周期所产生的子代病毒的数量。实际工作中,可通过人工方法使体外培养的每个单层细胞都同步感染一个病毒(1个病毒/细胞),在不同时期内,分别定量测定感染性病毒颗粒,直到细胞死亡。若以时间为横坐标、病毒数量为纵坐标,可获得病毒的一步生长曲线(图2-10)。依据这一过程中子代病毒体/颗粒数目的有无及多少,可把生长曲线分为三期:

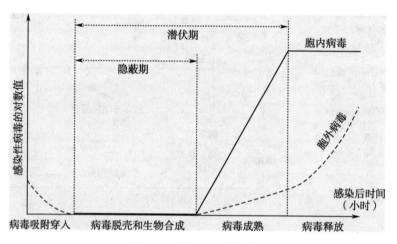

图 2-10   病毒一步生长曲线

1. **隐蔽期**(eclipse period)**和潜伏期**(latent period)   隐蔽期指接种病毒后数小时内不能在细胞中测出病毒体的一段时间,发生在病毒感染早期,包括病毒脱壳和生物合成阶段,其基本结构消失,不再具有感染性。而病毒从进入细胞至释放子代病毒前,细胞外无感染性病毒存在的阶段称为潜伏期。

2. **对数生长期**(logarithmic growth phase)   病毒数量的对数与时间成比例增加,产生大量子代病毒,包括病毒组装和释放,发生在感染后期。

3. **细胞死亡期**   病毒大量繁殖和释放,使细胞结构和功能受到破坏而死亡。

随着病毒完成复制过程产生子代病毒,隐蔽期结束。

依据病毒的生长曲线可确定**病毒的复制周期**各个阶段所需要的**时间及病毒产量**。实验中使用的能使每个细胞发生感染所需的病毒颗粒数,常以**感染复数**(multiplicity of infection,MOI)表示。

对于非裂解性病毒,因为不直接导致受染的易感细胞裂解死亡,故无法用细胞形态学改变确定其生长曲线并测定感染性病毒颗粒的数量。

三、病毒的异常增殖和干扰现象

病毒进入细胞并在胞内复制的实质是病毒和细胞相互作用的过程,并非所有进入胞内的病毒均能产生完整子代病毒,病毒因不能完成复制从而导致异常增殖。此外,若两种或两种以上病毒感染同一细胞时,病毒间发生相互影响而产生异常增殖和干扰现象。

(一)病毒的异常增殖

1. **顿挫感染**   病毒进入非容纳细胞的感染过程,因细胞不能提供病毒复制的必要条件,故不能产生完整的病毒体,称之为**顿挫感染**,亦称**流产感染**(abortive infection)。如人腺病毒可在人胚肾细胞

（容纳细胞）中正常增殖，但在猴肾细胞（非容纳细胞）中不能正常增殖，发生顿挫感染。

2. 缺陷性干扰颗粒（defective interfering particle，DIP）　指病毒复制时基因组核酸片段缺失，导致形成有缺陷的病毒基因组，但具有**正常病毒形态（具有正常的衣壳和/或包膜）的病毒颗粒**。DIP因基因组较短，在复制时更具竞争优势，可干扰具有完整基因组的感染性病毒颗粒的增殖，但DIP本身因基因组缺失而不能完成正常的复制周期。实验室保存病毒时，应以高倍稀释度的病毒株传代，避免大量的DIP出现。

3. 假病毒颗粒（pseudovirion）　病毒衣壳包裹一段宿主细胞的DNA形成的病毒颗粒。

（二）病毒的干扰现象

当**两种病毒感染同一细胞时，一种病毒的增殖可抑制另一种病毒的增殖，**此现象称为**干扰现象**（interference）。干扰现象多发生于人和动物病毒之间，同种病毒不同型、不同株之间也可发生干扰现象。其机制有多个方面，主要是病毒作用于宿主细胞后，诱导后者产生抑制病毒复制的蛋白质，例如干扰素（interferon，IFN），并导致后续抗病毒复制的效应。此外，先感染的病毒破坏了宿主细胞表面受体或改变了宿主细胞代谢途径，可影响另一种病毒复制过程。干扰现象可发生在两种成熟病毒体间，成熟病毒和缺陷病毒之间。在使用疫苗预防病毒性疾病时，注意合理使用，避免病毒疫苗株之间发生干扰现象，影响疫苗效果。

第三节　病毒的遗传与变异

病毒的遗传变异，既有一般生物的共同规律，又有其特点。**病毒遗传**是指病毒在复制增殖程中，其子代保持与亲代性状相对稳定的特性。病毒变异是在增殖过程中子代病毒出现某些性状的改变。病毒遗传是相对的，变异才是绝对的。

一、病毒的变异现象

1. 毒力变异（virulence variation）　病毒毒力对于易感动物而言可用半数致死量（50% lethal dose，LD_{50}）表示，针对易感细胞用半数组织培养感染量（50% tissue culture infective dose，$TCID_{50}$）表示。自然界中同一种病毒可有不同毒力的毒株。病毒毒力变异也可用人工方法获得。巴斯德将狂犬病病毒野毒株（wild strain）或街毒株（street strain）在兔脑内连续传代后，筛选到对狗及人致病性明显下降的减毒株（**固定毒**，fixed strain），作为预防人及动物狂犬病的疫苗。毒力变异常伴随其他性状变异，如温度敏感性突变株（temperature-sensitive mutants，ts株）、DIP同时可表现为毒力变异。

2. 抗原变异（antigenic variation）　自然界中，有些病毒抗原性稳定，如天花（痘苗）病毒、麻疹病毒及乙型脑炎病毒等。但也有一些病毒抗原性非常不稳定，处在不断演变的过程中，如甲型流感病毒、HIV等，而多数病毒介于两者之间。病毒抗原变异直接影响病毒感染的转归与防治，对病毒疫苗筛选具有重要影响。一般而言，抗原变异越频繁的病毒，其疫苗研制难度越大。

3. 条件致死性突变（conditional lethal mutation）　病毒突变后在特定条件下能增殖，但在原来条件下不能增殖，这种变异称为条件致死性突变。典型代表如**ts株**，28~35℃条件下能增殖，37~40℃则不能增殖，但野毒株在两种温度下均能增殖。机制是病毒基因组中单点或多点突变而导致病毒蛋白（酶）结构及功能的变化。这种蛋白在允许温度内能功能正常，而当温度升高时其功能受限而使突变株不能增殖。大多数ts株常有毒力减低而保持其免疫原性。稳定性较好ts株可用于制备减毒活疫苗，如流感病毒的ts株减毒活疫苗。

4. 宿主适应突变株（host-adapted mutant）　某些病毒初次接种时不能形成明显生长现象或病理变化，但经过连续传代后可逐渐适应在宿主中增殖并引起宿主病理变化，称为宿主适应突变株。例如，新分离的病毒开始时不能在某些细胞培养中生长，通过传代后逐渐适应。此外，用某种病毒野毒株建立动物感染模型时，开始时不易在动物体内建立稳定的病毒感染，但将病毒在动物体内连续传代后,有可能筛选到能稳定感染的宿主适应突变株。

5. 耐药突变   常因病毒酶基因突变而导致药物对靶酶的亲和力降低或失去作用,详见"第九章病原微生物感染的防治"有关内容。

二、病毒变异的机制

1. 突变(mutation)   病毒基因突变是由于核酸复制过程中发生差错而导致其序列的改变。从分子水平上看,突变是由于病毒基因组中碱基组成和顺序的变化导致的遗传型变异。相对于其亲代或"野生型"病毒株,突变产物叫突变株(mutant),或变异株(variant)。由于病毒变异,同一宿主体内某种病毒在基因组序列上存在着微小的差异,即异质性(heterogeneity),故称这种基因组异质性的病毒群体(population)为准种(quasispecies)。因为核酸序列具有相当程度的可塑性,如果病毒的突变仅限于遗传物质的改变,并未使编码的氨基酸改变,而不出现表型的变化,则称为沉默突变(silent mutation)。

病毒突变根据形成的原因可分为自发突变(spontaneous mutation)和诱发突变(induced mutation)两种:①**自发突变**在自然条件下每种生物的突变都以一定的频率产生,每复制一次所发生突变的频率称为突变率。病毒的突变率比其他生物中观察到的要高,从 $10^{-9} \sim 10^{-3}$ 不等。DNA病毒突变率与原核及真核细胞DNA类似,RNA病毒突变率比DNA病毒高得多。因为细胞中的RNA不是作为基因存在的,细胞不具备对RNA复制错误的"校对"系统(proof reading system),而RNA病毒本身也缺乏这一功能。因此复制时产生的差错易保存下来而导致变异。②**诱发突变**,是指应用各种物理和化学方法处理病毒或感染性核酸而发生的突变。一些化学药物,如亚硝酸盐、羟胺、碱基类似物、氮芥子气和一些物理因素,如温度、X线、α、β、γ射线、紫外线等都有诱发病毒突变的作用。

2. 病毒遗传物质(基因)间的相互作用   当两个不同的病毒感染同一细胞时,在各自新合成的核酸分子之间可发生遗传物质(基因)的相互作用。

基因重组(genetic recombination)两种不同病毒感染同一细胞时发生的核酸片段的互换,从而导致病毒的变异。基因重组通常发生在亲缘关系较密切的病毒之间,分为分子内重组(图 2-11)和分子间重排(图 2-12)两类。

不同病毒的基因组节段(分子间)互换重配简称为**重排**(reassortment),多见于基因组分节段的RNA病毒之间。当两种相关病毒在同一受染细胞中复制时,同源性基因组片段可随机分配而发生互换产生子代重排株(reassortant),该现象称为基因重排。如流感病毒、呼肠病毒等常以这种方式产生

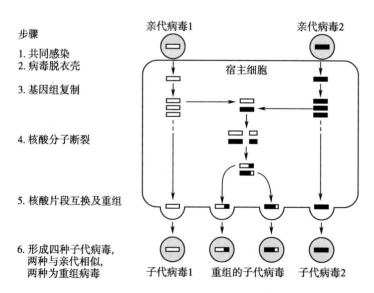

图 2-11   病毒基因分子内重组

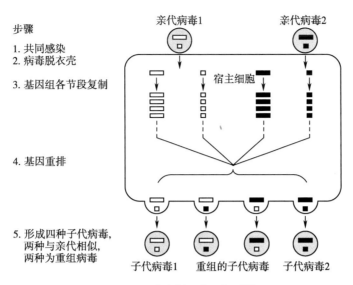

图 2-12　病毒基因分子间重排

变异株。分子间重排可自然发生,其频率远高于分子内重组,这是基因组分节段的 RNA 病毒易产生遗传性变异的重要原因之一。目前认为甲型流感病毒新亚型的出现,可能是人与动物(禽、马、猪)间的流感病毒通过基因重排而产生的。

　　基因重组可导致两种类型的**基因复活**(genetic reactivation):①交叉复活(cross reactivation)是由于一种活病毒和另一种与其基因组有联系而又有区别的灭活病毒之间发生的基因重组;②多重复活(multiplicity reactivation),是两个或多个灭活病毒间由于基因重组而产生具有各自亲代病毒不同特性的活病毒颗粒。此外,病毒还可以经人为方法进行人工基因重组。病毒基因重组的方式有:

　　(1)活病毒基因间相互作用:最有意义的是有亲缘关系的 ts 株与野毒株间的重组。例如将预先选好适当的甲型流感病毒的 ts 株(同时为减毒株)作为亲株,流行株与 ts 株(亲株)重组,可将温度敏感性状转移给流行株,使之迅速减毒而成为疫苗株。

　　(2)灭活病毒基因间相互作用:经紫外线照射的两个或多个同种灭活病毒一同培养时,可产生活的感染性病毒颗粒,这种现象称为**多重复活**。这些灭活病毒可能在不同的基因上受到损伤,通过与未受损伤基因间相互作用,或基因间相互弥补而复活获得感染性病毒颗粒。用紫外线灭活病毒易发生多重复活,故不宜用此方法制备灭活疫苗,因为有病毒复活危险。

　　(3)活病毒与灭活病毒基因间相互作用:一种活病毒与有亲缘关系的灭活病毒间通过基因相互作用,灭活病毒的部分基因可与活病毒的基因组结合,因而灭活病毒的某些遗传性状可表现在子代病毒中,此现象称为**交叉复活**或标志拯救。利用交叉复活可获得合适的流感病毒疫苗株。

　　3. 病毒基因产物间的相互作用　当两种或以上的病毒混合感染时,病毒的相互作用还包括表型混合(phenotypic mixing)、基因型混合(genotypic mixing)、互补作用(complement)等基因产物(蛋白质)的相互作用,这也可导致子代病毒的表型变异,但这种变异不涉及基因重组,不能遗传。

　　(1)表型混合:当两种病毒混合感染时,产生的子代病毒有时含有双方或另一方亲代病毒的外壳或包膜蛋白,但其基因组仍未改变,只表现出抗原性及对宿主亲嗜性的改变,这种变异不稳定,传代后产生的子代病毒表型与其基因型一致,这称为表型混合(图 2-13)。例如肠道病毒中脊髓灰质炎病毒与柯萨奇病毒之间子代的衣壳形成的表型混合。

　　(2)基因型混合:两种病毒的核酸或核衣壳偶尔合装在同一病毒的衣壳或包膜内,但两者的核酸都未重组,传代后产生与各自亲代病毒完全相同的子代病毒,这种现象称为基因型混合。在有包膜的病毒如副黏病毒中常可发现有多个核衣壳的病毒颗粒。

　　(3)**互补作用**:两种病毒混合感染时由于病毒基因产物间的相互作用而使一种不能增殖的病毒

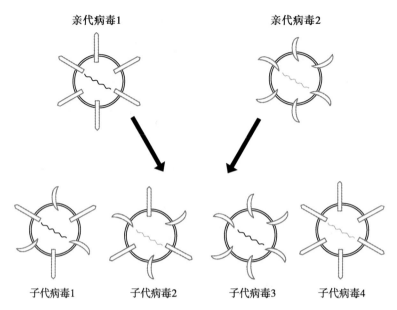

图 2-13　病毒体表型混合示意图

增殖,或两病毒的增殖均有所增加的现象。这种作用可发生在辅助病毒(helper virus)与缺陷病毒(defective virus)之间。如丁型肝炎病毒(缺陷病毒)必须与乙型肝炎病毒(辅助病毒)混合感染时才可增殖,乙型肝炎病毒可提供包膜蛋白,辅助丁型肝炎病毒完成其增殖周期而产生子代病毒,并且子代丁型肝炎病毒仍为缺陷型。

三、病毒遗传变异在生物医学中的应用

病毒的遗传稳定性保证了病毒物种的稳定和病毒的延续存在。病毒的变异又可以使其适应环境的变化,逃避宿主的免疫监视作用,并得以进化。所以,病毒的遗传变异有着极其重要的生物学意义。在医学病毒学中,研究病毒遗传变异有以下几方面实际意义。

1. **在研究病毒致病机制中的应用**　病毒致病性与其基因功能直接相关,确定病毒毒力基因、转化基因和与持续感染相关基因对研究病毒致病性十分重要。病毒基因突变可直接影响其致病作用,如流感病毒和 SARS-CoV-2 Omicron 变异株造成感染更易传播和/或流行。

2. **在诊断病毒病中的应用**　病毒基因变异和表型改变可改变病毒核酸序列和抗原表位,可影响病毒病诊断和流行情况监测。为了保证诊断和监测特异性及敏感性,要求找到病毒特异抗原表位和高度保守序列。当前用于病毒病诊断的蛋白芯片和基因芯片的设计与制造,是在充分了解病毒遗传和变异的背景资料基础上进行的。

3. **在治疗病毒病中的应用**　充分了解病毒遗传和变异,才能设计针对病毒复制和致病的关键过程、关键酶的靶向药物(如针对 HIV 逆转录酶和针对 HBV DNA 聚合酶的药物),才能依据突变改变药物设计方案以解决病毒耐药性问题。利用核酸分子药物等基因治疗的先决条件是要充分了解病毒基因组结构、功能和遗传变异情况。

4. **在预防病毒感染中的应用**　疫苗是控制病毒性疾病最有效的办法。利用病毒各种减毒变异株可以制备预防病毒病的疫苗。同时,基因工程疫苗、多肽疫苗及核酸疫苗(如 mRNA 疫苗),以及利用病毒作为载体制备预防多种病毒性疾病多价疫苗,也是应用遗传变异原理,通过选择和基因工程技术获得的。

5. **在基因工程中的应用**　对病毒基因组进行分子遗传学改造可设计出基因工程病毒载体。利用病毒载体容量大、转染效率高和繁殖快等优势,把目的基因带入靶细胞中表达目的产物,达到获得基因工程产品,用于预防和治疗疾病或进行相关研究等目的。

6. 在遗传学基础理论研究中的作用 病毒体结构简单，基因组单一且容量小，因此最早成为遗传学特别是分子遗传学的研究对象、工具和模式生物。进一步探索病毒的本质和对病毒遗传和变异的研究有助于揭示病毒的本质和生命起源等重大生物学理论问题，对病毒致病机制的揭示将有助于人类控制病毒性疾病的流行和发生，乃至可利用病毒为人类造福。

第四节 病毒的抵抗力

细胞外的病毒体受到外界环境物理、化学因素影响失去感染性，称为灭活（inactivation）。灭活病毒仍可保留免疫原性、抗原性、红细胞吸附、血凝及细胞融合等特性。不同病毒对理化因素敏感性存在差异，灭活病毒的机制是：①破坏包膜病毒的包膜（冻融或脂溶剂）；②使病毒蛋白变性（酸、碱、温度等）；③损伤病毒核酸（变性剂、射线等）。了解理化因素对病毒活性的影响，在分离病毒、制备疫苗和预防病毒感染等方面具有重要意义。

一、物理因素

1. 温度 多数病毒耐冷不耐热，病毒标本应尽快低温冷冻保存。在干冰（-78.5℃）、超低温冰箱（-86℃）和液氮（-196℃）温度环境下，病毒感染性可保持数月至数年。多数病毒在50~60℃ 30分钟，100℃数秒钟可被灭活。但少数病毒例外，如乙型肝炎病毒需加热100℃ 10分钟才能被灭活。包膜病毒比裸露病毒更不耐热，37℃以上可迅速灭活。反复冻融也能使病毒灭活。有些病毒（正黏病毒、疱疹病毒、小RNA病毒）在有Mg^{2+}、Ca^{2+}等盐类存在时，能提高病毒对热的抵抗力。如用1mol/L $MgSO_4$保存这类病毒可在50℃存活1小时。

2. 射线 X射线、γ射线和紫外线都能灭活病毒。射线可以使病毒核酸链发生断裂；而紫外线则使病毒基因组中核苷（酸）结构形式变化或形成胸苷-胸苷二聚体，影响核酸复制。日光中紫外波长在287~400nm之间，人工紫外线灯的紫外线波长250~280nm，这些波长的紫外线均可使病毒灭活；但有些病毒如脊髓灰质炎病毒经紫外线灭活后，再遇到可见光照射可激活修复酶，经光修复作用使灭活的病毒复活。因此，不能用紫外线来制备灭活疫苗。

二、化学因素

1. pH 多数病毒在pH 5.0~9.0范围内稳定，强碱或强酸条件下可被灭活。但有些病毒如肠道病毒在pH 2.0时感染性可保持24小时，包膜病毒在pH 8.0时也可保持稳定。可利用对pH稳定性来鉴别病毒，也可利用酸性、碱性消毒剂消杀污染器具及环境中的病毒。

2. 脂溶剂 乙醚、氯仿、去氧胆酸盐、阴离子去污剂等脂溶剂能使病毒包膜溶解破坏，使包膜病毒失去吸附能力而灭活。脂溶剂对无包膜病毒（如肠道病毒）几乎无作用，故常用乙醚灭活试验鉴别病毒有无包膜。

非离子型去污剂，如NP40及Triton-X100均可溶解病毒包膜脂质成分，使病毒结构蛋白漏出。阴离子去污剂，如SDS也可溶解包膜；这两类去污剂也可影响病毒的衣壳蛋白结构，起到灭活病毒作用。

3. 化学消毒剂 除强酸、强碱消毒剂外，酚类、氧化剂、卤类、醇类等对病毒均有灭活作用。常用1%~5%苯酚、75%乙醇、碘及碘化物、漂白粉等灭活病毒。消毒剂灭活病毒的效果因病毒不同而异。无包膜的小RNA病毒抵抗力较强；肝炎病毒对过氧乙酸、次氯酸盐较敏感。由于醛类消毒剂可作用于病毒的核酸而灭活病毒、破坏病毒感染性，但仍可保持其免疫原性，故常用来制备灭活病毒疫苗。

第五节 病毒的分类与命名

病毒分类学是从整体上对病毒起源、进化、共性及特性等系统地归纳研究，旨在更好地：①了解病毒进化关系,揭示生命的多样性及其起源;②规范病毒分类和命名原则,揭示病毒遗传性状及致病特点;③为开发利用病毒资源,对病毒性疾病诊断、治疗、预防提供依据。

一、病毒分类机构及其病毒分类系统

国际病毒分类委员会(International Committee on Taxonomy of Viruses,ICTV)负责制定病毒分类标准,制定病毒分类**层级**(rank)或阶元(taxa)并持续不断修订和维护病毒分类体系,发布病毒分类报告和决议(ICTV Report)。目前,ICTV 采用了 **2019 年颁布的 15 个层级的新版病毒分类系统**,包括 8 个主要层级(principal rank)和 7 个次生层级(derivative rank);同时废除了 1971—2017 年一直沿用的 5 个分类阶元(目、科、亚科、属、种)的分类系统。截止到 2023 年 4 月,ICTV 在线资源共有 10 434 个病毒种(Species),归属于 6 境(Realm),10 界(Kingdom),17 门(Phylum),39 纲(Class),65 目(Order),233 科(Family),2 606 属(Genus)。15 个不同分类等级(阶元)的病毒命名或名称,以病毒名后特定的词尾区别(图 2-14)。此外,目前尚有大量病毒尚无法按上述系统分类。

境(Realm)的中文译名学术界尚无统一认可的名称。目前认为病毒与细胞生物的起源不同,将病毒最高分类等级"Realm"译为"境"以便与细胞生物分类的最高等级——"域"(Domain)区别。

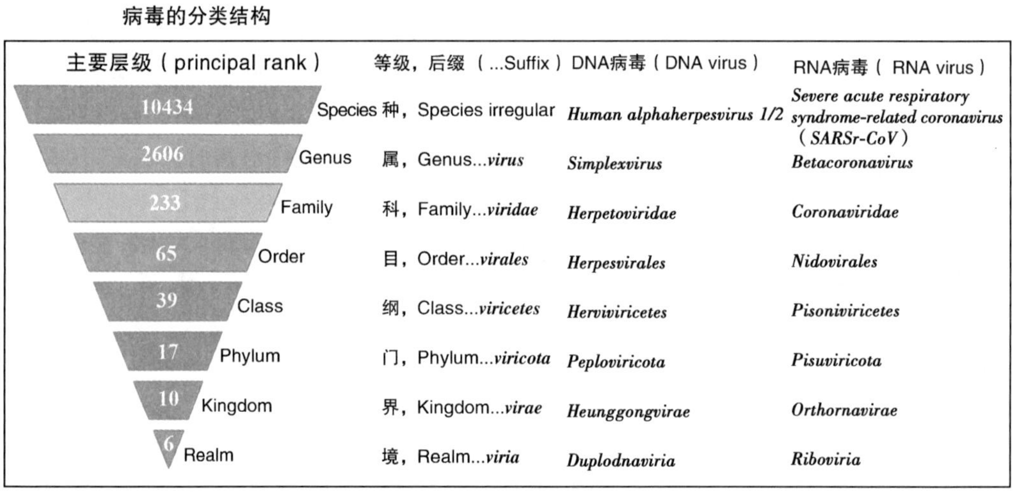

病毒的分类结构

主要层级(principal rank)	等级,后缀(...Suffix)	DNA病毒(DNA virus)	RNA病毒(RNA virus)
10434 Species 种	Species irregular	Human alphaherpesvirus 1/2	Severe acute respiratory syndrome-related coronavirus(SARSr-CoV)
2606 Genus	属,Genus...virus	Simplexvirus	Betacoronavirus
233 Family	科,Family...viridae	Herpetoviridae	Coronaviridae
65 Order	目,Order...virales	Herpesvirales	Nidovirales
39 Class	纲,Class...viricetes	Herviviricetes	Pisoniviricetes
17 Phylum	门,Phylum...viricota	Peploviricota	Pisuviricota
10 Kingdom	界,Kingdom...virae	Heunggongvirae	Orthornavirae
6 Realm	境,Realm...viria	Duplodnaviria	Riboviria

图 2-14 15 个层级的病毒分类系统及结构图

图中内容截至 2023 年 4 月。

二、病毒的分类和命名原则

ICTV 早期制定的病毒分类原则主要考虑病毒的生物学性状,包括:①宿主种类;②基因组核酸类型及序列相似性;③病毒形态与大小;④核衣壳的对称型;⑤有无病毒包膜及对乙醚等脂溶剂的敏感性;⑥抗原性;⑦病毒在宿主细胞中的增殖部位、复制策略以及生长特性;⑧人类病毒还应考虑传播方式、传播媒介的种类、流行病学及病理学特征等因素。从 20 世纪 90 年代开始,病毒基因组序列和系统发育关系逐步成为病毒分类的主要依据。目前,病毒宏基因组数据也可以用于病毒分类。

病毒从其"境"(Realm)名到"种"(Species)名由 ICTV 确定,适用于所有病毒。名称一律为斜体,第一个字母大写;种名的首字母大写,其他词(除专有名词和序号词外)一律小写。ICTV 不统一规定病毒种以下的分类和命名,种以下的血清型、基因型和病毒分离株名称由研究者或研究团队确定,名称不用斜体,首词第一个字母不用大写。由病毒等病原微生物引起的人类疾病则由世界卫生组织统一命名。

近年来,随着大量新病毒的不断发现,ICTV 对病毒的分类系统和命名进行了不断更新。在实际工作中或者发表文章时,除了标注正式的病毒分类名称外,仍在沿用传统的病毒名称(俗名)和英文书写方法。病毒名称的英文书写方式在不表示科、属、种等分类学地位时,均使用小写和正体表示的国际通用的病毒俗名。如疱疹病毒写为 herpesvirus 和冠状病毒写为 coronavirus。

三、亚病毒因子

1995 年,ICTV 将一类比常规病毒更小,在结构、化学组成及复制过程不同于常规典型的真病毒(euvirus)的传染因子,统称为亚病毒因子(subviral agents),包括类病毒、卫星病毒和朊粒。亚病毒因子不是严格意义上的病毒分类学名称。

1. 类病毒(viroid) 具有感染性的小 RNA 分子。其特点是:①仅由 200~400 个核苷酸组成,具有棒状二级结构的单链环状 RNA 分子;②病毒 RNA 在细胞核内复制,主要依赖宿主细胞 RNA 聚合酶 II 合成 RNA,不需要辅助病毒参与;③类病毒不含蛋白质,也不编码蛋白质。类病毒均在植物中发现,仅有部分类病毒可引起植物疾病。

2. 卫星病毒(satellite virus) 是一类在没有特异性辅助病毒(helper virus)协助下,在细胞内不能独立完成增殖的病毒。卫星病毒特点是:①具有完整的病毒体结构,包括 DNA 和 RNA 病毒;②某些卫星病毒的基因组可编码自身的蛋白衣壳(如丁型肝炎病毒),但也有一些卫星病毒基因组依赖辅助病毒提供蛋白衣壳;③复制必须依靠辅助病毒,但对辅助病毒的复制不是必需的,复制地点与辅助病毒完全相同;④与辅助病毒之间无或很少有同源序列;⑤常干扰辅助病毒的增殖。卫星病毒多数属于植物病毒,少数为动物病毒的卫星病毒和噬病毒体。如**腺病毒相关卫星病毒**(adenovirus-associated satellite virus)和拟菌病毒相关卫星病毒(mimivirus-associated satellite virus)。

目前,ICTV 已将卫星病毒从亚病毒因子中移出,纳入到**新的病毒分类**系统中进行分类。如腺病毒相关卫星病毒,俗称腺相关病毒(adenovirus-associated virus,AAV),现归属于单链 DNA 病毒境(*Monodnaviria*)下的巅峰病毒目(*Piccovirales*)、细小病毒科(*Parvoviridae*)。AAV 基因组 DNA 有缺陷,必须有辅助病毒腺病毒存在时才能复制。此外,拟菌病毒相关卫星病毒是一种感染拟菌病毒的噬病毒体,现归属于 *Varidnaviria* 境下的 *Priklausovirales* 目、*Lavidaviridae* 科,*Sputnikvirus* 属,*Mimivirus-dependent virus Sputnik* 种。其中 sputnik 是俄文卫星的意思。

3. 朊粒(prion) 又称朊病毒,是一种只有蛋白质而没有核酸、由细胞基因编码的具有传染性的异构型蛋白致病因子。哺乳动物和人类中枢神经系统慢性进行性传染病(朊粒病)与朊粒感染有关(详见第三十一章)。**朊粒尚未纳入病毒分类系统,故不属于病毒分类学名称。**

思考题:

1. 为什么说病毒既具有化学大分子特性,又具有生物的基本特征?病毒是一种生命形式吗?
2. 请用思维导图的形式总结本章节的重要概念和重点内容。
3. 简述烟草花叶病毒的发现过程,其与烟草花叶病之间是否符合经典的郭霍法则?
4. 以 SARS-CoV-2 的分类为例,介绍 ICTV 的 15 级病毒分类系统。

(彭宜红)

第三章
真菌的基本性状

要点:

1. 真菌为真核细胞型微生物。与医学有关的真菌属于接合菌门、子囊菌门及担子菌门。

2. 真菌分为单细胞真菌和多细胞真菌。前者包括酵母型和类酵母型真菌;后者俗称霉菌,其菌丝和孢子的形态特征是分类、鉴定的重要依据。

3. 真菌可进行无性繁殖和有性繁殖。真菌在适宜培养基上可形成酵母型、类酵母型及丝状型菌落。

4. 真菌易发生变异,表现为形态、结构、色素、毒力、药物敏感性等改变,与其致病性和耐药性关系密切,可影响临床真菌感染的预防、诊断及治疗。

真菌(fungus)是一类具有典型细胞核和细胞壁的真核细胞型微生物。大部分真菌为多细胞结构,少数为单细胞结构;可以通过无性或有性方式进行繁殖;大多数真菌属于专性或兼性需氧菌;为典型的异养生物,多数为腐生菌,少数为寄生或共生菌。

真菌在自然界分布广泛、数量大、种类繁多。已被发现的真菌有十二万余种。真菌已广泛应用于医药、食品、化工、农牧业、环境保护、遗传学以及分子生物学等领域,如食品发酵、微生物菌肥、抗生素(如青霉素)和免疫抑制剂(如环孢菌素)生产等方面。

某些真菌可引起粮食作物和经济作物病害,严重影响农业生产。某些真菌可直接引起人类疾病,或通过导致农产品、衣物等霉变,直接或间接危害人类健康。

在分类学上,真菌属于真核细胞域、真菌界(Kingdom *Fungi*),是真核生物中一大类群,包括酵母、霉菌等微生物及大型菇类。真菌界主要分为四个菌门,即壶菌门(*Chytridiomycota*)、**接合菌门**(*Zygomycota*)、**子囊菌门**(*Ascomycota*)及**担子菌门**(*Basidiomycota*)。与医学有关的真菌主要分布在后三个菌门(表 3-1,图 3-1)。

表 3-1 医学真菌的相关信息

特征及代表菌属	接合菌门	子囊菌门	担子菌门
形态学	菌丝无隔、多核;无性繁殖产生孢囊孢子,有性繁殖产生接合孢子	可形成假菌丝或有隔菌丝;无性繁殖产生叶状孢子、分生孢子,有性繁殖产生子囊和子囊孢子	菌丝有隔,无性繁殖产生芽生孢子,有性繁殖产生担孢子
致病性	机会致病菌	包含真菌种类最多,约有 60% 的真菌和 85% 的人类致病真菌均属于该菌门。多数为腐生性真菌,少数为致病真菌和机会致病菌	少数为机会致病菌
代表菌属	毛霉属(*Mucor* spp.)、根霉属(*Rhizopus* spp.)、横梗霉属(*Lichtheimia* spp.,曾命名为犁头霉属 *Absidia* spp.)	芽生菌属(*Blastomyces* spp.)、组织胞浆菌属(*Histoplasma* spp.)、小孢子菌属(*Microsporum* spp.)、毛癣菌属(*Trichophyton* spp.)、假丝酵母属(*Candida* spp.,俗称念珠菌属)、曲霉属(*Aspergillus* spp.)、镰刀菌属(*Fusarium* spp.)	食用真菌(蘑菇、灵芝、银耳、猪苓、马勃等),隐球菌属(*Cryptococcus* spp.)

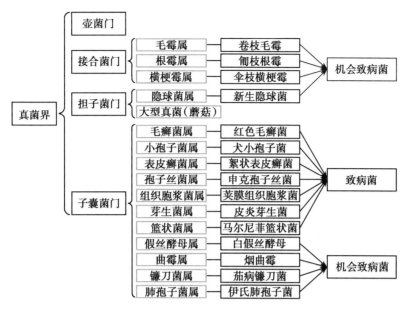

图 3-1 常见医学真菌的分类

第一节 真菌的形态与结构

真菌的形态多种多样,小到用普通光学显微镜需要放大数百倍才能观察到,如白假丝酵母(*Candida albicans*,俗称白念珠菌)、新生隐球菌(*Cryptococcus neoformans*)、烟曲霉(*Aspergillus fumigatus*)等,大到肉眼可见的木耳、蘑菇等。真菌根据形态、结构可分为单细胞真菌和多细胞真菌。前者包括**酵母菌**(yeast)。后者为**丝状真菌**(filamentous fungus)或**霉菌**(mould 或 mold)。

一、真菌的形态

(一)单细胞真菌

酵母菌的形态较为简单,**呈圆形、椭圆形或圆柱形**。主要**以芽生方式进行无性繁殖**,产生芽生孢子。包括**酵母型和类酵母型真菌**。

1. 酵母型真菌 长约 5~30μm,宽约 3~5μm,不产生菌丝(图 3-2A)。

2. 类酵母型真菌 延长的芽体不断裂,形成藕节状的细胞串,可伸入培养基内,称**假菌丝**(pseudohypha)(图 3-2B)。

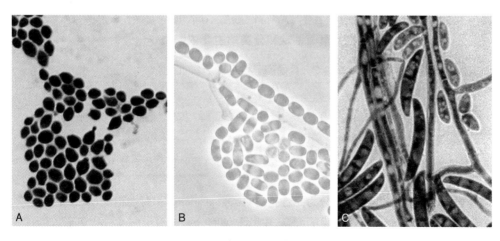

图 3-2 真菌的形态(×400)

A. 酵母型真菌;B. 类酵母型真菌;C. 多细胞真菌。

(二)多细胞真菌

多细胞真菌由**菌丝**(hypha)和**孢子**(spore)两大基本结构组成(图 3-2C)。

1. 菌丝　成熟的孢子在基质上生出嫩芽,称为**芽管**,芽管逐渐延长呈丝状,称为**菌丝**,横径一般为 5~6μm。菌丝可长出许多分枝,并可交织成团,称为**菌丝体**(mycelium)。显微镜下观察可见**菌丝的形态不同**,有螺旋状、球拍状、结节状、鹿角状、破梳状等,**可作为鉴别真菌的重要依据**(图 3-3)。

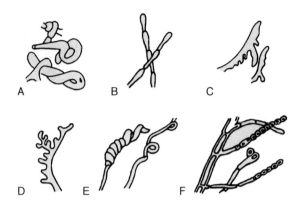

图 3-3　真菌的各种菌丝形态
A. 结节状;B. 球拍状;C. 破梳状;D. 鹿角状;E. 螺旋状;F. 关节状。

菌丝根据结构,分为 2 类(图 3-4):①**有隔菌丝**(septate hypha):菌丝在一定的间距可形成横隔,称为**隔膜**(septum),可将菌丝分成多个细胞,每一个细胞含有一个至数个核,隔膜上有小孔,可保证细胞质与细胞核从一个细胞流入另一个细胞。绝大部分病原性丝状真菌为有隔菌丝,如皮肤癣菌、曲霉等。②**无隔菌丝**(nonseptate hypha):菌丝中无横隔,但其内有多个核,整条菌丝就是一个多核单细胞,主要见于接合菌,如毛霉、根霉等。

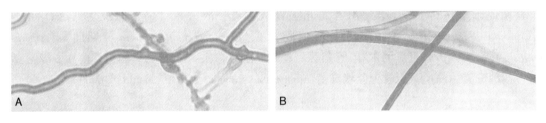

图 3-4　真菌的有隔菌丝和无隔菌丝(×400)
A. 有隔菌丝;B. 无隔菌丝。

菌丝根据功能,可分为 3 种:①**营养菌丝**(vegetative mycelium):是指伸入到培养基内或从被寄生的组织中吸取营养物质的菌丝。②**气生菌丝**(aerial mycelium):是指向空气中生长的菌丝。③**生殖菌丝**(reproductive mycelium):是指气生菌丝体中发育到一定阶段可产生孢子的那部分菌丝。

2. 孢子　是由生殖菌丝产生的一种繁殖体,呈圆形或卵圆形,是**真菌的繁殖结构**。真菌孢子和细菌芽胞的英文名均为"spore",但两者生物学特性截然不同,其主要区别见表 3-2。孢子的大小、形状、结构、颜色、排列方式等特征也是**真菌鉴定和分类的主要依据**。

表 3-2　真菌孢子和细菌芽胞的区别

真菌孢子	细菌芽胞
抵抗力不强,60~70℃短时即死	抵抗力强,短时间煮沸不死
一条菌丝可产生多个孢子	一个细菌只能形成一个芽胞
真菌的繁殖结构	细菌的休眠状态

真菌孢子根据繁殖方式不同,可分为无性孢子(asexual spore)**和有性孢子**(sexual spore)。

(1)无性孢子:是不经过两性细胞的配合,由营养细胞分裂或生殖菌丝分化而形成的孢子。大多数病原真菌可产生无性孢子,**根据形态结构可分为叶状孢子**(thallospore)、**分生孢子**(conidium)**及孢囊孢子**(sporangiospore)(图 3-5)。

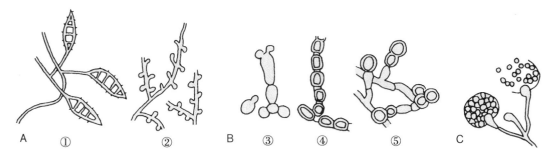

图 3-5 真菌无性孢子的模式图
A. 分生孢子:①大分生孢子;②小分生孢子。B. 叶状孢子:③芽生孢子;④关节孢子;⑤厚膜孢子。C. 孢囊孢子。

1)**叶状孢子**:是由酵母细胞或生殖菌丝直接形成的孢子,可分为 3 种:①**芽生孢子**(blastospore),是通过酵母细胞或生殖菌丝体以细胞出芽方式形成的圆形或卵圆形的孢子。常见于酵母菌,如酿酒酵母(*Saccharomyces cerevisiae*)、白假丝酵母、新生隐球菌等;芽生孢子长到一定大小后大多与母细胞脱离,若不脱离而相互连接成链被称为假菌丝。②**关节孢子**(arthrospore),由生殖菌丝细胞分化形成隔膜且断裂成长方形或桶状节段,胞壁稍增厚,多出现在陈旧培养物中。如阿萨希毛孢子菌(*Trichosporon asahii*)、白地霉(*Geotrichum candidum*)等。③**厚膜孢子**(chlamydospore),不利环境中形成,由生殖菌丝顶端或中间个别细胞膨胀变圆、胞质浓缩、胞壁加厚而形成,代谢降低,抵抗力增强,是**真菌的一种休眠形态**;在适宜条件下厚膜孢子可发芽繁殖。见于大多数真菌,如白假丝酵母、红色毛癣菌(*Trichophyton rubrum*)等。

2)**分生孢子**:丝状真菌中常见,由生殖菌丝末端及其分支的细胞分裂或浓缩形成单个、成簇或链状的孢子,是真菌常见的无性孢子。**根据分生孢子的大小和细胞数量可分为 2 种**:

大分生孢子(macroconidium),体积较大,由多个细胞组成,呈纺锤形、梨形、棍棒状、镰刀状、砖格形等,常见于犬小孢子菌(*Microsporum canis*)、絮状表皮癣菌(*Epidermophyton floccosum*)、茄病镰刀菌(*Fusarium solani*)、互隔链格孢霉(*Alternaria alternata*)等(图 3-6)。其形状、大小、结构、颜色等可作为分类、鉴定的依据。

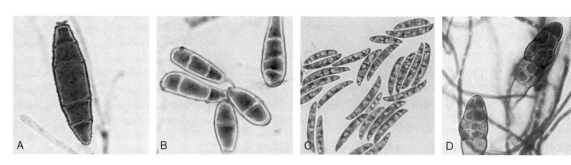

图 3-6 真菌大分生孢子的形态(×400)
A. 纺锤形(小孢子菌);B. 棍棒状(表皮癣菌);C. 镰刀状(镰刀菌);D. 砖格形(链格孢霉)。

小分生孢子(microconidium),体积较小,多为单细胞,一个孢子即为一个细胞,胞壁较薄,有球形、卵形、梨形、梭形、棍棒状等不同形状,常见于产黄青霉(*Penicillium chrysogenum*)、淡紫拟青霉(*Paecilomyces lilacinus*)、红色毛癣菌、直立枝顶孢霉(*Acremonium strictum*)等(图 3-7)。因大多数丝状真菌均能产生小分生孢子,且形态差异不明显,故小分生孢子对真菌的鉴别意义不大。

3)**孢囊孢子**:是**接合菌门真菌无性繁殖产生**的孢子,由菌丝分枝产生孢囊梗,其末端膨大形成一种囊状结构即孢子囊,呈圆形、椭圆形或梨形等,囊内有许多圆形或卵圆形的孢子称为孢囊孢子(图 3-8)。孢子成熟后破囊散出。卷枝毛霉(*Mucor circinelloides*)、匐枝根霉(*Rhizopus stolonifer*)、伞枝横梗霉(*Lichtheimia corymbifera*)等接合菌均能产生孢囊孢子。

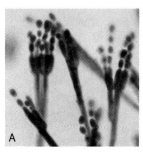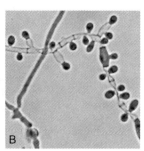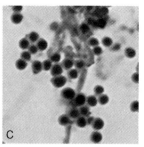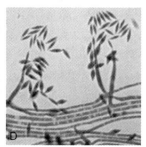

图3-7　真菌小分生孢子的形态（×400）
A. 卵形（青霉）；B. 梨形（毛癣菌）；C. 球形（毛癣菌）；D. 梭形（枝顶孢霉）。

（2）**有性孢子**：由同一菌体或不同菌体的两个细胞配合或性器官融合，经减数分裂、两个单倍体融合后所产生的孢子。有性孢子**绝大多数为非致病性真菌所具有**，包括以下4种（图3-9）：①**接合孢子**（zygospore），见于接合菌门真菌，如毛霉、根霉等；②**子囊孢子**（ascospore），见于子囊菌门真菌，如曲霉、青霉、毛癣菌等；③**担孢子**（basidiospore），常见于担子菌门真菌，如蘑菇、木耳等；④**卵孢子**（oospore），常见于植物病原真菌。

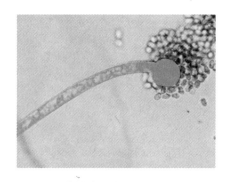

图3-8　真菌孢子囊和孢囊孢子的形态

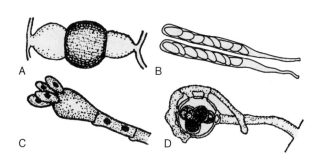

图3-9　真菌有性孢子的模式图
A. 接合孢子；B. 子囊孢子；C. 担孢子；D. 卵孢子。

二、真菌的结构

真菌细胞的结构为典型的真核细胞结构。但真菌也有一些有别于其他真核细胞的特征性结构，如含有特殊成分与结构的细胞壁，以及结构特殊的隔膜等。掌握真菌的结构特征有助于了解真菌的致病机制，并为真菌病的诊断、治疗及预防提供重要依据。

1. 细胞壁外成分　部分真菌在细胞壁外有一层低电子密度的黏液，其化学成分和功能与细胞壁完全不同。如新生隐球菌的荚膜，在电镜下观察可见直径3~4nm的微细纤维，呈放射状伸出细胞壁，由甘露醇、木糖及尿苷酸等酸性多糖组成，该成分与新生隐球菌的毒力有密切关系。

2. 细胞壁　位于细胞膜外层，真菌通过细胞壁从外界摄取营养，进行细胞内外物质交换；能维持真菌形态和保护真菌细胞免受外界渗透压的影响；是组成真菌重要的抗原成分。某些成分可作为抗真菌药物的作用靶点，以减少对宿主产生的毒副作用。

（1）化学组成：真菌细胞壁主要成分是多糖而不是肽聚糖，占细胞壁干重的80%~90%；也含有少量蛋白质（2%~13%）、脂质（2%~8%）及无机盐类。多糖以组成细胞壁骨架的微细纤维和填入骨架缝隙的基质形式存在。微细纤维以**几丁质**（chitin）和**葡聚糖**（glucan）**为主**。几丁质的基本成分是N-乙酰葡糖胺残基的直链多聚体，不同种类的真菌几丁质含量差别很大，其中以丝状真菌的含量最高，其作用与芽管形成和菌丝生长有关。葡聚糖广泛存在于各类真菌的细胞壁内，但以酵母菌的含量最高，是真菌细胞外形坚硬的分子基础。低等真菌则以**纤维素**（cellulose）作为骨架微细纤维。**基质**由多种多糖组成，大多与蛋白质形成复合物，其中以甘露聚糖蛋白复合物含量最高，其作用可能与维持真菌的形态有关。脂质中以磷脂为主，不饱和脂肪酸也比较多，脂质具有保持真菌水分不被蒸发的作用。无机盐中以磷为主，并含有少许钙、镁等元素。

（2）结构：真菌细胞壁由外向内依次为：①不定形的**葡聚糖层**，厚度约 87nm；②糖蛋白形成的**粗糙网**，厚度约 49nm；③**蛋白质层**，厚度约 9nm；④**几丁质微纤维层**，厚度约 18nm（图 3-10）。虽然不同真菌的细胞壁结构不完全相同，但均可用蜗牛酶消化脱壁，制成真菌原生质体。

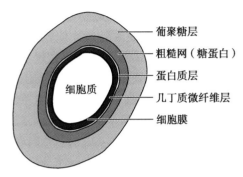

图 3-10　真菌细胞壁结构模式图

（图中标注：葡聚糖层、粗糙网（糖蛋白）、蛋白质层、几丁质微纤维层、细胞膜、细胞质）

3. 隔膜　位于菌丝或细胞间，由菌丝内壁向内延伸而成的环片状结构，是真菌适应陆地环境的进化表现。不同真菌其隔膜各异，低等真菌的隔膜完整，随着进化，其隔膜出现大小不等的小孔或桶状结构，可容纳核糖体、线粒体，甚至细胞核在细胞间流动。隔膜是防御菌丝受损的一种保护性结构。不同结构的隔膜也是真菌分类的依据之一。

4. 其他　真菌的细胞核呈圆形，但比较小，仅 1~5nm。一个细胞或菌丝节段可有 1~2 个细胞核，甚至可多达 20~30 个。细胞核的分化程度较高，有核膜和核仁，由 DNA 和组蛋白组成的线状染色体。核仁与核膜在细胞分裂期仍存在。真菌的核蛋白体沉降系数为 80S，由 60S 和 40S 两个亚基组成。此外，真菌细胞质内含有多种细胞器，如线粒体、溶酶体、内质网、高尔基体等。

第二节　真菌的繁殖与培养

一、真菌的繁殖

真菌的**繁殖方式可分为无性繁殖**（asexual reproduction）**和有性繁殖**（sexual reproduction）。

1. 无性繁殖　指不经过两个异性细胞融合而形成新个体的繁殖方式。是**真菌的主要繁殖方式**，其特点是简单、快速、产生新个体多，主要形式有以下 4 种：①**芽生**（budding）：从细胞壁发芽，母细胞进行核分裂，一部分细胞核进入子细胞后，在母细胞和子细胞之间产生横隔，成熟后从母体分离。这是真菌较常见的繁殖方式，主要见于单细胞真菌，也可见于某些丝状真菌。②**裂殖**（binary fission）：细胞以二分裂方式产生子细胞，多发生在单细胞真菌中，如裂殖酵母（*Schizosaccharomyces* spp.）。③**隔殖**（septa）：在分生孢子梗的某一段落形成隔膜，随后原生质浓缩而形成一个新的孢子，该孢子可进行独立繁殖。④**菌丝断裂**：菌丝可断裂成许多小片段，每一个片段在适宜的环境条件下又可发育成新的菌丝。

2. 有性繁殖　经过两个不同性别的细胞配合或性器官融合而产生新个体的繁殖过程。分为三个阶段，即两个细胞原生质结合的**质配阶段**、两个细胞核融合为一的**核配阶段**及二倍体细胞核通过减数分裂成单倍体的**减数分裂阶段**。医学真菌大多数无有性繁殖方式。

二、真菌的培养

真菌对营养要求不高。实验室常用培养基包括沙氏葡萄糖琼脂（Sabouraud dextrose agar，SDA）、马铃薯葡萄糖琼脂（potato dextrose agar，PDA）、察氏琼脂（Czapekdox agar，CDA）、麦芽汁琼脂（malt extract agar，MEA）、脑心浸膏琼脂（brainheart infusion agar，BHI）等。真菌在不同培养基上均能生长，但菌落形态有较大差异。因此鉴定时多以 SDA 培养基上生长的真菌形态为准。真菌的培养温度为 22~28℃，但某些深部感染真菌的最适生长温度为 37℃。最适酸碱度为 pH4.0~6.0。多数病原性真菌生长缓慢,培养 1~4 周才出现典型菌落,在培养基内常加入抗生素,抑制细菌的生长。

在 SDA 培养基上,不同种类的真菌可形成以下 3 种菌落:

1. 酵母型菌落(yeast type colony)　是**单细胞真菌的菌落形式**。菌落柔软、致密、光滑、湿润。显微镜下观察可见单细胞性圆形或卵圆形孢子,亦可见芽生孢子,无菌丝。如新生隐球菌的菌落(图 3-11A)。

2. 类酵母型菌落(yeast-like type colony)　亦称酵母样菌落,是单细胞真菌的菌落形式。菌落外观上和酵母型菌落相似,但显微镜下可见假菌丝。假菌丝是某些单细胞真菌出芽繁殖后,芽管延长不与母细胞脱离而形成的藕节状细胞链,由菌落向下生长,伸入培养基中。如白假丝酵母的菌落(图 3-11B)。

3. 丝状型菌落(filamentous type colony)　是**多细胞真菌的菌落形式**。由多细胞菌丝体组成,菌落呈絮状、绒毛状或粉末状,正背两面可呈不同的颜色。丝状菌落的形态和颜色常作为鉴定真菌的参考依据。见于大多数丝状真菌,如烟曲霉、产黄青霉、卷枝毛霉的菌落(图 3-11C)。

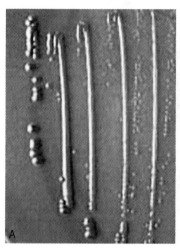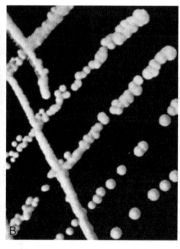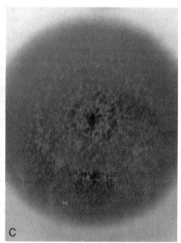

图 3-11　三种类型真菌菌落
A. 酵母型;B. 类酵母型;C. 丝状型。

三、真菌的抵抗力

真菌对热的抵抗力不强。真菌孢子不同于细菌芽胞,一般 60℃加热 1 小时即可杀灭。真菌对干燥、日光、紫外线及多种化学药物的耐受性较强。但对 10~30g/L 石炭酸、25g/L 碘酊、1g/L 汞及 10% 甲醛液则比较敏感。用甲醛液熏蒸被真菌污染的物品,可达到消除真菌的目的。

真菌对常用针对细菌的抗生素不敏感。

第三节　真菌的遗传与变异

真菌基因组信息可以加深人们对真菌生理、遗传、进化及生物多样性的认识。1996 年首个真核生物酿酒酵母的基因组测序完成,开创了真核基因组学时代。美国 Broad 研究所的真菌基因组计划(Fungal Genome Initiative,FGI)和 1 000 真菌基因组计划促进了医学、农业、工业上具有重要意义的人类病原菌、植物病原菌、腐生菌及模式生物基因组的研究工作。

真菌种类不同,其基因组大小、编码基因数量及基因组结构组成等也不相同。真菌基因组大小从微孢子目(*Microsporidia*)2.5Mb 到柄锈菌目(*Pucciniales*)2Gb。预测编码基因的范围从微孢子目脑炎微孢子属(*Encephalitozoon* spp.)的 1 800 个基因到伞菌亚门(*Agaricomycotina*)弹球菌属(*Sphaerobolus*

spp.)的 35 000 个基因。真菌基因组的解析有利于揭示真菌遗传进化、致病机制、耐药机制,对防控真菌感染具有重要意义,也可为人类利用真菌资源提供更深层次的认识。

真菌易发生变异。某些真菌在人工培养基中多次传代或孵育过久,可出现形态、结构、性状、色素、毒力、药物敏感性等各种生理性状改变。用不同培养基和不同温度培养,真菌的性状有所不同。某些真菌形态可因温度、营养、气体环境等条件不同而变化。如白假丝酵母在体外 37℃培养时,可见出芽的菌体,在宿主体内致病状态下可发生形态转换,产生假菌丝或真菌丝。还有**一类特殊的真菌在不同环境条件下(如营养、化学因素、温度、氧气及渗透压等)可以发生两种形态互变,被称为双相型真菌**(dimorphic fungus),如荚膜组织胞浆菌(*Histoplasma capsulatum*)、皮炎芽生菌(*Blastomyces dermatitidis*)、粗球孢子菌(*Coccidioides immitis*)、巴西副球孢子菌(*Paracoccidioides brasiliensis*)、马尔尼菲篮状菌(*Talaromyces marneffei*,曾命名为马尔尼菲青霉,*Penicillium marneffei*)及申克孢子丝菌(*Sporothrix schenckii*)等。该类真菌在腐生环境中或普通培养基 25℃培养时呈菌丝相,在宿主感染组织内或高营养培养基 37℃培养时呈酵母相。这些形态转换与病原真菌的致病性关系密切。

某些真菌中编码与细胞膜低渗透性、药物外排、抗生素水解酶等相关基因发生的变异,可导致真菌固有耐药的发生。某些敏感真菌因获得外源性耐药基因或在胁迫条件下(抗生素、农用杀菌剂等)发生基因突变,可导致获得性耐药的发生。在真菌感染的预防、康复或长期治疗的过程中,药物接触也会伴随着耐药性的出现。

思考题:

1. 请简述真菌的基本特征、多细胞真菌的基本形态。
2. 请简述真菌的培养特征。
3. 请举例说明真菌遗传变异对临床真菌感染防治的影响。

(王 丽)

第四章

人体微生物群

要点：

1. 人体微生物群/组的概念和研究范畴。
2. 人体不同部位微生物群的特征不同。
3. 人体微生态失调与感染性和非感染性疾病的发生、发展密切相关。
4. 以微生物群为靶标的调控策略成为多种疾病预防和治疗的新方向。

微生物群（microbiota）是特定时间特定生境下所有微生物的总称，其组成包括病毒（含噬菌体）、细菌、古菌以及真核细胞微生物。与之对应，微生物群可以划分为病毒群（virota）、细菌群（bacteriota）、古菌群（archaeota）和真核细胞型微生物群或真菌群（mycobiota）。微生物组（microbiome）是特定时间特定生境中微生物群所包含的基因序列（含同源序列）的总和。两者不完全对应，微生物组的范围更广。微生物组与其宿主基因组有重叠部分——主要是宿主基因组中与微生物同源的基因序列，特别是与病毒基因序列的同源部分，即内源性病毒（endogenous virus）。相应地，微生物组也可以分为病毒组（virome）、细菌组（bacteriome）、古菌组（archaeome）、真核细胞型微生物组或真菌组（mycobiome）。

第一节　人体微生物群构成与功能

人体微生物群（human microbiota）是驻留人体内和体表，包括皮肤、口腔黏膜、眼结膜、肺、胃肠道以及泌尿生殖道等部位的所有微生物。人结肠中所含的微生物数量约占人体全部微生物总量的70%，成年男性结肠中细菌总数大约为 3.9×10^{13} 个，而皮肤、口腔和女性阴道中约 10^{12} 个。人体微生物组（human microbiome）是人体微生物群所包含的基因序列（含同源序列）的总和。由于包括内源性病毒组，与微生物群存在不完全的一一对应关系，见图4-1。人体微生物群对于人体的生长发

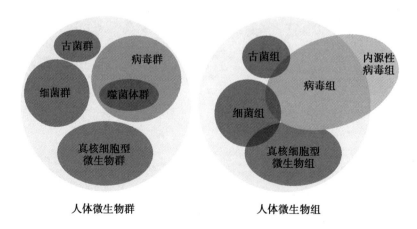

人体微生物群　　　　　　　　　人体微生物组

图 4-1　人体微生物群与微生物组示意图
（仅代表各组成部分间逻辑关系）

育、代谢,乃至进化都具有重要作用,喻为"被遗忘的器官"。人体微生物组也被称为人体的"第二基因组"。

一、人体细菌群的构成与功能

在正常情况下,人体皮肤和与外界相通的腔道均有细菌群存在。人体不同解剖部位生理构造和功能的差异,导致了相应部位细菌群的构成不同。皮肤细菌群构成与油脂分泌和湿度等条件密切相关,油脂分泌旺盛的部位主要定植亲脂的丙酸杆菌,潮湿的皮肤部位富集葡萄球菌和棒状杆菌。口腔中优势菌主要包括厚壁菌门、梭杆菌门以及变形菌门细菌。胃部存在的细菌较少且耐酸性强,梭菌属、乳杆菌属和韦荣氏球菌属是常见菌。小肠中乳杆菌属、梭菌属、拟杆菌属细菌等检出率相对较高。结肠是体内细菌含量最高的部位,健康人结肠定植高丰度的拟杆菌门、厚壁菌门和放线菌门细菌,此外还有少部分梭杆菌门、变形菌门和疣微菌门细菌等。健康肺部通常定植普氏菌属、链球菌属和嗜血杆菌属等细菌。正常女性阴道中富集以卷曲乳杆菌和加氏乳杆菌为代表的乳杆菌属细菌。

人体内一般认为含有 1 000 种以上细菌,细菌组含有超过 500 万个基因,大量基因编码如蛋白酶和糖苷酶等多种酶类,增强了宿主自身的代谢能力。细菌群参与营养物质的消化吸收,维持肠上皮屏障的完整性,促进并维护免疫系统的正常发育和活动,通过这些功能调节机体的消化吸收、行为、运动和内分泌等多种生理活动。而反过来,人体生理活动的改变,也会影响细菌组的结构和功能,两者互相调控、互相平衡,共同维持宿主健康。

(一)细菌群调控人体器官形态结构形成和发育

细菌群能够影响免疫系统、神经系统、消化系统和血管系统的形成、发育及功能。婴儿离乳前和离乳后,随着肠道的成熟肠道微生物群有显著的变化并可有不同的功能。在无菌小鼠中,盲肠显著增大,肠道总表面积显著低于普通小鼠。无菌小鼠的小肠绒毛刷状缘的分化受阻,小肠绒毛厚度减低。

(二)细菌群对代谢和肥胖的调控

细菌群组成在个体间存在差异性,但其核心微生物相对稳定,在与宿主的相互作用中发挥稳定的代谢功能。在动物实验中,肥胖小鼠微生物组中编码碳水化合物代谢酶的基因数量多,这些酶更有利于宿主从食物中吸收能量,产生短链脂肪酸。肠道细菌群还能够引起炎症并促进巨噬细胞在脂肪组织中聚集,增强脂肪堆积,破坏糖代谢。

(三)细菌群对大脑和行为的调控

肠道细菌群可以通过免疫机制影响脑功能,包括以下三种方式:一是肠道微生物诱导产生的细胞因子进入循环系统,通过血-脑屏障转运入脑,直接对脑的活动和功能产生影响;二是脑室周围器和脉络丛中的巨噬细胞表达的 Toll 样受体,对细菌病原相关分子模式(pathogen-associated molecular pattern,PAMP)产生应答并释放细胞因子,对脑的活动产生影响;三是血管周围的巨噬细胞和脑小血管上皮细胞表达的 IL-1 受体与循环系统中肠道细菌群产生的 IL-1 结合,产生前列腺素 E2,调节脑的活动和功能。

细菌群还能通过神经内分泌系统影响宿主行为。接收细菌刺激后,肠内分泌细胞通过内分泌和旁分泌的方式影响中枢神经系统活动。当受到应激时,通过下丘脑-垂体-肾上腺轴(the hypothalamic-pituitary-adrenal axis,HPA 轴)释放皮质醇,调控肠道免疫细胞活动和细胞因子的释放、影响肠道的渗透性、屏障功能并改变肠道细菌群的结构。肠道细菌群也能够调节 HPA 轴的活动,对脑活动产生影响。

肠道细菌群可通过影响多种生理功能,调控"脑-肠"轴;反之,"脑-肠"轴也能通过激活机体的免疫系统功能改变肠道细菌群的构成。此外,应激能够改变肠道动力、肠黏膜通透性,以及某些激素和神经递质的释放,这些因素均可直接或间接引起肠道细菌群构成。

二、人体病毒群(组)

人类病毒组(群)是人类微生物组(群)中的病毒组分。包括感染人体宿主细胞的病毒,人体基因组中的病毒基因元件,以及感染寄居在人体某些微生物中的病毒。人体中大部分病毒无法得到鉴定,能被鉴定出来的大多数是噬菌体。部分噬菌体能够将自身基因整合到宿主菌中,导致**细菌致病性**、**抗生素抗性以及代谢活性改变**,间接影响人体健康。

病毒组作为宿主细胞内的寄生体,除可引起宿主多种类型的感染外,还可赋予细胞抵抗特定病毒感染与复制的作用,引起宿主细胞产生特定毒素、获得新抗原性等改变。

病毒组与宿主基因相互作用与疾病密切相关。如 1 型糖尿病和炎症性肠病的发病与机体基因组中涉及病毒-宿主互作的部分基因有关系。内源性逆转录病毒也能持续影响机体免疫在内的生物学特性。病毒组还能够通过改变未感染细胞的转录状态发挥作用,如持续的疱疹病毒感染对肝脏、脾脏、脑中某些基因表达有影响。共生的细菌可以利用噬菌体来杀灭肠道中与之竞争生存环境与营养物质的其他细菌。

三、人体真菌群(组)

真菌群(组)在人体微生物组中所占比例不到 1%,随着人体不同部位如口腔、肺部、消化道、阴道以及皮肤真菌群(组)的结构和组成被解析,其在人体健康和疾病中的重要地位也被逐渐认识。它通过与细菌组、病毒组相互作用、参与宿主的免疫和代谢调节,影响人体健康疾病状态。

第二节　微生态失调

微生态学(microecology)是一门研究微生物群的结构、功能,及其与宿主相互关系的学科,研究范畴包括微生物与微生物、微生物与宿主,以及微生物和宿主与外界环境的相互关系。正常条件下,三者间处于稳定、有效的平衡状态,即**微生态平衡**(microeubiosis)。微生态平衡是在自然条件下,通过长期进化过程形成的生理性动态平衡。当受到大的干扰和破坏,超过自动调节限度时,正常微生物之间及正常细菌群与其宿主之间的微生态平衡,会由生理性组合转变为病理性组合的状态,即**微生态失调**(microdysbiosis)。

微生态失调与感染性疾病和多种非感染性疾病的发生发展有直接或间接的关系。

一、微生态失调与感染性疾病

(一)微生态失调与口腔疾病

口腔疾病大多为微生态失调所致,主要包括龋齿和牙周病等。唾液中的营养物质吸附在牙齿表面构成菌群的营养基质,细菌黏附于牙体表面并互相集聚,最终形成牙菌斑。需氧菌先在牙表面占优势,随着菌斑斑龄的增加,兼性厌氧菌、厌氧菌逐渐增多。正常情况下,牙菌斑中各种微生物之间通过共生、拮抗等相互作用形成稳定的比例关系,维持与内外界环境的平衡状态。当内、外界不利因素发生,如长期摄入较多蔗糖等打破微生态平衡时,则导致微生物的比例关系失调,一些有致龋潜力的细菌在微生物群中占优势,导致菌斑中物质代谢紊乱、pH 下降和牙齿脱矿。口腔中致龋微生物主要包括链球菌、乳杆菌和放线菌等。牙周病是指发生在牙周支持组织的各种疾病,牙周病的发生发展也与口腔菌群的失衡有关。龈下菌斑中厌氧菌的过度生长是引起牙周组织受损的主要原因。

(二)微生态失调与消化系统感染性疾病

1. 微生态失调与二重感染　长期大量应用广谱抗生素后,宿主体内敏感菌株大部分被抑制,而原先处于劣势的或来自外界环境的少数耐药菌则趁机定植和大量繁殖,引起疾病。这种在抗菌药物治疗原发感染性疾病的过程中,造成体内微生态失调而产生的新感染,称为**二重感染**(superinfection)。

如临床上常见的葡萄球菌、艰难拟梭菌以及白假丝酵母（俗称白念珠菌）引起的肠炎。

2. 微生态失调与急慢性腹泻　急性腹泻患者的肠道菌群随腹泻物大量排出，暂居菌或称过路菌比例增加，导致微生态失调。合理应用抗生素杀死致病菌，腹泻恢复后失调的菌群也会逐渐恢复正常。若急性腹泻没有及时治疗，转为慢性腹泻，过路菌数量会增加。腹泻的发生还会影响肠道的蠕动和肠内细菌群的比例，导致脂肪代谢紊乱和胆盐代谢障碍，进一步加重失调，形成恶性循环。

（三）微生态失调与呼吸道感染性疾病

滥用抗生素等原因打破机体微生态平衡后，原本存在于肠道、口腔、咽部的细菌会易位至呼吸道发生感染。常见的有肺炎链球菌、葡萄球菌、肺炎克雷伯菌、铜绿假单胞菌。一般认为，口咽部定植菌吸入是**医院获得性肺炎**最重要的发病原因。此外，长期口服抗生素后革兰氏阴性杆菌大量繁殖并向周围扩散，进入胃内或口腔，经定位转移进入呼吸道，引起肺炎。胃部抑酸药伴随胃食管返流或鼻胃管的应用，也会使细菌从消化道逆向进入呼吸道。

（四）微生态失调与生殖道感染性疾病

随着年龄老化、激素水平改变、大量应用广谱抗生素和免疫抑制剂，都会引起生殖道微生态失调，其中条件致病菌会引起女性生殖道的局部感染，包括**细菌性阴道炎、滴虫性阴道炎、白念珠菌性阴道炎等。**

（五）微生态失调与皮肤感染性疾病

皮肤表面的正常细菌群通过生物拮抗、产生抗菌物质等方式，保护皮肤的健康。当皮肤细菌群受到年龄、皮脂分泌、皮肤 pH 值影响，或者外源性应用抗生素和皮肤洗剂，都有可能影响皮肤微生态平衡。宿主患有慢性消耗性疾病、免疫功能低下、定植细菌毒力强等因素影响下，可引发皮肤原发或继发感染。此外，微生态失调引发的皮肤真菌感染也较为多见。

二、微生态失调与非感染性疾病

微生态失调与非感染性疾病也存在密切关系，是近年来研究的热点。

（一）微生态失调与代谢性疾病

1. 微生态失调与肥胖　肥胖患者肠道内微生态失衡，调控机体的脂肪合成与存储相关基因的表达，向过度合成和存储脂肪的方向发展。同时，肠道微生态失调导致革兰氏阴性菌数量明显增多，其细胞壁脂多糖与免疫细胞表面的 TLR4（toll like receptor 4）受体结合，触发促炎因子释放，引起炎症反应；同时也影响营养物质的消化，增加脂肪的合成，共同导致肥胖发生。

2. 微生态失调与糖尿病　肠道微生态失调是糖尿病的诱因之一。与健康人相比，1 型糖尿病患者肠内拟杆菌和硬壁菌门的比例失调，肠黏膜表面黏蛋白层也被破坏，肠道有益菌产生丁酸量明显减少，肠内细菌群的多样性显著降低。2 型糖尿病患者肠道中的硬壁菌门和梭菌的比例显著高于正常人，尤以 β-变形菌门的比例升高显著，伴随双歧杆菌和乳杆菌的数量减少，并与血糖浓度显著相关。

（二）微生态失调与炎症性肠病

炎症性肠病（inflammatory bowel disease，IBD）是一组病因不明的肠道炎症性疾病，包括克罗恩病（Crohn's disease，CD）和溃疡性结肠炎（ulcerative colitis，UC）。拟杆菌、消化链球菌、李斯特菌的数量在 IBD 患者中明显升高，伴随各种代谢产物增多，部分产物会增加肠黏膜的通透性，使肠道中革兰氏阴性菌的内毒素成分更多吸收入血，对 IBD 的发展也有促进作用。

（三）微生态失调与肿瘤性疾病

研究表明，结肠癌高发区人群的肠道细菌群组成和低发区人群有显著差异。肠道中某些细菌能够分解食物中的化合物，转变为致癌因子。例如，南太平洋关岛居民常吃的苏铁果中含有甲氧基偶氮甲醇糖苷，能通过肠道细菌产生 β-葡糖醛酸酶转变为有毒的糖基配体，吸收后进入肝脏和肾脏代谢，诱发肝脏和肾脏肿瘤。此外，某些肠道细菌产生的氨基脱羧酶能将食物中的氨基酸分解为生物胺。如色氨酸经脱羧作用产生的靛基质具有强烈的致癌作用；酪氨酸与苯丙氨酸经肠道菌作用能产生酚类物质,可诱发普通大鼠形成皮肤肿瘤,亦可诱发肝癌。胺类物质还能够与胃肠中的亚硝酸盐结合,形成致癌物亚硝胺。脆弱拟杆菌食子酸链球菌和具核梭杆菌都被证实和肿瘤的发生相关,其中具核梭杆菌通过多种机制调节免疫反应、表观遗传、代谢等多个方面促进结直肠癌的发生发展并增加肿瘤细胞耐药性。

(四) 微生态失调与神经心理性疾病

微生态失调与多种神经心理性疾病的发生发展相关,包括抑郁症、自闭症、焦虑、社交障碍和阿尔茨海默病等。自闭症患者中,肠道拟杆菌门比例增高,硬壁菌门比例降低。许多自闭症儿童常伴有慢性胃肠不适。肠道菌群失调可能导致一种或多种产神经毒性物质的肠道细菌在肠内定植,在一定程度上引发自闭症患者的症状。超过90%的自闭症儿童患有慢性小肠结肠炎,治疗肠道疾病,恢复肠道功能对自闭症症状的改善有帮助。

第三节　人体微生态失调的防控

调控肠道微生态,已经成为预防和治疗肠道以及全身系统性疾病的重要手段。调控肠道微生态的主要方法包括以下四种:

一、饮食与生活方式调节

饮食和生活方式能够显著影响肠道细菌群的组成,进而影响宿主的生理机能、免疫系统功能,以及对感染性疾病的敏感性。如经常摄入酸奶或脱脂乳的人肠道细菌多样性较高,同样摄入膳食纤维、喝咖啡及葡萄酒也会增加肠道菌群的多样性。运动也能够改变肠道菌群的组成,增加肠道有益菌的比例。

二、益生菌、益生元、合生元和促生元调节

1. 益生菌(probiotics)　是一类活的、摄入足够量能对人体产生有益作用的微生物。益生菌大多来源于人或动物肠道的正常菌群,包括乳杆菌、双歧杆菌、肠球菌、乳球菌等多个菌属,以乳杆菌和双歧杆菌最为常见。目前益生菌已经广泛地应用于食品发酵、医疗保健等领域中,对宿主具有拮抗病原菌、调节免疫状态、产生有益代谢产物等多方面作用。

2. 益生元(prebiotics)　是一类选择性地促进肠道中有益菌生长或提高细菌活性,从而促进机体健康的非消化性食物成分;包括菊粉、低聚果糖、(反式)寡聚半乳糖以及乳果糖、多酚类等。益生元虽然不能被机体消化,但可被有益菌发酵利用,促进肠道有益菌,如双歧杆菌、乳杆菌等的生长,平衡肠道菌群进而促进机体健康。

3. 合生元(synbiotics)　同时含有益生菌和益生元的混合制剂被称为合生元。

4. 促生元/后生元(postbiotics)　是经过加工的益生菌的总称,包括细菌和代谢物。由于其分子量小,可通过肠黏膜迅速进入人体,产生增强免疫力、平衡肠道菌群、调节生理功能等作用。

益生菌、益生元、合生元和促生元对特定疾病的作用尚需更多科学证据。它们对人体的安全性问题亦应重视,对于免疫功能缺陷或有肠漏症的人群不建议采用。

三、噬菌体调控

噬菌体(bacteriophage)是一类特异性感染细菌的病毒,其来源广泛,价格低廉;特异性强,副作用小;可在宿主菌内自我复制,低剂量即可对细菌产生强大杀伤力,同时对真核细胞没有破坏作用。噬菌体裂解细菌具有高度的特异性,能够感染并裂解特定的靶细菌。在肠道微生态与人体健康之间关系的研究中发现部分参与疾病发生发展的细菌,可通过筛选噬菌体将其靶向裂解,调节细菌群,进而防控相关疾病,如肿瘤,精神性疾病等。

四、微生物群的置换

微生物群移植（microbiota transplantation）是将健康供体的微生物菌群，转接至病人受体的体内或体表，治疗由于细菌群紊乱而导致的各种疾病，如粪菌移植（fecal microbiota transplantation，FMT）用于治疗艰难拟梭菌引起的腹泻。

东晋道教学家和中医学家葛洪在医书《肘后备急方》中有对病人口服其他健康人的粪便悬浮液治疗食物中毒和严重腹泻的描述，是历史上首次记载的细菌群移植。李时珍在《本草纲目》中记载了用发酵的粪便、新鲜的粪便悬液、干燥的粪便或婴儿粪便治疗腹泻、腹痛、呕吐和便秘。17 世纪，意大利人法布里修斯将粪便移植应用于兽医治疗各种肠道疾病。粪菌移植第一次在现代医学中应用是1958 年用于治疗伪膜性肠炎。1983 年，菌群移植被用于治疗艰难拟梭菌感染。目前，已有很多利用粪菌移植治疗疾病的成功案例，包括 IBD、肠易激综合征、代谢综合征等。但是由于粪便成分的复杂性，一些潜在的抗原成分及机会致病微生物存在致病风险，带来安全应用的不确定性。

思考题：

1. 人体微生物群被称为"被遗忘的器官"是否具有合理性？体现在哪些方面？
2. 列举人体微生物群的调控策略，阐述其潜在的临床应用。

（郭晓奎）

扫码获取
数字内容

第五章

抗感染免疫

要点:

1. 病原体对机体的致病作用和机体的抗感染免疫构成一对基本矛盾,双方力量的消长决定感染的发生、发展与结局。

2. 参与固有免疫的补体、溶菌酶、防御素、急性期蛋白、干扰素等可溶性分子是重要的抗感染体液因素,其中干扰素是最重要的抗病毒可溶性分子。

3. 吞噬细胞、NK 细胞、DC 细胞等是参与固有免疫的重要细胞群。多种免疫细胞通过模式识别受体识别病原微生物的病原体相关分子模式,启动机体固有免疫和适应性免疫。

4. 机体针对胞外菌感染的免疫应答多以体液免疫为主,而抗胞内菌感染主要由细胞免疫发挥作用;在抗病毒感染过程中,固有免疫和适应性免疫发挥重要的作用。

感染(infection)是指病原体入侵宿主,在体内增殖并与机体相互作用,引起局部或全身一系列病理变化的过程。病原体感染会引起机体的抗感染免疫。两者力量的消长决定感染的发生、发展与结局。

机体免疫系统可通过多种作用机制控制微生物感染。**免疫系统**对入侵微生物的识别并产生免疫应答,**发挥抵御和清除微生物的正常生理机能过程**,称为**抗感染免疫**(anti-infection immunity)。包括固有免疫(innate immunity)和适应性免疫(adaptive immunity)(表 5-1)。固有免疫通常在感染早期发挥作用,适应性免疫通常在感染后期与固有免疫细胞/分子协同作用,共同发挥抗感染免疫作用。

此外,病原微生物在机体免疫压力作用下,可通过多种作用机制逃避免疫系统的识别和清除;有些病原体甚至可通过攻击破坏机体免疫系统而入侵体内定植并存活。由此病原微生物可在体内大量繁殖,形成感染,甚至导致疾病。这部分内容将在第六章中介绍。

表 5-1 抗感染免疫的主要机制

免疫类型	免疫因素	主要免疫机制
固有免疫	物理、化学和微生物屏障	机械阻挡、分泌杀菌物质以及正常菌群拮抗作用
	固有免疫分子	溶菌酶、防御素、急性期蛋白、干扰素等可溶性分子介导的抗菌抗病毒效应
	固有免疫细胞	中性粒细胞、单核巨噬细胞、树突状细胞、NK 细胞、NKT 细胞和 γδT 细胞等免疫细胞介导的抗病原体的固有免疫
适应性免疫	体液免疫	抗胞外菌体液免疫和抗病毒体液免疫,免疫效应包括中和作用、激活补体、调理作用、抗体依赖的细胞毒作用等
	细胞免疫	抗胞内菌细胞免疫和抗病毒细胞免疫,免疫效应包括细胞毒 T 淋巴细胞介导的细胞毒作用;Th1、Th17 细胞介导的免疫应答

第一节　固　有　免　疫

固有免疫又称为**天然免疫**（natural immunity），由生理屏障、吞噬细胞和固有免疫分子等组成，是个体在种系发育和进化过程中形成的一系列防御机制，是机体抵御病原微生物入侵的"**第一道防线**"。其特点是可无选择性阻止病原体侵入体内，或在病原体于体内生长繁殖及造成感染之前将其破坏，发挥非特异抗感染免疫，亦可参与清除体内损伤、衰老或畸变的细胞，并启动适应性免疫应答。

一、生理屏障

（一）物理屏障

1. 皮肤和黏膜屏障　人体的皮肤及与外界相通腔道的黏膜组织可通过机械阻挡和附属结构的运动等方式发挥抗感染作用。如完整的皮肤能阻挡病原菌的侵入；呼吸道黏膜上皮细胞的纤毛运动可将附着于其表面的微生物排出。

2. 血脑屏障　指脑毛细血管壁与神经胶质细胞形成的血浆与脑细胞之间的屏障和由脉络丛形成的血浆和脑脊液之间的屏障。其结构致密，能阻挡病原微生物及其毒性产物进入脑组织或脑脊液，从而保护中枢神经系统免受感染。婴幼儿的血脑屏障尚未发育完善，因此易发生中枢神经系统感染。

3. 胎盘屏障　由母体子宫内膜的基蜕膜和胎儿的绒毛膜滋养层细胞组成。可防止母体的病原微生物进入胎儿体内。妊娠 3 个月内，此屏障尚未发育完善，此阶段母体中的病原微生物经胎盘进入胎儿体内易引发感染，甚至可致胎儿畸形、流产或死胎。

（二）化学屏障

1. 皮肤黏膜分泌的杀菌物质　皮肤的汗腺分泌乳酸，使汗液呈酸性（pH 5.0~6.0），并含有高浓度盐分，可抑制大多数致病菌的生长。皮脂腺分泌的脂肪酸和汗腺分泌的溶菌酶具有杀菌作用。不同部位的黏膜能分泌溶菌酶（泪液、唾液、呼吸道分泌物）、胃酸（胃）、蛋白水解酶（口腔、肠道）、胆盐（小肠）等多种杀菌物质。进入胃中的细菌大多不能抵抗强酸环境（pH 1.5~3.0）而被杀死。肠道的胆盐、蛋白水解酶和碱性环境可进一步杀灭进入肠道的病原微生物。

2. 抗菌肽（antibacterial peptide）　由人体细胞产生的小分子多肽，是机体固有免疫的组成部分，具有广谱高效的抗菌活性，能迅速杀灭致病菌和限制其蔓延，为启动有效的适应性免疫应答赢得时间。其中**防御素**（defensin）是最主要的抗菌肽。

（三）微生物屏障

正常菌群或人体微生物群构成的菌膜屏障是宿主抵御外部致病菌最重要的防线。正常菌群通过与致病菌竞争黏附部位和营养物质，或者产生抗菌物质等方式，抑制外部病原体的黏附与繁殖，以保持人体微生态平衡。例如，成年健康妇女阴道的主要正常菌群嗜酸乳杆菌能分解糖原，产生大量的乳酸，使阴道内保持酸性环境（pH 4.0~4.5），可抑制致病菌或机会致病菌的入侵和繁殖。如果使用抗菌药物不当，嗜酸乳杆菌可能受到抑制或被杀灭而数量剧减，酸性屏障将被破坏，机会致病微生物趁机大量繁殖，可诱发白假丝酵母、细菌或滴虫性阴道炎。此外，肠道中大肠埃希菌分泌的大肠菌素和酸性物质，能抑制沙门菌、志贺菌和金黄色葡萄球菌等生长。

二、固有免疫细胞

（一）病原体相关分子模式与模式识别受体

抗病原体的固有免疫应答中，固有免疫细胞，如吞噬细胞、DC 细胞，以及病毒感染的宿主细胞，主要通过模式识别来实现对病原微生物的识别，并进一步发挥抗病原体感染的作用。模式识别理论认为，病原体内存在一些进化上非常保守的与致病性相关的组分，称为病原体相关分子模式（pathogen-associated molecular pattern，PAMP）。PAMP 是病原微生物的分子标志，为共有的高度保守的组分,为微生物生存和致病性所必需,高等哺乳动物中不存在,免疫系统可借此区分"自己"(self)与"非己"(non-self)。即 PAMP 可被宿主免疫系统识别为入侵"危险信号"以诱发免疫应答。

在宿主细胞上存在一类可识别 PAMP 并介导固有免疫的受体,称为模式识别受体(pattern recognition receptor,PRR)。根据细胞定位和相关功能,**PRR 主要可分为 4 种:血清分泌型 PRR、膜结合内吞型 PRR、膜结合信号转导型 PRR 及胞质的信号转导型 PRR。**

1. **血清分泌型 PRR**

血清中的分泌型 PRR 主要包括:①甘露聚糖结合凝集素(MBL),其在肝脏中合成,作为急性应答反应成分释放入血清,可识别并结合致病菌、某些病毒、酵母表面的甘露糖组分,激活补体或发挥调理作用;②C-反应蛋白(C-reactive protein,CRP),是一种急性期蛋白,可通过结合细菌细胞壁磷脂酰胆碱来发挥效应。

2. **膜结合内吞型 PRR**　巨噬细胞表面表达多种跨膜受体,可识别并结合相应 PAMP,介导吞噬细胞对病原体的摄取和运输,参与病原体的降解及病原体蛋白加工和处理。包括清道夫受体(scavenger receptor,SR)和甘露糖受体(mannose receptor,MR)。

3. **膜结合信号转导型 PRR**　膜结合的信号转导型 PRR 主要有 Toll 样受体(Toll-like receptor,TLR)。TLR 是 I 型跨膜蛋白,**根据其亚细胞定位不同,可分为两大类:细胞表面的 TLR(TLR1、TLR2、TLR4、TLR5、TLR6 等)和细胞内溶酶体、内体(endosome)及内质网 TLR(TLR3、TLR7、TLR8、TLR9)。**表达于细胞表面的 TLRs 能够选择性识别和结合相应的 PAMP,进而激活细胞信号转导途径。

TLR 介导的信号转导主要分为两大途径:MyD88(myeloid different factory 88)**依赖途径**和 TRIF(TIR domain containing adaptor inducing interferon-β)**依赖途径**。TLRs 在有效识别"非己"成分被活化后,通过**直接增强固有免疫细胞的吞噬和杀伤能力**,促进细胞因子和趋化因子以及抗微生物肽的分泌**参与固有免疫,是连接固有免疫和适应性免疫的桥梁**。如果 TLR 信号过度活化会导致免疫病理损害。

4. **胞质信号转导型 PRR**　胞质信号转导型 PRR 功能类似于 TLR,可在抗病毒感染中发挥作用。主要包括环状 GMP-AMP 合成酶(cGAS)、RIG 样受体(RIG-I-like receptor,RLR)和 NOD 样受体等。cGAS 主要识别病毒 DNA。RLR 主要识别胞质中的病毒 RNA,引发免疫应答(图 5-1),其主要成员包括:

(1)**视黄酸诱导基因**(retinoic aid-inducible gene I,RIG-I):RIG-I 广泛表达在各种组织和细胞中,可被 IFN、TNF-α 和 LPS 等诱导表达上调。RIG-I 主要是特异性识别"非己"病毒的 ssRNA,因为大多数 ssRNA 病毒是在细胞质中复制的,而真核生物 RNA 是在核内转录。此外,RIG-I 在胞质 dsRNA 诱发的免疫应答中亦发挥重要作用。

(2)**黑色素瘤分化基因 5**(melanoma differentiation-associated gene 5,MDA 5):MDA 5 与 RIG-I 结构类似,但它只识别 dsRNA。RIG-I、MDA5 的分子结构主要包括:①在

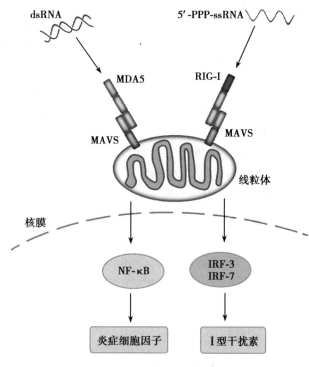

图 5-1　RLR 的活化与效应机制

N-端有两个半胱天冬酶招募结构域(caspase recruitment domain,CARD),CARD 与偶联在线粒体外膜上的接头蛋白(mitochondrial antiviral signaling protein,MAVS)相互作用,负责传递信号;②含一个解旋酶,可识别 dsRNA 及合成 dsRNA(poly I:C)。RIG-I 和 MDA-5 与配体结合后,可活化 MAVS,进一

步激活 NF-κB 和 IRF3/7,分别促进炎症细胞因子的产生和诱导 Ⅰ 型 IFN 表达,从而参与抗病毒效应。

（二）吞噬细胞

吞噬细胞（phagocyte）分为大吞噬细胞和小吞噬细胞两种。大吞噬细胞包括血中的单核细胞和组织中的巨噬细胞,以及两者组成的单核-吞噬细胞系统（mononuclear phagocyte system）。小吞噬细胞为外周血的中性粒细胞。当病原体突破皮肤或黏膜屏障侵入组织中后,首先被聚集到病原体所在部位的中性粒细胞吞噬和消灭。一般只有数量多、毒力强的病原体才有可能进一步侵入血流或其他器官,再由血液、肝、脾等处的吞噬细胞继续进行吞噬杀灭。

1. 吞噬杀灭病原体过程

（1）**游走、识别与结合**：细菌、病毒等病原体的产物刺激宿主细胞产生的趋化因子（chemokine）、IL-8、中性粒细胞激活蛋白-2（neutrophil activating protein-2,NAP-2）及巨噬细胞炎性蛋白-1（macrophage inflammatory protein 1,MIP-1）等,能够趋化大量的中性粒细胞和单核吞噬细胞沿血管边缘移动,并穿越血管内皮细胞层,最终至感染部位。感染组织的裂解产物和一些补体成分也具有趋化作用。吞噬细胞主要通过自身相应的模式识别受体（PRR）识别细菌、病毒及真菌等病原体。

另外,吞噬细胞上还有一些可间接识别和结合病原微生物及其成分的受体,如吞噬细胞表面表达的 CD14 分子,可以通过血清中脂多糖结合蛋白与革兰氏阴性菌结合;吞噬细胞表面的 IgG Fc 受体及补体 C3b 等受体,可与病原微生物相关复合物结合,此种方式更有利于吞噬细胞捕获病原微生物。

（2）**吞噬**：吞噬细胞识别病原体后,即启动吞噬过程。吞噬细胞接触病原体部位的细胞膜内陷,伸出伪足将病原体包裹并摄入细胞质内,形成吞噬体（phagosome）。

（3）**杀灭**：当吞噬体形成后,溶酶体与之靠近、接触,两者融合形成吞噬溶酶体（phagolysome）,见图 5-2。此时,吞噬细胞从有氧呼吸转换为糖酵解作用,产生大量乳酸,使吞噬溶酶体内酸化（pH 3.5~4.0）,从而抑制病原体,例如细菌的生长,并增强多种溶酶体酶的活性。溶酶体内的溶菌酶、髓过氧化物酶（myeloperoxidas,MPO）、阳离子蛋白、乳铁蛋白、防御素、活性氧中介物（reactive oxygen intermediates,ROI）及活性氮中介物（reactive nitrogen intermediates,RNI）等可杀死病原菌,而蛋白水解酶、多糖酶、核酸酶、脂酶等能降解菌体成分,绝大部分降解产物以胞吐方式排至吞噬细胞外。有些产物可被加工处理形成抗原肽（表位）,以抗原肽-主要组织相容性复合体（major histocompatibility complex,MHC）Ⅱ类分子复合物的形式表达于细胞膜表面,提呈给 CD4⁺ T 细胞识别,启动适应性免疫应答（图 5-2）。

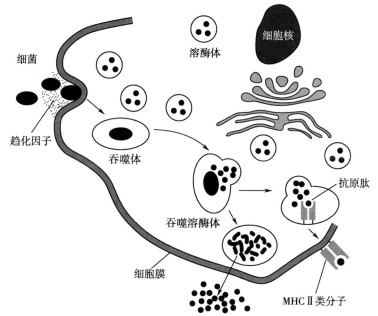

图 5-2　巨噬细胞吞噬杀菌和抗原提呈示意图

2. 吞噬杀灭病原体机制

吞噬细胞杀灭病原微生物的机制分为需氧型和非需氧型。

（1）需氧型机制：杀灭病原微生物过程需要氧分子参加，其杀灭机制主要是：①**呼吸爆发**（respiratory burst）：指吞噬细胞在吞噬病原体后，出现有氧代谢活跃、氧耗急剧增加，通过氧的部分还原作用产生一组高反应性的杀灭病原体物质的过程。如呼吸爆发过程中生成的活性氧中间体（reactive oxygen intermediates，ROI），ROI 包括超氧阴离子（O_2^-）、单态氧（$^1O_2$）、游离羟基（OH^-）、H_2O_2、次氯酸（$HOCl$）及氯胺（NH_2Cl）等，具有强氧化作用或细胞毒作用，可有效杀伤病原微生物。②**过氧化氢-髓过氧化物酶-卤化物杀菌系统**：中性粒细胞和单核细胞含有 MPO，作用于 H_2O_2 和氯化物，使病原微生物蛋白卤素化而死亡。但组织中的巨噬细胞无 MPO，不能通过此机制发挥作用。③**一氧化氮**（nitric oxide，NO）**系统**：吞噬细胞活化后可产生诱导型一氧化氮合成酶（inducible NO synthase，iNOS）。iNOS 可催化 L-精氨酸与氧分子反应，生成瓜氨酸和 NO，NO 与 O_2^- 结合后再进一步氧化成 NO_2^- 和 NO_3^-，NO、NO_2^- 和 NO_3^- 等共同构成具有杀灭病原微生物活性的活性氮中间体（reactive nitrogen intermediates，RNI），在厌氧条件下发挥更强大的抗感染效应。

（2）非需氧型机制：即杀灭过程中不需要氧分子的参加，是通过吞噬溶酶体内的酸性产物和吞噬细胞颗粒释出的某些效应物质，在无氧条件下，发挥杀灭病原微生物作用。吞噬溶酶体形成后，糖酵解作用增强，当乳酸累积使 pH 降至 4.0 以下时，病原体难以存活。从颗粒中释放出的杀灭物质主要有溶菌酶、防御素、乳铁蛋白及弹性蛋白酶等。

3. 吞噬类型

吞噬细胞吞噬的后果，因病原体种类、毒力及机体免疫力不同，有完全吞噬和不完全吞噬两种。

（1）完全吞噬：大多数情况下，被吞噬的病原体能够被完全杀死、破坏，称为完全吞噬。例如，通常化脓性球菌被吞噬后，一般于 5~10 分钟死亡。

（2）不完全吞噬：病原体虽被吞噬，但不能被杀死，称为不完全吞噬。如结核分枝杆菌、布鲁菌、伤寒沙门菌等胞内寄生菌，在免疫力低下的机体中则出现不完全吞噬。不完全吞噬可使病原体在吞噬细胞中受到保护，免受体液中的效应分子、抗体及药物的作用。有的甚至能在吞噬细胞内生长繁殖，导致吞噬细胞死亡，或可通过游走的吞噬细胞经淋巴液或血液扩散到机体其他部位，引起病变。

（三）NK 细胞

NK 细胞由造血干细胞发育分化而来，是淋巴细胞的一个亚群，占外周淋巴细胞的 10%~15%。NK 细胞对靶细胞的杀伤主要与其释放的细胞毒性物质及细胞因子有关，不需要抗原递呈细胞介导，可直接作用于病原微生物感染的靶细胞：①穿孔素：可溶解病毒感染细胞。②丝氨酸酯酶：从穿孔素在靶细胞上形成的孔洞进入细胞，通过激活核酸内切酶，使细胞 DNA 断裂，引起细胞凋亡。③细胞因子：TNF-α 和 TNF-β 可改变靶细胞溶酶体的稳定性，使多种水解酶外漏，导致细胞死亡；IFN-γ 可抑制细胞内病毒的增殖。

MHC I 类分子的表达可抑制 NK 细胞的杀伤作用，从而避免 NK 细胞对"自己"的攻击。病毒感染早期产生的干扰素可以活化 NK 细胞，提高 NK 细胞的杀伤作用。NK 细胞和干扰素构成了感染早期天然抗病毒作用的重要免疫因素。

NK 细胞还可在适应性体液免疫阶段发挥细胞毒效应，通过其膜上高表达的 IgG Fc 受体，与结合病毒感染细胞上的特异性抗原的 IgG Fc 段相结合，NK 细胞释放细胞毒性介质导致靶细胞溶解破坏，即抗体依赖性细胞介导的细胞毒作用（antibody dependent cell-mediated cytotoxicity，ADCC），NK 细胞是 ADCC 的主要免疫细胞。此外，单核巨噬细胞、中性粒细胞都可以通过 ADCC 的方式清除被感染的靶细胞。

（四）树突状细胞

树突状细胞（dentritic cell，DC）在全身多处脏器和组织广泛分布，是机体功能最强的专职抗原递呈细胞（antigen presenting cell，APC），能高效地摄取、加工处理和递呈抗原，未成熟 DC 具有较强的迁移能力,成熟 DC 能有效激活初始 T 细胞,处于启动、调控、并维持免疫应答的中心环节。成熟的 DC 可分为两个亚群:髓样 DC(myeloid DC,mDC)和浆细胞样 DC(plasmacytoid DC,pDC)。mDC 在病原体等异种抗原刺激下能分泌 IL-12 和 IL-2 等细胞因子,引发和增强细胞免疫应答;pDC 可表达 TLR7/8/9,在病毒感染刺激下,主要产生以 IFN-α 为主的细胞因子,发挥抗病毒作用。

(五) 其他固有免疫细胞

γδT 细胞(其 T 细胞抗原受体为 γ 和 δ 链的 T 淋巴细胞)、自然杀伤 T 细胞(natural killer T cell, NKT 细胞)、B1 细胞、肥大细胞、嗜碱性细胞及嗜酸性细胞等固有免疫细胞在机体防御病原微生物的免疫应答中均发挥作用。

三、固有免疫分子

固有免疫分子是存在于正常体液和组织中具有多种杀伤或抑制病原体作用的可溶性分子,主要有:

(一) 干扰素

干扰素(interferon,IFN)是 1957 年英国国立医学研究所微生物学家 Alick Isaacs 和 Jean Lindenmann 在研究流感病毒时发现的,IFN 由细胞产生,是感染早期最重要的一类具有抗病毒增殖活性的细胞因子。干扰素由病毒或其他干扰素诱生剂诱导**人或动物细胞产生**,为一类小分子量糖蛋白,**具有抗病毒、抑制肿瘤以及免疫调节等多种生物活性**,其产生和发挥效应作用均由细胞基因调控。

1. **IFN 诱生**　病毒及其他细胞内繁殖的微生物、细菌内毒素、原虫及人工合成的双链 RNA 等均可诱导细胞产生干扰素,其中以病毒和人工合成的双链 RNA 诱生能力最强。受干扰素诱生剂作用的巨噬细胞、淋巴细胞及体细胞均可产生干扰素。

2. **生物学活性**　干扰素具有广谱抗病毒活性,其作用特点是:①**间接性**:不能直接杀死或破坏细胞外病毒颗粒,而是通过诱导细胞表达抗病毒效应蛋白(antiviral protein,AVP),主要抑制宿主细胞内病毒的蛋白表达。②**种属特异性**:一般同一种属细胞产生的干扰素在同种体内活性最佳,而对不同种属则无活性。③**广谱性**:对 RNA 和 DNA 病毒均有广泛的抗病毒活性,但对不同病毒的作用效果不同,即不同病毒对干扰素的敏感性有差别,如 RNA 病毒中的披膜病毒、DNA 病毒中的痘苗病毒对干扰素敏感,而 DNA 病毒中的单纯疱疹病毒则不甚敏感。干扰素的抗病毒作用短暂,细胞学实验证明可以维持 24~72 小时。除抗病毒作用外,干扰素还有免疫调节和抗肿瘤作用。

3. **分类**　人类细胞诱生的干扰素根据其基因在染色体上的定位、抗原性以及 IFN 受体的不同,目前已确定的主要有**三类干扰素家族:Ⅰ型、Ⅱ型以及Ⅲ型**。Ⅰ型 IFN 包括 13 种 IFN-α 亚型和 IFN-β、IFN-κ、IFN-ε、IFN-σ 和 IFN-δ 等。Ⅱ型 IFN 只有一个成员—IFN-γ。Ⅲ型 IFN(又称为 IFN-λ)有 IL-28A、IL-28B 及 IL-29 三个成员。Ⅰ型 IFN 受体在大多数细胞上均有表达,IFN-γ 受体主要在抗原递呈细胞(APC)上表达。浆细胞样树突状细胞(pDC)是Ⅰ型和Ⅲ型 IFN 主要分泌细胞,而 NK 细胞和 Th1 细胞是Ⅱ型 IFN 的主要来源。Ⅰ型和Ⅲ型 IFN 可发挥强大的抗病毒效应,Ⅱ型 IFN 的免疫调节和抑制肿瘤作用强于抗病毒作用。

4. **抗病毒作用的机制**　干扰素的诱生是在病毒或诱生剂刺激下,宿主细胞编码 IFN 基因被激活而表达产生的。干扰素并不能直接灭活病毒,而是通过**与细胞表面的干扰素受体结合,激活受体介导的信号转导通路**,引发一系列生化反应,使细胞合成多种 AVP,由 AVP 阻止病毒蛋白质的合成或切割病毒核酸而发挥抗病毒作用(图 5-3)。

AVP 主要有依赖双链 RNA(dsRNA)的 2′,5′腺嘌呤核苷合成酶(2′,5′A 合成酶)和蛋白激酶(protein kinase R,PKR),以及 IFN-α/β 诱导的泛素样蛋白 ISG15 等,这些酶通过降解 mRNA、抑制多肽链的延伸等作用,阻断病毒蛋白的合成(图 5-4)。①2′,5′A 合成酶途径:该机制可导致病毒 mRNA 的降解。胞质内 dsRNA 激活 2′,5′A 合成酶,使 ATP 多聚化,形成不定长度的寡聚腺苷酸(2′,5′A);后者活化 RNA 酶 L(RNase L),可切断病毒 mRNA。②PKR 途径:PKR 也是 dsRNA 依赖酶,可磷酸化

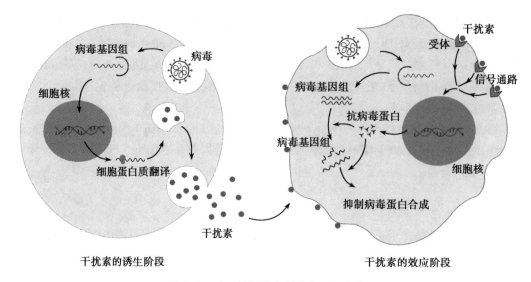

干扰素的诱生阶段　　　　　　　　　　干扰素的效应阶段

图 5-3　IFN 的诱生和效应作用示意图

蛋白合成起始因子 eIF-2α 并使之失活,导致病毒多肽链合成受阻。③ISG15:是 15kDa 的干扰素刺激蛋白,在干扰素信号调节中有重要作用,具有广泛的抗病毒活性。此外,干扰素还有其他抗病毒机制,如增加主要组织相容性抗原-I(HLA-I)的表达,有助于细胞毒 T 淋巴细胞(cytotoxic T lymphocyte, CTL)识别靶抗原。总之,干扰素通过 AVP, 破坏病毒 mRNA 和病毒蛋白合成,从而阻断病毒的复制。

临床已将 I 型 IFN 制剂(如 PEG-IFN-α)用于治疗某些急、慢性病毒性疾病,如带状疱疹、慢性乙型肝炎以及丙型肝炎等。但是,许多病毒已形成了一些较为复杂的机制来对抗或逃避干扰素的抗病毒作用。干扰素的毒性作用以及病毒对干扰素的拮抗或逃逸,是目前限制干扰素临床广泛应用的重要原因。

（二）补体

补体(complement)是重要的固有免疫分子之一。侵入机体的多种病原微生物可以通过甘露糖结合凝集素(mannan-binding lectin,MBL)途径或旁路途径迅速激活补体

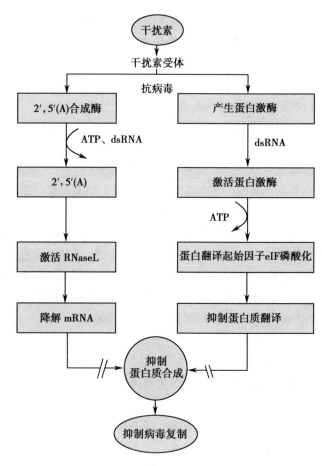

图 5-4　干扰素抑制病毒蛋白翻译的两种机制

系统,还可以在适应性免疫阶段与相应抗体结合后激活经典途径。三条补体激活途径均可形成膜攻击复合物,产生溶菌或溶解病毒感染细胞作用。MBL 途径和旁路途径在特异性抗体产生之前即可发挥杀灭病原微生物的作用。

（三）溶菌酶

溶菌酶(lysozyme)是一种不耐热的碱性蛋白,主要来源于吞噬细胞,广泛存在于血清、唾液、泪

液、尿液、乳汁及肠液等体液中。通过破坏革兰氏阳性菌细胞壁肽聚糖的聚糖骨架而使细菌溶解。革兰氏阴性菌肽聚糖层数少且有外膜包绕,故对溶菌酶不敏感。

（四）防御素

防御素（defensin）是最主要的抗菌肽,广泛存在于动物、植物及昆虫体内,是一类富含精氨酸的阳离子多肽,对细菌、真菌及某些包膜病毒具有直接杀灭作用。防御素可分为 α-防御素和 β-防御素两类,人体中以前者为主。其对病原体的杀伤机制主要包括:①通过静电作用结合病原体的 LPS、磷壁酸及病毒包膜脂质,破坏膜屏障,增加通透性,使细菌裂解死亡或病毒失活;②诱导病原体产生自溶酶;③增强吞噬细胞对病原体吞噬、杀伤及清除作用。

（五）急性期蛋白

急性期蛋白（acute phase protein,APP）是一组血清蛋白,当细菌或病毒感染后引起机体一系列的早期、高度复杂反应的产物。APP 在感染或炎症的恢复中起重要作用。APP 有很多种,其中典型的有脂多糖结合蛋白（LPS-binding protein,LBP）、甘露糖结合凝集素（MBL）、C 反应蛋白（C-reactive protein,CRP）等。在炎症刺激后,大多数 APP 可以迅速呈十倍或百倍地升高。

（六）其他细胞因子

除干扰素之外,多种其他细胞因子如 IL-8、单核细胞趋化蛋白-1（monocyte chemotactic protein 1,MCP-1）、MIP-1 等,均可由病原体感染机体后刺激免疫细胞和感染组织细胞产生,发挥抗感染和免疫调节作用。

第二节 适应性免疫

适应性免疫又称为获得性免疫（acquired immunity）,是个体出生后在生活过程中与病原体等抗原物质接触形成的免疫防御功能。其特点是特异性强、针对专一的抗原,再次接触相同抗原时能迅速发生强烈的免疫应答。适应性免疫包括体液免疫和细胞免疫。

一、抗细菌感染适应性免疫

病原菌一旦突破宿主固有免疫“第一道防线”,就会诱发适应性免疫应答,或清除病原菌,或引起感染性疾病。根据病原菌与宿主细胞的关系,可将病原菌分为**胞外菌**（extracellular bacteria）和**胞内菌**（intracellular bacteria）。两者的适应性免疫作用方式有所不同,**抗胞外菌感染多以体液免疫为主,抗胞内菌感染则主要是由细胞免疫发挥作用**。

（一）体液免疫

胞外菌的致病机制主要是产生内、外毒素等毒性物质和引起炎症反应。感染人类的大多数病原菌为胞外菌,如各种化脓性球菌、白喉棒状杆菌、破伤风梭菌等。抗胞外菌感染以体液免疫为主。

抗胞外菌感染主要是依赖特异性抗体（如 IgM 和 IgG）的作用,即 B 细胞介导的免疫应答。胞外菌细胞壁和荚膜等多糖抗原属于胸腺非依赖性抗原（thymus independent antigen,TI-Ag）,能直接激发 B 细胞产生 IgM 抗体。而胞外菌的大多数蛋白抗原属于胸腺依赖性抗原（thymus dependent antigen,TD-Ag）,需抗原递呈细胞和 Th2 细胞的辅助作用诱发抗体产生,早期产生 IgM,随后转变以 IgG 为主,并产生 IgA 或 IgE。黏膜免疫系统（mucosal immune system,MIS）产生的抗体主要是分泌型 IgA（secretory immunoglobulin A,SIgA）。抗体抗胞外菌免疫主要体现为:

1. 阻止细菌黏附 病原菌侵入机体首先要黏附于宿主细胞表面。是通过细菌表面黏附素与宿主细胞膜上受体的特异性结合。黏膜表面的 SIgA 对阻止病原菌的黏附起重要的作用。SIgA 可与细菌菌毛等黏附素结合,从而封闭黏附素与上皮细胞相应受体结合。如唾液中 SIgA 能阻止链球菌黏附口颊黏膜、肠道 SIgA 可阻止肠道病原菌如霍乱弧菌等的黏附。

2. 调理吞噬作用 抗体单独存在时或与补体联合均可发挥调理作用,促进吞噬细胞对某些病原体的吞噬。主要机制有:①通过 IgG Fc 段结合吞噬细胞:IgG Fab 段与细菌表面抗原结合,其 Fc 段与吞噬细胞结合。②通过激活补体产生 C3b 结合吞噬细胞:IgG、IgM 与细菌抗原形成的免疫复合物可激活补体,复合物上结合的补体成分 C3b 可与吞噬细胞 C3b 受体结合。

3. 中和细菌外毒素   抗体与细菌外毒素结合,可使外毒素失去毒性作用。其主要机制是抗体阻断了外毒素与靶细胞受体结合的位点。例如抗霍乱毒素的特异性抗体即抗毒素,与其肠毒素 B 亚单位结合后改变了毒素分子的构型,使毒性 A 亚单位不能发挥作用。抗毒素与外毒素形成的复合物,易被吞噬细胞吞噬清除。对以外毒素为主要致病物质的病原菌,如白喉棒状杆菌、破伤风梭菌、霍乱弧菌等感染,机体产生抗毒素是主要的抗感染免疫保护机制。

4. 抑制细菌对营养素的同化作用   当细菌抗原或蛋白参与营养素摄取或运输时,其特异性抗体能够抑制细菌对营养素的同化作用。例如,某些铁离子螯合物具有抗原性,其抗体能够阻止某些细菌生长过程中依赖铁离子参与的同化作用,进而抑制细菌生长。

(二)细胞免疫

感染机体后,主要寄居于细胞内的细菌称为胞内菌。根据其寄居特征,又可分为**兼性胞内菌**(facultative intracellular bacteria)和**专性胞内菌**(obligate intracellular bacteria)。兼性胞内菌并非必须在细胞内生存,在体外无活细胞的适宜条件下也可生长、繁殖,对人致病的主要有结核分枝杆菌、麻风分枝杆菌、伤寒沙门菌、布鲁菌、嗜肺军团菌及单核细胞增多性李斯特菌等。专性胞内菌不论在体内或体外,都只能在细胞内生存和繁殖,如立克次体、衣原体等属之。由于抗体不能进入细胞内发挥作用,且胞内菌能抵抗吞噬细胞胞内杀菌作用,因此抗胞内菌感染的适应性免疫主要依赖细胞免疫,即主要通过 Th1 细胞和 CTL 完成。

胞内菌主要寄居在单核吞噬细胞中,易于通过 MHC II 类分子的抗原递呈途径诱导免疫应答,因此在抗胞内菌感染中 CD4+ T 细胞起主要作用。另外,CD8+ T 细胞被胞内菌抗原活化需受 MHC I 类分子制约。病原菌进入宿主细胞后,可离开吞噬体进入细胞质,其肽段被 MHC I 类分子提呈到细胞表面,可诱导 CD8+ T 细胞活化。CTL 可释放穿孔素、颗粒酶等特异性杀伤胞内菌感染的细胞,使细菌裂解,再经抗体或补体的调理作用被吞噬细胞杀灭。

固有免疫和适应性免疫相互协同执行**抗感染免疫功能**,其中也包括具有**全身抗感染免疫和局部抗感染功能的黏膜免疫**。

黏膜免疫系统(MIS)是指广泛分布于呼吸道、胃肠道、泌尿生殖道黏膜下及一些外分泌腺体处的淋巴组织,是执行局部免疫功能的主要场所,在抗黏膜局部感染中发挥重要作用。肠道黏膜上皮细胞间散在的微褶皱细胞(membranous/microfold cell),简称为 M 细胞,是黏膜免疫系统中一种特化的抗原转运细胞,其与肠黏膜上皮细胞的关系如图 5-5 所示。肠腔中的大部分病原体可与 M 细胞表面的毛刷状微绒毛吸附,或经 M 细胞表面蛋白酶作用后被摄取、转运到 M 细胞基底面内陷形成的口袋中,并与其中的派氏集合淋巴结(Peyer patch)中淋巴细胞紧密接触,从而诱导黏膜免疫应答(如产生 SIgA)或免疫耐受。例如肠腔中的伤寒沙门菌、志贺菌可被 M 细胞转运到其基底部口袋中,与黏膜上皮

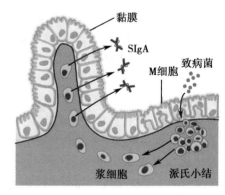

图 5-5   黏膜免疫中 M 细胞的功能示意图

细胞下淋巴组织接触,激活淋巴细胞,引起以 SIgA 为主的体液免疫应答,发挥针对上述细菌的特异性抗感染作用。因此,在黏膜免疫中固有免疫和适应性免疫相互协作,共同发挥抗感染作用。

黏膜免疫系统在抗病毒免疫反应中也起着非常重要的作用。例如,存在于呼吸道黏膜局部的特异性 SIgA 不需要补体的参与,可中和流感病毒,使其不能吸附于易感细胞上。

二、抗病毒感染适应性免疫

(一)体液免疫

病毒具有严格的细胞内寄生性,体液免疫的作用主要针对细胞外游离的病毒。机体在病毒感染后,能产生针对病毒多种抗原成分的特异性抗体,主要是 IgM、IgG 及 SIgA。IgM 抗体在病毒感染后的2~3 天即可出现,持续时间较短,约 1 周后 IgG 抗体的滴度则明显高于 IgM,且可持续几个月甚至几年。IgG 是唯一能够通过胎盘的抗体,在新生儿抗感染中有重要作用。一般经黏膜感染并在黏膜上皮细胞中复制的病毒,在黏膜局部可诱生 SIgA 抗体。抗体对细胞外游离的病毒和病毒感染的细胞可通过不同方式发挥作用。

病毒可通过包膜蛋白(包膜病毒)、衣壳蛋白(裸露病毒)与易感细胞上相应的受体结合而吸附,进而侵入细胞。机体内有些特异性抗体能够与病毒吸附蛋白(VAP)结合,从而阻断病毒感染的发生。介导病毒吸附和穿入的病毒表面抗原诱生的抗体统称为病毒**中和抗体**(neutralizing antibody)。**中和抗体与细胞外游离的病毒结合后,能消除病毒的感染能力。**中和抗体直接封闭病毒与细胞结合的抗原表位,导致病毒不能进入易感染细胞。中和抗体不能够直接灭活病毒,但在抑制病毒血症、限制病毒扩散及抵抗再感染中起重要作用。由不具有吸附和穿入作用的病毒抗原诱生的抗体,称为抗病毒非中和抗体,这类抗体虽不能够阻止病毒进入细胞,但可与病毒形成抗原抗体复合物,易于吞噬细胞吞噬降解和清除。

病毒特异性抗体还可以介导补体或其他吞噬细胞参与对病毒感染细胞的杀伤作用。抗体破坏病毒感染细胞的方式包括:

1. 包膜病毒感染细胞后,细胞膜上可出现病毒编码的蛋白,抗体与其结合后,在补体的参与下,可使细胞裂解或起调理作用,促进巨噬细胞吞噬病毒感染的细胞。

2. 抗体与病毒感染细胞结合,通过 NK 细胞、巨噬细胞及中性粒细胞的 ADCC 作用杀伤感染细胞。病毒一旦进入宿主细胞后,抗体则不能直接发挥抗病毒作用。对细胞内病毒的清除,主要依赖于CTL 和 Th1 细胞释放的细胞因子,其主要在病毒感染的局部发挥作用。

(二)细胞免疫

清除感染细胞内的病毒需要细胞免疫完成。与抗胞内菌的细胞免疫相似,抗病毒细胞免疫也是主要由 Th1 细胞和 CTL 介导。抗病毒细胞免疫的效应细胞除了依靠细胞吞噬杀伤作用外,还主要依靠其分泌的具有抗病毒活性的细胞因子发挥作用。

1. **CTL 的杀伤作用** 病毒特异的 CTL 必须与靶细胞接触才能发生杀伤作用,CTL 通过表面抗原受体识别和结合病毒感染的靶细胞,然后分泌效应分子如穿孔素和颗粒酶导致病毒感染细胞裂解和细胞凋亡。CTL 的杀伤效率高,是发挥细胞毒作用的主要细胞。

2. **Th1 细胞的抗病毒作用** 活化的 Th1 细胞能分泌 IFN-γ、TNFα 及 IL-2 等多种细胞因子,通过激活巨噬细胞和 NK 细胞,促进 CTL 的增殖和分化,诱发炎症等增强细胞免疫,起到限制病毒的扩散和增殖的抗病毒感染作用。

此外,γδT 细胞在病毒感染中可能也有作用,这类 T 细胞主要在口腔、生殖道等上皮组织中发挥抗病毒感染作用。

(三)影响抗病毒免疫持续时间的因素

抗病毒免疫持续时间的长短在各种病毒之间差异很大,但一般具有以下特点:

1. **与病毒感染及扩散范围有关** 有病毒血症的全身性病毒感染,由于病毒抗原能与免疫系统广泛接触,病后往往免疫较为牢固,且持续时间较长,如腮腺炎病毒、麻疹病毒、脊髓灰质炎病毒、甲型肝炎病毒等感染。仅局限于局部或黏膜表面的病毒感染,不形成病毒血症,这类病毒感染多引起短暂的免疫,因此宿主可多次感染,如引起普通感冒(common cold)的鼻病毒、某些冠状病毒感染等。

2. **与病毒血清型别有关** 只有单一血清型的病毒感染病后获得的免疫牢固,持续时间长,如乙型脑炎病毒。而甲型流感病毒、鼻病毒则因亚型或型别多,通过感染所建立的免疫水平对其他型别的病毒无免疫保护作用。

3. 与病毒是否容易发生变异有关 易发生抗原变异的病毒感染后只产生短暂免疫力。例如,甲型流感病毒表面抗原变异后,由于人群对变异病毒无有效免疫力,易引起甲型流感的暴发或流行。

三、抗真菌感染适应性免疫

真菌在自然界中广泛分布,但真菌病的发病率却较低,说明人体对真菌有较高的固有免疫力。**真菌侵入机体,刺激机体免疫系统,产生适应性免疫应答,以细胞免疫为主,同时可诱发迟发型超敏反应。**

真菌是完全抗原,深部真菌感染可刺激机体产生相应抗体。抗体的抗真菌作用尚有争论。如白假丝酵母阴道炎患者的血液及阴道分泌物中,已证明有特异性的 IgG 及 SIgA 抗体,但不能抑制阴道中的白假丝酵母。也有研究证明,保护性抗体在抗深部真菌感染中发挥作用。如抗白假丝酵母黏附素抗体,能阻止白假丝酵母黏附于宿主细胞。抗新生隐球菌荚膜特异性 IgG 抗体有调理吞噬作用。真菌感染与细胞免疫有较密切的关系。很多研究已证实,Th1 细胞反应占优势的细胞免疫应答在抗深部真菌(如白假丝酵母、新生隐球菌)感染中起重要作用。Th1 细胞产生 IFN-γ、IL-2 等激活巨噬细胞,上调呼吸爆发作用,增强其对真菌的杀伤力。Th1 细胞还可诱发迟发型超敏反应,控制真菌感染的扩散。艾滋病、恶性肿瘤或应用免疫抑制剂的患者的 T 细胞功能受抑制,易并发播散性真菌感染,可导致死亡。但细胞免疫对真菌感染者的康复作用尚不清楚。真菌感染一般不能形成稳固的病后免疫。

四、抗感染免疫病理损伤

在清除病原微生物感染过程中,感染诱生的免疫应答对机体自身也会造成病理性损伤,即抗感染免疫病理反应。宿主抗胞外菌的免疫反应可诱导吞噬细胞和 T 细胞等免疫细胞产生大量的炎性因子和生物活性物质,造成免疫损伤,导致炎症和感染性休克等。在抗胞内菌的免疫应答中,针对胞内菌蛋白质抗原的迟发型超敏反应,可能是引起组织损伤的主要原因。抗病毒免疫病理损伤主要包括 II 型和 III 型超敏反应,以及病毒蛋白因与宿主细胞蛋白之间存在共同抗原而导致自身免疫应答等可能因素(详见第六章)。

思考题

1. 在微生物感染过程中固有免疫和适应性免疫是如何发挥作用的?
2. 细胞免疫对胞内寄生菌是如何发挥作用的?
3. 从 SARS-CoV-2 疫苗开发策略出发,认识中和抗体在抗病毒感染作用中的重要性。

(沈 弢 王 丽)

第六章
病原微生物感染与致病机制

要点:

1. 病原微生物的传播方式、感染途径及类型与感染的发生和发展,以及疾病的转归密切相关。

2. 细菌的毒力、侵入数量、侵入门户,机体的免疫状态及生存环境等因素决定细菌的致病性。

3. 病毒通过直接损伤以及病毒诱导的免疫病理反应发挥对宿主的致病作用。

4. 真菌可引起真菌感染性、超敏反应性及毒素性疾病,某些真菌毒素还与肿瘤发生有关;真菌的荚膜、黏附素和侵袭素、细胞壁成分、胞外酶、色素、毒素、毒力因子、形态转换、生物被膜形成等决定其致病性。

5. 革兰氏阴性菌、机会致病菌、耐药菌已经成为医院感染的主要病原体。

病原微生物感染的实质是病原体与机体之间的相互作用。感染的发生、发展与结局主要取决于微生物的致病性和宿主免疫防御能力两方面因素。细菌、病毒和真菌的生物学性状不同,其致病机制各具特点,也存在共性。

第一节 感染的传播方式、途径及类型

感染的发生与发展主要涉及**传染源、传播方式与途径、易感人群**三个方面。

一、传染源

根据病原体来源,感染可分为**外源性感染**(exogenous infection)和**内源性感染**(endogenous infection)。根据感染发生场所,可分为社区感染(community infection)和医院感染(hospital infection)。

1. 外源性感染的传染源 外源性感染是指来自宿主体外的病原体引起的感染。病原体从一个宿主传播至另一个宿主并引起感染的过程称为传染(infection)。其传染源包括:

(1)患者:大多数患者自疾病潜伏期到恢复期,都有可能将体内的病原体传播给他人。如COVID-19、甲型肝炎、痢疾等患者。

(2)带菌者或病毒携带者:健康和恢复期带菌者或病毒携带者**可持续或间断向体外排菌(毒),是重要的传染源**,如伤寒沙门菌带菌者、痢疾志贺菌带菌者、乙型肝炎病毒携带者等。此类人群因其无明显临床症状,易被忽视。

(3)感染动物:包括正在患病以及带菌或携带病毒的动物。有些病原体主要在动物间传播,且可引起人兽共患病(zoonosis),人体可通过直接接触携带病原体的动物或其皮毛、食用受污染的肉、奶、蛋或昆虫叮咬等方式而感染。

2. 内源性感染的传染源 内源性感染是指病原体来自宿主体内或体表的感染,亦称自身感染(self-infection)。病原体大多是存在于体表和与外界相通腔道中的人体微生物群,少数是以潜伏状态存在于体内的病原体,当机体免疫功能受损或正常菌群寄居的部位改变,可引起内源性感染或机会性感染。

二、传播方式与感染途径

(一) 传播方式

传播方式是指病原体从传染源到达另一个感染机体的方式,包括水平传播和垂直传播两种方式。

1. 水平传播 (horizontal transmission)　是指病原体经空气、水、食物、接触、虫媒或土壤,以及医源性介入等,在人群个体之间、动物和人之间的传播,如流行性感冒、鼠疫在人群中的传播方式。

2. 垂直传播 (vertical transmission)　指病原体从宿主亲代向子代的传播方式。人类的垂直传播主要发生在妊娠期、分娩过程和出生后特定时期内(一般认为是出生后 28 天内的新生儿期)。其中,从孕 28 周到产后 7 天这段时期由母亲传播给子代的病原体感染,称为**围产 (生) 期感染** (perinatal infection)。孕产妇体内的病原体经过胎盘-胎儿、产道-新生儿和出生后母-婴哺乳方式及密切接触等,由母亲传给子代,可导致流产、早产、死胎,或先天畸形等,子代也可无任何症状或成为病毒携带者。多种病原微生物可发生垂直传播,包括病毒、细菌等(见附录附表 7),如风疹病毒、人巨细胞病毒、乙型肝炎病毒、人类免疫缺陷病毒、寨卡病毒、淋病奈瑟菌、梅毒螺旋体等。其中风疹病毒、人巨细胞病毒和寨卡病毒是引起**先天畸形**的常见病毒。

垂直传播是导致胎儿先天性感染 (congenital infection) 和出生后持续性感染 (persistent infection) 的重要原因。例如,围产 (生) 期感染 HBV 的新生儿,发展为慢性感染的比例远大于其他 HBV 感染人群。我国相关研究表明,母亲为 HBeAg 阳性、在围产 (生) 期感染了 HBV 的新生儿,如未采取任何干预措施,约 90% 会发展为慢性感染;而 5 岁以后感染 HBV 者,仅有 2%~5% 会进展为慢性感染。

(二) 感染途径

感染途径是指病原体入侵机体到达靶器官的途径。一种病原体可通过一种或多种途径感染机体,而不同病原体也可经相同的途径侵入机体,但每种病原体通常都有相对固定的主要感染途径,这与病原体的生物学特性和侵入部位的特性及其微环境有关。了解病原体的感染途径,在鉴别诊断、指导临床用药和疾病预防方面具有重要意义。

病原体的主要感染途径、传播方式见表 6-1 和附录。

表 6-1　病原体的主要感染途径和传播方式举例 *

感染途径	传播方式与媒介	主要病原体
呼吸道	气溶胶、飞沫、痰、唾液或皮屑的吸入	结核分枝杆菌、白喉棒状杆菌、百日咳鲍特菌、肺炎支原体、肺炎衣原体、流感病毒、冠状病毒、麻疹病毒、鼻病毒等
消化道或粪-口途径	污染的水或食物	伤寒沙门菌、志贺菌、脊髓灰质炎病毒、轮状病毒、甲型肝炎病毒等
眼及泌尿生殖道	接触(直接或间接)、游泳、性交	淋病奈瑟菌、梅毒螺旋体、人类免疫缺陷病毒、单纯疱疹病毒、巨细胞病毒、人乳头瘤病毒、肠道病毒 70 型等
皮肤、黏膜伤口	皮肤、黏膜损伤、动物咬伤	金黄色葡萄球菌、破伤风梭菌、产气荚膜梭菌、狂犬病毒等
血液	输血、注射、器官移植	人类免疫缺陷病毒、乙型肝炎病毒、丙型肝炎病毒等
虫媒传播	媒介昆虫吸血传播	鼠疫耶尔森菌、立克次体、乙型脑炎病毒、登革病毒等
经胎盘或产道	宫内、分娩产道、哺乳等垂直传播方式	梅毒螺旋体、风疹病毒、巨细胞病毒、人类免疫缺陷病毒、单纯疱疹病毒Ⅱ型、乙型肝炎病毒、寨卡病毒等

* 见附录-病原微生物传播途径或致病特点分类。

(三) 病原体在体内的播散

病原体由入侵部位向体内特定靶器官、组织及全身播散的方式,主要有三种:

1. 直接接触播散　有些细菌可通过向周围组织释放侵袭性酶或蛋白质,进而向全身播散,如乙型溶血性链球菌。

2. 经血液、淋巴循环播散　有些病原体进入血循环感染吞噬细胞或淋巴细胞,并通过血液、淋巴循环向全身播散。如伤寒沙门菌感染引起伤寒时,细菌在肠道局部淋巴结中大量繁殖,经淋巴循环入血,形成**菌血症**(bacteremia),并通过血循环向全身播散。病毒感染时多数会形成**病毒血症**(viremia),并通过血液播散到靶器官或全身,如麻疹病毒、SARS-CoV-2 感染等。

3. 经神经系统播散　病原体沿着神经元轴突在宿主体内播散。狂犬病病毒**可通过神经轴突从局部感染部位向中枢神经系统播散,**并导致疾病。有些细菌在感染的局部繁殖,其分泌的外毒素可沿神经系统扩散,如破伤风痉挛毒素。

三、感染的类型

根据有无临床症状,感染可分为隐性感染和显性感染。

隐性感染(inapparent infection)**又称为亚临床感染**(subclinical infection):当宿主抗感染免疫力较强,或侵入的病原体数量较少、毒力较弱,或病原体不能到达靶细胞或靶器官时,病原体在体内繁殖水平较低,感染不引起明显或仅有轻微的组织损伤,**无明显的症状及体征**,大部分能引起机体有效的特异性免疫应答,且**病原体被迅速清除,感染被终止**,这一过程称为隐性感染。隐性感染者获得的特异性免疫可抵抗同种病原体的再次感染。

显性感染(apparent infection)**又称为临床感染**(clinical infection):当宿主抗感染免疫力较弱,或侵入的病原微生物数量较多、毒力较强时,病原微生物在体内大量繁殖并产生致病物质,导致机体组织的细胞受到不同程度的病理损害,出现明显的临床症状和体征。

显性感染和隐性感染是细菌、真菌、病毒等病原体共同具有的感染类型,但也各具特性。

(一) 细菌的感染类型

1. 细菌隐性感染　隐性感染与感染的细菌种类有关,如脑膜炎奈瑟菌、白喉棒状杆菌等常导致隐性感染。隐性感染者可获得特异性免疫力,并能迅速清除感染的病原菌。

2. 细菌显性感染

(1)临床上按病程的长短和病情缓急,细菌显性感染可分为:

1)急性感染(acute infection):病情发展迅速,病程较短,一般是数日至数周,病愈后致病菌从体内被清除。如肺炎链球菌、霍乱弧菌等常引起急性感染。

2)亚急性感染(subacute infection):病情发展不如急性感染迅速,病程不及慢性感染持续时间长,如甲型溶血性链球菌所致的亚急性细菌性心内膜炎。

3)慢性感染(chronic infection):感染潜伏期长,病程缓慢,常持续数月至数年。如布鲁菌、麻风分枝杆菌和结核分枝杆菌等胞内菌,多引起慢性感染。

4)潜伏性感染(latent infection):结核分枝杆菌感染后,可长期潜伏在病灶或某些特殊组织细胞中呈非繁殖状态,不引起临床症状,也不出现在血液、分泌物或排泄物中。一旦机体免疫力下降,就会打破这种平衡状态引发疾病,导致结核病复发。

(2)**根据感染部位和性质,细菌显性感染又可分为局部感染和全身感染。**

1)局部感染(localized infection):入侵的病原菌仅局限在一定范围内生长繁殖,释放毒素,引起局部病变。如金黄色葡萄球菌引起的皮肤软组织感染。

2)全身感染(generalized infection):感染发生后,致病菌或其毒性代谢产物通过血液播散引起全身急性症状。根据细菌及毒素种类、入血情况及后果常分为以下五种类型:①**毒血症**(toxemia):致病菌侵入宿主后,只在局部生长繁殖,不进入血液,但其产生的外毒素入血,并经血液到达并损伤靶器官或组织,引起临床症状,如破伤风梭菌、白喉棒状杆菌感染所致的毒血症等。②**内毒素血症**(endotoxemia):由革兰氏阴性菌死亡后释放的大量内毒素入血引起,严重时可出现高热、低血压、微循环障碍甚至内毒素休克（或称为感染性休克）、弥散性血管内凝血（disseminated intravascular coagulation，DIC）等。血液中的内毒素可以是侵入血液的革兰氏阴性菌裂解释放的，也可来源于局部感染病灶的革兰氏阴性菌裂解物。③**菌血症**：致病菌由感染的局部侵入血液，但未在其中明显生长繁殖，短暂的一过性通过血液循环到达体内适宜的部位，再行繁殖而致病，如伤寒沙门菌感染可引起两次菌血症。④**败血症**（septicemia）：致病菌侵入血液并在其中大量繁殖，产生毒性产物，造成机体严重损害，出现全身性中毒症状，表现为高热、皮肤和黏膜淤血、肝脾大等，如金黄色葡萄球菌、大肠埃希菌、肺炎克雷伯菌、鼠疫耶尔森菌等引起的败血症。⑤**脓毒血症**（pyemia）：化脓性细菌从感染部位侵入血液，并在其中大量繁殖，通过血液扩散至宿主的其他组织或器官，产生新的化脓性病灶。

　　全身感染是一个动态发展过程，临床实践中常出现不易将菌血症与败血症、内毒素血症与败血症及脓毒血症区别开的情况。如常规实验室技术不易甄别细菌在血中是否大量繁殖，故对菌血症和败血症的诊断带来困难；血循环中革兰氏阴性菌导致的内毒素血症，实际也可能是败血症或脓毒血症，均可导致严重后果。目前全身感染的临床分类中，倾向于保留较为明确的毒血症和菌血症，并提出了**脓毒症**（sepsis）的概念（图 6-1）。**脓毒症**是 1991 年由美国胸科医师协会和危重症医学会首次提出，指主要由**细菌、病毒、真菌及寄生虫感染引发的，包括生理、生化异常在内的全身炎症反应综合征，即机体对感染的反应失调**。此外，一些非感染性因素也可以导致脓毒症，如恶性肿瘤等，但发生率较低。脓毒症及其导致的后续炎症反应，如细胞因子风暴（cytokine storm），可导致多器官功能障碍综合征（multiple organ dysfunction syndrome，MODS），甚至死亡。临床对这类可出现凶险后果的全身炎症反应综合征应及时诊断、防控及救治。

　　目前临床能检出病原体的脓毒症中细菌是主要病原；迄今对病毒所致脓毒症的诊断不足，需要高度关注。另外，临床上也存在一定比例的未检出病原的脓毒症，即培养阴性脓毒症。

　　细菌全身感染情况如图 6-1 所示。**上述全身感染不同的名称目前在相关学科均在使用。**

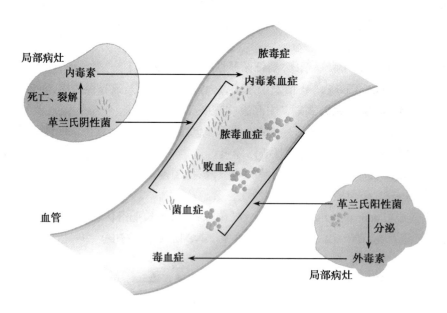

图 6-1　细菌全身感染示意图

　　3. 带菌状态（carrier state）　指机体不出现症状和体征，但携带有病原菌并向体外排菌的状态，包括短暂带菌状态（如传染病潜伏期或隐性感染）和慢性带菌状态。处于带菌状态的个体，称为带菌者（carrier）。慢性带菌者（chronic carrier）是指感染者没有出现临床症状，或者感染后主要症状及体征消失，但体内病原菌未被清除，仍持续或间歇性向体外排出病菌达数月以上者。例如，伤寒沙门菌慢性带菌者、白喉棒状杆菌慢性带菌者。慢性带菌者是重要的传染源,对传染病的流行具有重要意义。

（二）病毒的感染类型

病毒感染后可形成以下感染类型:

1. 隐性病毒感染（inapparent viral infection）**或亚临床病毒感染**（subclinical viral infection）　是指病毒侵入人体后,仅引起机体产生特异性免疫应答,不引起或仅有轻微的组织损伤,临床上无明显症状和体征,需通过免疫学或病原学检查才能发现的感染,感染者体内的病毒能被清除。

病毒性传染病流行期间,人群中可有数量不等的隐性感染者,感染者因获得特异性免疫力而终止感染,并可抵抗同种病毒的再次感染。如甲型肝炎病毒、脊髓灰质炎病毒、流行性乙型脑炎病毒等多发生隐性感染。

2. 显性病毒感染（apparent viral infection）　入侵机体的病毒大量增殖,导致机体器官组织发生明显病理改变,并出现临床症状和体征。

（1）**按感染部位不同,显性病毒感染可分为局部感染与全身感染**。一些病毒多局限于皮肤和/或黏膜细胞内增殖形成局部感染,一般不引起病毒血症,如鼻病毒、流感病毒局限在感染的上呼吸道黏膜细胞内增殖,往往引起局部感染。人乳头瘤病毒（human papillomavirus,HPV）感染诱发的皮肤、黏膜组织的良性和恶性病变。病毒在局部增殖后经血流、淋巴液或神经系统向全身或远处器官扩散,称为全身感染。病毒进入血液则称为**病毒血症**。如麻疹病毒、天花病毒等多数病毒感染可形成病毒血症,导致全身感染。

（2）**按症状出现快慢和持续时间长短,病毒显性感染可分为:**

1）急性病毒感染（acute viral infection）:病毒入侵机体后,潜伏期短、发病急,病程数日或数周,大部分结局为痊愈或死亡。痊愈者机体恢复后体内不再携带病毒,但可获得针对该病毒的特异性免疫,也称为**病原消灭型感染**。麻疹病毒、SARS-CoV-2主要引起急性病毒感染,也有些病毒急性感染后转成持续性感染,如HBV。

2）持续性病毒感染（persistent viral infection）:病毒在体内可持续存在数月、数年甚至数十年。可出现或不出现临床症状,也可引起慢性进行性疾病。

病毒形成持续感染的原因包括:①机体免疫力低下,无力清除病毒;②病毒免疫原性弱,机体难以产生免疫应答予以清除;③病毒存在于受保护部位或病毒发生突变,可逃避宿主免疫作用;④病毒基因组整合于宿主基因组中,与细胞长期共存;⑤病毒产生缺陷干扰颗粒（DIP）,影响病毒自身复制。

持续性感染可分为:①潜伏性病毒感染（latent viral infection）:指感染后病毒基因组潜伏在特定组织或细胞内,但不能产生感染性病毒颗粒,该潜伏状态期用常规方法不能分离检测到病毒;在某些条件下,如当机体免疫功能低下或有其他诱发因素时,病毒基因组可被再激活（reactivation）,产生大量病毒而导致感染急性发作,如单纯疱疹病毒、水痘带状疱疹病毒导致的感染。②慢性病毒感染（chronic viral infection）:病毒在人体内持续存在,病程长达数月或数十年,多数患者临床症状轻微,或无临床症状,可反复发作,具有向体外排毒传播病毒的能力。如HBV、丙型肝炎病毒（hepatitis C virus,HCV）等可引起慢性感染。③慢发病毒感染（slow virus infection）:病毒感染后长期潜伏在体内,经过数年甚至数十年后出现症状,并呈渐进性加重,最终可致死亡。如麻疹病毒感染相关的亚急性硬化性全脑炎（subacute sclerosing panencephalitis,SSPE）、朊粒引起的克-雅病和库鲁病等、人类免疫缺陷病毒（HIV）引起的艾滋病等。

3. 病毒携带者（viral carrier）　某些病毒侵入人体后,病毒在体内增殖并可向体外排毒,但不出现症状,称为病毒携带者。其中慢性病毒携带者(如乙型肝炎病毒慢性携带者)因长期向外排毒,为重要传染源,在流行病学上具有重要的意义。

细菌与病毒的显性感染类型总结见图6-2。

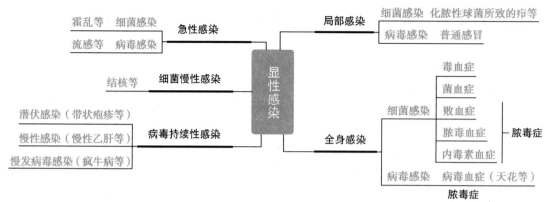

图 6-2　细菌与病毒的显性感染类型
结核分枝杆菌也存在潜伏性感染；图中未列出带菌者与病毒携带者。

真菌的感染类型将在本章第四节中介绍。

（朱　帆）

第二节　细菌的感染与致病机制

在一定条件下，细菌入侵机体并定植、生长和繁殖，与机体相互作用、相互影响，进而引起机体发生一系列生理及病理变化的过程称为**细菌感染**。可感染机体并且引起疾病的细菌即为**致病菌**（pathogenic bacterium）。致病菌的致病性主要取决于其毒力、入侵门户以及数量，而被感染机体的免疫应答及所处的环境等也在一定程度上影响致病菌的感染及转归。

一、正常菌群与机会致病菌

人体体表和与外界相通的腔道中寄居或驻留着不同种类和数量的微生物，包括细菌、真菌及病毒，一般情况下对宿主有益无害，称为**正常菌群**（normal flora），即**人体微生物群**（human microbiota）。传统的正常菌群一般是指存在于机体的正常细菌菌群，随着对微生物与人类关系认识的深入，现也被泛指为人体微生物群。

1. 正常菌群的组成　在宿主出生后，即在体内迅速建立并持续存在，可分为两大类：

（1）常居菌群（resident flora）：由相对固定的微生物组成，有规律地定居于特定部位，成为宿主不可缺少的组成部分（表 6-2）。如果出现失调，常居菌群本身通常可迅速重建。

（2）过路菌群（transient flora）：主要由非致病菌或机会致病菌组成，来自环境或宿主其他部位，可在皮肤或黏膜上存留数小时、数天或数周。如果宿主免疫功能受损或常居菌群紊乱，过路菌群可在体内定植、繁殖并引起疾病。

2. 正常菌群的生理作用　正常菌群对构成微生态平衡和保持内环境稳定起到重要作用，其已知的重要生理作用如下：

（1）生物拮抗：是指机体正常菌群抵御外来致病菌的入侵与定植，对宿主起到的保护作用。正常菌群可通过在宿主皮肤黏膜表面特定部位黏附、定植和大量繁殖，形成**菌膜屏障争夺生存空间**，通过**营养争夺**和**产生代谢产物**（如乳酸、脂酸、细菌素、抗生素）等作用，可抑制和排斥病原菌的入侵与定植，维持宿主微生态平衡。正常菌群或人体微生物群失调，将大大削弱宿主抵御病原菌的致病能力。动物实验发现，正常情况下需约 10 万个活的鼠伤寒沙门菌才能引起 50% 感染小鼠死亡；若先给予小鼠口服链霉素，抑制大多数正常菌群，则 10 个活菌就可引起 50% 感染小鼠死亡。

（2）营养作用：正常菌群参与宿主的物质代谢、营养转化和合成。例如，双歧杆菌、乳杆菌、大肠埃希菌等肠道正常菌群能合成 B 族维生素、维生素 K 等，并参与糖类和蛋白质的代谢，有助于宿主消化吸收营养物质和生长发育。乳杆菌和双歧杆菌等可合成烟酸、叶酸等供人体利用。

表 6-2　人体常见的重要常居菌

部位	常见菌类
皮肤	表皮葡萄球菌、金黄色葡萄球菌、甲型链球菌、丙型链球菌、类白喉棒状杆菌、痤疮丙酸杆菌、铜绿假单胞菌、非致病性奈瑟菌
鼻腔	金黄色葡萄球菌 *、表皮葡萄球菌、类白喉棒状杆菌、甲型链球菌、丙型链球菌
咽喉部	甲型链球菌、表皮葡萄球菌、乙型链球菌、丙型链球菌、肺炎链球菌、流感嗜血杆菌、非致病性奈瑟菌、类白喉棒状杆菌、肺炎支原体
口腔	甲型链球菌（唾液链球菌等）、血链球菌、脆弱类杆菌、衣氏放线菌、乳杆菌、乙型链球菌、丙型链球菌、非致病性奈瑟菌、螺旋体、白假丝酵母、牙龈卟啉单胞菌、消化链球菌、螺旋体
胃	乳杆菌、消化链球菌、幽门螺杆菌 *
肠道	双歧杆菌、大肠埃希菌、脆弱类杆菌、乳杆菌、乳酸链球菌、消化链球菌、真杆菌属、产气肠杆菌、肺炎克雷伯菌、变形杆菌、铜绿假单胞菌、粪肠球菌、金黄色葡萄球菌 *、产气荚膜梭菌、破伤风梭菌、艰难拟梭菌、白假丝酵母
尿道	大肠埃希菌 *、表皮葡萄球菌、粪肠球菌、甲型链球菌、丙型链球菌、类白喉棒状杆菌、消化链球菌、耻垢分枝杆菌、解脲脲原体
阴道	嗜酸乳杆菌、大肠埃希菌 *、B 群链球菌 *、消化链球菌、产黑色素普雷沃菌、阴道加德纳菌、脆弱类杆菌、类白喉棒状杆菌、解脲脲原体、白假丝酵母

*：不属于正常菌群，但在医学上是重要的定居菌。

（3）免疫作用：主要表现为：①刺激宿主产生免疫应答，即正常菌群诱生的抗体对具有交叉抗原组分的致病菌有一定抑制或杀灭作用；②刺激免疫系统成熟，激活巨噬细胞，增强其吞噬和抗原递呈能力，并释放多种细胞因子，可抵御病原菌的入侵。

（4）抗衰老及抗肿瘤作用：正常菌群中的双歧杆菌等产生的超氧化物歧化酶（superoxide dismutase，SOD）具有抗衰老作用。不同人、同一个体不同生长阶段肠道菌群构成与数量不同，与人体发育、成熟和衰老有关。婴幼儿、儿童及青少年肠道中含有较多的双歧杆菌、乳杆菌；而老年后，产气肠杆菌增多，这是肠道菌群与环境相互作用的结果。

正常菌群还具有抗肿瘤作用，主要是通过将致癌物质转化为非致癌物质或提高免疫力等方式。

3. 机会致病菌　在正常情况下，人体微生物群与宿主之间，以及正常微生物群和宿主与外界环境之间相互依存、相互制约，建立了微生态平衡，维持人体的正常生理功能和健康。当人体微生态平衡被打破，原来正常菌群中通常不致病的细菌、真菌等可引起疾病，这类细菌和真菌称为机会致病菌（opportunistic pathogen）或条件致病菌（conditioned pathogen）。**机会致病菌引起感染的主要条件有：**

（1）宿主免疫防御功能低下：先天或后天免疫功能缺陷（如艾滋病）患者、使用激素或免疫抑制剂的患者等，易发生机会性感染。

（2）菌群失调（dysbacteriosis）：指宿主正常菌群中各菌种间的比例发生超出正常范围的较大幅度变化，由此导致机体微生态或菌群失调。严重的菌群失调可使宿主产生一系列临床症状，称之为菌群失调症。菌群失调可引起口腔疾病（如龋齿）、消化系统感染（如抗菌药物相关性腹泻）、呼吸道感染（如革兰氏阴性杆菌肺炎）、生殖道感染（如细菌性阴道炎）以及皮肤感染。由抗菌药物使用不当等原因造成的菌群失调又称为**二重感染**（superinfection）。

（3）寄居部位改变：也称为定位转移（translocation），指正常菌群由正常定居的机体环境转移到非正常寄居部位或无菌部位的现象，由此正常菌群则可能致病。例如，肠道正常菌群中的大肠埃希菌可定位转移至泌尿道，引起泌尿道感染。

二、细菌的致病机制

细菌引起宿主疾病的能力称为**致病性**（pathogenicity）。致病菌的致病性强弱用**毒力**（virulence）

来表示。毒力是判断细菌致病性的定量指标,可用半数致死量（50% lethal dose,LD_{50}）或半数感染量（50% infection dose,ID_{50}）来测定,即在规定时间内,通过合适的感染途径,使一定体重和年龄的健康易感动物半数死亡或半数感染所需的细菌最小量。不同的致病菌毒力常不一致,并可随不同宿主而异;即使同一种细菌也可因菌株不同而出现毒力差异。

决定细菌致病性的重要因素包括细菌的毒力、侵入数量、侵入门户,以及宿主的免疫力。此外,自然和社会因素亦会影响感染的发生、发展和结局。

(一)细菌的毒力

细菌的毒力主要取决于其侵袭力和毒素两部分。

1. 侵袭力(invasiveness)　指致病菌突破宿主免疫防御机制,侵入宿主体内并黏附定植、繁殖和扩散的能力,主要由菌体表面结构（黏附素、荚膜、鞭毛）、侵袭性物质（侵袭素、侵袭性酶）、细菌生物被膜等构成。

(1)黏附与定植:细菌一旦进入宿主体内,首先需要牢固地黏附于皮肤黏膜上皮细胞,并在局部定植和繁殖,产生毒性物质,或者继续侵入深层组织或血液淋巴循环,直至形成感染。可见黏附（adhesion）与定植（colonization）是绝大多数细菌感染的关键性第一步,见图6-3。

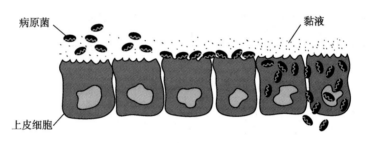

图6-3　细菌黏附与侵袭作用示意图

1）黏附素（adhesin）:介导细菌特异性黏附至宿主细胞的主要结构,其成分多为细菌表面的蛋白质或多糖,包括菌毛黏附素和非菌毛黏附素两类。菌毛黏附素是存在于细菌菌毛顶端具有黏附作用的组分,如大肠埃希菌和淋病奈瑟菌的菌毛黏附素。非菌毛黏附素是指存在于菌毛之外与黏附有关的组分,如某些革兰氏阴性菌的外膜蛋白（outer membrane protein）和革兰氏阳性菌表面的某些成分,如脂磷壁酸（LTA）等。

黏附素受体通常是宿主靶细胞表面的糖蛋白或糖脂。细菌黏附素与黏附素受体的相互作用具有高度特异性,从而决定细菌感染的组织特异性。表6-3列举了部分细菌黏附素及其靶细胞受体。

2）鞭毛:在黏附定植和生物被膜形成中,鞭毛发挥了"趋利避害"的重要作用,因此也参与了细菌的致病。如幽门螺杆菌借助活泼的鞭毛运动,迅速穿过胃黏膜表面黏液层,到达胃黏膜上皮细胞表面,以避免胃酸的杀灭作用。

(2)侵袭(invasion):病原菌主动突破宿主皮肤、黏膜等生理屏障或宿主免疫防御机制,进入机体定居、繁殖和扩散的过程称之为侵袭。一些致病菌(如白喉棒状杆菌、霍乱弧菌、幽门螺杆菌等)感染部位仅局限于皮肤或黏膜表面。但是,大多数致病菌(如志贺菌)需要侵入宿主上皮细胞内或更深层组织,导致浅表或深部感染;有的致病菌(如脑膜炎奈瑟菌、伤寒沙门菌等)能穿越黏膜上皮细胞或通过细胞间质,侵入血液并经血液播散至全身,到达适合其生长繁殖的靶细胞,方可引起疾病。有的致病菌(如结核分枝杆菌)被吞噬细胞吞噬后不被杀死,随着吞噬细胞转移至淋巴结和血液中,可扩散至宿主全身,引起感染。

1）侵袭性酶:有些致病菌能产生降解和损伤组织细胞的侵袭性胞外酶(invasive exoenzyme),破坏宿主固有防御机制,协助细菌扩散(表6-4)。

2）侵袭素:有些细菌能编码一些具有侵袭功能的多肽,介导细菌侵入邻近上皮细胞,尤其是黏膜

表 6-3　致病菌的黏附素及其受体

	黏附素	产生菌	靶细胞受体
菌毛黏附素	普通（Ⅰ型）菌毛	大肠埃希菌	D-甘露糖
	定植因子抗原（CFAⅠ,CFAⅡ）	肠产毒性大肠埃希菌	GM-神经节苷脂
	P 菌毛	尿路致病性大肠埃希菌	P 血型抗原
	Ⅳ型菌毛	淋病奈瑟菌	GD1 神经节苷脂
		铜绿假单胞菌	GM-神经节苷脂
		霍乱弧菌	岩藻糖和甘露糖
非菌毛黏附素	脂磷壁酸（LTA）	金黄色葡萄球菌	纤维连接蛋白
	LTA-M 蛋白复合物	A 群链球菌	纤维连接蛋白
	P1、P2、P3 蛋白	梅毒螺旋体	纤维连接蛋白
	表面血凝素	沙眼衣原体	N-乙酰氨基葡萄糖
	P1 蛋白	肺炎支原体	唾液酸
	藻酸盐	铜绿假单胞菌	黏蛋白
	外膜蛋白Ⅱ	淋病奈瑟菌	跨膜糖蛋白 CD66
	脂寡糖	淋病奈瑟菌	唾液糖蛋白
	血型抗原结合黏附素（BabA）	幽门螺杆菌	Lewis 血型抗原

表 6-4　主要致病菌侵袭性酶类及其作用机制

侵袭性酶	产生菌	作用机制
透明质酸酶	A 群链球菌、金黄色葡萄球菌、产气荚膜梭菌	水解结缔组织的细胞外基质透明质酸,使组织疏松,通透性增加,促使细菌扩散
溶纤维蛋白酶(如链激酶)	A 群链球菌	激活血液中纤维蛋白酶原,转变为纤维蛋白酶,溶解血凝块,利于细菌扩散
DNA 酶(如链道酶)	A 群链球菌、产气荚膜梭菌	降解脓汁中高度黏稠的 DNA,使脓汁稀薄,利于细菌扩散
胶原酶	A 群链球菌、产气荚膜梭菌	降解结缔组织中胶原蛋白,促使细菌扩散
凝固酶	金黄色葡萄球菌	使血纤维蛋白原变为固态的血纤维蛋白,导致血浆凝固,保护细菌免受吞噬和杀灭
尿素酶	幽门螺杆菌	分解尿素产生氨,中和胃酸,造就中性环境
IgA1 蛋白酶	流感嗜血杆菌、肺炎链球菌、脑膜炎奈瑟菌、淋病奈瑟菌	水解宿主黏膜表面的 SIgA1,降低宿主抵抗细菌黏附的能力
磷脂酰胆碱酶(卵磷脂酶)	产气荚膜梭菌	水解细胞膜的磷脂酰胆碱(卵磷脂),导致红细胞、白细胞、血小板和内皮细胞溶解,血管通透性增加,利于细菌扩散
过氧化氢酶、超氧化物歧化酶	结核分枝杆菌、伤寒沙门菌、幽门螺杆菌、布鲁菌	清除 H_2O_2、OH^- 和 O^{2-},免遭吞噬细胞的杀伤作用

上皮细胞。例如,福氏志贺菌入侵后,首先被 M 细胞(microfold cell)捕获和转运,穿越结肠黏膜上皮细胞层,到达黏膜下固有层;之后,与巨噬细胞相互作用,激活细菌Ⅲ型分泌系统,分泌侵袭性质粒抗原 B(invasion plasmid antigen B,Ipa B)、Ipa C、Ipa D 等侵袭素,诱导巨噬细胞细胞膜凹陷并侵入其中形成吞噬泡(phagocytic vesicle),继而迅速破坏吞噬泡膜,逃逸至细胞质中繁殖,并诱导巨噬细胞凋亡而释放(图 6-4);侵入结肠黏膜上皮细胞内,并向邻近上皮细胞扩散,大量繁殖产生毒素,导致宿主细胞死亡,造成浅表组织炎症及损伤。

（3）免疫逃逸（immune escape）:致病菌侵入机体后采用不同的策略来抵抗或逃避宿主的免疫杀伤作用。

1）抗吞噬和消化作用:①荚膜类:如肺炎链球菌、产气荚膜梭菌等具有荚膜的细菌,通过携带的负电荷排斥作用,以及可阻止抗体或补体在菌体表面的调理作用,从而抵抗吞噬细胞的吞噬作用。此外,A群链球菌的M蛋白、伤寒沙门菌的Vi抗原等微荚膜,以及淋病奈瑟菌的菌毛亦具有抗吞噬功能;②抗吞噬性酶:金黄色葡萄球菌凝固酶能使血浆中的液态纤维蛋白原变成固态的纤维蛋白,沉积于菌体表面形成物理屏障,阻碍吞噬细胞吞噬,同时也可保护细菌免受抗体及抗菌物质的作用;③有些致病菌能诱导巨噬细胞凋亡或焦亡(图6-4)。

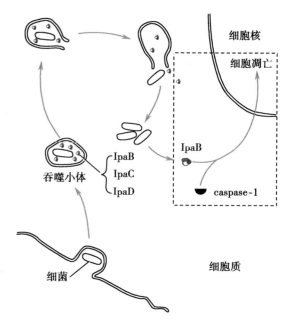

图6-4　志贺菌侵入吞噬细胞并诱导吞噬细胞凋亡示意图

有些胞内菌虽被吞噬细胞吞噬,但能抵抗杀伤作用,在吞噬细胞中生存和繁殖,称为不完全吞噬（incomplete phagocytosis）。**胞内菌逃避免疫杀伤的策略可能有:**①避免进入吞噬溶酶体（phagolysome）,逃逸至无杀伤物质存在的吞噬细胞胞质内,如志贺菌等;②阻止吞噬体（phagosome）与溶酶体（lysosome）的融合,在吞噬体内生存,如结核分枝杆菌、嗜肺军团菌、伤寒沙门菌等;③抑制吞噬溶酶体酸化,以不寻常的"卷入吞噬作用"方式进入吞噬细胞,不引起呼吸爆发,免受因呼吸爆发产生的反应性氧中介物等强氧化物质的杀伤,如嗜肺军团菌;④产生过氧化氢酶和超氧化物歧化酶,有效地清除H_2O_2、OH^-和O^{2-},因而可在吞噬溶酶体中存活,如结核分枝杆菌;⑤合成酪氨酸磷酸酯酶和丝氨酸激酶,注入吞噬细胞内,导致吞噬功能完全丧失,如伤寒沙门菌。

2）产生IgA1蛋白酶:为逃避宿主特异性黏膜免疫应答,部分细菌如流感嗜血杆菌、肺炎链球菌、奈瑟菌等能产生IgA1蛋白酶,水解宿主黏膜表面的SIgA1,降低其特异性免疫防御机能,增强致病菌对黏膜上皮细胞黏附与生存能力。

3）抗原变异:通过修饰菌体表面抗原,可协助致病菌逃避宿主特异性免疫应答。例如,淋病奈瑟菌不同菌株菌毛和外膜蛋白Ⅱ抗原性变异较大,有利于逃避宿主的保护性免疫。

4）干扰补体活性:某些致病菌能抑制补体活化或灭活补体活性片段,抵抗补体的溶菌、调理和趋化作用。例如,铜绿假单胞菌分泌弹性蛋白酶,可灭活补体片段C5a等,抑制趋化作用;流感嗜血杆菌和淋病奈瑟菌外膜上具有修饰过的脂寡糖（lipo oligosaccharide,LOS）,可干扰膜攻击复合体的形成。

（4）形成细菌生物被膜（bacterial biofilm）:自然界中,绝大多数细菌最自然的状态是以生物被膜的形成存在,即附着于有生命或无生命物体表面、被细菌胞外大分子(主要是多糖类物质)包裹的有组织的细菌群体。真菌和病毒等微生物也可参与形成生物被膜。

对细菌而言,**生物被膜为具有高度组织化的细菌群体结构,具有屏障作用,**可由单一菌种或多菌种构成。例如,细菌借助其分泌的大量胞外多糖基质,黏附在病变组织或植入的生物材料上大量繁殖,形成生物被膜。可阻止杀菌物质和免疫细胞穿透生物被膜的胞外多糖层作用于细菌,且细菌容易发生耐药基因转移,大大提升耐药水平,使得细菌有利于逃避外界不利因素和宿主免疫防御机制的清除。

生物被膜的形成是引起机体感染的重要步骤。例如牙菌斑生物被膜的成员变异链球菌(嗜酸和产酸菌)产生荚膜多糖黏附在牙釉质上,并利用口腔内蔗糖产生大量乳酸,导致牙釉质腐蚀,形成龋齿。另外,医疗材料若受到细菌污染形成生物被膜后,则很难用正常剂量的消毒剂和药物杀死,一旦进行介入性诊疗时,易引起难治性、持续性的**生物被膜相关感染**(biofilm-related infection)。许多细菌感染性疾病的发生与生物被膜的形成有关。

2. 毒素 有些细菌在生长繁殖及衰亡过程中可合成、释放多种对宿主细胞有害的毒性物质,称为细菌毒素(bacterial toxin)。根据来源、性质和作用机制等不同,分为外毒素(exotoxin)和内毒素(endotoxin)两大类(表 6-5)。

表 6-5 外毒素与内毒素的主要区别

特性	外毒素	内毒素
来源	革兰氏阳性菌与部分革兰氏阴性菌	革兰氏阴性菌
存在部分	多由活菌分泌,少数细菌死亡裂解后释出	细胞壁组分,细菌死亡裂解后释出
化学成分	蛋白质,大多为 A-B 型毒素	脂多糖,主要毒性组分是脂质 A
热稳定性	大多不耐热,60~80℃ 30 分钟被破坏	耐热,160℃ 2~4 小时才被破坏
毒性作用	强,对组织器官有选择性毒性效应,引起特定临床表现	较弱,不同细菌的内毒素毒性效应相似,引起发热、白细胞增多、内毒素血症、休克、DIC 等
免疫原性	强,刺激机体产生抗毒素;可经甲醛处理脱毒形成类毒素	弱,刺激机体产生的抗体作用弱;甲醛处理不形成类毒素
编码基因	质粒、前噬菌体或染色体基因编码	由染色体基因编码

(1)外毒素:外毒素是由细菌合成并分泌(或释放)到菌体外的毒性蛋白质。产生外毒素的细菌主要为革兰氏阳性菌,但是部分革兰氏阴性菌,如霍乱弧菌、鼠疫耶尔森菌、痢疾志贺菌、肠产毒性大肠埃希菌、铜绿假单胞菌也可产生外毒素。大多数外毒素是在菌体内合成后分泌至菌体外;也有少数存在于菌体内,待细菌死亡裂解后才释放出来,如痢疾志贺菌和肠产毒性大肠埃希菌的产生的外毒素属此。**外毒素的特性主要包括:**

1)**化学成分是蛋白质**,易被蛋白酶分解破坏。**绝大多数外毒素不耐热,**但葡萄球菌肠毒素例外,其能耐 100℃ 30 分钟不被破坏。

2)**毒性作用强**,与内毒素相比,外毒素的毒性较强。如肉毒梭菌产生的肉毒毒素(botulinum toxin)是一种神经毒素,在已知的化学毒和生物毒中其毒性最强烈。有作为生物武器使用的历史记录。

3)**对宿主组织器官具有高度选择性**。大多数外毒素产生后,需要与靶细胞表面的受体结合才能发挥作用,故不同外毒素对作用的靶器官或组织具有高度选择性,可引起不同的临床表现。

根据作用机制和所致临床表现的不同,**外毒素可分为神经毒素、细胞毒素和肠毒素三大类**,见表 6-6。

表 6-6 细菌外毒素的种类和作用机制

	外毒素	产生菌	作用机制	所致疾病的症状和体征
神经毒素	破伤风痉挛毒素	破伤风梭菌	阻断抑制性神经元释放抑制性神经介质	破伤风:全身骨骼肌强直性痉挛
	肉毒毒素	肉毒梭菌	抑制胆碱能运动神经元释放乙酰胆碱	肉毒中毒:肌肉弛缓性麻痹
细胞毒素	白喉毒素	白喉棒状杆菌	灭活延长因子-2,抑制靶细胞蛋白质合成	白喉:形成假膜、中毒性心肌炎
	致热外毒素	A 群链球菌	为超抗原,破坏毛细血管内皮细胞	猩红热:高热、全身鲜红色皮疹
	百日咳毒素	百日咳鲍特菌	阻断 G 蛋白介导的信号转导,激活腺苷酸环化酶	百日咳:黏稠分泌物增多,阵发性痉挛性咳嗽
	α-毒素	产气荚膜梭菌	水解细胞膜上的磷脂酰胆碱,溶解红细胞等	气性坏疽:血管通透性增加,水肿,细胞坏死

续表

	外毒素	产生菌	作用机制	所致疾病的症状和体征
肠毒素	霍乱毒素	霍乱弧菌	激活腺苷酸环化酶,提高细胞内 cAMP 水平	霍乱:严重的上吐下泻,"米泔水"样粪便
	志贺毒素	志贺菌	降解核糖体 60S 亚基 28S rRNA,抑制靶细胞蛋白质合成	细菌性痢疾:黏液脓血便,里急后重
	葡萄球菌肠毒素	金黄色葡萄球菌	为超抗原,刺激呕吐中枢	食物中毒:以呕吐为主、腹痛、腹泻

*:志贺毒素亦可属于细胞毒素。

1）**神经毒素**（neurotoxin）:通过抑制神经元释放神经介质,引起神经传导功能异常。如破伤风痉挛毒素。

2）**细胞毒素**（cytotoxin）:通过作用于靶细胞的某种酶或细胞器,致使细胞功能异常或死亡,引起相应组织器官炎症和坏死等。细胞毒素包括抑制蛋白质合成和破坏细胞膜两类。有些细菌毒素能利用膜损伤机制导致宿主细胞裂解,称为膜损伤毒素（membrane-disrupting toxin）或溶细胞毒素（cytolytic toxin）,如链球菌溶素 O、产气荚膜梭菌 α 毒素。

3）**肠毒素**（enterotoxin）:可引起胃肠道各种炎症、呕吐、水样腹泻、出血性腹泻等症状。如霍乱毒素。

外毒素根据肽链分子结构特点,也可分为A-B型毒素（type A-B toxin）**和单肽链毒素**（single-chain toxin）**两大类。**

1）**A-B 型毒素**:多数外毒素属于此类,是由两种不同功能的肽链构成完整毒素,其中 A 链为外毒素的生物学活性单位（active subunit）,具有毒性,决定毒素作用方式和致病特点。B 链为非毒性单位,负责识别靶细胞膜上特异性受体并与之结合,介导 A 链进入靶细胞内,决定毒素对宿主细胞的选择亲和性,称为结合亚单位（binding subunit）。A 链与 B 链必须保持完整的分子结构才能发挥毒性作用。A 链具有激活或修饰胞内靶位的酶活性,如腺苷二磷酸核糖转移酶、葡萄糖基转移酶、脱嘌呤酶、锌内肽酶、腺苷酸环化酶等。B 链免疫原性强,可被制成类毒素,预防相关的外毒素性疾病。

2）**单肽链毒素**:只有一条肽链,无相当于 A、B 链的独立功能区。这类毒素能损伤细胞膜,主要包括:①膜损伤毒素或成孔毒素（pore-forming toxin,PFT）:如链球菌溶素 O,毒素单体或聚合物插入靶细胞膜中形成跨膜孔,导致细胞内容物外泄而裂解;②磷脂酶毒素:如产气荚膜梭菌 α 毒素是磷脂酰胆碱酶,可水解宿主细胞膜磷脂酰胆碱,破坏膜结构而导致细胞溶解。

外毒素大多具有良好的免疫原性,可刺激机体产生抗毒素（antitoxin）。抗毒素能中和游离的外毒素的毒性作用,保护靶细胞免受损伤。外毒素可被甲醛脱去毒性,但仍保持免疫原性,成为类毒素（toxoid）。类毒素注入机体后,不再引起疾病,但可刺激机体产生抗毒素。

细菌超抗原可引起机体免疫功能失调,如金黄色葡萄球菌产生的肠毒素和链球菌产生的致热外毒素,是一类高活性蛋白**超抗原**（super antigen,SAg）,极低浓度即可激活大量 T、B 淋巴细胞,导致机体极强的免疫应答,最终使得免疫功能紊乱失调。

（2）**内毒素**:是革兰氏阴性菌细胞壁外膜中的脂多糖（LPS）成分,一般当细菌死亡裂解才可释放出来,发挥毒性效应。LPS 的分子结构由 O 特异性多糖、非特异核心多糖和脂质 A 三部分组成。除细菌外,螺旋体、衣原体、立克次体亦有类似的 LPS,具有内毒素活性。

内毒素的主要特性包括:

1）**理化性质稳定,耐热**:内毒素加热 100℃经 1 小时不被破坏;需加热至 160℃经 2~4 小时,或用强碱、强酸或强氧化剂加热煮沸 30 分钟才被灭活。注射液、药品、输液用蒸馏水等,若被革兰氏阴性菌污染,虽经高压蒸汽灭菌法杀灭细菌,但内毒素不被破坏,进入人体后引起发热等临床表现,即输液反应。

2）**免疫原性较弱**：内毒素不能用甲醛脱毒成类毒素。内毒素免疫原性不强，虽可诱导机体产生相应抗体，但中和作用较弱。

3）**毒性作用相对较弱**：脂质 A 是内毒素的主要毒性组分。不同革兰氏阴性菌的脂质 A 结构基本相似。因此，由内毒素引起的毒性作用大致相同。LPS 并不直接损伤各种组织器官，其致病机制可能是：LPS 通过脂质 A 与血液中 LPS 结合蛋白（LBP）结合后，再与单核巨噬细胞表面的受体 CD14 分子结合，形成 LPS-LBP-CD14 复合物，并与 TLR4 及辅助受体髓样分化因子 2（myeloid differential factor-2，MD-2）相互作用，触发细胞内信号转导级联反应，最终激活单核巨噬细胞产生 TNF-α、IL-1、IL-6 等促炎细胞因子，继而刺激免疫细胞、内皮细胞和黏膜上皮细胞等，产生一系列炎性细胞因子、生物活性介质、急性期蛋白等，引起多种组织器官或全身性病理生理反应，包括：①**发热反应**：极微量（1~5ng/kg）内毒素注入人体可引起体温上升，维持约 4 小时后恢复。机制是：内毒素刺激巨噬细胞、单核细胞、内皮细胞等，使之合成和释放 IL-1、IL-6 和 TNF-α 等内源性致热原（endogenous pyrogen），作用于下丘脑体温调节中枢，使体温升高发热。②**白细胞反应**：内毒素入血后，血循环中的中性粒细胞数量骤减，与其移动并黏附至感染部位的毛细血管壁有关。1~2 小时后，LPS 诱生的中性粒细胞释放因子（neutrophil releasing factor）刺激骨髓释放中性粒细胞进入血液，使白细胞数量显著增加。但伤寒沙门菌内毒素是例外，其使血循环中的白细胞总数减少，机制尚不清楚。③**内毒素血症与内毒素休克**：感染严重时大量内毒素入血后，可过度激活单核巨噬细胞、中性粒细胞等，产生过量 TNF-α、IL-1、IL-6 等，引起高热。同时，内毒素可激活补体旁路途径，产生过敏毒素 C3a 和 C5a，继而促使肥大细胞、血小板等释放组胺、5-羟色胺、前列腺素、白三烯、NO 等生物活性介质；C5a 等趋化因子招募中性粒细胞聚集至感染部位，从而损伤血管内皮细胞，导致毛细血管扩张和通透性增加，重要组织器官毛细血管灌注不足，引起局部水肿、充血和微循环障碍等，称为**内毒素血症**（endotoxemia）。严重时则出现高热、低血压和微循环衰竭为主要特征的**内毒素休克**（endotoxic shock），死亡率高。④**弥散性血管内凝血**（DIC）：是指继发于革兰氏阴性菌内毒素血症的严重综合征，主要表现为小血管内广泛微血栓形成和凝血功能障碍。DIC 形成的病理生理机制复杂，详见病理生理学有关内容。

3. 细菌其他致病因素

（1）体内诱生抗原：有些细菌的基因在体外培养时不表达，只有在进入宿主体内才诱导表达，称为体内诱导抗原（*in vivo* induced gene，IVIG），其与细菌的致病密切相关。目前的研究表明大多数病原菌都存在体内诱导基因。

（2）致病岛：细菌的毒力基因存在于质粒、转座子、前噬菌体或细菌染色体上，可在不同的细菌之间发生转移。有些毒力基因由结构基因、邻近的调控基因序列，以及两端具有插入功能的重复序列组成。这种位于病原菌基因组中与其致病性高度相关，但分子结构和功能有别于细菌基因组的成簇基因聚集区段，称为**致病岛**（pathogenicity island），或**毒力岛**（virulence island）。近年来，相继在大肠埃希菌、鼠疫耶尔森菌、幽门螺杆菌、霍乱弧菌、福氏志贺菌等中发现多个致病岛。其主要特征：①存在于强毒株中；②为编码细菌毒力及毒力相关因子的基因簇；③两侧常具有同向重复序列和插入元件；④大多位于细菌染色体的 tRNA 基因位点内或附近，或者位于与噬菌体整合有关的位点；⑤致病岛 DNA 片段 G+C mol% 和密码子使用与宿主菌染色体有明显差异。

（3）**细菌分泌系统**：细菌分泌系统也参与病原菌的致病作用，如毒素、黏附素和水解酶等的分泌，在细菌的定植和致病中发挥重要作用。其中Ⅲ型分泌系统是细菌分泌毒力因子的主要途径；Ⅱ型、Ⅴ型、Ⅵ、Ⅶ分泌系统在细菌的致病中也发挥重要作用。

（二）细菌的侵入数量

致病菌除具有一定的毒力外，还需有足够的**侵入细菌数量**才能引起感染。感染所需菌量既与致病菌毒力强弱有关，也取决于宿主免疫状态。通常细菌毒力越强或/和宿主免疫力越低，引起感染所需的菌量越小。例如,在无特异性免疫力的宿主中,毒力强大的鼠疫耶尔森菌只需数个菌侵入即可发生感染;而毒力弱的某些鼠伤寒沙门菌,常需摄入数亿个菌才引起急性胃肠炎。此外,有些侵入体内的致病菌需达到一定的数量方可启动毒力基因的表达,引起疾病。

（三）细菌的侵入门户

具有一定毒力和足够数量的致病菌,若侵入门户或途径不适宜,仍不能引起感染。例如,破伤风梭菌芽胞需要进入深部伤口,在厌氧微环境中才能出芽形成繁殖体,在局部大量繁殖并产生外毒素入血,导致破伤风。也有一些致病菌的侵入门户不止一个。例如,结核分枝杆菌可经呼吸道、消化道、皮肤创伤等多个门户侵入而造成感染。致病菌具有各自特定的侵入门户,这与其生长繁殖所需特定的微环境有关。

（四）免疫病理作用

细菌的致病性除了取决于细菌的毒力、侵入门户及其数量外,细菌感染导致的机体免疫病理损伤也是其重要的致病机制。具体包括:①**分子拟态**,细菌模拟宿主组织或器官的抗原决定簇,引起微生物与宿主间的交叉反应。有研究表明,溃疡性结肠炎患者体内的抗大肠埃希菌抗体可与人肠道抗原发生交叉反应。②**免疫抑制**,未经治疗的结核病患者体内有抑制性单核细胞,去除这些细胞有助于升高针对结核分枝杆菌的特异性细胞免疫。③**直接免疫病理损伤**,细菌释放具有特定生物活性的物质引起器官或组织的损伤,如链球菌可分泌链球菌溶素 O（streptolysin O,SLO）,能溶解红细胞,也可破坏白细胞和血小板,动物实验证实其甚至对心脏有急性毒害作用。

细菌感染可分为胞外菌和胞内菌感染,其导致的免疫病理损伤有所差异:

1. 胞外菌介导的免疫病理损伤   胞外菌感染后,可激活中性粒细胞和巨噬细胞,在清除胞外菌感染的同时也可引起组织损伤;有些细菌组分可作为**超抗原**,诱导产生大量的细胞因子,引起细胞因子风暴;有些胞外菌诱导的抗体,可因交叉反应导致机体组织损伤致病。如乙型溶血性链球菌感染后,机体产生的抗细菌胞壁 M 蛋白的抗体,可通过交叉反应靶向心肌蛋白,引发 II 型超敏反应而导致心肌受损;乙型溶血性链球菌与其抗体结合形成的免疫复合物沉积在肾小球基底膜,引发 III 型超敏反应而导致肾小球肾炎。

2. 胞内菌介导的免疫病理损伤   胞内菌在细胞内的长期生存,诱导针对胞内菌蛋白质抗原的 IV 型超敏反应（也称为迟发型超敏反应）,是引起组织损伤的主要原因;例如,结核分枝杆菌感染可引起细胞免疫为主的 IV 型超敏反应,形成单核细胞及多核细胞组成的特殊的增殖性病变,即结核肉芽肿,这样可以局限并防止结核分枝杆菌的感染扩散,但肉芽肿会造成组织坏死和纤维化形成,影响感染组织器官的功能。

（五）其他因素

自然及社会等其他因素在一定程度上可影响包括细菌在内的病原体的感染与致病。自然因素中,气候、季节、温度和地理、自然灾害等均可影响传染病的发生与发展。自然因素可直接影响某些细菌、病毒、真菌以及寄生虫等病原体的生存环境,同时也可影响储存宿主、节肢动物的滋生,进而影响虫媒病原体的传播,甚至通过影响机体的非特异性免疫功能而影响病原体的致病作用。有研究显示,约58% 传染病(包括炭疽、霍乱、莱姆病、西尼罗病毒引起的西尼罗热和寨卡病毒等)会因气候变暖而高发,仅 16% 的传染病会因气候变暖减少。社会因素中,经济发展水平、医疗卫生状况、社会习俗、生活水平及其方式、文化教育、战争等,在传染病的流行中也起着重要的作用,或互为影响。例如,随着医疗及公共卫生水平的提高,我国霍乱、白喉、麻疹和脊髓灰质炎等传染病得到有效控制。但是,经济的发展及扩张对生态环境造成的破坏,导致动物源性传染病不断增多,已知人类新发传染病有多数源自动物病原;而传染病大流行对社会及经济等发展同样产生重要的影响。常见的病原菌致病因素见图 6-5 所示。

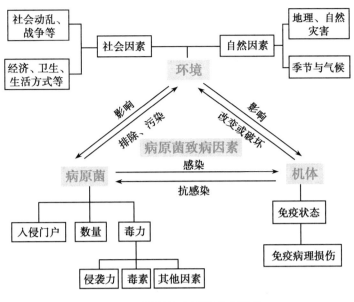

图 6-5　常见的病原菌致病因素

第三节　病毒的感染与致病机制

病毒感染的实质是病毒与机体之间的相互作用,其最终结果主要取决于病毒致病性和宿主免疫防御能力两方面因素。**病毒致病性**是指病毒感染宿主并引起疾病的能力,可以用病毒的**毒力**(virulence)来表示。病毒的毒力是反映其引起宿主的临床症状、体征和导致机体器官、组织病理变化的能力。机体防御能力则与个体的遗传背景、健康状况、年龄、免疫状态及生长发育等因素有关。此外,气候、季节、温度和地理、自然灾害,以及社会经济发展状态等自然与社会因素也会影响病毒的感染与致病(见本章第二节)。不同个体感染同种病毒,甚至同一个体在不同时间感染同种病毒,也会出现不同的结局。

病毒感染与病毒性疾病(viral disease)(简称病毒病)是两个相关但又不同的概念。后者是指病毒感染引起机体的临床症状和体征,是病毒感染的结果之一。病毒的致病作用表现在细胞和机体两个层面。

一、病毒对宿主细胞的致病作用

病毒具有严格的细胞内寄生特性,病毒在细胞中增殖而导致的宿主细胞功能和结构受损是病毒致病的重要机制。在细胞水平判断病毒的感染,主要通过病毒接种培养细胞后,观察细胞形态学、新陈代谢及抗原性变化等,可以通过相关技术对病毒和感染细胞进行检测和研究。

细胞被病毒感染后,由于病毒和宿主细胞相互作用的结果不同,导致的感染形式多样。除进入非容纳细胞后产生顿挫感染而终止感染过程外,在容纳细胞中主要有以下表现。

(一) 溶细胞作用

病毒在宿主细胞内完成增殖后,短时间释放大量子代病毒,造成细胞裂解破坏而死亡,称为病毒的杀细胞或溶细胞效应(cytocidal/cytolytic effect)。主要见于无包膜病毒,大多数引起急性感染。在体外细胞培养病毒时,可通过光学显微镜观察到病毒导致的细胞形态结构变化,如贴壁细胞变圆、聚集、融合及形成多核巨细胞、细胞脱落及坏死破裂等现象,称为致细胞病变效应(cytopathic effect,CPE)。

溶细胞作用的主要机制包括:

1. 病毒编码早期蛋白或酶类等,可通过各种机制抑制、阻断宿主细胞核酸或蛋白质合成。

2. 病毒感染、复制过程中对细胞核、内质网、线粒体等细胞器造成损伤,使细胞出现浑浊、肿胀、圆缩等改变。

3. 病毒感染可导致细胞溶酶体结构及通透性改变,释放酶类引起细胞自溶。

4. 病毒产生的毒性蛋白直接杀伤宿主细胞,如腺病毒表面蛋白纤维突起。

（二）稳定状态感染

有些病毒（多为包膜病毒）在宿主细胞内增殖,以出芽方式释放子代病毒,其过程缓慢、病变较轻、短时间内不会引起细胞溶解和死亡,形成病毒稳定状态感染（steady state infection）。此类感染常导致感染细胞与邻近细胞融合,利于病毒扩散;或引起宿主细胞膜抗原成分改变,被机体免疫系统识别为"异己"细胞而攻击。或细胞融合形成多核巨细胞,可影响细胞功能,最终导致细胞死亡;因此,稳定状态感染最终也可导致细胞的死亡。当形成某些病毒稳定状态感染时,表达于细胞表面的血凝素具有吸附红细胞的功能,借此可用于病毒感染的鉴定。

（三）包涵体的形成

病毒受染细胞的胞质或核内出现光镜下可见的嗜酸性的或嗜碱性的斑块状结构,称为包涵体（inclusion body）。其由病毒颗粒或未装配的病毒成分组成,也可以是病毒增殖留下的细胞反应痕迹。有的位于胞质内（痘病毒、狂犬病病毒）,有的位于胞核（疱疹病毒）,或两者都有（麻疹病毒）。包涵体可以破坏细胞正常结构和功能,有时引起细胞死亡。如巨细胞病毒（CMV）感染所致的巨细胞包涵体病,其机制与病毒包涵体对组织器官的损伤作用有关。此外,**病毒包涵体有一定的特征,有的可作为病毒感染的诊断依据**。例如,从可疑狂犬病脑组织切片中发现胞内嗜酸性包涵体,即内基小体（Negri body）,有助于狂犬病的诊断。

（四）细胞凋亡、焦亡和自噬

病毒感染可诱导细胞凋亡、焦亡和自噬,以及宿主细胞重编程事件等,是病毒与宿主相互作用的重要机制,其在病毒感染、自我复制以及致病过程中发挥重要作用。

某些病毒,如腺病毒、流感病毒等感染细胞后,病毒或病毒编码的蛋白可诱发宿主细胞凋亡（apoptosis）。受染细胞凋亡对宿主会产生病理损害,但也是宿主对病毒感染的一种保护性反应,可限制病毒增殖。有些病毒（如 HCV 等）基因编码的蛋白则相反,具有抗凋亡的作用以利于病毒的复制。

细胞焦亡（pyroptosis）也是一种程序性细胞死亡（programmed cell death,PCD）,是机体控制病原体感染的一种重要免疫防御反应。但是,细胞焦亡过度激活会加重疾病进程。近期研究发现,细胞焦亡参与了 HIV、SARS-CoV、MERS-CoV 以及 SARS-CoV-2 的致病过程。

细胞自噬（autophagy）是细胞对自身成分降解和回收利用的过程。自噬既可直接降解病毒,发挥抵抗病毒感染作用,也可能被病毒利用,促进病毒复制。如 HCV 可通过表达病毒蛋白,激活内质网应激,诱导自噬,促进 HCV 复制;HIV 包膜糖蛋白 gp120 与 CD4 分子和 CXCR4 受体结合后,可诱导未感染的 CD4$^+$ T 细胞自噬,导致 T 细胞凋亡。

（五）基因整合与细胞转化

某些 DNA 病毒和逆转录病毒可将其基因或前基因组插入受染细胞基因组中,此过程称为整合（integration）。包括:①全基因组整合,如逆转录病毒感染细胞后经逆转录形成与基因组 RNA 互补的 cDNA,并以此为模板形成双链 DNA,再整合入细胞染色体 DNA 中,即前病毒（provirus）;②部分整合,即病毒的部分 DNA 片段随机整合入受染细胞基因组中,如 HBV、HPV 等。整合的病毒 DNA 可随细胞分裂而带入子代细胞中,可造成细胞染色体整合处基因的失活、附近基因的激活,或整合的病毒基因表达等现象,导致细胞失去细胞间接触性抑制而过度生长,称为细胞转化（cell transformation）,如 HPV 感染导致的细胞转化作用。

二、病毒对机体的致病作用

病毒会随着增殖扩散到其他细胞和组织,导致组织器官以及机体的损伤;病毒感染诱发的机体免疫病理损伤也是重要的病毒致病机制之一;有些病毒还可直接破坏机体免疫功能。

（一）病毒感染对组织器官的损伤

病毒感染具有宿主种属特异性和组织嗜性。病毒只能感染易感细胞并能在其中产生子代病毒，称为病毒对组织细胞的亲嗜性（tropism）。病毒亲嗜性主要是因为易感细胞表面存在病毒受体，且具有病毒增殖的条件。细胞病毒受体的特异性决定了病毒的宿主范围、对特定组织器官的损伤，也是形成不同临床表现的原因。病毒感染的种属特异性决定了感染宿主范围和流行程度。

（二）病毒感染介导的免疫病理损伤

病毒作为外来的"异己"抗原，其感染可引起机体不同程度的免疫病理损伤，可表现出不同的临床表现，严重时可导致死亡。因此，**病毒感染引起的免疫病理损伤是病毒重要的致病因素**。具体包括：

1. 体液免疫介导的免疫病理作用　许多病毒（特别是有包膜病毒）能诱发受染细胞表面出现新抗原，诱导的特异性抗体与这些抗原结合后，补体活化或 NK 细胞介导的 ADCC，导致细胞溶解及组织损伤，引起 Ⅱ 型超敏反应。如某些病毒引起的自身免疫性溶血性贫血与 Ⅱ 型超敏反应有关。

有些病毒抗原与相应抗体结合形成免疫复合物可长期游离于血液中，当复合物沉积在某些器官组织的膜结构表面时，招募并激活补体引起 Ⅲ 型超敏反应，造成组织器官损伤，严重时引起肾小球肾炎、关节炎、发热、出血等症状。

此外，呼吸道病毒感染常出现抗体 IgE 介导的 Ⅰ 型超敏反应。如呼吸道合胞病毒引起的婴幼儿支气管炎和肺炎，可能与 Ⅰ 型超敏反应有关。

2. 细胞免疫介导的免疫病理作用　细胞免疫是清除感染细胞内病毒的主要机制，因此在清除胞内病毒时，CTL 可对病毒感染细胞造成损伤。病毒感染后，激发 Th1 细胞和 CTL 抗感染免疫，导致以单核细胞浸润为主的炎症和组织细胞损伤，属于 Ⅳ 型超敏反应。

3. 自身免疫病理损伤　对 700 种病毒的蛋白进行序列分析和单克隆抗体分析表明，约 4% 病毒的蛋白与宿主蛋白存在共同抗原表位。因此，可导致机体针对自身组织的"共同抗原"引发自身免疫应答。此外，有些病毒感染导致宿主细胞损伤后，可暴露自身"隐蔽抗原"，产生自身免疫应答。如 HBV 导致肝细胞损伤后暴露出肝细胞特异性脂蛋白抗原，该抗原属于自身隐蔽抗原，可导致机体产生自身免疫；另外，病毒感染免疫系统后可致免疫功能紊乱，导致其无法识别自身与非自身抗原，从而引发自身免疫病。

4. 细胞因子风暴介导的病理损伤　细胞因子风暴（cytokine storm）也称为高细胞因子血症，即在异常情况下，机体促炎细胞因子和抗炎细胞因子之间的平衡失调，表现为机体短期内分泌大量细胞因子，包括 TNF-α、IL-1、IL-6 等，引发全身炎症反应综合征，严重者可导致多器官功能障碍综合征（MODS），甚至死亡。细胞因子风暴可出现在病毒性脓毒症中，如甲型和乙型流感病毒、人呼吸道合胞病毒、副流感病毒、腺病毒及某些肠道病毒，以及 SARS-CoV、MERS-CoV 和 SARS-CoV-2 等导致的脓毒症，常出现细胞因子风暴。

（三）病毒感染对免疫系统的损害作用

病毒感染对机体免疫系统的影响主要包括：

1. 病毒感染引起免疫抑制　病毒感染一般都可引起机体免疫应答降低或暂时性免疫抑制，使病毒难以清除，且这种免疫抑制状态常导致细菌等继发感染，使得病毒性疾病加重，并可能使疾病进程复杂化。如流感病毒感染继发细菌感染，是导致婴幼儿及老人死亡的主要原因。另外，病毒感染引起免疫抑制还有可能导致病毒的免疫逃逸。

2. 病毒对免疫细胞的直接杀伤作用　HIV 侵犯巨噬细胞和 CD4$^+$T 细胞，杀伤并使其数量大量减少，造成细胞免疫功能缺陷。因此，艾滋病患者极易发生机会性感染和并发肿瘤。

三、病毒感染的免疫逃逸

病毒感染后可逃避宿主的免疫监视、防止激活免疫细胞或者阻止免疫应答，以此方式逃逸免疫作用(表 6-7)。病毒的免疫逃逸是病毒毒力的重要指标,构成病毒致病作用的重要因素。

表 6-7　病毒的免疫逃逸作用

病毒免疫逃逸	作用方式举例
细胞内寄生	所有病毒具有的方式,可逃避抗体、补体等免疫物质作用,逃避抗病毒药物作用
抑制机体抗病毒物质	部分病毒可抑制干扰素的转录,阻断抗病毒蛋白的表达; 肠道病毒等可降解 MDA5,下调干扰素受体、抑制干扰素信号通路
损伤免疫细胞	HIV、EB 病毒、人类嗜 T 细胞病毒和麻疹病毒可在 T 细胞或 B 细胞中寄生,并导致其死亡;麻疹病毒可损伤 DC 细胞功能
病毒基因组变异及病毒抗原多态性	HIV、HBV、甲型流感病毒、SARS-CoV-2 等病毒基因组易发生高频变异,数量众多的病毒型、亚型和准种,使得特异性免疫应答和疫苗的效果不佳
降低抗原的表达	腺病毒、巨细胞病毒可抑制 MHC-I 类抗原表达,影响免疫应答
抗体依赖的增强作用(ADE)	非中和抗体,或者中和抗体水平不足以中和病毒时,病毒-抗体复合物,可通过抗体 Fc 段与某些细胞表面的 Fc 受体结合,介导病毒进入细胞;或者病毒-抗体-补体复合物通过补体受体进入细胞,促进病毒感染细胞,如登革病毒感染

四、病毒与肿瘤

大量研究表明,病毒是人类肿瘤的重要致病因素之一。根据 WHO 颁布的数据,2018 年全球超过 220 万新增癌症病例是由感染引起的,其中大多数是病毒所致,某些细菌(如幽门螺杆菌)感染也与肿瘤发生有关。

WHO 下属的国际癌症研究机构(International Agency for Research on Cancer,IARC)认定有 120 种 I 类致癌物(质),其中包括了 7 种病毒(表 6-8)。另有 Merkel 细胞多瘤病毒(MCV)、JC 多瘤病毒(JCV)、BK 多瘤病毒(BKV)等 8 种病毒被 IARC 列为 II 类致癌物。

表 6-8　属于 I 类致癌物的 7 种病毒与相关肿瘤

病毒*	相关肿瘤
乙型肝炎病毒(HBV)	肝细胞癌(HCC)
丙型肝炎病毒(HCV)	肝细胞癌(HCC)
人类免疫缺陷病毒 I 型(HIV-1)	Burkitt 淋巴瘤
人乳头瘤病毒(HPV)16,18,31,33,35,39,45,51,52,56,58,59 型	宫颈鳞状细胞癌、口腔癌、直肠癌或咽喉癌、肛门生殖器癌等
人类嗜 T 细胞病毒 I 型(HTLV-1)	T 细胞白血病/淋巴瘤
EB 病毒(EBV)	鼻咽癌、Burkitt 淋巴瘤等恶性肿瘤
人类疱疹病毒 8 型(HHV-8)	卡波西肉瘤,多见于艾滋病晚期并发症

*2012 年 IARC 颁布的致癌物清单。

可以诱导人类肿瘤发生的病毒统称为肿瘤病毒(tumour virus),分为 DNA 肿瘤病毒与 RNA 肿瘤病毒两大类,DNA 肿瘤病毒主要类型包括乳头瘤病毒、多瘤病毒、疱疹病毒和嗜肝 DNA 病毒等;而 RNA 肿瘤主要指逆转录病毒科部分病毒和黄病毒科的丙型肝炎病毒等。特别注意的是,HIV 因其可能导致人体免疫缺陷,进而诱发如淋巴瘤等癌症,被 IARC 列为 I 类致癌物。

肿瘤病毒通过直接或间接方式促进肿瘤的发生与发展。其机制主要是:

1. 病毒癌基因　病毒基因编码的某些蛋白,可诱导细胞永生化,如 HPV 的 E6 和 E7 蛋白。

2. 抑制细胞凋亡　如 HPV E6 或 E7 蛋白可与细胞 p53 等抑癌基因结合,促进其泛素化降解过程,导致感染细胞永生化以及恶性增殖、癌变。

3. 调控细胞微环境 病毒通过调控细胞生长的微环境,增加细胞对低氧和酸化的适应力,并逃避免疫识别。如卡波希肉瘤相关疱疹病毒(KSHV)可形成有利于感染细胞存活的肿瘤微环境。

4. 逃避宿主免疫监视作用 病毒编码的某些蛋白,如 HPV E5,可直接与 MHC 分子结合,干扰 MHC-抗原复合物的形成,抑制 T 细胞免疫,最终使肿瘤细胞发生免疫逃逸。

5. 宿主细胞重编程 病毒感染可导致宿主细胞转录重编程、代谢重编程以及表观基因组重编程等。通过扰乱细胞的转录因子网络,激活自身以及细胞癌基因的转录;或促进细胞代谢向糖酵解转变,保障肿瘤细胞能量来源;或影响宿主抑癌基因高甲基化、组蛋白修饰与染色体重塑和 mRNA 化学修饰等方式,下调抑癌基因的表达,促进肿瘤的发生与发展。

(朱 帆)

第四节 真菌的感染与致病机制

某些真菌侵入人体,可引起真菌感染、超敏反应性疾病及真菌毒素中毒,此外,某些真菌毒素还与肿瘤发生有关。真菌根据其致病性,可分为**致病性和机会致病性真菌**;根据感染部位,可分为**浅部感染真菌、皮下组织感染真菌及深部感染真菌**。

一、真菌的致病机制

真菌致病性取决于其具有的毒力,以此实现突破机体免疫系统对真菌的识别和清除作用,并造成组织细胞损伤。已知真菌荚膜、黏附素和侵袭素、细胞壁成分、胞外酶、形态转换、色素、毒素、形成生物被膜等与真菌致病性有关。

1. 侵袭力 ①**荚膜**:新生隐球菌的荚膜具有抗吞噬的作用。②**黏附素和侵袭素**:白假丝酵母的凝集素家族、菌丝胞壁蛋白、菌丝相关蛋白、整合素等,可促进黏附和侵袭,特别是其形成芽管后可增加黏附能力。③**细胞壁成分**:曲霉细胞壁的 1,3-葡聚糖、半乳甘露聚糖、几丁质合成酶等,与其黏附和定植有关;半乳甘露聚糖蛋白可与纤连蛋白和层黏蛋白结合,在细胞识别、锚定及黏附中发挥重要作用。④**胞外酶**:新生隐球菌分泌的磷脂酶、酸性磷酸酶,白假丝酵母分泌的天冬氨酸蛋白酶、磷脂酶、脂酶,曲霉分泌的金属蛋白酶、丝氨酸蛋白酶、磷脂酶等,可促进真菌在组织中的侵袭和定植,降低宿主免疫防御能力。曲霉孢子被吞噬细胞吞噬后可产生过氧化氢酶和超氧化物歧化酶,与其致病有关。⑤**生物被膜**:白假丝酵母、新生隐球菌、烟曲霉等真菌在感染过程中形成的生物被膜被认为是重要致病因素之一。生物被膜可形成保护性屏障,使真菌适应宿主微环境,逃逸免疫系统的杀伤作用,并提高对药物的抵抗力。

2. 其他致病因素 ①**形态转换**:白假丝酵母侵入机体后可产生假菌丝,同时大量表达毒力因子,促进对组织的损伤。同时,双相型真菌侵入机体后可转换成酵母相,不易被巨噬细胞杀灭,并有助于感染的扩散。②**色素**:新生隐球菌细胞壁的黑素是其重要毒力因子,可增强菌体在巨噬细胞内的存活能力,抵抗体液中抗菌肽、氧化剂等的杀伤作用,还可降低对抗真菌药物的敏感性。曲霉孢子的色素具有自身保护、适应宿主微环境、抵抗真菌药物、改变免疫应答等作用。③**毒素**:曲霉产生的多种毒素,如黄曲霉毒素、胶霉毒素、赭曲霉毒素等,可降低宿主免疫防御能力,其中某些真菌毒素可诱导细胞转化与癌变。

二、真菌感染的类型及致病

1. 真菌感染性疾病

(1) **致病性真菌感染**:即原发性真菌感染,是真菌侵入机体(健康或免疫功能低下者)引起的感染,属于**外源性**感染。根据感染部位可分为**深部和浅部**致病性真菌感染。深部致病性真菌感染后症状多不明显,并有自愈倾向,如荚膜组织胞浆菌、粗球孢子菌引起的感染具有地方流行的特点,亦称为**地方流行性真菌**。它们也可在吞噬细胞内繁殖,抑制宿主免疫反应,引起组织慢性肉芽肿和组织坏死溃疡;有时还可引起全身性真菌感染,其致病机制目前尚不完全明确。浅部致病性真菌感染多具有**较强的传染性**,如各种皮肤癣菌。皮肤及角层癣菌的感染是由于这些真菌有嗜角质性,其中部分癣菌可产生酯酶和角蛋白酶,可分解细胞的脂质和角蛋白,还可在皮肤局部大量繁殖产生的机械刺激和代谢产物,引起局部的炎症和病变。

（2）**机会致病性真菌感染**:多发生在机体免疫功能降低时,常见于接受放疗或化疗的肿瘤患者、抗生素或免疫抑制剂的长期使用者、器官或骨髓移植者、艾滋病,以及糖尿病患者等。这些患者极易继发机会性感染,其治疗效果不理想,预后较差,病死率较高。其次就是发生在临床介入性诊疗的患者,介入操作为真菌的侵入提供了门户,可进一步扩散入血而导致全身性感染。机会致病性真菌包括**非致病性的腐生性真菌和人体寄居的正常菌群**,例如,白假丝酵母、新生隐球菌、烟曲霉、毛霉、肺孢子菌等。

2. 真菌超敏反应性疾病   由于吸入或食入某些真菌的菌丝或孢子而引发的超敏反应。真菌引起的超敏反应也是临床上超敏反应性疾病的重要组成之一。这些真菌表面具有较强的致敏原,可诱发很强的超敏反应。大多数是由于真菌菌丝和孢子污染空气被吸入人体,导致超敏反应的发生,所以呼吸道是其主要的侵入门户。引起超敏反应的真菌主要有曲霉、青霉、链格孢霉等,常引起哮喘、过敏性鼻炎、荨麻疹及接触性皮炎等疾病。

3. 真菌毒素性疾病   某些真菌不是直接感染机体致病,而是通过在污染的食物中产生大量的**真菌毒素**(mycotoxins),被人或动物食入后导致**真菌中毒症**(mycotoxicosis)。一些毒素还具有致癌、致畸及致突变作用,严重危害人类健康。迄今已发现 200 余种真菌毒素,其相关研究已发展成为临床医学、卫生微生物学、食品卫生学及肿瘤学等多个领域共同关注的重要课题。

（1）真菌毒素的产生:真菌毒素是寄生在谷物、经济作物、食品、饲料及其他环境中的真菌,在生长过程中产生的易引起人或动物发生病理变化的次级代谢产物,毒性较高。真菌毒素的产生通常仅限于少数菌种或个别菌株,常见于曲霉属、青霉属及镰刀菌属等。代表性毒素有黄曲霉毒素、赭曲霉毒素、展青霉素、单端孢霉烯族毒素(T-2 毒素)、玉米赤霉烯酮、烟曲霉毒素、杂色曲霉毒素及桔青霉素等。

（2）真菌毒素的分类:目前真菌毒素按其作用的靶器官,分为肝脏毒、肾脏毒、神经毒、造血器官毒及超敏性皮炎毒等。此外,也可根据毒素的产生菌分类,如黄曲霉毒素、赭曲霉毒素、展青霉素等。

（3）真菌毒素与疾病:**真菌毒素引起的中毒症与细菌性或病毒性感染不同。**一般是通过消化道摄入污染食物而引起中毒,少数通过皮肤黏膜的吸收、呼吸道吸入真菌毒素而发病,可引起消化系统、中枢神经系统、造血系统及骨骼等损害。由于真菌是在污染粮食或食品中产生毒素,故容易受到环境条件影响,故具有明显的地区性和季节性,但不具传染性和流行性,一般与抗生素等药物治疗也无关。**通过多次搓洗污染粮食可起到一定预防作用**。

近年研究发现,某些真菌产生的毒素具有致癌性和促癌性,与肿瘤发生有关。其中研究最多的是肝脏毒黄曲霉毒素(aflatoxin, AF),可诱发肝癌;赭曲霉(*A. ochraceus*)产生的赭曲霉毒素是一种肾脏毒,与泌尿系统肿瘤有关,也可诱发肝脏肿瘤;镰刀菌产生的 T-2 毒素可使试验大鼠产生胃癌、胰腺癌、垂体瘤及脑肿瘤;青霉产生的灰黄霉素可诱发试验小鼠的肝脏和甲状腺瘤;展青霉素可引起肉瘤等。表 6-9 主要列举一些可引起实验动物恶性肿瘤的真菌毒素,研究最深入的是黄曲霉毒素。

AF 由黄曲霉(*A. flavus*)和寄生曲霉(*A. parasiticus*)产生,具有极强的毒性和致癌性。其化学结构含有二呋喃环和香豆素,目前已发现 AF 有 20 多种衍生物。根据在长波紫外线照射下所发出荧光的情况,分为 AFB 和 AFG 两大类,发蓝紫色荧光的为 AFB1 和 AFB2,发黄绿色荧光的为 AFG1 和 AFG2。AFB1 的毒性和致癌性最强,在污染食品中最常见,已作为食品污染检测的指标之一。①**AF 的产生与分布**:黄曲霉是一种广泛分布的腐生菌,在天然情况下 AF 主要污染粮油及其制品,如花生

表 6-9　致恶性肿瘤的真菌毒素

毒素名称	产生菌	敏感动物	作用部位（肿瘤）
黄曲霉毒素 B1	黄曲霉、寄生曲霉	大鼠	肝、肾、肺（癌）
黄曲霉毒素 G1	黄曲霉、寄生曲霉	大鼠	肝、肾、肺（癌）
赭曲霉毒素	赭曲霉、纯绿青霉	小鼠	肾、肝（癌）
杂色曲霉毒素	杂色曲霉、构巢曲霉	大鼠	肝（癌）、皮下组织（肉瘤）
展青霉素	展青霉	大鼠	皮下组织（肉瘤）
灰黄霉素	灰棕青霉、黑青霉	小鼠	肝（癌）
T-2 毒素	三线镰刀菌	大鼠	胃肠（腺癌）
念珠菌毒素	白假丝酵母	小鼠	皮下组织（肉瘤）
白地霉培养物	白地霉	小鼠	胃（癌）

及花生油、玉米、大米、高粱等，也可存在于干果类、豆类及豆制品和发酵食品等。不同菌株产毒量的差别较大，且受外界因素的影响，其最适产毒条件为相对湿度为 80%~90%，温度为 25~30℃，氧含量为 1% 以上，培养 1 周左右。此外在天然基质中产毒量高。②AF 的毒性与致癌性：AF 是一种剧毒物，其毒性比氰化钾还强。根据不同实验动物和毒素摄入情况，可分急性和慢性毒性。AF 致癌作用很强，约为二甲基亚硝胺的 75 倍。AF 可在多种动物体内诱发肝癌，包括鱼类、鸟类、哺乳及灵长类动物，大鼠最敏感。国内外均有流行病学调查资料表明 AFB1 是人类肝癌发生的重要因素，其主要经肝微粒体酶活化为亲电子的 AFB1-2,3-环氧化物，并与鸟嘌呤酮基结合形成 AFB1-DNA 复合物，造成细胞 DNA 损伤，进一步发生癌变。AF 也可使细胞 DNA 发生水解，使细胞 DNA 发生改变，进而引起肿瘤发生。另外，AF 还可抑制 RNA 合成。③AF 的检测：AF 严重危害人类健康。可用薄层层析法、高效液相色谱法，及一些高敏感性的酶联免疫吸附试验（enzyme-linked immunosorbent assay，ELISA）、RIA等，进行严格监测。

（王　丽）

第五节　医院感染

医院感染（hospital infection）又称医院获得性感染（hospital acquired infection），曾被称为院内感染（nosocomial infection），**是指患者在医院获得的感染**。包括住院期间发生的感染和在医院获得，出院后发生的感染，但**不包括入院前已开始或入院时已处于潜伏期的感染**。呼吸道、尿道、胃肠道和伤口感染是最常见的医院感染部位。

随着医疗仪器设备广泛使用，大量介入性诊疗方法的开展、放化疗以及抗菌药物的使用、疾病谱不断变迁，医院感染已成为高度关注的公共卫生问题。医院感染会增加患者痛苦、延长住院时间，甚至导致死亡，引发医疗纠纷，增加社会、家庭和个人的经济负担。因此，预防和控制医院感染是感染性疾病防控的重要任务，也是现代医院质量管理的重要目标。**医院感染的对象**主要为婴幼儿和老年人、有糖尿病等基础性疾病的患者、免疫抑制剂使用者、肿瘤患者等。由于门诊患者、探视者、医务人员等通常是在医院内、外流动活动，病原体获得的场所界定较困难，因此，医院感染对象主要关注住院患者。

一、医院感染常见病原体及其特点

医院感染的病原体包括细菌、病毒、真菌和原虫，以细菌感染最常见，其主要特点是：

1. **病原体种类**　以革兰氏阴性菌多见,革兰氏阳性菌次之,真菌感染占比上升,病毒感染也受到关注。革兰氏阳性菌主要为金黄色葡萄球菌、表皮葡萄球菌、肠球菌等;革兰氏阴性菌主要为大肠埃希菌、克雷伯菌、铜绿假单胞菌、不动杆菌和肠杆菌等,泛耐药的鲍曼不动杆菌感染有上升趋势。真菌以白假丝酵母为主。此外,输血和器官移植也可导致某些特定病毒感染,如丙型肝炎病毒和人巨细胞病毒感染。常见医院感染病原体见表 6-10。

表 6-10　医院感染的感染部位及常见病原体

感染部位		常见病原体
肺部感染		铜绿假单胞菌、肺炎克雷伯菌、大肠埃希菌、阴沟肠杆菌、产气肠杆菌、黏质沙雷菌、金黄色葡萄球菌、嗜肺军团菌、呼吸道合胞病毒等
泌尿道感染		大肠埃希菌、表皮葡萄球菌、变形杆菌、粪肠球菌、铜绿假单胞菌、肺炎克雷伯菌、白假丝酵母等
消化道感染	非侵袭性腹泻	霍乱弧菌、肠产毒性大肠埃希菌、金黄色葡萄球菌等
	侵袭性腹泻	志贺菌、鼠伤寒沙门菌、空肠弯曲菌、肠出血性大肠埃希菌等、肠道病毒、轮状病毒、诺如病毒等
	抗菌药物相关性腹泻	艰难拟梭菌、金黄色葡萄球菌、白假丝酵母等
手术伤口感染		大肠埃希菌、金黄色葡萄球菌、凝固酶阴性葡萄球菌、甲型链球菌、产气肠杆菌、铜绿假单胞菌、肺炎克雷伯菌、脆弱拟杆菌、真菌等
菌(败)血症		大肠埃希菌、金黄色葡萄球菌、凝固酶阴性葡萄球菌、鲍曼不动杆菌、粪肠球菌、产气肠杆菌、肺炎克雷伯菌、铜绿假单胞菌等
输血相关感染		丙型肝炎病毒、人类免疫缺陷病毒、乙型肝炎病毒、梅毒螺旋体等

2. **多数为条件致病菌**,即人体正常菌群可成为医院感染的病原体,如铜绿假单胞菌、肺炎克雷伯菌、凝固酶阴性葡萄球菌、大肠埃希菌、白假丝酵母等。

3. 多数病原体具有耐药特性,对抗菌药物呈现高度耐药或多重耐药,如耐甲氧西林金黄色葡萄球菌(methicillin-resistant staphylococcus aureus,MRSA);此外,多重耐药的非发酵菌感染不断增加,耐万古霉素肠球菌感染也呈逐年增多趋势。

4. 一种病原体往往引起不同部位感染;免疫功能低患者易发生混合感染。

5. 引起医院感染的病原体因时空不同而异,不同时间、不同地区、不同医院、或不同科室,引起医院感染常见病原体及耐药性均可有不同。

二、医院感染的类型

医院感染可分为外源性感染和内源性感染,但**以内源性感染为主**。

1. 外源性感染

(1) 交叉感染(cross infection):由患者之间,或患者与家属或护理人员、探视人员、医务人员之间通过直接或间接方式而引起的感染。

(2) 医源性感染(Iatrogenic infection):在治疗、诊断、和预防过程中,由于所用器械消毒不严或医学材料(如移植的器官)等因素而造成的感染。

针对外源性感染,控制或切断传染源、感染途径和易感人群中的任一环节,将会有效控制医院感染发生。

2. 内源性感染　患者由于免疫功能低下;或接受侵(介)入性诊治措施;或长期使用抗生素,微生态平衡遭受破坏,患者自身的正常菌群或机会致病菌因菌群失调或定位转移而引起的感染。内源性感染的病原体是来自自身,通过易位途径或处于易感生态环境而发生的感染,需从微生态角度以及提高机体免疫功能进行考虑。

　　对医院感染实施全方位的实时监测和动态预警,掌握病原体的分布和耐药性的变化趋势,是制定控制医院感染措施的依据。主要措施包括:严格无菌操作、加强消毒与灭菌及其质量监督、对传染源和易感人群隔离防控、合理使用抗菌药物、将医护人员免疫规划、医院感染管理纳入监测管理制度等。目前我国已经将医院感染防控列入医院分级及考核的一个重要指标。

思考题:

　　1. 比较内毒素与外毒素的区别。
　　2. 介绍机会致病菌引起感染的条件。
　　3. 阐述细菌免疫病理损伤的机制。
　　4. 简述病毒导致免疫病理损伤的机制。
　　5. 简述病毒致癌的主要机制。
　　6. 简述真菌感染的机制。
　　7. 阐明医院感染的定义及其常见的病原体特征。

（朱　帆）

第七章

消毒、灭菌与病原微生物
实验室生物安全

要点:

1. 消毒与灭菌是防止微生物污染、阻断感染性疾病传播的重要手段之一。
2. 高压蒸汽灭菌法是目前医学实践和科学研究中最常用、效果最可靠的灭菌方法。
3. 病原微生物实验室必须严格遵守生物安全相关管理规定。

微生物结构简单,其新陈代谢及生长繁殖极易受外界环境因素的影响。当环境条件适宜时,微生物表现为代谢旺盛、繁殖迅速;当环境条件不适宜或发生剧烈变化,会引起微生物核酸、蛋白质等生物大分子的变性破坏,代谢障碍,生长受到抑制,甚至死亡。因此,用人工方法改变微生物的生存条件,可抑制或杀灭微生物,有效预防微生物的感染和传播。

消毒与灭菌即利用物理或化学方法抑制或杀灭外环境中及机体体表的微生物,是防止微生物污染、阻断病原微生物传播的重要措施,在医学实践中具有重要意义。医学微生物学的发展历程中始终贯穿着消毒灭菌的应用。我国自古就有将水煮开后饮用的习惯,明代李时珍在《本草纲目》中指出,患者衣物蒸煮后再穿就不会感染瘟疫,这些都是微生物消毒知识不自觉的应用。早在 18 世纪,巴斯德采用加温处理的方法杀死污染微生物,有效防止了葡萄酒发酵变质。在他的启迪下,英国外科医生李斯特提出了苯酚喷洒手术室、蒸煮手术器械、洗手等措施,有效降低了医院交叉感染率和死亡率。随着微生物学的发展,消毒灭菌在现代医学、生命科学、工农业生产及日常生活中得到了更为广泛的应用。

生物安全(biosafety)是指避免危险生物因子(天然动物、植物、微生物以及经基因改造的生物)对社会、经济、人类健康、生物多样性及生态环境造成危害或潜在威胁的综合性措施,主要包括病原微生物实验室的生物安全及对突发性公共卫生事件的正确处理。加强对病原微生物实验室生物安全的管理,能有效防止实验室感染的发生及病原微生物的播散。

第一节 消毒与灭菌的概念及常用术语

消毒、灭菌、防腐、清洁等是医学微生物学中表示物理或化学方法对微生物杀灭程度的常用术语。

1. **消毒**(disinfection) 用物理或化学方法**杀灭物体表面或外环境中的病原微生物**,但不一定能杀死细菌芽胞和非病原微生物。用于消毒的化学药品称为**消毒剂**(disinfectant),一般消毒剂在常用浓度下只能杀死细菌繁殖体。如果加大浓度或延长作用时间,有的消毒剂也可达到杀灭芽胞的效果。常用 D 值、杀灭率、存活率等指标评估消毒效果。

(1)D 值(decimal reduction value):杀灭 90% 微生物所需的时间,常用分钟表示。D 值越大,表示杀灭作用越慢,所需杀灭时间越长。在辐射灭菌法中,D 值则为杀灭 90% 微生物所需的照射剂量。

（2）杀灭率（killing rate）：消毒前后被杀死的细菌数占消毒前活菌数的百分比，即杀灭率=［（消毒前活菌数–消毒后活菌数）/消毒前活菌数］×100%。

（3）存活率（survival rate）：消毒后仍存活的细菌数占消毒前活菌数的百分比，即存活率=（消毒后活菌数/消毒前活菌数）×100%。

2. 灭菌（sterilization）　用物理或化学方法**杀死物体上包括细菌芽胞在内的全部病原微生物和非病原微生物，灭菌的效果是无菌**，因此，灭菌比消毒更彻底。进入人体内部的许多医疗用品，如手术器械、注射用品、置于体腔的引流管等，需经彻底灭菌处理后方可使用。微生物学实验中用到的许多实验用品及相关实验试剂、器材等，也需灭菌后才能使用。

3. 无菌（asepsis）　指无活微生物存在的状态，常为灭菌的结果。**无菌操作**（aseptic technique）是指防止微生物进入人体或其他物体的操作技术或方法，外科手术及许多微生物实验操作均要求严格无菌操作。

4. 防腐（antisepsis）　防止或抑制微生物生长繁殖的方法。用于防腐的化学药物称为防腐剂（antiseptic），防腐剂一般只能抑制微生物的生长繁殖，不能杀灭微生物。常用的防腐剂有醇类、氯己定、碘伏等。防腐剂和消毒剂没有绝对差别，有些防腐剂在高浓度时也可杀灭微生物，起到消毒效果。如甲醛溶液在低浓度时为防腐剂，高浓度时可作消毒剂用。

5. 清洁（sanitization）　减少附着于机体或物体表面微生物数量的方法，如外科手术前的备皮、医院环境、食具器皿的清洁等。清洁也是消毒的重要前期步骤，物品消毒前经过清洁处理，可显著提高消毒灭菌的效果。

第二节　物理消毒灭菌法

物理消毒灭菌法具有效果可靠、一般不会遗留有害物质等优点，是消毒灭菌中最常用的方法。常用的物理消毒灭菌法包括热力灭菌法、辐射杀菌法和滤过除菌法。干燥及低温一般只能抑制微生物的生长，常用于菌种保藏。

一、热力灭菌法

热力可通过凝固菌体蛋白质使之变性、降解核酸或破坏细胞膜等机制，发挥对微生物的杀灭作用。多数无芽胞细菌和真菌经 55~60℃作用 30~60 分钟即被杀死，多数病毒经 50~60℃作用 30 分钟或 100℃数秒即可被灭活。但细菌芽胞对高温具有强大的抵抗能力，例如炭疽芽胞杆菌芽胞能耐受 100℃煮沸 5~10 分钟，肉毒梭菌芽胞需煮沸 3~5 小时方可杀灭。

依据热力灭菌时是否以水及水蒸汽作为热传导的媒介，可将其分为干热消毒灭菌法和湿热消毒灭菌法两大类。在相同的温度和时间条件下，后者的灭菌效果比前者更好，主要原因是：①湿热条件下，菌体蛋白含水量高，更易凝固变性；②湿热蒸汽具有比干热更强的穿透力；③湿热蒸汽具有潜热效应，即水由气态变为液态时会释放出大量潜热，可迅速提高灭菌物体的温度。

（一）干热消毒灭菌法

干热法（dry-heat sterilization）主要通过燃烧、火焰、热空气或电磁波产热等手段，使菌细胞脱水、干燥或大分子变性而杀灭微生物。在干燥状态下，80~100℃作用 1 小时可杀灭大多数细菌繁殖体，芽胞则需经 160~170℃作用 2 小时方可杀灭。

1. 焚烧（incineration）　直接点燃物品或将其置于焚烧炉内燃烧，是最彻底的灭菌方法。但破坏性大，**仅适用于处理病理性废弃物品或人、动物尸体等**。

2. 烧灼（flame）　直接用火焰烧灼灭菌，**适用于实验操作过程中对金属器械（如接种环、剪刀、镊子等）或玻璃器皿（试管口、瓶口）等的灭菌**。

3. 干烤（hot air sterilize）　利用干烤灭菌器（俗称干烤箱）加热灭菌。一般加热至 160~170℃维持 2 小时,也可 121℃维持 16 小时。**适用于高温下不变质、不变性、不损坏、不蒸发物品的灭菌**,如玻璃器皿、瓷器、注射器等。

4. 红外线(infrared)　利用电磁波的热效应灭菌。红外线是一种波长为 0.77~1 000μm 的电磁波,具有良好的热效应,尤以 1~10μm 波长的热效应最强。但其热效应只能在照射物体表面产生,不能使物体均匀受热。红外线烤箱灭菌的温度和时间与干烤类似,**主要用于医疗器械和食具的消毒灭菌**。

5. 微波(microwave)　利用超高频电磁波的热效应灭菌。微波是指波长为 1~1 000mm 的超高频电磁波,可穿透玻璃、塑料薄膜、陶瓷等,但不能穿透金属。当微波通过介质时,可使极性分子(主要是水分子)快速运动,摩擦产热,导致内外温度同时升高。因此,微波的热效应必须在一定含水量的条件下才能产生,干燥条件下即使延长消毒时间也无法有效灭菌。消毒常用的微波频率为 2 450MHz 和 915MHz 两种,**多用于非金属器械、检验室用品、食具、药杯和食品等的消毒**。

(二)湿热消毒灭菌法

湿热法(moist heat)主要通过加热煮沸或产生水蒸气的热量来杀灭微生物,常用方法有巴氏消毒法、煮沸消毒法、流通蒸汽消毒法、高压蒸汽灭菌法和间歇灭菌法等。

1. 巴氏消毒法(pasteurization)　用较低温度杀灭液体中的病原菌(如沙门菌、牛结核分枝杆菌等)和特定微生物(如腐生菌等),并保持液体中不耐热成分不被破坏的消毒方法。该法由法国微生物学家巴斯德创立,**主要用于酒类和奶制品的消毒**。具体方法有两种,即加热至 61.1~62.8℃维持 30 分钟或 71.7℃维持 15~30 秒,目前广泛采用后者。

2. 煮沸消毒法(boiling water)　将物品直接置于水中加热煮沸的消毒方法。1 个标准大气压(101.325kPa)下水的沸点为 100℃,细菌繁殖体在 100℃水温中维持 5 分钟即可被杀灭,但要杀死芽胞至少需要煮沸 1~2 小时。值得注意的是,海拔高度会影响水的沸点,故在高原地区通常按照海拔每升高 300 米延长消毒时间 2 分钟来保证煮沸法的消毒效果。如果在水中加入 2% 的碳酸氢钠则可提高沸点达 105℃,这样既可促进对细菌芽胞的杀灭,又可防止金属器皿生锈。**主要用于饮用水、食具的消毒**,在不具备高压蒸汽灭菌法和其他灭菌方法的条件下,也可用于一般外科器械和玻璃注射器等的消毒。

3. 流通蒸汽消毒法(free-flowing steam)　利用 1 个大气压下 100℃水蒸汽及蒸汽冷凝释放出的潜热进行消毒的方法,也称常压蒸汽消毒法(nonpressurized steam)。将待消毒物品置于普通蒸笼或 Arnold 蒸汽锅中,100℃加热 15~30 分钟可杀死细菌繁殖体,但不能杀死全部细菌芽胞。**主要用于日常餐饮器具的消毒**,也可用于医疗器械、用品清洁后的初步消毒。

4. 高压蒸汽灭菌法(autoclaving or steam under pressure)　使用高压蒸汽灭菌器(autoclave)提高容器内蒸汽压力从而提高水蒸汽的温度进行灭菌的方法,**是目前医学上灭菌效果最可靠、使用最广泛的湿热灭菌方法**。1 个标准大气压下水的沸点及水沸腾后产生的水蒸汽温度均只有 100℃,短时间内杀不死芽胞。如果蒸汽被限制在一个密闭容器内,随着蒸汽压的升高,水的沸点及水蒸气的温度也会相应升高。通常在 103.4kPa(1.05kg/cm²)的蒸汽压力下,高压蒸汽灭菌器内温度可达到 121.3℃,此温度下**维持 15~20 分钟可杀灭包括细菌芽胞在内的所有微生物(朊粒除外)**。适用于普通培养基、生理盐水、手术敷料等**耐高温、耐潮湿物品的灭菌**。

为缩短灭菌时间,还可用预真空高压蒸汽灭菌器。即先将灭菌器内空气抽出约 98%,再送入蒸汽,灭菌时间仅 3~5 分钟,大大提高了灭菌效率,特别适用于快速周转物品的灭菌。

5. 间歇蒸汽灭菌法(tyndallization)　利用**反复多次的流通蒸汽间歇加热以达到灭菌效果**的方法。即将待灭菌物品置于流通蒸汽灭菌器内,100℃加热 15~30 分钟,杀死其中的细菌繁殖体。取出物品置于 37℃培养箱内过夜,使物品中残存的细菌芽胞发育成繁殖体,次日再次用流通蒸汽加热该物品。如此连续 3 次以上使用流通蒸汽间歇加热,即可达到灭菌目的,又不会因温度过高而破坏物品中的不耐热营养成分,**主要是用于不耐高温的含糖或牛奶培养基等的灭菌**。如果待灭菌物品不耐

100℃加热,可将温度降至75~80℃,每次加热时间延长至30~60分钟,连续3次以上也可达到灭菌效果。

二、辐射杀菌法

一定波长的紫外线及电离辐射可通过干扰DNA合成、损伤细胞膜或导致细胞新陈代谢紊乱等机制,发挥对微生物的杀灭作用。

1. 紫外线(ultraviolet radiation,UV) 细菌DNA中嘧啶碱和嘌呤碱的共轭双键具有强吸收紫外线的特性,UV作用于细菌双链DNA,可使其中一条DNA链上相邻的两个胸腺嘧啶共价结合形成二聚体,破坏DNA正常结构,干扰其复制与转录,导致细菌变异或死亡。此外,大剂量紫外线照射也可引起核酸断裂、细胞膜损伤或蛋白质结构破坏。波长为200~300nm的紫外线(包括中波UV-B、短波UV-C和日光中的紫外线)均有杀菌作用,尤以265~266nm紫外线的杀菌作用最强。

紫外线消毒操作方便、杀菌谱广,但其**能量低、穿透力较弱**,可被普通玻璃、纸张、尘埃、水蒸汽等阻拦。主要用于手术室、无菌操作室、传染病房等处的**空气消毒或不耐热物品的表面消毒**,且需近距离(1米以内)直接照射。此外,杀菌波长的紫外线对眼角膜、皮肤均有损伤作用,使用时应注意个人防护。

近年研究表明,波长184.9nm紫外线可激发空气中O_2形成臭氧(O_3),后者能与紫外线发挥协同杀菌作用。但由于O_3对人体呼吸道黏膜有明显刺激作用,目前多采用低O_3或无O_3紫外光灯进行消毒。

2. 电离辐射(ionizing radiation) 电离辐射照射可在物体中产生复杂效应,包括破坏核酸及蛋白质等生物大分子、破坏细胞膜、干扰DNA合成、扰乱酶系统并产生自由基等,从而杀死微生物,达到灭菌效果。辐射效应的强弱与物体的吸收能量有关,因此,电离辐射在足够剂量时,对多种微生物均有致死作用。由于电离辐射波长短,具有较高能量和较强穿透力,且不会使灭菌物品升温,不会破坏物品的性能,特别**适用于不耐高温物品的灭菌**,主要用于一次性医用塑料制品的批量灭菌及食品、药品和生物制品等的灭菌。

电离辐射包括带电粒子(α射线、β射线等)和不带电粒子(X射线、γ射线等)两类,**以β射线和γ射线的应用最为广泛**。β射线由电子加速器产生,穿透性差,但作用时间短,安全性好;γ射线多以^{60}Co为放射源,穿透性强,但作用时间慢,安全措施要求高。值得注意的是,电离辐射均具有放射性损害,使用时应特别注意安全防护,严格执行操作规程。

三、滤过除菌法

滤过除菌法(filtration)是指用机械阻留的方式除去液体或空气中的细菌、真菌等微生物,以达到无菌目的的方法。但一般情况下该法无法有效除去病毒、支原体等体积较小或形态多变的微生物。目前,滤过除菌法**主要用于不耐高温的血清、细胞培养液、抗生素、毒素、抗体等液体的除菌**,也可用于生物安全柜、超净工作台、生物洁净室等处的**空气净化**。

液体滤过除菌常用的器具是滤板或滤膜上含有微细小孔的**滤菌器**(filter),只允许液体通过,而大于其孔径的细菌、真菌等微生物颗粒则被阻留在外。滤菌器的种类很多,包括硝基纤维素薄膜滤菌器、玻璃滤菌器、素陶瓷滤菌器、硅藻土滤菌器等,以硝基纤维素薄膜滤菌器最为常用。该类滤菌器具有多种规格滤膜孔径,最小孔径可达0.1μm,最大孔径不超过0.45μm,以0.22μm孔径的最常用。

空气滤过除菌采用生物洁净技术,通过初、中、高三级空气过滤器,可滤过空气中直径为0.5~5.0μm的尘埃颗粒及附着的细菌等微生物,并采用合理气流方式来达到洁净空气的目的。初级过滤器采用塑料泡沫海绵为滤膜,过滤率在50%以下;中级过滤器以无纺布做滤膜,过滤率在50%~90%之间;**高效粒子空气过滤器**(high-efficiency particulate air filter,HEPA)或亚高效过滤器采用超细玻璃滤纸过滤,过滤率可达99.95%~99.99%。这种经高度净化的空气会形成细薄气流,向同一方向匀速输送,均匀分布于室内,不产生涡流,也不聚集尘埃。由于层流空气持续向外流通,室内始终维持正压,能有效防止相邻房间的细菌侵入。HEPA具有高效的过滤效率,凡在送风系统上装有高效或亚高效过滤系统的房间被称为**生物洁净室**,可作无菌手术室、重症监护室或细胞培养室等。

四、干燥和低温抑菌法

干燥可使细菌菌体脱水、新陈代谢减缓,甚至生命活动停滞。某些细菌(如奈瑟菌属细菌、霍乱弧菌等)在干燥空气中会很快死亡。也有些细菌具有较强的抗干燥能力,如溶血性链球菌在干燥尘埃中可存活25天,结核分枝杆菌在干燥痰液中数月仍有活性。细菌芽胞对干燥也具有超强抵抗力,如炭疽芽胞杆菌的芽胞可耐干燥达数十年之久。干燥虽不能使芽胞及抵抗力强的细菌死亡,但可抑制其代谢繁殖。在生产及生活实践中,干燥法常用于保存食物。高盐或糖渍可使细菌体内水分溢出,造成生理性干燥,使细菌生命活动停滞,从而防止食物变质。

低温可使微生物新陈代谢减缓,当温度回升到适宜范围时,绝大多数微生物(除脑膜炎奈瑟菌、淋病奈瑟菌、苍白密螺旋体等)又能恢复正常的代谢和繁殖,故低温常用于微生物菌种、毒种的保藏。进行菌种保藏时,为了避免解冻对细胞的损伤,可采取在低温状态下真空抽去水分,即**冷冻真空干燥法**(lyophilization),简称冻干(freeze drying)。该法联合应用了低温、真空和脱水三大技术,**是目前效果最好、保存时间最长的菌种保藏方法**,一般可保存微生物达数年至数十年之久。

五、其他物理消毒灭菌法

1. 超声波裂菌法　超声波(ultrasonic wave)是频率高于20kHz/s而不被人耳感受到的声波,其过水时产生的空化作用可在液体中的应力薄弱区形成许多小空腔,空腔不断增大,最后崩解,从而发挥裂解细胞、细菌等的作用,以对革兰氏阴性菌的裂菌效果较好。超声波杀菌不彻底,但可明显减少液体中的细菌数量,常用于裂解细菌、分离和提纯细菌组分等。

2. 低温等离子体灭菌技术　是一种集物理学、化学、生物学和环境科学于一体的综合性技术,具有能耗低、效率高、无二次污染、杀菌效果好等优点。该技术灭菌机制复杂,对待灭菌物品同时具有物理、化学和生物效应,能有效解决医疗器械不耐高温、医用材料的生物相容性等问题,并能极大缓解食品消毒灭菌中各种营养成分的损耗。作为一种极具潜力的新型非热力灭菌技术,已广泛应用于医疗、空气净化、食品、饮用水等的消毒灭菌。

3. 高压脉冲电场灭菌技术　通过在待灭菌物品两端施加高压脉冲,将电场能量输入物品,使微生物在极短时间内经受高电场作用,细胞结构被破坏,以此达到杀灭微生物的效果。该技术也是目前新型非热力灭菌技术的研究热点,在食品灭菌中具有较好的应用前景。

第三节　化学消毒灭菌法

化学消毒灭菌法是利用化学消毒剂杀灭微生物的消毒灭菌方法。消毒剂能影响微生物的结构、组成及生理活动,随着浓度和作用时间的变化具有防腐、消毒和灭菌的作用。低浓度的消毒剂可抑制微生物生长繁殖,起防腐作用,也被称为防腐剂。常用浓度下,消毒剂一般只对细菌繁殖体有效,要杀灭芽胞需提高使用浓度和延长作用时间。消毒剂和防腐剂对人体组织及微生物的作用无选择性,吸收后对人体有害,一般用于体表及外环境的消毒。化学消毒剂虽然存在消毒灭菌效果不稳定、有一定毒性、刺激性及腐蚀性等不足,但因其种类多、适用性强、使用方便,在机体体表、物品及环境的消毒灭菌中仍具有广泛的应用价值。

一、消毒剂的杀菌机制

消毒剂种类多,杀菌机制复杂。不同消毒剂有不同的杀菌机制,同种消毒剂在不同浓度下的杀菌机制也可能不同。

1. 促进菌体蛋白质凝固或变性　高浓度酚类、高浓度重金属盐类、醇类、醛类、酸碱类消毒剂等可通过此机制发挥消毒灭菌作用。

2. 干扰细菌的酶系统及代谢过程　某些氧化剂、低浓度重金属盐类等消毒剂能与细菌代谢酶分子上的-SH基结合并使其失去活性,通过影响细菌的生理活动而发挥消毒灭菌作用。

3. 损伤细菌细胞膜或影响微生物的化学组成及物理结构　苯扎溴铵等阳离子表面活性剂、脂溶剂、低浓度酚类消毒剂等能降低菌细胞及病毒包膜的表面张力,增加膜通透性,促进胞内液体溢出及胞外液体内渗,导致细菌细胞破裂或病毒裂解。

二、消毒剂的分类

不同消毒剂对微生物的杀灭能力各不相同。依据消毒剂的杀菌效率,可将其分为高效、中效及低效消毒剂三大类。

1. 高效消毒剂(high-level disinfectant)　可杀灭包括细菌芽胞在内的所有微生物。包括含氯消毒剂(如次氯酸钠、二氯异氰酸尿酸钠、漂白粉)、过氧化物消毒剂(如过氧化氢、过氧乙酸、二氧化氯)、醛类消毒剂(如戊二醛、甲醛)及环氧乙烷等。高效消毒剂的刺激性、腐蚀性、毒性通常较强,只适用于饮用水、物体表面以及不耐高温又需进入机体内部的医疗用品(如内镜、塑料材质外科器材等)的消毒。

2. 中效消毒剂(intermediate-level disinfectant)　可杀灭除芽胞外的细菌繁殖体(包括结核分枝杆菌等抵抗力较强的细菌)、大多数病毒及部分真菌。包括含碘消毒剂(如碘酊、碘伏)、醇类消毒剂(如乙醇、异丙醇)、酚类消毒剂(如来苏尔、苯酚)等。中效消毒剂适用于皮肤黏膜、某些医疗器材(如喉镜、阴道窥器、麻醉器材等)及常规医疗护理器材(如体温计等)的消毒。

3. 低效消毒剂(low-level disinfectant)　可杀灭大多数细菌繁殖体及大多数病毒,但不能杀灭细菌芽胞、结核分枝杆菌等抵抗力强的细菌和某些抵抗力强的病毒、真菌。主要有季铵盐类消毒剂、氯己定、高锰酸钾等。低效消毒剂虽然消毒效果不及高效和中效消毒剂,但其作用温和,腐蚀性及刺激性均较小,常用于多种医疗器械、皮肤创口以及口腔、尿道、阴道、膀胱等黏膜组织的消毒。

三、常用消毒剂的化学性质及用途

不同消毒剂的化学性质、作用机制各不相同,其具体使用范围、用法及用量也不相同。

1. 含氯消毒剂　属高效消毒剂,其有效成分按有效氯含量计算,一般以百分比或mg/L表示。此类消毒剂在水中可产生具有强大杀菌作用的氯、次氯酸和新生态氧[O]。其中,氯可氧化细菌-SH基,次氯酸盐可与胞质成分结合形成氮-氯复合物而干扰细胞代谢,新生态氧[O]可通过多种机制干扰细胞的生物氧化过程。具有杀菌谱广、作用快速等特点。我国**常用的有次氯酸钠、二氯异氰酸尿酸钠、漂白粉等,可用于物体表面、饮用水、地面、排泄物及污水等的消毒**。但此类制剂对金属制品具有腐蚀作用,使用时应加以注意。

2. 过氧化物消毒剂　属高效消毒剂,此类消毒剂可使细胞酶蛋白中的-SH基转变为-SS-基,导致酶活性丧失,干扰细胞的新陈代谢。我国**常用的有过氧化氢、过氧乙酸、二氧化氯等,主要用于空气、物体表面及皮肤的消毒**。过氧化氢杀菌能力强,3%~6%的浓度即可杀死大多数细菌,10%~25%的浓度可杀死包括细菌芽胞在内的所有微生物,利用过氧化氢蒸汽的等离子无菌技术可能会取代环氧乙烷灭菌技术成为医疗器械灭菌的新方向;过氧乙酸为强氧化剂,但其稳定性差、有刺激性及腐蚀性,不宜用于金属器具的消毒;二氧化氯在水中溶解饱和后,即以气态向空中自然逸散,是新型安全无毒、广谱高效的空气消毒净化剂。

3. 醛类消毒剂　属高效消毒剂,主要通过对细菌蛋白质和核酸的烷化作用杀灭细菌,具有广谱、高效、快速的特点。我国**常用的有戊二醛和甲醛**。戊二醛适用于精密仪器和内镜的消毒,常用浓度为

2%；甲醛对人体有潜在毒性作用，主要用于 HEPA 滤器的消毒。

4. 环氧乙烷　属高效消毒剂，为杂环类化合物，杀菌机制与甲醛相同，具有较强的穿透力和杀灭芽胞能力。对多数物品无腐蚀破坏性，但易燃且对人体有一定毒性。采用环氧乙烷蒸汽消毒，要求其在空气中的浓度不超过 1ppm，灭菌后物品中残留量应挥发至规定的安全浓度方可使用。目前使用的环氧乙烷灭菌箱，能控制真空度、温度和湿度，消毒后可用无菌空气进行洗涤，安全方便。

5. 含碘消毒剂　属中效消毒剂，主要依靠其沉淀蛋白和强大的氧化能力来杀灭细菌，**多用于皮肤黏膜、体温计以及其他物品表面的消毒**，我国常用的有碘酊和碘伏。碘酊为碘的乙醇溶液，对皮肤有一定刺激性，使用后需用 75% 乙醇擦净；碘伏为碘与聚维酮等载体的结合物，着色易洗脱，刺激性小。

6. 醇类消毒剂　属中效消毒剂，可去除细菌胞膜中的脂质，并使菌体蛋白变性。该类消毒剂可迅速杀死细菌繁殖体、结核分枝杆菌、某些真菌及包膜病毒，**以乙醇和异丙醇最为常用**，多用于医疗护理器材和皮肤的消毒及体温计的浸泡。乙醇浓度为 70%~75% 时杀菌效率最高；异丙醇挥发性低，杀菌作用比乙醇强，但毒性较高。

7. 季铵盐类消毒剂　也称表面活性剂，属低效消毒剂。该类消毒剂不仅能改变细胞壁通透性，使菌体内的酶、辅酶及代谢中间产物逸出而发挥杀菌作用，而且能降低液体表面张力、乳化物品表面油脂而发挥清洁作用。**主要用于皮肤黏膜、物品表面、地面等的消毒，最常用的是苯扎溴铵**（又名新洁尔灭）。其溶液无色、无臭、刺激性小，具有阳离子表面活性，对带阴电的细菌杀灭效果好，但对肥皂、碘、高锰酸钾等阴离子表面活性剂有拮抗作用。

8. 氯己定　又名洗必泰，属低效消毒剂，为双胍类化合物。其溶液无色、无臭、刺激性小，**主要用于皮肤黏膜、物品表面、地面等的消毒**。

9. 高锰酸钾　属低效消毒剂，具有氧化杀菌作用，**常用于皮肤黏膜的冲洗或浸泡消毒**，也可用于**食具、水果、蔬菜等的消毒**。

四、影响消毒剂作用效果的因素

消毒剂的消毒效果受到自身性质、使用浓度、作用时间、微生物种类及外界环境条件等多因素影响。使用消毒剂时，应注意其影响因素，以保障消毒效果。

1. 消毒剂的化学性质　消毒剂的理化性质不同，杀菌机制不同，对微生物的作用效果也不同。如表面活性剂通常只对细菌繁殖体和某些病毒有杀灭作用，对细菌芽胞和真菌一般无效。而戊二醛等广谱高效消毒剂则对细菌繁殖体、芽胞、真菌及病毒都有较强的杀灭作用。

2. 消毒剂的浓度及作用时间　一般而言，消毒剂浓度越高，作用时间越长，其消毒效果就越好。但高浓度乙醇会使菌体表面蛋白迅速凝固，影响其继续渗入菌体发挥作用，因此，70%~75% 乙醇的消毒效果比 95% 的更好。

3. 微生物的种类和数量　不同种类的微生物对消毒剂的敏感性不同。一般情况下，革兰氏阳性菌比革兰氏阴性菌对消毒剂更敏感，细菌芽胞、结核分枝杆菌等对消毒剂有较强抵抗力。因此，应依据作用对象选择不同类型的消毒剂。此外，微生物数量越大，所需消毒剂的浓度就越高，消毒时间也越长。

4. 微生物的生理状态　通常细菌繁殖体的抵抗力从其生长曲线的迟缓期到对数生长末期均较强，自稳定期开始会呈不规则下降趋势。营养缺陷环境中生长的微生物比在营养丰富环境中生长的微生物对消毒剂的抵抗力更强。

5. 环境温度和湿度　消毒剂的杀菌作用本质上是一种化学反应，其杀菌效果通常会受到环境温度的影响。如 2% 戊二醛杀死 10^4/mL 炭疽芽胞杆菌芽胞，20℃时需 15 分钟，40℃时需 2 分钟，56℃下仅需 1 分钟。但某些消毒剂（如过氧乙酸）的消毒效果受温度影响较小。此外，气体消毒剂通常有适宜的相对湿度范围，湿度过高或过低都会降低其杀菌效果。

6. 环境 pH　在适宜的 pH 环境中,微生物的抵抗力通常较强,环境 pH 偏高或偏低均会降低微生物对消毒剂的抵抗力。此外,不同消毒剂发挥最佳消毒效果所需的 pH 条件不同,如表面活性剂在碱性环境下作用最强,而酚类消毒剂和含氯消毒剂则在酸性环境下杀菌活性最好,甲醛的杀菌活性受环境 pH 影响不明显。

7. 有机物及其他物质的存留　病原微生物常混杂在尿液、粪便、痰液或脓液中,这些液体中含有的大量有机物可阻碍病原微生物与消毒剂的接触,降低消毒剂的杀菌效果。因此,消毒被大量有机物污染的物品时,应先清洁处理后再消毒,或提高消毒剂浓度,延长作用时间。

第四节　消毒与灭菌的应用

在医学实践中,针对不同微生物污染的对象,综合考虑所需消毒物品的性能,合理选用消毒灭菌方法,才能达到良好的灭菌效果。

一、医疗器械的消毒灭菌

1. 高危器械物品　使用时需进入机体无菌组织的物品,如手术器械、注射器、针头、手术敷料、注射用液体、静脉插管等。这些器械物品使用前都应该进行灭菌处理。对于耐高温、耐潮湿的高危器械物品,常采用高压蒸汽灭菌法进行灭菌;对于不能耐受热力灭菌的高危器械物品,可使用高效消毒剂(如环氧乙烷、戊二醛等)进行灭菌。

2. 中危器械物品　使用时不进入机体无菌组织,但需接触黏膜的物品,如呼吸机、麻醉机、口腔器械、支气管镜、胃镜、阴道窥器、体温计等。这些器械物品采用消毒即可,包括煮沸消毒、流通蒸汽消毒以及过氧乙酸、醇类、戊二醛等浸泡。但浸泡后的物品使用前需彻底清洗,以免发生超敏反应等副作用。如果器械性能允许,最好采用高压蒸汽法灭菌或 ^{60}Co 电离辐射消毒。

3. 低危器械物品　只接触未损伤的皮肤,不进入无菌组织也不接触黏膜的物品,如治疗盘、治疗车、食品器皿、便盆等。这些物品使用后一般先清洗后消毒处理即可。

4. 快速周转的医疗器械　包括纤维内镜、牙钻、牙科手术器械等,因其消毒灭菌既要求时间短,又不能损伤器材,难度较大。目前常用的方法包括瞬时灭菌、微波灭菌、高效消毒剂快速处理、中效或低效消毒剂与低热(60℃)协同使用等。

二、手和皮肤的消毒

人体手部的细菌有常居菌和暂居菌之分。常居菌是指皮肤表面定植的正常菌群,常寄生在皮肤毛囊和皮脂腺开口处,藏匿于皮肤缝隙深处,大多无致病性;暂居菌是指因接触而附着于皮肤表面的细菌,它们与宿主皮肤接触不紧密,易用机械方法清洁或化学方法清除。流行病学调查资料显示,医护人员手上的污染菌以暂居菌为主,医护人员的手通过医疗、护理等操作直接或间接传播病原体而造成的交叉感染约占医院感染的 30%。因此,**手和皮肤的日常消毒在降低医院感染的发生中具有重要意义**。

用肥皂和流动水经常并正确洗手是预防病原微生物感染的有效方法,部分医院科室或实验室设立的非手接触式水龙头开关能有效避免手的二次污染。常用的皮肤消毒剂包括 75% 乙醇、含 0.5% 有效碘的碘伏液、0.4%~0.5% 的氯己定液、0.2% 的过氧乙酸液、0.05%~0.1% 的次氯酸钠液等。目前各种辅以皮肤保护剂的新型混合皮肤消毒剂在临床上应用也十分广泛,例如安尔碘皮肤消毒剂的主要成分就包括有效碘、醋酸氯己定和乙醇。

三、黏膜的消毒

口腔黏膜的消毒常用 1% 过氧化氢或 0.05% 醋酸氯己定液漱口,也可用 3% 过氧化氢或含 0.05%

有效碘的碘伏局部涂抹;尿道、阴道、膀胱等处黏膜的消毒可用 0.1%~0.5% 醋酸氯己定液或 1g/L 高锰酸钾液冲洗,也可用含 0.025% 有效碘的碘伏局部涂抹。

四、患者排泄物及分泌物的消毒灭菌

对于患者的粪便、尿液、脓液和痰液等排泄物及分泌物,一般采用含 50g/L 有效氯的次氯酸钠或漂白粉等作用 1 小时即可。也可用等量的 200g/L 漂白粉搅拌均匀,作用 2 小时后再处理。

五、污染物品的消毒灭菌

日常生活小器具一般采用煮沸 15~30 分钟或流通蒸汽处理 30 分钟进行消毒,也可用 0.5% 过氧乙酸液浸泡 30 分钟。家具可采用 0.2%~0.5% 过氧乙酸擦洗或喷雾。污染的衣物、被褥等可用流通蒸汽消毒 30 分钟,也可用含 5% 有效氯的消毒液作用 30 分钟或 15% 过氧乙酸以 1g/m³ 剂量熏蒸 1 小时。运输工具可用 0.5% 过氧乙酸擦洗或喷洒表面,也可用 2% 过氧乙酸以 8mL/m³ 剂量熏蒸 1 小时。污染的食品禁止继续食用,并要用 200g/L 漂白粉乳剂处理 2 小时,也可煮沸 30 分钟或焚烧处理。

六、室内空气的消毒灭菌

紫外线照射是最常用的空气消毒方法,一般采用 1.5w/m³ 的剂量照射 1 小时即可达消毒目的。由于杀菌波长的紫外线对人眼角膜、皮肤有一定损伤,故紫外线消毒必须在无人状态下进行。此外,紫外线消毒易留死角,产生的臭氧不仅气味难闻,超过一定浓度还可能导致胸闷、头痛、肺水肿甚至窒息等严重的毒副作用。

滤过除菌法采用生物洁净技术,通过初、中、高三级高效粒子空气过滤器,可除去空气中 99.9% 的细菌及微生物附着尘埃,广泛用于无菌手术室、重症监护室、细胞培养室等的室内空气除菌。

化学消毒剂喷雾或熏蒸也常用于室内空气消毒。常用的消毒剂有 0.5% 过氧乙酸、3% 过氧化氢、溶解饱和后以气态形式向空气中逸散的二氧化氯等。0.5% 过氧乙酸液可采用 30mL/m³ 剂量喷雾后密闭 1 小时,也可采用 0.75~1g/m³ 剂量熏蒸 2 小时;3% 过氧化氢一般是以 30mL/m³ 剂量喷雾后密闭 1 小时;二氧化氯在空气中有效浓度达 4mg/cm² 时可杀死 99.99% 的细菌、病毒和真菌。

中草药烟熏也可用于室内空气消毒。例如以 1g/m³ 的量将艾叶烟熏可有效抑制和杀死金黄色葡萄球菌、溶血性链球菌、白喉棒状杆菌、肺炎链球菌等。

七、饮用水的消毒

自来水常用有效氯量 2~5mg/L 的氯消毒,少量饮用水可用漂白粉进行消毒。

八、环境的消毒灭菌

消毒患者居住过房间的地面、墙面、门窗,可选择房间无人时用 0.2%~0.5% 过氧乙酸或 1g/L 含氯消毒液喷洒表面,作用 30~60 分钟即可。厕所、阴沟的消毒可用有效成分为氢氧化钙的生石灰喷洒处理。垃圾可直接焚烧或用含 10g/L 有效氯的消毒剂喷洒处理。污水可用有效氯消毒处理,要求总余氯量大于 65mg/L。

第五节　病原微生物实验室生物安全

病原微生物实验室生物安全的**核心是保护实验操作人员,防止病原微生物扩散至外环境**。具体涉及病原微生物实验中样本采集、运送、分离培养、鉴定和储存等过程,也包括由于实验室对生物基因改造而产生的安全问题。1983 年世界卫生组织(WHO)出版了《实验室生物安全手册》,不同国家或地区也根据各国具体情况,制订了不同的生物安全相关法律法规。我国制订的生物安全法律法规包

括《中华人民共和国传染病防治法》、国务院令 424 号《病原微生物实验室安全管理条例》、国务院令 588 号《医疗废物管理条例》、WS233—2017《病原微生物实验室生物安全通用准则》等。这些法律法规通过对病原微生物分类、实验室分级、实验室感染的控制和监督以及相应法律责任的规定,减少或消除实验室人员或环境暴露于各种生物危险因子的机会,有效防止了实验室生物安全事件的发生。

一、病原微生物危害程度分类

WHO《实验室生物安全手册》指出各国或地区应按照病原微生物危险程度的等级,结合当地具体情况,确定各国病原微生物的危害程度分类。因此,在进行病原微生物危害程度分类时,不仅要考虑微生物的致病性、传播途径、稳定性、宿主范围(如当地人群的免疫水平、宿主群体密度和流动等)和环境条件(如适宜媒介昆虫的生存环境,环境卫生水平等),还要考虑当地所具备的有效预防措施、治疗手段及动物宿主或节肢动物媒介的控制等因素。

我国依据病原微生物的传染性、感染后对个体或者群体的危害程度,在中华人民共和国国务院令 424 号《病原微生物实验室生物安全管理条例》中将病原微生物按危害程度由高到低分为四类管理,**其中第一类和第二类病原微生物被称为高致病性病原微生物**。由于病原微生物的危害程度还与对其进行研究或操作的内容有关,我国卫生部于 2006 年还颁布了《人间传染的病原微生物名录》(简称《名录》),进一步明确了病原微生物的危害程度分类,并针对各病原所需进行的操作内容及菌(毒)株或感染样本运输等,规定了需具备的生物安全防护条件。随着病原微生物研究及实验室生物安全规范化管理的不断提升,以及新的人间传染的病原微生物的发现,对病原微生物的生物学特点、致病性等有了更多新的认识,为确保实验室生物安全,国家卫生健康委员会对 2006 年版《名录》进行了修订,并更名为《人间传染的病原微生物目录》【国卫科教发(2023)24 号】(简称《目录》),于 2023 年 8 月 18 日颁布执行,《名录》即行废止。

二、实验微生物感染的主要途径

病原微生物可通过空气、水、食物、母婴、血液、接触、虫媒和土壤等自然途径感染,也可由于实验操作过程中吸入含病原体的气溶胶、经口摄入病原体、被污染的针或刀片刺伤或割伤、动物或昆虫的咬伤或抓伤以及病原体经皮下或黏膜透入等非自然途径感染。在实验微生物感染中,最常见的感染途径就是暴露于微生物气溶胶。

微生物气溶胶的危害程度取决于微生物的毒力、气溶胶浓度、气溶胶的粒子大小以及实验室的局部环境条件等。研究表明,粒径 50~100μm 的液滴可快速沉积在各种表面,若沉积在伤口或黏膜上,造成感染的机会就很大;粒径 <5μm 气溶胶颗粒被吸入呼吸道后,容易滞留于肺部深处,并在其中繁殖、扩散,对机体的危害性最大。

三、生物安全实验室分级及防护

符合生物安全标准的病原微生物实验室是教学、科研以及临床检验等活动过程中生物安全的基本保障。我国根据病原微生物的危害程度,以及实验室对所操作生物危险因子采取的防护措施,将病原微生物实验室的生物安全防护水平(biosafety level,BSL)分为四级。其中,从事体外操作的生物安全实验室依据其生物安全防护水平从高到低分别以 BSL-4、BSL-3、BSL-2 和 BSL-1 表示,从事动物实验的生物安全实验室依据其生物安全防护水平从高到低分别以 ABSL-4、ABSL-3、ABSL-2 和 ABSL-1 表示,**三级和四级生物安全实验室统称为高等级实验室**。不同生物安全级别的实验室,所要求的实验室管理体系、设施设备、人员要求及个人防护不同,详见数字资源。由于动物行为的不可控性,在进行动物实验操作过程中需采取特殊的生物安全防护措施,并做好应急预案。

我国法律法规明确规定,在一级和二级生物安全实验室内不得从事高致病性病原微生物实验活动,只有在高等级实验室内且获得上级主管部门批准后方可从事相应的高致病性病原微生物实验活动。

在进行病原微生物相关实验活动前,必须请熟悉相关病原微生物特性、实验室设备和设施、动物模型以及个人防护装备的专业人员对所从事的实验活动进行风险评估。根据风险评估结果,确定拟开展实验活动的生物安全实验室防护级别,选择具有相应生物安全防护水平的实验室,采用相应的个体防护装备,并制定操作规范,以确保实验在生物安全的条件下开展。

四、生物安全实验室的管理

1. 建立实验室安全管理体系   成立生物安全委员会并制定科学、严格的管理制度;明确实验室生物安全负责人及责任制,强化日常管理;定期对实验室设施设备、材料等进行检查、维护和更新;对废水、废气以及其他废物进行合理处置,防止环境污染;定期开展实验室生物安全监督检查,及早发现并解决问题;健全安全保卫制度,严防高致病性病原微生物被盗、丢失或泄漏;做好确实可行的实验室安全应急预案。

2. 生物安全的规范操作   实验室工作人员必须掌握实验室技术规范、操作规程、生物安全防护知识和实际操作技能;建立实验室工作人员健康档案,并进行相关疫苗的预防接种;对工作人员进行生物安全培训和考核;实验室应配备符合要求的个人防护用品,包括防护服、口罩、手套、安全眼镜、面部防护罩、防水鞋套等,必要时配备个体独立呼吸器。

3. 应急措施   如果实验室发生高致病性病原微生物泄漏,实验室工作人员应立即采取紧急措施,防止扩散。具体措施包括封锁被污染的实验室或场所、向上级主管部门如实报告、对密接者进行隔离及医学观察、对相关人员进行医学检查、现场消毒、对感染或疑似感染的动物进行隔离捕杀等。

思考题:

1. 请用思维导图形式总结常用的物理消毒灭菌法及其主要适用范围。
2. 在消毒灭菌过程中,要达到良好的消毒效果,应该注意哪些因素?
3. 进行不同危害程度病原微生物的实验活动,应如何选择相应的生物安全实验室?

(李婉宜)

第八章
微生物感染的病原学诊断

扫码获取
数字内容

要点:

1. 病原学检查是诊断感染性疾病的客观依据,属于病因学诊断。
2. 病原学诊断技术包括病原体的形态学检查、分离培养与鉴定、免疫学和分子诊断等技术。
3. 病原学诊断新技术主要向自动化、标准化、高通量和高灵敏度等方向发展。

微生物感染的**病原学诊断**(etiologic diagnosis)是指对来自感染性疾病患者的标本,依靠病原体形态学检查、分离培养与鉴定、免疫学和分子诊断技术等,检测标本中病原体或其成分,或病原体侵入后机体的免疫学反应,最终鉴定出病原体的种属甚至型别,从而达到对感染性疾病进行病因学诊断的目的。病原学诊断是明确诊断感染性疾病的客观依据,决定了对患者的管理决策和治疗方案。应依据采集标本的类型、待检病原体的种属分类及其所致疾病的临床特点,选择适宜的病原学诊断技术。此外,药物敏感试验结果可指导合理用药。

第一节　病原学诊断相关技术

一、形态学检查技术

形态学检查方法简单、快速,可用于感染性疾病的初步诊断,包括**直接涂片镜检法和病变组织的病理检查法**。两法均需要先制备好标本片,然后染色或不染色,再借助光学显微镜或电子显微镜技术直接检查,通过病原体大小、形态等特点,判定标本片中是否存在病原体并初步鉴定病原体的类型。标本片的制备方法,依据检查目的、病原体类型、是否染色以及染色方法差异而有所不同。

二、病原体分离、培养与鉴定技术

病原体的分离培养与鉴定,是病原学诊断的"金标准"。针对标本中不同种类的病原体,如细菌、真菌和病毒等,采用不同的分离培养方法,必要时**在培养前应对标本进行恰当的处理**,处理方法因标本类型和病原体种类而有所差异,如对病毒进行分离培养,应使用抗生素处理以杀死标本中的细菌或真菌等;**培养方法应结合诊断目的来进行选择;获得疑似病原体的纯培养物**后,应进一步依据该病原体的生物学特性、致病性和免疫性等,鉴定病原体的种属、型和亚型。其中,采集的标本质量是影响病原体的分离培养的决定性因素。在标本采集和送检过程中,应特别注意下列影响标本质量的关键因素:

1. **早期采集**　尽可能在病程的早期阶段、急性发作期或症状典型时和抗感染药物使用之前采集标本。

2. **无菌操作**　标本的采集应注意无菌操作;将采集到的标本盛放于无菌容器中,避免标本被环境中的微生物所污染。

3. **采集适宜的标本**　应依据感染部位、疾病类型和病程来确定应采集的标本,核心是保证标本中存在活的病原体或可检测到的病原体成分。

4. **合理保存、及时送检**　采集后的标本要正确保存并及时运送到实验室检测,此过程中要保证标本中病原体的存活,如脑膜炎奈瑟菌对低温和干燥极其敏感,应尽可能床旁接种后再送实验室培养;盛放标本的容器表面贴好标签,准确填写标本送检单,注明患者姓名、年龄、性别和疑似诊断等信息以及标本来源和检验目的,便于实验室选择适宜的培养和鉴定方法。

5. 保障生物安全　采集、运送和检测过程中均要在符合生物安全要求的条件下进行,做好个人防护、样品防护和实验室防护,防止病原传播。

三、免疫学技术

借助免疫学技术检测病原体的特异性抗原,或检测机体针对病原体感染所产生的特异性抗体或细胞免疫反应,可以辅助病原学诊断。

1. 检测病原体的特异性抗原　从临床标本如血清或各种体液中检测出病原体的特异性抗原,意味着标本中存在相应的病原体,诊断意义较抗体检测更为可靠。常用的免疫学检测方法有酶联免疫吸附试验(enzyme-linked immunosorbent assay,ELISA)、电化学发光免疫分析法(electrochemiluminescence immunoassay,ECL)、免疫荧光测定(immunofluorescence,IFA)、放射免疫测定(radioimmunoassay,RIA)和蛋白印迹(Western blot)等。

2. 特异性抗体检测　又称为血清学诊断(serological diagnosis)。病原体侵入机体后会刺激免疫系统产生特异性抗体,用已知病原体或其抗原检测血清或其他体液中相应抗体及其量的变化,可作为某些病原体感染的辅助诊断;也可用于调查人群对某病原体的免疫应答水平或检测疫苗接种后的预防效果。常用的免疫学检测方法有凝集试验、中和试验、补体结合试验、红细胞吸附抑制试验、血凝抑制试验、ELISA 和 ECL 等。

血清学诊断一般适用于免疫原性和抗原性较强的病原体引起的、病程较长的传染病。抗体类型和标本采集时间是影响血清学诊断的重要因素。IgM 型抗体出现较早,故在病程早期尽量检测 IgM 型特异性抗体,发现升高可辅助诊断。在感染早期,血清中特异性 IgG 抗体未产生或水平较低,恢复期或病程晚期(1~2 周后),IgG 抗体滴度显著升高。因此,常采集病程的急性期和恢复期双份血清,检测恢复期 IgG 抗体由阴性转为阳性或抗体效价比早期升高 4 倍或 4 倍以上,则有诊断价值。

四、分子诊断技术

利用分子生物学技术检测标本中是否存在某种病原体的特异性基因序列,来确定标本中是否存在相应的病原体,以辅助诊断疾病,甚至可用于评估病原体在机体内的数量。常用的方法有核酸扩增(nucleic acid amplification)、核酸杂交(nucleic acid hybridization)、高通量测序(High-throughput sequencing)和生物芯片(biochip)等技术。

1. 核酸扩增　用于常规培养困难或培养耗时太长的病原体以及细菌或真菌毒素基因的检测。可依据特异性 DNA 片段设计引物,提取标本中带有靶序列的 DNA 作模板进行聚合酶链反应(polymerase chain reaction,PCR),上百万倍扩增出特异性基因序列,再进行电泳或测序等鉴定。此法简便、快速、特异性强且敏感性高。实时荧光定量 PCR 技术(quantitative real-time PCR,qPCR)可检测出病原体核酸的拷贝数,既可用于诊断又能定量。

2. 核酸杂交　原理是根据碱基互补而设计。先根据病原体已知的特异性核酸序列设计合成探针,并用化学发光物质、放射性核素、辣根过氧化物酶或地高辛等物质标记;当探针与待检标本中提取的核酸进行杂交时,若样本中有与探针序列完全互补的核酸片段,根据碱基互补原则,标本中相对应的核酸片段会与标记的探针结合,依据探针的标记物质进行显示,即可检测出标本中有相应病原体的基因。核酸杂交技术包括:斑点杂交、原位杂交和印迹杂交等。

五、病原学检测新技术

1. 自动化　细菌的染色、鉴定和药敏等均可自动化,且实现了检测的标准化和客观化。微生物自动鉴定系统以微生物编码鉴定技术为基础,集数学、电子、信息及自动分析技术于一体,将细菌的生化反应模式转换为数学模式,给每种细菌的反应模式赋予一组数码,构建数据库;将培养基上分离的可疑病原菌菌落配制成纯菌液,置入自动微生物鉴定系统中,在细菌培养的同时进行生化试验;计算机将生化反应的结果转换成数字,与数据库中的细菌条目比对并计算出现频率的总和,从而将细菌鉴定到属、群、种和亚种或生物型。

2. 检测细胞免疫反应　对结核分枝杆菌和人类免疫缺陷病毒(HIV)感染的辅助诊断有价值。IFN-γ 释放分析采用结核分枝杆菌的特异性抗原刺激外周血单个核细胞(PBMC)释放产生 IFN-γ,然后分别用 ELISA 或酶联免疫斑点(ELISPOT)技术检测 IFN-γ 的水平或分泌 IFN-γ 的 T 细胞数量,可辅助诊断结核分枝杆菌感染。HIV 感染者的外周血 CD4$^+$ T 细胞的数量,可用流式细胞术检测,该指标对预测 HIV 感染后的病情进展和确定疾病阶段有重要价值。

3. 高通量/宏基因组测序及宏转录组测序　高通量/宏基因组测序包括全/宏基因组测序和 16S rRNA 基因测序等。细菌中 16S rRNA 基因具有多拷贝、多信息和长度适中的特点,由保守区和可变区组成;保守区为所有细菌所共有,不同种属的细菌之间无差别,可变区则具有属或种的特异性。可据此设计通用引物(universal primer)或特异引物、探针,检测样本中细菌 16S rRNA 的基因片段,获得 l6S rRNA 序列信息,再与 16S rRNA 基因数据库中的序列进行比对,确定其在进化树中位置,从而鉴定样本中可能存在的病原菌种类。

首先构建宏基因组文库或 16S rRNA 文库、借助高通量测序平台一次性完成对几十万到几百万条核酸分子测定,获得样品中所有微生物种类的核酸序列,与已知的微生物序列进行比对,明确样品中所包含的全部微生物的遗传组成及检测频率,从而确定标本中微生物的种类和丰度。该技术不需要事先对微生物进行分离培养和纯化;可结合以症状、器官或系统为基础的采样技术,特别是对来自无菌部位的标本的检测,依据检测出的病原体种类直接诊断;还可用于样品中病原体的分类鉴定、微生物物种多样性和种群结构分析、进化和系统发育分析,甚至具有检测未知病原体和新发病原体的能力。对含有正常人体微生物群的标本,则需要结合标本来源、感染部位、临床特点、治疗过程和采样时间等,判断是否属于机会致病性微生物所引起的感染。

近年来又发展出宏转录组(meta-transcriptome)测序,即提取样品中的全部 RNA,然后逆转录成 cDNA,构建 cDNA 文库并测序。该方法的优点是能够同时检测到 RNA 病毒,而且可以同时分析微生物感染后的表达调控状态。

4. 质谱分析法　质谱分析法(mass spectrometry)是利用质谱仪测定分析物中各种分子的质量和相对丰度的方法。基质辅助激光解吸-飞行时间质谱(matrix assisted laser desorption ionization-time of flight mass spectrometry,MALDI-TOF MS)是一种软电离质谱技术,主要由 MALDI 离子源、TOF 质量分析器和检测器三部分组成。其原理是将待测样品(如细菌单菌落或重悬液)与基质分子混合后涂在样品靶盘上,然后经脉冲激光照射,基质吸收激光能量并传递到分析物从而将其电离。目前商业化的质谱仪可用于临床培养物中的细菌和真菌鉴定。此外,PCR 技术与质谱检测结合还可直接分析临床标本中的微生物核酸(无须微生物培养)。该技术具有简便快速、高通量、灵敏度和准确度兼顾等优点,或将取代细菌和真菌的传统鉴定方法。

5. 生物芯片(biochip)　是指将大量已知的生物识别分子(核酸片段、蛋白质或酶、抗原或抗体、细胞及组织等),按预先设置好的位置排列、固定于一种载体(如硅片、玻片及高聚物载体等)表面,利用生物分子间的特异性亲和反应,如核酸杂交反应,抗原-抗体反应等来分析样本中某种生物分子是否存在及其含量。根据固定的探针不同,可分为基因芯片(gene chip,又称 DNA 芯片)、蛋白质芯片(protein chip)或组织芯片(tissue chip,也称组织微阵列)等。反应结果用化学荧光法、酶标法或放射性核素法显示,通过特定的仪器,如共聚焦扫描仪或电荷偶联摄影像机(CCD)等读取与收集数据,经专门的计算机软件进行数据分析,从而获得结果。以此原理建立的病原体诊断芯片,可以在一张芯片上同时对多个标本、多种病原体(如细菌、真菌和病毒等)或耐药性进行快速检测与鉴别,该技术具有快速、敏感和高通量等特点。

第二节　细菌感染的微生物学检查

一、细菌形态学检查

细菌形态学检查包括对不染色标本和染色标本的检查。细菌体积微小,需借助显微镜观察染色标本或不染色标本中的细菌特征,如形态、结构、排列、染色性或运动性等,从而对感染的病原菌进行初步判断。

（一）常用于细菌形态学检查的显微镜

1. **普通光学显微镜**（light microscope,LM）　常用于细菌染色标本或活菌运动的观察。

2. **暗视野显微镜**（dark field microscope）　特殊的暗视野聚光器只能使反光镜反射过来的光线斜射,因而光线不能进入物镜,造成背景视野变暗。当载物台上有细菌标本时,光线发生折射进入物镜,因此就能在暗视野中可看到发亮的细菌。本方法常用于在明视野显微镜中不易清晰观察的不染色活菌、螺旋体及其动力。

3. **荧光显微镜**（fluorescent microscope）　以高压汞灯射出的紫外光或蓝紫光作为光源,根据荧光素的不同可选择使用紫外光或蓝紫光。细菌样品经荧光素染色后,在荧光显微镜下被有效激发荧光,在黑色背景中可见发荧光的细菌。

4. **电子显微镜**（electron microscope,EM）　细菌性感染的检查通常不需要使用电子显微镜。但电子显微镜可使细菌形态学检查从细胞水平提高到亚细胞水平,为研究细菌的形态与结构、遗传与变异、生理功能和致病性等提供了条件。

（二）常用的细菌染色方法

1. **革兰氏染色法**（Gram staining）　常用于鉴别细菌的分类。**通过革兰氏染色,将细菌分为革兰氏阳性菌和革兰氏阴性菌**。结合**染色性、大小、形态、特殊结构和排列方式**,有助于**对细菌进行初步鉴定**。分枝杆菌、军团菌、支原体和螺旋体等用革兰氏染色不易着色,故一般不采用。

2. **抗酸染色法**（acid-fast staining）　是**鉴别结核、麻风等分枝杆菌的重要方法**。由于分枝杆菌属细菌的细胞壁富含脂类物质,一旦经苯酚复红初染着色后,3% 盐酸乙醇难以将其脱色,故为抗酸染色阳性(红色);而一般的细菌容易脱色,再经碱性亚甲蓝溶液复染呈现蓝色。

3. **荧光染色法**（fluorescence staining）　是利用荧光染料对细菌标本进行染色,敏感性强、容易观察,如结核分枝杆菌经金胺 O-罗丹明 B 法(也称金胺 O 法)染色后,在荧光显微镜下呈亮黄色,此法可提高结核分枝杆菌的检出率。

4. **特殊染色法**　适用于对细菌的鞭毛、荚膜、芽胞和异染颗粒等染色。

进行含菌标本的直接涂片、染色和镜检,只对在大小、形态、排列、特殊结构和染色性上具有特征的病原菌有诊断价值。如采集患者的脓性脑脊液,在其中的中性粒细胞内、外检出革兰氏染色阴性的双球菌有助于流行性脑脊髓膜炎的早期诊断。但很多细菌的形态和染色性缺乏明显特征,仅凭形态学不能作确切的诊断,如粪便标本中来自肠道的致病性革兰氏阴性杆菌,仍需进行分离培养和鉴定。

（三）不染色标本观察法

常采用压滴法和悬滴法制作标本片,可用暗视野显微镜观察活菌的特征性运动。如对上吐下泻的病人,采集其排泄物在镜下观察标本有"鱼群"样排列、呈穿梭样或流星状运动的细菌,可初步诊断为霍乱弧菌的感染。

二、细菌的分离培养与鉴定

细菌的分离与鉴定（bacterial isolation and identification）**是细菌性感染最可靠的确诊方法**。根据

不同种属细菌性感染的致病特点,采集潜在含有病原菌的标本,如血、尿、粪便、咽拭子以及脑脊液等;分区划线接种在固体平板培养基上,可将混杂在标本中的微生物分离出单个菌落;选择出可疑病原菌的菌落扩增培养获得纯培养物,综合细菌形态、染色特征、菌落性状、生化反应、血清学试验和毒力试验等的鉴定结果,判断感染的病原菌种属与分型。

1. 培养特性 细菌培养应按不同目的选择适宜的培养基以提供特定细菌生长所需的必要条件。根据细菌所需的营养要求(糖、蛋白胨、氨基酸、维生素 B_1、血液、X 因子和 V 因子等)、生长条件(温度、pH、培养时间、CO_2 或厌氧环境等)和菌落特征(大小、形状、颜色、表面性状、透明度和在血琼脂平板上的溶血性等)作出初步鉴别,挑选出可疑病原菌的菌落;将该菌落的细菌扩增培养后获得纯培养物用于鉴定。

2. 形态学检查 对分离培养所获得的细菌纯培养物进行涂片并染色后镜检。根据细菌的染色性、形态、大小及排列、有无特殊结构等进行初步鉴定。应注意将培养物与原标本的形态学检查结果对比。

3. 生化反应 细菌的生化反应特点是鉴别细菌的重要依据,主要是通过代谢产物和酶系统等作为进一步鉴定鉴别的依据。如各种肠道病原菌对不同种类的糖(葡萄糖、乳糖、麦芽糖、甘露糖和蔗糖等)的发酵或氨基酸(色氨酸、含硫氨基酸等)分解能力不同,生化反应结果可作为鉴定依据之一。

4. 血清学鉴定 根据免疫学反应的特异性,利用含有已知细菌抗体的免疫血清,对来自标本中分离的待检菌进行属、种和血清型的鉴定。常用的方法是玻片凝集试验,常用于鉴定沙门菌属、志贺菌属、致病性大肠埃希菌、霍乱弧菌、链球菌、流感嗜血杆菌和脑膜炎奈瑟菌等。

5. 药物敏感试验(drug susceptibility test,DST) 简称药敏试验,**是测定抗菌药物在体外对病原菌有无抑菌或杀菌作用**。临床标本经分离培养和鉴定确定了患者感染的病原菌后,常进行药物敏感性试验,这对指导临床选择适宜的抗菌药物、发现并检测细菌的耐药性、避免产生和加重细菌的耐药等具有重要意义。**常用的方法包括纸片扩散法**(disc diffusion test)**、稀释法**(dilution test)**、抗生素连续梯度法**(E-test 法)**和自动化仪器法。纸片扩散法被 WHO 推荐为定性药敏试验的基本方法**,是将含有定量抗菌药物的纸片贴在已接种待检病原菌的琼脂平板上;在细菌培养过程中,纸片上的药物向周围琼脂中扩散,形成了逐渐减小的药物浓度梯度;由于病原菌对各种抗菌药物的敏感程度不同,在药物纸片周围便出现抑制病原菌生长而形成的大小不同的抑菌环;根据抑菌环的有无和直径大小来判定病原菌对抗菌药物的敏感程度。稀释法包括宏量肉汤稀释法、微量肉汤稀释法和琼脂稀释法。其中,微量肉汤稀释法是自动化仪器广为采用的方法,将待测菌接种于含不同浓度抗菌药物的液体培养基,以能抑制细菌生长或杀菌的抗菌药物的最高稀释度为终点,即该药对待测菌的最小抑菌浓度(minimum inhibitory concentration,MIC)或最小杀菌浓度(minimum bactericidal concentration,MBC)。稀释法检出的 MIC 和 MBC 的值越低,表示细菌对该药越敏感。E-test 法是结合稀释法和扩散法的原理,将预先制备好的含有连续指数增长的稀释抗菌药物的 E 试条放在接种了待测菌的琼脂培养板上,培养后,可观察到椭圆形抑菌圈。该抑菌圈边缘与 E 试条交点的刻度即为抗菌药物抑制待测菌的 MIC。E-test 法操作简便,重复性好且稳定性高。

细菌耐药性的检测,除了通过上述药敏试验来直接观察待检菌对抗菌药物的敏感性外,还可检测细菌产生耐药性相关的酶:如 β-内酰胺酶、超广谱 β-内酰胺酶(extended-spectrum β-lactamases,ESBLs)、头孢菌素酶(AmpC 酶)、碳青霉烯酶(KPC 型酶)和金属酶等。也可用 PCR、多重 PCR、限制性片段长度多态性分析(RFLP)、单链构象多态性分析(PCR-SSCP)、核酸杂交和基因芯片等方法,检测细菌耐药基因及耐药相关基因。这些技术对耐药菌的检出率高达 90%~95%,但其操作较为复杂。

6. 动物实验 主要用于测定细菌的毒力、制备免疫血清、建立感染动物模型和研究致病机制、评价新药的药效学、筛选候选疫苗并评价免疫原性和抗感染保护性等。不作为临床的常规检查技术,但可用于疑难病原体的分离和鉴定。如怀疑葡萄球菌肠毒素中毒,可用呕吐物等标本经肉汤培养后取滤液接种幼猫肠腔,观察有无发病或死亡;对多次培养阴性的可疑结核患者,可将标本接种豚鼠,感染后可检出结核分枝杆菌。

7. 其他检测法　放射性核素技术、气相色谱技术和电阻抗技术等技术已开始应用于细菌的检查和研究。如气相色谱法鉴别厌氧细菌,^{13}C、^{14}C 呼吸试验检测幽门螺杆菌产生的尿素酶,噬菌体对细菌分型的鉴定等。

三、细菌成分检测

病原菌的成分,尤其是特定病原菌的标志性成分,如特异性抗原、毒素或特异的核酸序列等,均可作为鉴别该细菌和判定其致病性的根据。

1. 病原菌特异性抗原的检测　可直接采用临床标本或在细菌分离培养后进行,检测出标本中病原菌的特异性抗原,可作为诊断细菌性感染病的重要手段之一。常用的方法有玻片凝集试验、协同凝集试验、间接血凝试验、乳胶凝集试验、对流免疫电泳、ELISA、IFA 和 WB 等。这些试验特异、敏感和简便。即使是患者在采集样本前使用了抗生素,难以成功分离培养出病原菌,但仍能检测出病原菌的抗原。

2. 病原菌核酸的检测　可通过检测细菌的特异基因序列,如细菌的染色体 DNA、质粒 DNA、mRNA 和 16S rRNA 等,来判定细菌性感染。常用的方法有 PCR、核酸杂交、16S rRNA 基因序列分析和基因芯片等,通常用于检测不能在体外培养或目前的培养技术不敏感、费用高昂或耗时长的病原菌。

PCR 技术可检测出标本中肠产毒素型大肠埃希菌和军团菌等的特异性 DNA 片段;Xpert MTB/RIF 试验是基于 qPCR 技术平台,可在 2 小时内同时检出结核分枝杆菌和利福平耐药性。核酸杂交技术现已应用于检测结核分枝杆菌、幽门螺杆菌、空肠弯曲菌和致病性大肠埃希菌等。16S rRNA 基因序列分析(16S rRNA gene sequence analysis)技术已成为细菌分类和鉴定的一个有力工具。但 16S rRNA 基因进化速度缓慢,序列相对保守,对相近种或同一种内的不同菌株则很难区分,仍需要进行生理、生化等试验做进一步的鉴定。

3. 细菌毒素的检测

(1)内毒素的检测:鲎试剂是从栖生于海洋的节肢动物"鲎"的蓝色血液中提取的变形细胞溶解物,经低温冷冻干燥而成的生物试剂,含有 C 因子、B 因子、G 因子和凝固酶原。当样品中有微量内毒素(0.000 5g/mL)存在时,可导致鲎试剂中的这些物质相继被激活,最终凝固酶原转变为凝固酶,可用凝胶法、浊度法或显色法等方法测定以检测样品中的内毒素浓度,称为**鲎试验**。该试验具有快速、简便、灵敏和特异性较高等特点,被**中国、美国和欧洲等多国药典定为法定内毒素检查法**,主要用于检测生物制品、化学药品和注射剂等的内毒素。但因鲎血提出物来源受限,现发展出基因重组鲎试剂或重组 C 因子的替代方法。重组鲎试剂仅包括基因工程技术合成的重组 C 因子、重组 B 因子和重组凝固酶原等成分,不含传统鲎试剂中的 G 因子,可避免传统鲎试验 G 因子受 1,3-β-D-葡聚糖激活导致的假阳性干扰,具有更广泛的应用范围、可持续发展和应用的优势,对革兰氏阴性菌感染引起的败血症、脓毒症及内毒素性休克血症等的早期快速诊断具有一定意义。

(2)外毒素的检测:可用动物实验测定外毒素,但更多的是采用免疫学检测。因为外毒素的免疫原性强,可刺激机体产生相应的特异性抗体,可利用已知的细菌抗毒素抗体检测标本中的外毒素,其中 ELISA 在细菌毒素检测应用尤为广泛,如大肠埃希菌不耐热肠毒素和霍乱毒素的检测等。

四、细菌相关抗体检测

血清学诊断方法较多,需根据病原菌的种类进行选择。例如:直接凝集试验(诊断伤寒、副伤寒的肥达试验、检测立克次体病的外斐试验、诊断钩体病的显微凝集试验等);补体结合试验(检测 Q 热柯克斯体等抗体);中和试验(诊断链球菌性风湿热的抗 O 试验等)和 ELISA 等。

血清抗体效价受多种因素影响:从机体感染病原菌到血清中能检出特异性抗体一般需要大约两

周时间;早期应用抗菌药物、年老、体弱和免疫功能低下等,此时感染机体的抗体效价可无明显升高,故抗体效价低时不要轻易否定;在传染病流行区,健康人群由于某些病原菌的隐性感染或近期曾接受预防接种,其抗体水平普遍较高,因此,单份血清往往不能区分现症感染或既往感染。

第三节　病毒感染的微生物学检查

一、病毒形态学检查

1. 电镜和免疫电镜检查　因检测成本高和不甚敏感,较少用于临床的常规病原学诊断,但对胃肠道病毒及新发病毒性感染的诊断,仍具有重要价值。含有高浓度病毒颗粒($\geq 10^7$ 颗粒/mL)的样品或病变组织,可直接应用磷钨酸负染后电子显微镜观察,依据病毒的形态和大小,可初步鉴定到病毒科或属。对含低浓度病毒的样本(如粪便中的轮状病毒),可超速离心后取标本沉淀物进行电镜观察,以提高检出率;或用抗病毒血清经免疫电镜技术使病毒颗粒凝聚后再观察,可同时鉴定病毒种类。

2. 光学显微镜检查　细胞学或组织病理学的直接镜检法针对的是病理标本、含有脱落细胞及针吸细胞或培养细胞的标本,在光镜下观察细胞内的特定部位(胞核、胞质)出现的嗜碱性或嗜酸性包涵体,或多核巨细胞,对病毒的诊断有一定价值,方法简便。如取可疑病犬的大脑海马回制成组织切片并染色,在显微镜下见到胞质内嗜酸性"内基"小体(Negri bodies),可确诊为狂犬病;对被犬咬者,应按照狂犬病的防治要求进行处理。对疑似麻疹患者早期的眼、鼻咽分泌物涂片,瑞氏染色镜检多核巨细胞,诊断阳性率高达 90%。标本还可根据病理特征,再配合针对病毒抗原的免疫组化技术或免疫荧光技术,或针对病毒核酸的原位杂交技术,予以辅助诊断病毒性感染。

二、病毒的分离培养与鉴定

病毒的分离培养与鉴定是病毒性感染病病原学诊断的"金标准"。因为病毒的分离培养方法繁杂,要求条件高且培养需时较长,故**未作为常规的临床诊断技术**。病毒的分离培养仅在以下情况考虑应用:①怀疑为新发或再发病毒性感染病的病原体鉴定;②同症多因的病毒性感染病的鉴别诊断;③病程长且常规技术诊断较为困难的病毒性感染性的诊断;④监测病毒减毒活疫苗的效果(如及时发现恢复毒力的变异株);⑤流行病学调查;⑥开展病毒特性相关的科学研究。绕过病毒的分离培养过程,进行**标本中病毒颗粒及其成分(抗原和核酸)的检测和鉴定,以及 IgM 型特异性抗体的检测,是快速和早期诊断病毒性感染病的关键**。

(一)病毒的分离培养

1. 动物接种　是分离病毒的最原始方法。目前只在狂犬病病毒或乙型脑炎病毒的分离鉴定中仍用乳鼠脑内接种,或用于新发病毒性感染病的鉴定。

2. 鸡胚培养　鸡胚对多种病毒敏感,接种病毒通常选用孵化 9~14 天的鸡胚。按病毒的接种部位和应用可分为:①卵黄囊接种,常用于某些嗜神经病毒的分离;②羊膜腔接种,常用于流感病毒的初次分离;③尿囊腔接种,常用于培养流感病毒和腮腺炎病毒等,也可用于制备疫苗和大量病毒抗原;④绒毛尿囊膜接种,常用于培养单纯疱疹病毒、天花病毒和痘病毒等。目前,除分离流感病毒还继续选用鸡胚外,其他病毒的分离已被细胞培养所取代。

3. 细胞培养　是目前最常用的病毒分离培养方法。根据病毒的细胞嗜性,选择适当的细胞。根据细胞生长的方式,可分为单层细胞培养(monolayer cell culture)和悬浮细胞培养(suspended cell culture);从细胞来源、染色体特性、传代次数和用途等,可将细胞分为:①原代细胞(primary cell),指来源于动物、鸡胚或引产人胚组织的细胞,如猴肾或人胚肾细胞等;对多种病毒的敏感性高,适用于从临床标本中分离病毒,但细胞来源困难。②二倍体细胞(diploid cell),指细胞在体外分裂 50~100 代后仍保持 2 倍体染色体数目的单层细胞,但经多次传代后也会出现细胞老化,以致停止分裂,如来自人胚肺组织建立的 WI-26 和 WI-38 株;常用于病毒分离以及疫苗生产。③传代细胞系(continuous cell line),指能在体外连续传代的细胞,由肿瘤细胞或二倍体细胞突变而来,如 HeLa 细胞、HEP-2 细胞等;对多种病毒的感染性稳定,但不能用肿瘤来源的传代细胞系生产人用疫苗。

（二）病毒的鉴定

1. 病毒形态学检查　是鉴定病毒的重要方法之一。

2. 病毒在培养细胞中增殖的鉴定指标

（1）**致细胞病变效应**(cytopathic effect,CPE):部分病毒在敏感细胞内增殖引起的细胞镜检形态学变化,细胞呈现胞内颗粒增多、皱缩、变圆、形成包涵体或多核巨细胞,甚至出现细胞溶解、死亡和脱落等。溶细胞型病毒感染细胞可出现 CPE;不同病毒的 CPE 特征不同。如腺病毒可引起细胞圆缩、死亡细胞呈葡萄串样聚集并脱落;而副黏病毒、呼吸道合胞病毒等可引起细胞融合,形成多核巨细胞(又称为合胞体)。因此,观察 CPE 特点和所用细胞类型,可初步判定标本中感染的病毒种类。

其他病毒感染细胞后如不出现明显病变或所致病变轻微不易觉察,但被感染的细胞可在胞膜表面出现病毒编码的蛋白如血凝素、神经氨酸酶,或在细胞内表达病毒特异性抗原、产生病毒核酸等,可用红细胞吸附、免疫学或分子技术等方法检测是否存在病毒成分和量的变化,以判断病毒增殖和种类。

（2）**红细胞吸附**(hemadsorption):有些病毒的血凝素能与人或一些动物(鸡、豚鼠等)的红细胞凝集。这种带有血凝素的病毒感染易感细胞后,血凝素可表达在细胞表面,向该细胞中加入红细胞,可观察到感染细胞表面有红细胞聚集现象,称为红细胞吸附。

（3）**细胞代谢的改变**:病毒感染细胞后可导致细胞的代谢发生改变,培养基的 pH 会改变。

3. 血凝试验(hemagglutination test,HA)**及血凝抑制试验**(hemagglutination inhibition test,HI)　将含有血凝素的病毒加入鸡、豚鼠和人等的红细胞悬液中,可导致红细胞发生凝集,称为红细胞凝集试验,简称血凝试验。如将病毒悬液作不同稀释,以血凝反应的最高稀释度作为血凝效价,可对病毒含量进行半定量检测。该红细胞凝集现象可被相应病毒的血凝素抗体或抗病毒血清抑制,即**血凝抑制试验**,其原理是血凝素抗体与病毒表面的血凝素结合,阻止了血凝素与红细胞的结合而抑制红细胞凝集现象的产生,既可作为病毒增殖的指标,又可鉴定含有血凝素的病毒种类(如流感病毒和乙型脑炎病毒),甚至型与亚型。

4. 中和试验(neutralization test)　用已知的中和抗体或抗病毒血清先与待测病毒悬液混合,在适温下作用一定时间后接种敏感细胞,经培养后观察 CPE 或红细胞吸附现象是否消失,即病毒能否被特异性抗体中和而失去对敏感细胞的感染性。既可作为病毒增殖的指标、鉴定病毒种类,还可以测定中和抗体水平。

5. 鉴定病毒有无包膜　可用乙醚敏感性试验测定。病毒包膜含有脂类成分,用乙醚或其他脂溶剂破坏包膜,病毒被灭活而失去对敏感细胞的感染能力。

6. 测定病毒的核酸类型　可用碘苷(idoxuridine)敏感性试验测定。碘苷处理可抑制 DNA 病毒在感染的敏感细胞内繁殖,但对 RNA 病毒无抑制作用。也用于用 DNA 酶和 RNA 酶处理病毒的核酸以鉴定核酸类型。

（三）病毒感染性测定及病毒数量测定

对于已增殖或纯化的病毒悬液,应进行病毒的感染性和数量的测定。**在单位体积内测定感染性病毒的数量称为滴定**。病毒滴定常用的方法有:

1. 50% 组织细胞感染量(50% tissue culture infectious dose,$TCID_{50}$)**测定**　将待测病毒液作 10 倍系列稀释,分别接种并感染敏感细胞单层,经培养后观察 CPE,以能感染 50% 细胞的病毒液最高稀释度为判定终点,经统计学处理计算 $TCID_{50}$。$TCID_{50}$ 是综合判断病毒的感染性、毒力和数量的经典方法。

2. 空斑形成试验(plaque forming test,PFT)　将一定体积的适当稀释浓度的待检病毒液接种并感染培养皿中的敏感细胞单层,经一定时间培养后,覆盖一层未凝固的琼脂在细胞上,待其凝固后继续培养,由于病毒的增殖使局部被感染的单层细胞病变、脱落,形成肉眼可见的空斑(plaque)。一个空斑通常是由一个病毒感染并增殖所致的单层细胞病变、脱落,又称为一个空斑形成单位(plaque forming unit,PFU)。计数单位体积内的培养皿中的空斑数,可推算出待检病毒液中活病毒的数量,通常以 PFU/mL 表示。PFT 既是测量病毒液滴度的经典方法,也是制备病毒纯种的方法。

3. 病毒滴定的其他方法　除上述方法外,传统上还可用红细胞吸附抑制试验、血凝抑制试验和中和试验等进行病毒滴定。这些传统的技术方法操作较为烦琐、结果观察有一定的主观因素。**目前常用的病毒滴度技术是采用免疫学和分子技术直接检测病毒抗原和核酸**,较传统技术操作更加简便、快速且结果更客观。

三、病毒成分检测

1. 病毒蛋白抗原检测　利用免疫学技术直接检测标本或培养物中的病毒抗原,是目前早期诊断**病毒性感染病较为常用的方法**。常用 ELISA、IFA 和 RIA 等技术。这些技术操作简便、特异性强、敏感性高。使用单克隆抗体标记技术可测到 ng(10^{-9}g)至 pg(10^{-12}g)水平的抗原或半抗原。其中 RIA 可引起放射性污染,故放射免疫标记技术的使用逐渐减少,并被非放射性标记物(如地高辛等)所代替。此外,应用 WB 试验也可检测病毒抗原,但不常用。

2. 病毒核酸检测　利用分子生物学技术进行病毒的核酸检测,是近年来病毒性感染的临床诊断中较为常用的方法,具有检测快速、敏感和特异等特点。

(1)核酸扩增:选择特异引物 PCR 扩增样本中的病毒的特异性序列,按照扩增产物核酸片段的大小加以鉴定,明确样本中是否存在该病毒而诊断病毒性感染。或选择病毒变异区的片段作为靶基因,结合 RFLP 分析或测序等技术可对病毒进行分型和突变的研究。目前 **qPCR 技术既能定性(病毒是否存在)又能定量(病毒数量的多少)**。对 RNA 病毒,则需要先逆转录后再进行 qPCR,即逆转录实时定量 PCR(reverse transcription quantitative real-time PCR,RT-qPCR)。

(2)核酸杂交:常用于病毒检测的核酸杂交技术有以下类型。斑点杂交(dot blot hybridization):从标本中提取待测的 DNA 或 RNA 直接点样在杂交滤膜上,变性后与标记的探针核酸序列杂交,根据标记物的不同采用放射自显影或酶反应技术等检测放射性核素或非放射性标记物;原位杂交(in situ hybridization):是核酸杂交结合细胞学技术的一种特殊检测方法,在病理切片上,用细胞原位释放的 DNA 或 RNA 与标记的特异核酸探针进行杂交,通过显色技术可直接观察待测核酸在细胞内的分布状态和与细胞染色体的关系等;DNA 印迹(Southern blot)和 RNA 印迹(Northern blot):提取标本中的 DNA 或 RNA,用限制性内切酶切割后经琼脂糖电泳形成不同大小的核酸条带,然后再将琼脂糖凝胶中的核酸条带电转移至硝酸纤维膜上,与来源已知病毒的标记过的探针序列进行杂交,可以检测病毒 DNA 或 RNA 中的特异序列。

(3)基因芯片:可同时检测多种病毒,具有高灵敏性和准确性、快速简便和高通量等优势。

(4)基因测序:包括病毒全基因测序和特征性基因片段的测序。目前对已发现的病原性病毒的全基因测序已基本完成并将建立基因库。将所检测出的病毒特征性基因序列与基因库的病毒序列进行生物信息学比较与分析,可达到诊断病毒感染的目的。

四、病毒相关抗体检测

病毒感染的血清学诊断,其原理是利用已知的病毒抗原来检测患者血清中有无相应抗体。特别是当采集标本分离病毒为时已晚,或目前尚无体外分离培养此病毒的方法或难以分离培养的病毒时,血清学诊断有价值。

1. IgM 型特异抗体检测　病毒感染机体后,特异性 IgM 抗体较早产生,因此 **IgM 抗体的测定有助于早期诊断**。要注意在感染早期机体产生 IgM 的水平有明显的个体差异。如孕妇羊水中查到 IgM

型特异抗体,可诊断某些病毒引起的新生儿先天性感染;抗 HBc IgM 出现较早,常作为急性 HBV 感染的指标。

2. 蛋白印迹试验　某些病毒感染的诊断需要特别谨慎,如 AIDS 和成人白血病等,在抗体检测初筛试验阳性后,尚需用蛋白印迹试验进行确认试验。放射免疫沉淀试验也可用于抗 HIV 抗体检测的确认试验。

第四节　真菌感染的微生物学检查

一、真菌形态学检查

真菌形态学检查法,即对临床标本的显微镜直接镜检,**是真菌感染最简单且实用的病原学诊断方法**,可证实标本中是否有真菌,分为不染色标本和染色标本的直接镜检。主要不足是不能鉴别真菌种类;镜检阳性率低、阴性不能排除真菌感染。

皮肤刮屑、毛发或指(趾)甲类标本,先用 10% KOH 微加热处理,使角质软化和透明,然后加盖玻片不染色直接镜检,如见到孢子或菌丝可初步诊断为真菌病;无菌体液如血液直接涂片镜检,可发现荚膜组织胞浆菌;对于深部真菌感染,如疑似白假丝酵母等感染,可取分泌物或体液标本离心沉淀物作涂片,革兰氏染色后镜检,若发现卵圆形、大小不均、着色不匀,还有芽生孢子,甚至有假菌丝的革兰氏阳性菌体即可初步诊断;怀疑隐球菌感染时,取脑脊液的离心沉淀物做墨汁负染色观察,见有肥厚荚膜的酵母型菌体即可确诊;吉姆萨染色和瑞氏染色可用于骨髓涂片中荚膜组织胞浆菌和马尔尼菲蓝状菌的检测;钙荧光白(calcofluor white)能非特异性结合真菌细胞壁的多糖,可用于染色痰液、灌洗液和分泌物等标本中的肺孢子菌的快速筛查,在荧光显微镜观察呈现浅蓝或绿色。

二、真菌的分离培养与鉴定

1. 真菌的分离培养　常用于提高真菌检查的阳性率并确定真菌的种类。皮肤、毛发标本,须先经 70% 乙醇或 2% 苯酚浸泡 2~3 分钟以杀死杂菌,再接种于含抗生素和放线菌酮(抑制细菌、放线菌的生长)的**沙氏葡萄糖琼脂**(Sabouraud's dextrose agar)**培养基**;如标本为血,则需先进行增菌后再分离;如为脑脊液,则应离心取沉淀物进行分离培养。培养温度以 25℃ (丝状真菌)或 37℃ (酵母型或类酵母型真菌)为宜。对于假丝酵母属的检测,还可选用科玛嘉显色培养基,其原理是利用真菌不同的生化反应,分解底物而使其生长菌落显示不同的颜色,可将假丝酵母属鉴定到种,准确率达到 95%。

一般来说,对于**酵母型和类酵母型真菌,经革兰氏染色后观察孢子、芽生孢子或假菌丝等形态进行鉴定;对于丝状真菌,经乳酸酚棉兰染色观察镜下菌丝、孢子的形态特征,结合菌落特征进行鉴定。**必要时可加做动物实验。

2. 检测真菌抗原或代谢产物　近年来常作为深部真菌病的辅助诊断方法。人体吞噬细胞吞噬真菌后,可持续释放真菌细胞壁的成分 1,3-β-D-葡聚糖(1,3-β-D-glucan,BG),使血液中 BG 含量增高;浅部真菌感染和定植时,BC 很少释放入血,血清中 BG 含量通常不会升高;通过 **G 试验检测 BG 含量,可诊断侵袭性念珠菌病、曲霉病和肺孢子菌肺炎等。**半乳甘露聚糖(galactomannan,GM)是曲霉菌细胞壁的成分,曲霉菌感染的患者血液内存在该物质,常于临床症状和影像学出现异常前数日出现,GM 试验可用于曲霉菌感染的早期筛查指标。隐球菌荚膜多糖抗原可释放入血液或脑脊液,**乳胶凝集法可定性或半定量检测血清和脑脊液中的隐球菌荚膜多糖抗原。**

3. 真菌核酸检测　真菌感染除依据真菌形态、结构等表型特征外,还可应用分子生物学技术检测核酸,可以快速鉴定真菌菌种。主要依靠核酸扩增技术(如巢氏 PCR、qPCR、RFLP 和随机扩增多态性 DNA 技术等)、核酸杂交(如原位杂交、反向斑点杂交和基因芯片)、DNA 特殊序列测序分析(可选择特征性或保守性的靶基因如 18S rDNA、28S rDNA、ITS1 和 ITS2 等)和全基因组测序等。

4. 真菌毒素检测　目前发现的真菌毒素有 200 多种,其中部分毒素可引起人类中毒以及多种肿瘤的发生,严重危害人类健康。对真菌毒素的快速检测,尤其是对食品中真菌毒素的检测是保障食品安全和人类健康的一个重要方面。对黄曲霉毒素的检测常用薄层层析法、高效液相色谱等方法,灵敏快速,但需贵重的仪器和复杂的提取方法;ELISA 和 RIA 具有操作简便、快速敏感等优点,易于在各级医院推广应用。

思考题:

1. 请描述微生物感染的病原学诊断及特点。
2. 请描述标本采集和运输的注意事项。
3. 比较细菌、真菌和病毒性感染病的病原学诊断技术的异同点。

（范雄林）

第九章
病原微生物感染的防治

要点：

1. 人工主动免疫是通过接种疫苗预防感染性疾病发生的有效手段。人工被动免疫通过注射免疫制剂用于紧急预防及治疗某些感染性疾病。

2. 细菌感染治疗主要采用抗菌药物，噬菌体治疗和抗毒力因子治疗等作为补充。

3. 病毒感染的治疗包括化学药物治疗、基因治疗、免疫治疗、干扰素及其诱生剂治疗、中草药治疗等。

4. 预防浅部真菌感染的主要措施是注意清洁卫生，避免直接或间接与患者接触；深部真菌感染主要是采用抗真菌药物治疗。

5. 微生物耐药是控制临床感染的全世界亟待解决的重要公共卫生问题。

控制传染源，切断传播途径和保护易感人群是传染病预防的三个基本环节。对传染源，需要根据疾病类型进行科学和必要的管控，使用抗感染药物治疗，及防止病原体的排出和扩散。根据病原体的播散方式和传播途径进行消毒灭菌以切断传播途径。通过接种疫苗结合物理防护等机制保护易感染人群。接种疫苗是预防传染病最行之有效的措施。为了预防、控制和消除传染病及其流行，自1989年9月1日起，我国实施了《中华人民共和国传染病防治法》，对传染病防治实行预防为主的方针，防治结合。另外，病原微生物耐药性变异已成为全球性公共卫生问题。临床用药中，需要通过药物敏感试验筛选敏感抗感染药物进行治疗。

第一节　病原微生物感染的特异性预防

特异性预防是防控病原微生物感染，特别是控制和消灭传染病的重要措施。历史上曾长期威胁人类健康及生命的天花，在使用牛痘疫苗对人群广泛接种后被彻底消灭。这是用疫苗消灭的第一个人类烈性病毒性传染病，充分体现了疫苗在控制和消灭传染病中的关键作用。由于目前对大多数病毒性感染尚无特效治疗药物，且细菌等微生物的耐药现象日趋严重，因此研发和接种疫苗对预防病原微生物感染显得尤为重要。

疫苗（vaccine）是用病原微生物或其组成成分、代谢产物为起始材料，采用物理、化学以及生物学技术制备而成，用于预防、治疗人类感染性疾病以及感染相关肿瘤的人工主动免疫制剂。疫苗在研发、试验、审批、上市、储存、运输、接种等全流程都有非常严格的管理规定，保障其安全性和有效性。

机体特异性免疫的产生，可通过隐性感染和显性感染等自然免疫的方式获得；也可通过预防接种等人工主动免疫方式获得；此外，胎儿及新生儿可以通过血-胎屏障和哺乳等自然被动方式获得一定的特异性免疫。**特异性预防**是根据获得性免疫的原理，给机体接种某种疫苗（含类毒素）或注射特异性免疫因子，以达到预防感染性疾病的目的，这种方法称为**人工免疫**（artificial immunization）。人工免疫是增强人群特异性免疫力的重要措施，根据其免疫应答产生的方式分为**人工主动免疫**（artificial active immunization）和**人工被动免疫**（artificial passive immunization）（图9-1）。人工主动免疫的方法通常称为**预防接种**（prophylactic inoculation）或**疫苗接种**（vaccination）。

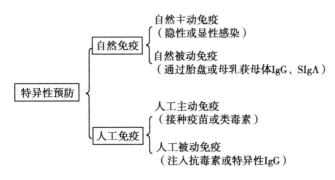

图 9-1 特异性免疫的分类

一、人工主动免疫

人工主动免疫是将**疫苗**或**类毒素**等免疫原性物质接种于人体,刺激机体免疫系统**主动产生特异性免疫力**,从而对相应病原体感染产生特异性预防作用的措施。

随着生物技术的发展,疫苗的种类越来越多,分类方法多元。**目前已经上市的疫苗**包括:减毒活疫苗、灭活疫苗、亚单位疫苗、多糖疫苗和多糖蛋白结合疫苗、联合疫苗、病毒载体疫苗、mRNA 疫苗等。同时,还有多种形式的疫苗正在研发中。

疫苗的分类方法多样,可按病原体材料不同分为细菌性疫苗、病毒性疫苗和类毒素疫苗;按研制生产技术不同分为传统疫苗和新型疫苗两大类。**传统疫苗**是指采用病原微生物及其天然代谢产物,经过灭活、人工减毒、脱毒等方法制成的疫苗,如灭活疫苗、减毒活疫苗、类毒素、多糖疫苗等。**新型疫苗**指应用基因工程技术、生物化学合成技术等生产的疫苗,包括基因工程亚单位疫苗、重组载体疫苗、核酸疫苗以及合成肽疫苗等。此外,按预防病原体的种类不同可分为单价疫苗(Hib 疫苗、乙肝疫苗)、多价疫苗(四价 HPV 疫苗)和联合疫苗(百白破疫苗、麻腮风疫苗)。

(一) 传统疫苗

1. 减毒活疫苗(attenuated vaccine) 也称活疫苗(live vaccine),是通过诱导毒力变异或人工选择培养(如温度敏感株)等方法,将有致病性的野毒株变为减毒株或无毒株,或从自然界直接筛选培养的弱毒或无毒株制备的疫苗。减毒活疫苗丧失了对宿主的致病性,可以在免疫功能正常的宿主体内低度增殖和扩散,并诱导产生有效的免疫应答,但一般不引起疾病。

研制减毒活疫苗常用的方法包括:①传代减毒,即在体外连续传代培养获得细菌或病毒的减毒株,如卡介苗(Bacille Calmette-Guérin vaccine,BCG);②低温培养筛选,温度可以改变病原体的特性,得到冷适应株,如流感病毒的温度敏感突变株(ts 株);③诱变减毒,即采用物理或化学方法对病原体进行诱变,获得毒力减弱但免疫原性良好的减毒突变株,如口服伤寒疫苗(Ty21a)。

目前使用的减毒活疫苗主要包括卡介苗、炭疽活疫苗、鼠疫活疫苗、脊髓灰质炎减毒活疫苗、麻疹活疫苗、流行性腮腺炎活疫苗、风疹活疫苗、水痘活疫苗、轮状病毒活疫苗、乙型脑炎减毒活疫苗等。有些不同种类的病毒减毒活疫苗可以混合制成预防不同疾病的多联疫苗,如用麻疹病毒(measles virus)、腮腺炎病毒(mumps virus)和风疹病毒(rubella virus)减毒株按比例混合制成麻疹、腮腺炎、风疹(MMR)联合减毒活疫苗,用于预防"麻腮风"三种呼吸道传染病。

减毒活疫苗可按照自然感染方式接种,诱发轻型或隐性感染,机体以类似自然感染的方式产生主动免疫应答,免疫效果优于死疫苗,能同时产生细胞免疫和体液免疫;活疫苗若以自然感染途径接种,可诱导 SIgA 抗体及形成局部黏膜免疫。但减毒活疫苗不稳定,常温下易灭活,保存与运输均应冷藏,保存期短;减毒疫苗株存在毒力回复突变的可能性,具有一定潜在感染的危险性。故免疫功能低下、孕妇以及特应性体质的人群不宜接种。

2. 灭活疫苗(inactivated vaccine) 也称死疫苗(killed vaccine),是选用具有毒力、免疫原性强、遗传稳定性良好的病原微生物,经人工大量培养后,再用物理、化学方法灭活制成的生物制剂,使其失去感染性和毒性,但仍保持原病原微生物的免疫原性。

常用的细菌灭活疫苗有霍乱疫苗、流脑疫苗、钩端螺旋体疫苗、斑疹伤寒疫苗等;常用的病毒灭活疫苗有狂犬病疫苗、甲型肝炎疫苗、肾综合征出血热疫苗、森林脑炎疫苗、灭活的脊髓灰质炎疫苗和流感灭活疫苗等。此外,我国已有两款新冠病毒灭活疫苗纳入 WHO 紧急使用清单。在实际工作中,为减少接种次数和获得广泛的免疫效果,几种不同种类的死疫苗可混合制成联合疫苗使用,如伤寒沙门菌、甲型副伤寒沙门菌、乙型副伤寒沙门菌多价疫苗。

灭活疫苗的优点是稳定性好、使用安全、有效,可以应用现有生产条件和技术快速研发,易于保存,一般 2~8℃条件下可保存 1 年以上。缺点是免疫原性相对较弱,需要佐剂和注射较大剂量,且需多次接种。故使用灭活疫苗不如活疫苗简便、经济,且免疫力维持时间也短于活疫苗(表 9-1)。

表 9-1   减毒活疫苗和灭活疫苗的主要区别

区别要点	减毒活疫苗	灭活疫苗
制剂特点	活病原微生物的无毒或减毒株	死的病原微生物
接种方式	注射、或模拟自然感染途径	局部注射
接种剂量及次数	量少,接种次数少	量较大,多次
免疫水平维持时间	维持 3~5 年或更长	较差,维持数月到 1 年
抗体应答	IgG、SIgA	IgG
细胞免疫	良好	较差
毒力恢复	可能,具有一定潜在危险;免疫功能低下人群不宜接种	无
保存	4℃条件下数周后失效,冷冻干燥可长期保存	易保存,4℃条件下有效期 1 年左右

3. 天然亚单位疫苗   用病原体天然成分加工制成,主要是病原体的多糖、蛋白,或糖蛋白成分,不含病原体致病物质,但保留能诱导机体有效免疫应答的免疫原成分制备的疫苗,为天然亚单位疫苗。

(1)类毒素(toxoid):是重要的细菌类亚单位疫苗。细菌外毒素经 0.3%~0.4% 甲醛处理后,失去了毒性但仍保持免疫原性,即为细菌类毒素;接种类毒素能诱导机体产生抗毒素,用以预防细菌外毒素所致的疾病。常用的有白喉类毒素、破伤风类毒素和肉毒类毒素等。

在类毒素中加入氢氧化铝佐剂可延缓类毒素体内吸收清除时间,刺激机体产生足量的抗毒素,使得抗体水平持续时间更长。将类毒素与死疫苗制成的联合疫苗,可获得更佳的免疫效果。如由白喉类毒素(diphtheria toxoid)、破伤风类毒素(tetanus toxoid)和无细胞百日咳疫苗(acellular pertussis vaccine)混合制备的百白破三联疫苗(DTaP),用于儿童预防接种,可同时预防百日咳(pertussis)、白喉(diphtheria)、破伤风(tetanus)三种疾病。其中百日咳疫苗为灭活的百日咳鲍特菌,具有佐剂作用,能增强类毒素的免疫效果。

(2)病原微生物表面抗原片段:用病原体天然成分加工制成,主要是病原体的多糖和蛋白成分。例如,肺炎链球菌、脑膜炎奈瑟菌和流感嗜血杆菌的荚膜多糖疫苗、20 世纪 80~90 年代我国生产的乙型肝炎血源疫苗(含 HBsAg)。

目前应用的 23 价肺炎链球菌多糖疫苗是由 23 个不同血清型组成,预防相应血清型的肺炎链球菌感染,属于多价疫苗。

(二)新型疫苗

1. 基因工程亚单位疫苗(genetic engineering subunit vaccine)   是利用重组 DNA 技术,将带有编码病原体抗原表位的目的基因插入载体中,经原核(如大肠埃希菌)或真核(如酵母菌)表达系统表达,用纯化的病原体有效免疫原亚单位制备成的疫苗,故又称为重组亚单位疫苗。基因工程亚单位疫苗已成为目前病毒疫苗的一个重要来源。目前应用的乙型肝炎疫苗、戊型肝炎疫苗、人乳头瘤病毒(HPV)疫苗等均属于基因工程疫苗。例如,HPV疫苗是用基因工程技术制备的、含有HPV重组衣壳蛋白L1的病毒样颗粒(virus-like particle,VLP)。近期,中国科学院微生物所科学家研制的SARS-CoV-2重组蛋白疫苗,是将S蛋白的串联重复RBD(receptor binding domain)二聚体表达序列,重组到CHO细胞基因组上,获得纯化的重组蛋白抗原并添加氢氧化铝佐剂备成的疫苗。

基因工程亚单位疫苗的特点是:①安全性好,疫苗中只含特异性目的抗原,排除了病原体其他致病物质;利用体外表达系统生产,便于大批量和规模化生产,生产过程安全可控。②保存和运输较方便。③基因工程亚单位疫苗经过佐剂辅助,多次注射后,一般可以引起较强的免疫应答。

2. 重组载体疫苗(recombinant vector vaccine) 目前已在人群中使用的是病毒载体疫苗(viral vector vaccine),即利用病毒做载体,将保护性抗原基因重组到病毒载体上,使用能表达保护性抗原基因的重组病毒制成的疫苗,包括复制型载体疫苗和非复制型(即复制缺陷型)载体疫苗。病毒载体疫苗已广泛应用于SARS-CoV-2疫苗和埃博拉病毒疫苗的研究。以我国自主研发的重组新冠腺病毒载体疫苗Ad5-nCoV为例,该疫苗是插入了SARS-CoV-2 S基因的复制缺陷Ad5腺病毒载体疫苗,接种后Ad5-nCoV可在感染细胞中产生SARS-CoV-2 S蛋白,由此诱导机体产生抗S蛋白的体液免疫和细胞免疫应答,用于预防COVID-19。

应用于疫苗开发的**病毒载体**包括裸露双链DNA病毒载体(如腺病毒、痘病毒、疱疹病毒等)、裸露单链DNA病毒载体(如腺相关病毒等)、包膜正单链RNA病毒载体(如甲病毒、黄病毒等)、包膜负单链RNA病毒载体(如麻疹病毒和水疱性口炎病毒等),以及逆转录病毒载体和慢病毒载体等。这类病毒载体通常为特定病毒株,以保证其安全性。实际工作中以**复制缺陷的工程化病毒作为载体**更多见。

病毒载体疫苗具有良好的遗传可塑性,可诱导机体产生较高水平的特异性免疫应答,包括体液免疫和细胞免疫。但大多数人因曾感染过"载体"病毒,体内可能存在能中和该病毒载体的抗体(即"预存抗体"),从而可中和载体、降低疫苗效果。

此外,该技术路线也在用于开发以其他病原体(如细菌)为载体的重组活病原体疫苗(recombinant live pathogen vaccine)。

3. 核酸疫苗(nucleic acid vaccine) 也称基因疫苗,是将编码某种抗原蛋白的外源基因(DNA或RNA)直接导入机体细胞内,诱导产生特异性免疫应答,进而达到预防和治疗疾病的目的。核酸疫苗被称为第三代疫苗技术,可以实现表达几乎所有的蛋白质抗原,为疫苗设计提供了极大的灵活性。核酸疫苗分为DNA疫苗和RNA疫苗两类,其中RNA疫苗主要指mRNA疫苗。

(1)DNA疫苗:DNA疫苗可分为2类:①无须常用的表达载体、只含编码特定病原体保护性抗原的DNA片段;②携带编码特定病原体保护性抗原DNA的真核表达质粒。DNA疫苗可直接或经包装后经肌内注射等方法接种到宿主体内,再被组织细胞、抗原递呈细胞或其他炎性细胞摄取,可在细胞内表达病原体蛋白抗原,刺激机体产生特异性体液免疫和细胞免疫应答,尤其能诱导产生CTL,可有效预防病毒、胞内寄生菌和寄生虫感染。

DNA疫苗在理论上具有潜在风险:①外源DNA如整合到宿主细胞染色体中可能会活化癌基因和影响抑癌基因的表达,导致细胞的恶性转化;②核酸疫苗可能会使机体产生抗核抗体等而诱导自身免疫性疾病。目前尚无DNA疫苗被正式批准用于人类传染病,其实用性及安全性有待验证。

(2)mRNA疫苗:mRNA疫苗是在体外合成的含有编码特定抗原的mRNA序列;**可分为2类:**①**传统mRNA疫苗**,其可读框(ORF)只含有编码抗原的基因;②**自我扩增型mRNA疫苗**,其ORF不仅包含编码抗原的基因,还包括RNA扩增需要的非结构蛋白的基因,可使mRNA进行扩增,增加目的抗原的表达量。**mRNA疫苗特点包括:**①具有真核细胞mRNA的结构特点:从5'端起依次为:5'端帽子结构(cap)、5'UTR、ORF、3'UTR和Poly(A)尾;②需要对疫苗mRNA进行人工修饰,防止被核酸酶和机体免疫系统识别及降解,以增强其稳定性并提高翻译的准确性及效率;③需要合适的递送系统将 mRNA 疫苗递送至细胞内,才能表达抗原多肽,发挥免疫效果。例如,COVID-19mRNA 疫苗是第一个获批的预防 COVID-19 的人用 mRNA 疫苗。

mRNA 疫苗优势:①无完整病毒成分,没有感染风险;②研发效率高,能快速应对病毒突变;③激活体液和细胞免疫机制,免疫原性强;④成本低,节省了病毒培养时间,疫苗产能高。mRNA 疫苗不足:①可能引起局部和全身炎症反应;②非原生核苷酸成分可能具有潜在毒性;③需−20℃及以下的低温保存,运输成本高。mRNA 疫苗是一种全新的疫苗,其远期安全性尚需观察。

4. 合成肽疫苗(synthetic peptide vaccine)　是用人工方法按病原体天然蛋白的氨基酸顺序合成的保护性小肽,并辅以适当的载体与佐剂制成的新型疫苗,可用于预防感染性疾病。例如,动物的口蹄疫合成肽疫苗。人用合成肽疫苗尚未上市。此外,合成肽也可作为研制预防恶性肿瘤的新型疫苗。

合成肽疫苗优点是:无病原致病物质、无疫苗回复突变的可能、无潜在致癌作用等。主要不足是:某些合成肽疫苗的免疫原性不强,常需与佐剂或免疫原性强的抗原载体组合成偶联疫苗(conjugate vaccine)或结合疫苗一同接种。偶联疫苗中某种病原体的蛋白抗原载体,可增强另一种病原体多糖的免疫原性,联合应用可预防两种微生物感染。

二、人工被动免疫

人工被动免疫是将含有特异性抗体的免疫血清或纯化的免疫球蛋白、细胞因子等制剂注入机体,使机体立即获得特异性免疫力的方法,可用于紧急预防或治疗某些急性感染病,如破伤风、白喉、气性坏疽、甲肝等。人工被动免疫中特异性免疫物质不是人体自身体内产生,免疫力维持时间较短,约1个月。两种人工免疫的比较见表 9-2。

表 9-2　两种人工免疫的比较

区别点	人工主动免疫	人工被动免疫
免疫物质	抗原	抗体或细胞因子等
免疫出现时间	慢,注射后 2~4 周	快,注射后立即出现
免疫维持时间	长,数月~数年	短,1~3 周
主要用途	预防	治疗或紧急预防

1. 抗毒素(antitoxin)　指对细菌外毒素具有中和作用的特异性抗体。1890 年,德国细菌学家冯·贝林(Emil von Behring)与日本学者北里柴三郎用制备的抗毒素治疗白喉和破伤风获得成功,由此建立了免疫血清疗法。冯·贝林于 1901 年获首个诺贝尔生理学或医学奖。

抗毒素的制备一般是将细菌类毒素给马等大型动物进行多次免疫,动物血清中可产生高效价具有中和细菌毒素作用的抗体,即抗毒素或抗毒素血清,可用免疫动物的血清制成抗毒素制剂使用。抗毒素在人体内消失较快,仅维持 1~3 周,故主要用于外毒素所致疾病的治疗和紧急预防,如白喉抗毒素、破伤风抗毒素可分别治疗和紧急预防白喉、破伤风。抗毒素大多是动物血清制剂,对人体是一种异种蛋白,注射后易引起 I 型和Ⅲ型超敏反应,使用抗毒素前必须先做过敏试验,并详细询问既往过敏史。

2. 免疫球蛋白(immunoglobulin)　主要包括人血清丙种球蛋白(serum gamma globulin)和胎盘丙种球蛋白(placental gamma globulin)两种制剂。前者是从健康成人血清中提取制备的;后者是从健康产妇的胎盘及其脐带血液中提取、纯化制备而成,主要含有大量抗体的丙种球蛋白。成年人经历过多种病原微生物的隐性感染、显性感染或疫苗接种,故血清或胎盘中含有相应的针对病原微生物的特异性抗体。鉴于这类制剂不是专门针对某一种致病微生物的特异性抗体,一般免疫效果弱于特异性IgG。主要用于某些病毒性疾病(如麻疹、甲肝等)的紧急预防及严重烧伤患者细菌感染的预防;也可用于治疗丙种球蛋白缺乏症患者或经长期化疗或放疗的肿瘤患者。此外，还有专门针对某一特定病原微生物的高效价的特异性免疫球蛋白，如乙型肝炎免疫球蛋白（hepatitis B immunoglobulin，HBIG）、狂犬病免疫球蛋白（rabies immunoglobin，RIG）、水痘-带状疱疹免疫球蛋白（varicella-zoster virus immunoglobulin，VZV Ig）、抗破伤风免疫球蛋白（anti-tetanus immunoglobulin，TIG），用于被动免疫紧急预防相关的疾病。历史上，来自天花疫苗接种患者血清的牛痘免疫球蛋白（vaccinia immunoglobulin，VIG）曾被应用于治疗天花。

3. 细胞免疫制剂（cellular immune preparation） 由单核巨噬细胞分泌的细胞因子，具有强大的抗病原微生物感染作用，目前临床常用的有细胞因子如 α、β 或 γ 干扰素（IFN-α、β、γ）、白细胞介素（IL-2、IL-6、IL-12 等）以及肿瘤坏死因子（TNF）等，主要用于某些病毒性疾病和肿瘤的治疗。由于细胞免疫制剂的特异性较低，免疫细胞及细胞因子种类繁多，相互间调控机制复杂，因此细胞免疫制剂在抗感染免疫中的应用并不广泛。

4. 抗菌血清（antibacterial serum） 是指用病原菌免疫动物制成的含有某种病原菌抗体的血清。抗菌血清曾用于肺炎链球菌、鼠疫耶尔森菌、炭疽芽胞杆菌、百日咳鲍特菌等感染的治疗。自抗生素等药物问世后，因细菌的型别多种多样，抗菌血清的制备又较繁杂，使用异种血清可能引起超敏反应等，目前已基本被淘汰，只是对某些已产生多重耐药的菌株如铜绿假单胞菌的感染，仍可考虑用抗菌血清治疗。

5. 抗病毒血清（antiviral serum） 是指近期被某种病毒感染康复者的血清或疫苗接种者的免疫血清。一般可用于病毒感染引发的重症和危重病例或高致病性病毒感染者。早在 1918—1920 年流感大流行期间进行的研究表明，使用恢复期血浆可作为病毒感染的治疗方法。目前已采用过麻疹、流感、H5N1 禽流感、埃博拉出血热、严重急性呼吸窘迫综合征（SARS），以及 COVID-19 康复者的特异性免疫血浆制品，用于临床救治危重病人。

这种疗法存在一定的局限性，如不同恢复期患者血清抗体量不一致、血清成分复杂、可能存在潜在病原、有效抗体维持的时间较短，需要的血清量大等问题。因此特异性免疫血浆制品不宜标准化，实际应用中受限。

国家免疫规划项目（The National Immunization Program）是指由我国政府主导，通过财政资金、技术支持、物资保障等手段，实施针对特定人群的免疫接种计划项目。1978 年我国全面实施计划免疫，接种 4 苗预防 6 种疾病。2002 年，乙肝疫苗纳入国家免疫规划。2007 年，扩大国家免疫规划，实现接种 14 种疫苗预防 15 种疾病。

免疫规划在过去几十年里取得了显著的成就，提高了儿童和成人的免疫覆盖率，显著降低了疾病的发生率，对推动我国人均期望寿命逐年增长作出了重要贡献。例如，通过实施预防接种疫苗，我国在 1979 年成功地消灭了天花；2000 年我国实现了无脊髓灰质炎的目标，避免了脊髓灰质炎病毒野毒株感染引起的死亡和肢体残疾；5 岁以下儿童乙型肝炎病毒携带率已从 1992 年的 9.7% 降至 2014 年的 0.3%，显著减少了人群中乙型肝炎病毒感染后造成的肝炎、肝硬化和肝癌等病例的发生。2021 年版《国家免疫规划疫苗儿童免疫程序及说明》中，列出了国家免疫规划疫苗儿童免疫程序表。此外，在重点流行地区的重点人群中采用流行性出血热疫苗，炭疽疫苗和钩端螺旋体病疫苗进行预防。

（赵 卫）

第二节　微生物感染的治疗

微生物在适宜条件下，突破宿主的防御体系，经过生长繁殖，可导致感染性疾病的发生。临床上一旦诊断为微生物感染，必要时应选用合适的抗感染药物进行治疗，杀灭或抑制病原微生物，协助机体恢复健康。

一、细菌感染的治疗

细菌感染主要采用抗菌药物来治疗。近年来,随着细菌耐药性的产生和耐药菌的流行,常规抗菌药物治疗面临新的挑战。在此前提下,新型抗菌药物替代性治疗方法的研究取得新进展,并逐步走向临床应用。例如噬菌体治疗、抗毒力因子治疗、低温等离子体治疗等。

(一) 抗菌药物治疗

抗菌药物(antibacterial agent)一般是指具有杀菌或抑菌活性的制剂,主要包括微生物合成的次级代谢产物抗生素(antibiotic)和人工化学合成的抗菌药物。抗菌活性(antibacterial activity)是指抗菌药物杀灭或抑制病原菌的能力。体外抗菌活性常用最小抑菌浓度(minimum inhibitory concentration,MIC)和最低杀菌浓度(minimum bactericidal concentration,MBC)表示。自 1935 年第一个磺胺药及 1941 年第一个抗生素青霉素临床应用以来,抗菌药物迅速发展,使得细菌感染性疾病得以高效地治疗。目前应用于临床的抗菌药物多达 200 种以上,每种抗菌药物都有一定的抗菌范围,称为抗菌谱(antibacterial spectrum)。根据药物抗菌范围的大小,又分为广谱抗菌药和窄谱抗菌药。

1. 抗菌药物的种类　抗菌药物的分类方法很多,通常可根据化学结构和性质、药物来源、抗菌谱、抗菌活性及作用机制等进行分类。

(1) 按照抗菌药物的化学结构和性质分类

1) β-内酰胺类抗生素:这类抗生素的化学结构中均含 β-内酰胺环,是其发挥抗菌活性必不可少的结构。改变其分子侧链则可形成多种衍生物,因此种类较多。包括:①青霉素类:如最早使用的青霉素 G、耐酶青霉素(甲氧西林、苯唑西林)、广谱青霉素(氨苄西林、阿莫西林)等。②头孢菌素类:根据抗菌谱和对革兰氏阴性杆菌抗菌活性不同,头孢菌素可以按"代"进行分类。第一代主要用于产青霉素酶的金黄色葡萄球菌和某些革兰氏阴性菌感染的治疗,如头孢唑林、头孢氨苄等。第二代对革兰氏阴性菌的作用较第一代增强,如头孢孟多、头孢呋辛等。第三代对多种 β-内酰胺酶稳定,对包括铜绿假单胞菌在内的革兰氏阴性菌有良好的作用,如头孢噻肟、头孢曲松、头孢他啶等。第四代与第三代相比,抗菌谱更广,抗菌活性更强,对细菌产生的 β-内酰胺酶更稳定,如头孢匹罗和头孢吡肟。③头霉素类:如头孢美唑、头孢西丁等。④碳青霉烯类:如亚胺培南、美罗培南等。亚胺培南与西司他丁合用称为泰能。⑤单环 β-内酰胺类:如氨曲南、卡芦莫南等。⑥β-内酰胺酶抑制剂:如克拉维酸、舒巴坦、他唑巴坦等。

2) 氨基糖苷类抗生素:包括卡那霉素、链霉素、庆大霉素、新霉素、阿米卡星等。

3) 大环内酯类抗生素:包括红霉素、罗红霉素、克拉霉素、阿奇霉素、螺旋霉素等。

4) 四环素类:包括四环素、土霉素、多西环素、米诺环素、金霉素等。

5) 酰胺醇(氯霉素)类:包括氯霉素、甲砜霉素。

6) 林可霉素类:林可霉素、克林霉素。

7) 糖肽及多肽类抗生素:万古霉素、替考拉宁、多黏菌素 B、杆菌肽等。

8) 喹诺酮类:包括吡哌酸、环丙沙星、氧氟沙星、洛美沙星等。

9) 硝基呋喃类:包括呋喃妥因、呋喃唑酮。

10) 噁唑烷酮类:利奈唑胺、依哌唑胺。

11) 磺胺类:包括磺胺嘧啶、磺胺甲唑等。

12) 其他抗生素:磷霉素、新生霉素、夫西地酸等。

(2) 按照药物来源分类

1) 细菌来源的抗菌药:如多黏菌素、杆菌肽等。

2) 真菌来源的抗菌药:如青霉素、头孢菌素等。

3) 放线菌目来源的抗菌药:放线菌是抗生素的主要来源,其中链霉菌和小单胞菌产生的抗生素最多,如链霉素、土霉素、卡那霉素、庆大霉素、金霉素等。

4）植物来源的抗菌药：包括小檗碱（黄连素）、鱼腥草素、穿心莲内酯等。

（3）按照抗菌谱分类

1）抗一般细菌的抗菌药：种类最多，多为广谱抗菌药。如苯唑西林、氯霉素、链霉素、阿奇霉素等。

2）抗结核病药：异烟肼、利福平、乙胺丁醇、吡嗪酰胺、对氨基水杨酸等。

3）抗麻风病药：氨硫脲、胺苯砜、苯丙砜、硫胺布斯等。

4）抗厌氧菌药：甲硝唑、替硝唑、奥硝唑等。

2. 抗菌药物的作用机制　抗菌药物必须对病原菌具有较强的选择性毒性作用，对人体不造成不可逆损害。抗菌药物的作用是通过药靶（drug target）实现的，药靶是指抗菌药物作用于病原微生物的特定靶位。根据对病原菌作用的靶位不同，抗菌药物的作用机制可分为四类（图9-2）。了解抗菌药物的作用机制有助于临床合理用药，也是开展细菌耐药性研究的基础。主要抗菌机制分述如下：

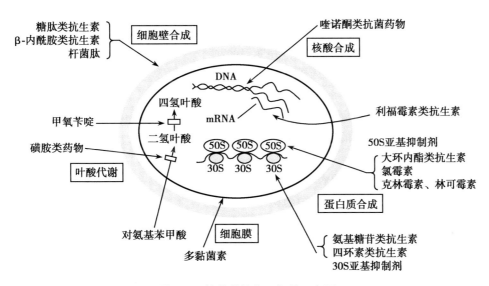

图 9-2　抗菌药物作用靶位示意图

（1）抑制细菌细胞壁的合成：部分抗菌药物能阻碍细菌细胞壁的合成，导致胞壁缺损、水分内渗、肿胀而溶菌。而哺乳动物细胞无胞壁，故不受其影响。肽聚糖是细菌细胞壁的特有组分，许多抗菌药物能干扰肽聚糖的合成，使细菌不能合成完整的细胞壁，导致细菌裂解死亡。如β-内酰胺类抗生素能阻碍肽聚糖前体在胞质外的交叉连接过程，其作用靶位是胞质膜上的青霉素结合蛋白（penicillin-binding proteins，PBPs）。PBP 是参与细菌细胞壁合成、形态维持及糖肽结构调整等作用的一组酶，具有三种酶活性，即糖基转移酶、转肽酶及 D-丙氨酰-D-丙氨酸羧肽酶。β-内酰胺类抗生素能专一性地与细菌细胞内膜上的 PBP 结合，干扰 PBP 的正常酶学功能，阻断细胞壁合成，引起细菌自溶、形成球形体或丝状细胞，最终细菌停止分裂而死亡。万古霉素等糖肽类抗生素可结合到敏感细菌细胞壁肽聚糖末端的丙氨酰丙氨酸，阻断肽聚糖合成而导致细胞壁缺损，发挥杀菌作用。

（2）抑制蛋白质合成：细菌核糖体的沉降系数为70S，可解离为 30S 和 50S 两个亚基，氨基糖苷类及四环素类主要作用于细菌核糖体 30S 亚基，大环内酯类、氯霉素及林可霉素类则主要作用于细菌核糖体 50S 亚基，导致细菌蛋白质合成受阻而死亡。哺乳动物细胞核糖体的沉降系数为80S，可解离为 40S 和 60S 两个亚基，上述抗菌药物不能与之结合而不影响人体细胞的功能。

（3）抑制核酸的合成：抗菌药物可通过干扰或抑制细菌核酸的合成而发挥抗菌作用。喹诺酮类药物通过阻止 DNA 的断裂重接循环，干扰 DNA 的复制、修复及转录。利福霉素类可抑制 DNA 依赖性 RNA 多聚酶，阻断 mRNA 的合成。磺胺类药物与对氨基苯甲酸竞争性抑制二氢叶酸合成酶，减少二氢叶酸的产生，进而影响核酸的合成。

（4）影响细胞膜的功能：细菌细胞膜具有选择性屏障作用，并具有多种酶系统，参与生化代谢过程。细胞膜受某些抗生素的影响而遭到破坏时，膜通透性增加，菌体内的蛋白质、核苷酸、氨基酸、糖及盐类等外漏，导致细菌死亡。作用于细胞膜的抗生素主要有两类：多黏菌素 B、黏杆菌素等可破坏细胞膜超微结构，造成细胞内成分流失；达托霉素等能插入细胞膜，结合并运载特定的阳离子通过双脂膜，充当膜上的离子载体，影响细胞内外离子的正常交换，导致细胞调节渗透能力的丧失，最终引起细胞死亡。

3. 抗菌药物的合理使用　在抗细菌感染的治疗过程中，正确合理应用抗菌药物是提高疗效、降低不良反应发生率以及减少或减缓细菌耐药性发生的关键。抗菌药物应用的基本原则如下：

（1）尽早查明感染病原：应尽早根据患者的感染部位采集标本进行鉴定和开展体外抗菌药物敏感性试验，根据药敏试验结果有针对性地选用抗菌药物。

（2）按药物适应证选用抗菌药物：每种抗菌药物有各自不同的抗菌谱，即使有相同抗菌谱的药物还存在药效学和药代动力学的差异，故不同抗菌药物的临床适应证亦有所不同。例如，氨苄西林曾是治疗大肠埃希菌感染的基础药物，但目前临床分离的大肠埃希菌对其耐药率已达 80%，所以严重的大肠埃希菌感染应选用第三代头孢菌素类和喹诺酮类治疗。

（3）根据患者的生理、病理状况选择用药。如儿童、孕妇以及存在肝、肾功能不全者在用药时要有选择。

（4）抗菌药物的联合应用：联合用药是降低耐药性筛选压力，减缓耐药菌进化，控制细菌感染的有效途径。其目的是利用药物的协同作用减少用药剂量和提高疗效，从而降低药物的毒性和不良反应。

1）联合用药的适应证：①不明病原体的严重细菌性感染，为扩大抗菌范围，可选联合用药，待细菌诊断明确后立即调整用药；②单一抗菌药物不能控制的感染，如胃肠道穿孔所致的腹膜炎；③结核病、慢性骨髓炎等需长期用药的感染；④大剂量青霉素治疗细菌性脑膜炎时可加入磺胺等。

2）联合用药的可能效果：一般将抗菌药物作用性质分为四大类型：第一类为繁殖期杀菌药（Ⅰ），如β-内酰胺类抗生素；第二类为静止期杀菌药（Ⅱ），如氨基糖苷类、多黏菌素等，它们对繁殖期、静止期细菌都有杀菌作用；第三类为快速抑菌药（Ⅲ），如四环素、大环内酯类；第四类为慢速抑菌药（Ⅳ），如磺胺类药物等。在体外试验或动物实验中证明，联合应用两类抗菌药物时，可产生协同（Ⅰ+Ⅱ）、拮抗（Ⅰ+Ⅲ）、相加（Ⅲ+Ⅳ）、无关或相加（Ⅰ+Ⅳ）四种效果。

（5）防止抗菌药物的不合理使用：①病毒感染：抗菌药物对病毒通常是无治疗作用的，除非伴有细菌感染，一般不应该使用抗菌药物；②原因未明的发热患者：对于发热最重要的是发现病因，除非伴有细菌感染，一般不用抗菌药物治疗，否则容易掩盖典型的临床症状和难以检出病原体而延误正确的诊断和治疗；③应尽量避免抗菌药物的局部应用，否则会引起细菌耐药和超敏反应的发生；④剂量要适宜，疗程要足够：过小的剂量达不到治疗效果，且易产生耐药性；剂量过大，易产生严重的不良反应；疗程过短易导致疾病复发或转为慢性感染。

（二）噬菌体治疗

早在 100 多年前，自加拿大微生物学家 d'Hérelle 发现噬菌体后，开启了噬菌体治疗细菌感染的临床应用。在抗生素普及之前，噬菌体治疗曾在世界各地广泛应用，只不过在 20 世纪 40 年代被抗生素取代。抗生素的使用拯救了无数生命，但随着其被广泛使用甚至滥用，多重耐药甚至超级耐药菌不断涌现，使得抗生素等抗菌药物在细菌感染控制中面临严峻挑战。与此同时，科学家和临床医生也正在重启噬菌体治疗。噬菌体治疗（phage therapy）是利用噬菌体裂解细菌治疗病原菌感染的治疗手段，其适应证主要是超级耐药菌感染或者用抗菌药物难以控制的细菌感染。噬菌体治疗在皮肤和关节金黄色葡萄球菌感染、大肠埃希菌腹泻、尿路肺炎克雷伯菌感染、铜绿假单胞菌肺炎等的治疗中均取得明显实效。根据病原菌感染部位，可采用外涂、口服、局部注射等给药途径。1958 年，**我国微生物学家余㵑教授采用特异噬菌体治疗铜绿假单胞菌感染取得显著效果。2019 年，美国首个静脉注射**

噬菌体治疗的临床试验获得了 FDA 批准,开启了噬菌体静脉注射安全性、耐受性及有效性的全面评估。虽然噬菌体用于人体感染的治疗尚存在诸多瓶颈,如噬菌体杀菌的宿主特异性、制剂质量控制、细菌对噬菌体产生耐受性等,但噬菌体治疗的诸多优势将在不断实践中逐渐得到展现。

(三)抗毒力因子治疗

毒力是细菌等病原微生物致病的能力,毒力因子是其致病的武器。随着各种耐药细菌的出现和蔓延,抗毒力因子治疗(anti-virulence factor treatment)作为一种抗菌药物替代疗法新模式得以开发和应用。抗毒力因子治疗指的是运用靶向药物选择性地遏制病原菌的毒力因子表达、毒力传递、毒力调节、靶向黏附等,从而有效预防和治疗感染性疾病的方法。通常,这类药物并不直接影响病原菌菌体的存亡,故能有效降低细菌耐药性的传播,弥补现行抗菌药物的不足,是研发抗感染药物的新方向。如 α-溶血素(α-hemolysin,Hla)是金黄色葡萄球菌主要的毒力因子之一,可在许多哺乳动物细胞膜上自组装成跨膜通道,导致细胞裂解和组织损伤。研究表明,蛇床子素联用黄芩苷可以有效抑制 Hla 编码基因的转录水平,显著降低 Hla 的表达,从而保护 A549 细胞免于 Hla 介导的细胞毒作用,并在小鼠金黄色葡萄球菌肺炎模型中观察到显著的保护效果。

二、病毒感染的治疗

由于病毒严格的活细胞内寄生性,故治疗病毒性疾病要求抗病毒药物仅选择性地抑制病毒增殖而不损害宿主细胞或机体。从理论上讲,病毒复制周期中的任何一个环节都可作为抗病毒药物作用于病毒的靶点,如阻止病毒吸附和穿入宿主细胞,阻碍病毒脱壳、释放病毒核酸,干扰病毒核酸复制及生物合成,抑制病毒的装配、成熟与释放等(图 9-3)。近年来随着分子病毒学的进展,利用计算机进行分子模拟极大加快了抗病毒药物的筛选和研制,但迄今理想的抗病毒药物并不多。因为大多数抗病毒药物应用都有一定的限制,甚至有时可对机体产生很大的毒副作用。

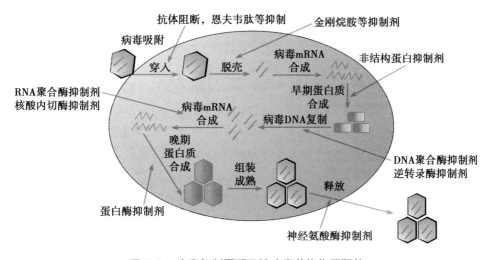

图 9-3　病毒复制周期及抗病毒药物作用靶位

目前,抗病毒药物临床应用的较大局限性在于:①药物都是以病毒复制过程中的某个环节作为靶位,因此对不进行复制的潜伏病毒无效。如疱疹病毒往往潜伏于神经细胞,可逃避药物的作用;②某些病毒(如 HIV、甲型流感病毒)的复制突变率非常高,易出现耐药性毒株;③抗病毒药物似乎已不少,由于药物作用病毒的靶点属于病毒复制周期中各自不同的环节和分子,故落实到抗某种病毒时能供选择的又太少。目前能供临床应用和正在研发的抗病毒药物主要是针对 HIV、人疱疹病毒、流感病毒及肝炎病毒等。

(一)抗病毒化学药物治疗

1. 聚合酶抑制剂　通过抑制 DNA 病毒聚合酶、RNA 病毒聚合酶及逆转录酶功能发挥治疗作用,可分为核苷类似物和非核苷类似物。

核苷类似物是最早用于临床的抗病毒药物,其机制主要是用合成的异常嘧啶取代病毒 DNA 前体的胸腺嘧啶,这种异常嘧啶在病毒 DNA 分子合成时掺入子代 DNA 中,阻止 DNA 聚合酶参与子代病毒基因组的合成,从而抑制病毒的复制或复制出缺陷病毒。常用的有:

(1)碘苷(idoxuridine,IDU,5-碘-2-脱氧尿嘧啶核苷):用于眼疱疹病毒感染的治疗。

(2)阿昔洛韦(acyclovir,ACV,无环鸟苷):该药细胞毒性小,是目前最有效抗疱疹病毒药物之一。可用于治疗眼、皮肤、生殖系统及脑神经系统单纯疱疹病毒和带状疱疹病毒感染。

(3)阿糖腺苷(adenine arabinaside,Ara-a):影响病毒聚合酶作用,该药对多种 DNA 病毒如疱疹病毒和嗜肝病毒等引起的感染有较显著的作用。

(4)利巴韦林(ribavirin,3-氮唑核苷):对多种 DNA 病毒和 RNA 病毒均有抑制作用,但主要用于 RNA 病毒感染的治疗。如呼吸道合胞病毒、流感病毒的感染。

(5)齐多夫定(azidothymidine,AZT,叠氮胸苷):主要影响病毒逆转录酶的作用,从而抑制病毒的逆转录作用。用于治疗 HIV 感染,能降低艾滋病的发病率与死亡率,但此药易形成病毒耐药并具有抑制骨髓等副作用。

(6)拉米夫定(lamivudine,3TC,双脱氧硫代胞嘧啶核苷):该药最早用于艾滋病的抗病毒治疗。近年来发现该药可抑制慢性乙型肝炎患者体内 HBV 的复制,常用于治疗慢性乙型肝炎。

一些非核苷类类似物也能抑制病毒 DNA 聚合酶或 RNA 逆转录酶的活性。常用的有:①膦甲酸钠(phosphonoformic acid,PFA)是焦磷酸化合物,可抑制疱疹病毒科各种病毒的 DNA 聚合酶,也可抑制 HIV 逆转录酶活性,对宿主细胞无影响;②奈韦拉平(nevirapine)、吡啶酮(pyridone)、地拉韦定(delavirdine)等都是非核苷类逆转录酶抑制剂。这些药物结合于逆转录酶的活性部位附近,导致酶蛋白变构,干扰酶活性,已用于 HIV 感染的治疗。

2. 蛋白酶抑制剂　某些病毒含有自身复制酶、剪接加工修饰酶等蛋白酶。蛋白酶抑制剂通过结合病毒蛋白酶而抑制其活性,阻止病毒复制,发挥治疗作用。蛋白酶抑制剂包括:①沙奎那韦(saquinavir)能抑制 HIV 复制周期中晚期蛋白酶活性,阻止病毒前体结构蛋白裂解,减少形成成熟病毒体的核心成分;②茚地那韦(indinavir)、利托那韦(ritonavir)、奈非那韦(nelfinavir)等可通过肽键与 HIV 的蛋白酶结合,抑制蛋白酶活性,用于 HIV 感染的治疗;③格卡瑞韦(glecaprevir)能抑制 HCV 的 NS3/4A 蛋白酶活性,哌仑他韦(pibrentasvir)和索非布韦(sofosbuvir)则分别通过抑制 HCV 的 NS5A 和 NS5B 蛋白酶发挥治疗作用;④帕克洛维德(paxlovid)由利托那韦和奈玛特韦(PF-07321332)组合而成,PF 通过阻断 SARS-CoV-2 的 3CL 蛋白酶活性而阻断病毒复制,利托那韦则帮助减缓 PF 代谢。

3. 病毒侵入抑制剂　恩夫韦肽(enfuvirtide)为一种抑制肽,可阻止 HIV-1 与靶细胞的融合,抑制病毒侵入靶细胞,已用于 HIV 感染的治疗。

4. 病毒脱壳抑制剂　金刚烷胺(amantadine)和甲基金刚烷胺(rimantadine)能阻止质子通过甲型流感病毒的 M2 质子通道,从而阻止病毒脱壳,使病毒 RNA 不能释放到感染细胞的细胞质中,但对缺乏 M2 质子通道的乙型流感病毒及其他病毒无效。甲型流感病毒对金刚烷胺已普遍耐药。

5. 核酸内切酶抑制剂　玛巴洛沙韦(baloxavir marboxil)是一款病毒帽状结构依赖性核酸内切酶抑制剂,其作用机制是通过阻截病毒的核酸内切酶,令病毒失去自我复制能力。已获批用于流感的治疗,单剂量口服即可发挥疗效。

6. 神经氨酸酶抑制剂　奥司他韦(oseltamivir)和扎那米韦(zanamivir)是神经氨酸酶抑制剂,能特异性抑制甲型和乙型流感病毒的神经氨酸酶,阻断病毒的释放,减少病毒传播。

7. 非结构蛋白抑制剂　奥贝他韦(ombitasvir)是一种 HCV 非结构蛋白 NS5A 的抑制剂,通过抑制 NS5A 的功能阻止 HCV 复制,对 1~5 基因型的 HCV 感染者治疗效果较佳;维帕他韦(velpatasvir)则是一种 HCV 泛基因型 NS5A 抑制剂,用于治疗基因 1~6 型 HCV 感染者。

（二）免疫治疗

1. 抗体治疗　急性病毒感染采用抗体治疗的效果显著。如人被病犬咬伤后，在立即清创、处理伤口的同时，可采用抗狂犬病病毒血清进行被动免疫治疗。研究表明，SARS-CoV-2 感染的重症患者可采用 COVID-19 患者恢复期血清进行治疗。针对 SARS-CoV-2 的单克隆抗体临床试验表明可显著降低有症状 COVID-19 患者的重症率和病死率。

2. 治疗性疫苗应用　与预防性疫苗不同的是，治疗性疫苗（therapeutic vaccine）是一种以治疗疾病为目标的新型疫苗。有研究将乙肝疫苗（HBsAg）与其抗体（抗-HBs），以及其编码基因研制成治疗性疫苗，用于带毒者及慢性肝炎的治疗。

3. CAR-T 治疗　将患者自身的免疫 T 细胞经过工程改造以表达嵌合抗原受体（CAR），后者可对 T 细胞进行重新编程，以识别并消除特定的病毒感染细胞，在一些慢性病毒性疾病，如艾滋病、乙型肝炎等的临床试验治疗中有效。

（三）干扰素及其诱生剂治疗

干扰素（interferon，IFN）具有广泛抗病毒作用，毒性小，在临床上的应用已越来越广泛。IFN 可分为天然型及基因重组型两种，其中 IFN-α 的理化性质稳定，目前主要用于慢性乙型及丙型肝炎的治疗。另外有许多免疫调节剂，如细菌 LPS、甘草酸、灵芝多糖等都可诱生干扰素，是良好的 IFN 诱生剂。

（四）基因治疗

抗病毒的基因治疗现已成为抗病毒的研究热点，并展现出良好的前景。目前正在研制阶段的抗病毒基因治疗剂主要有以下几种。

1. 反义核酸　是根据病毒基因组序列设计并合成的与病毒基因某段序列互补的寡核苷酸，将其导入病毒感染的细胞中，通过与病毒基因的相应序列互补结合，抑制病毒的复制。可分为反义 DNA 和反义 RNA 两类。临床第一个获批的反义 DNA 药物是用于局部治疗巨细胞病毒性视网膜炎的巨细胞病毒反义核酸。

2. 核酶　是一类具有双重作用的 RNA 分子。一方面能识别特异的 RNA 靶序列并与之互补结合；另一方面又具有酶活性，能通过特异性位点切割病毒的靶 RNA，从而抑制病毒复制。核酶是 RNA，易被 RNA 酶破坏，实际应用尚有困难。

3. 小干扰 RNA（siRNA）　通常是长度小于 26 个核苷酸的小 RNA，可导致相同序列病毒基因沉默，使同源 mRNA 降解。siRNA 所引起的基因沉默作用不仅在注射部位的细胞内发生，并可转移到其他部位的组织和细胞，而且可传代，因此这种干扰作用具有放大效应。

4. 基因编辑　基于 HIV 逆转录和基因组整合特性，有研究利用基因编辑系统 CRISPR/Cas9，能够将 HIV 从人 T 细胞的基因组 DNA 中清除。

（五）中草药治疗

迄今发现多种中草药具有抗病毒作用，如黄芪、板蓝根、甘草、大青叶、苍术等对肠道病毒、呼吸道病毒、虫媒病毒、肝炎病毒等感染有一定治疗作用，其机制复杂，有待进一步探究。

三、真菌感染的治疗

抗真菌药物（antifungal agents）一般是指能够抑制或杀灭真菌的药物。包括抗生素类，如灰黄霉素、制霉菌素和两性霉素 B 等；另一类是合成药物，包括唑类药物、氟胞嘧啶及丙烯胺衍生物。目前约 80 余种抗真菌药物用于临床。

（一）抗真菌药物常见种类

根据化学结构，常用抗真菌药物可分为以下类型：

1. 唑类（azoles）　临床上广泛使用的具有较好抗真菌活性的合成药物，包括咪唑类和三唑类。咪唑类多为皮肤癣菌、假丝酵母、马拉色菌等引起的浅部真菌感染的局部用药，如酮康唑

（ketoconazole）、克霉唑（clotrimazole）、咪康唑（miconazole）、益康唑（econazole）等。

三唑类抗真菌药主要用于治疗假丝酵母、隐球菌、曲霉、毛霉等引起的深部真菌感染，如氟康唑（fluconazole）、伊曲康唑（itraconazole）、伏立康唑（voriconazole）、泊沙康唑（posaconazole）等。三唑类抗真菌药具有广谱、高效、毒副反应较低的特点，已成为临床深部真菌感染治疗的首选药物。艾沙康唑（isavuconazole）是最新上市的三唑类抗真菌药，具有较广的抗真菌谱，包括对其他三唑类耐药的真菌，可以透过血脑屏障，还具有口服生物利用度高、吸收不受食物影响、体内半衰期长、表观分布容积大、清除率低的优势。美国 FDA 已批准该药用于治疗成人侵袭性曲霉病和毛霉病。艾沙康唑有望成为继伏立康唑之后，临床治疗侵袭性真菌感染的新选择。艾氟康唑（efluconazole）是新型三唑类外用药物，适用于红色毛癣菌和须毛癣菌引起的甲真菌病的局部治疗。

2. 多烯类（polyens） 临床上主要用于治疗严重的深部真菌感染，包括两性霉素 B（amphotericin B，AmB，四烯类）、制霉菌素（nystatin，七烯类）等。AmB 具有广谱抗真菌活性和强大的杀真菌作用，对绝大部分真菌有抗菌活性，如假丝酵母属、曲霉属、隐球菌属、接合菌、暗色真菌、双相型真菌等，其毒副反应较大，可引起严重肾损伤。唑类药物杀菌效果不如 AmB，所以对于病情危重的致命性真菌感染，临床上仍首选 AmB 治疗。为降低 AmB 的毒副作用，目前已有 AmB 脂质体、AmB 脂质复合体、AmB 硫酸酯复合物、AmB 去氧胆酸盐、AmB 胶状分散剂等剂型，通过改造药理学分布降低毒性。

3. 棘白菌素类（echinocandins） 一种新型环状脂肽类抗真菌药物，对假丝酵母和曲霉具有良好的抑菌活性，包括卡泊芬净（caspofungin）、米卡芬净（micafungin）、阿尼芬净（anidulafungin）等。具有抗菌谱广、抗真菌作用强、半衰期长、不良反应较少且轻、患者耐受性好等特点。因其相对分子量较大，口服生物利用度较低，多采用静脉给药。棘白菌素类联合三唑类或多烯类药物可产生协同作用，可作为多烯类和唑类药物潜在的添加药物或增效药物及良好的替代用药。临床上常将棘白菌素类与其他药物联合使用治疗深部真菌感染。

4. 烯丙胺类（allylamines） 由杂环螺旋萘衍生的一类广谱、高效、低毒的抗真菌药物，对皮肤癣菌和其他真菌有抗菌活性，尤其对皮肤癣菌是一种杀菌药物，包括萘替芬（naftifine）、特比萘芬（terbinafine）、布替萘芬（butenafine）等。丙烯胺类外用剂具有良好的皮肤穿透性，尤其在角质层浓度较高，维持时间较长，可深入毛囊，停药后具有抗真菌后效应。对于皮肤癣菌病治疗的效果优于咪唑类药物，疗程一般较咪唑类药物短。特比萘芬是基于萘替芬结构研发的高活性、低毒性的衍生物，对皮肤癣菌、假丝酵母、曲霉、孢子丝菌、暗色真菌等引起的皮肤和皮下组织真菌感染及假丝酵母性阴道炎均有较好的疗效。

5. 核苷类 可对天然碱基、核苷、核苷酸等进行化学修饰或改造，具有阻断真菌核酸合成的作用。该类药物具有抗真菌、抗肿瘤作用和较强的选择毒性，包括 5-氟胞嘧啶（5-flucytosine，5-FC）和灰黄霉素（griseofulvin）。5-FC 临床上主要用于假丝酵母和隐球菌感染的治疗。可引起肾毒性和骨髓抑制等副反应，使用时须控制血药浓度。口服易吸收，可通过血脑屏障，用于中枢神经系统的真菌感染。单独使用效果不如 AmB，易产生耐药性，多与 AmB 联合使用，可发挥协同作用。灰黄霉素主要用于浅部真菌感染，仅对皮肤癣菌有较强的抑制作用。

6. 其他 他伐硼罗（tavaborole）是一种氧硼戊环类广谱抗真菌药物，为新一类的蛋白合成酶抑制剂。具有良好的甲板渗透性，以较高浓度穿透甲板并维持高浓度，角蛋白不影响其抗菌活性。2014年经美国 FDA 批准用于局部治疗毛癣菌等引起的甲真菌病。可引起脱屑、嵌甲、皮炎、红斑等不良反应。

尼可霉素 Z（nikkomycin Z）对敏感的假丝酵母、球孢子菌、皮炎芽生菌、组织胞浆菌有较强的杀菌作用，对耐药菌株采用与唑类药物联合用药也有良好活性。

普那米星（pradimicin）对假丝酵母、隐球菌、曲霉具有较强的抑制活性，对耐氟康唑和氟胞嘧啶菌株有效。目前主要用于艾滋病患者机会性真菌感染的预防和治疗。

（二）抗真菌药物的作用机制

了解抗真菌药物作用机制,是临床合理选择药物和防治耐药性发生的基础。根据对病原性真菌作用的靶位,可将抗真菌药物的作用机制分为四类(图9-4)。

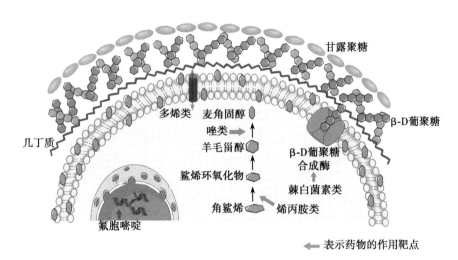

图 9-4　常见抗真菌药物及其作用机制

1. 影响真菌细胞膜中甾醇合成　真菌细胞膜作为小分子和信号转导通路的渗透屏障,是抗真菌药物重要的作用靶点。

（1）唑类药物:主要是通过抑制细胞色素 P450 依赖酶,14α-羊毛脂醇脱甲基酶(CYP51),阻止真菌细胞膜主要成分麦角甾醇的生物合成;甲基化的羊毛甾醇在细胞内积聚,可导致与膜相关的细胞功能发生改变;还可抑制真菌过氧化酶,使细胞内过氧化物堆积,起到抗真菌作用。

（2）多烯类药物:通过与真菌细胞膜上的麦角甾醇结合,形成甾醇-多烯复合物,使细胞膜上形成亲水性通道,改变细胞膜的通透性,导致钾、钠等离子、核苷酸、氨基酸等细胞内容物外渗,破坏正常代谢,起到杀真菌作用。两性霉素 B 还可通过刺激巨噬细胞调节免疫功能产生杀菌作用。

（3）烯丙胺类药物:通过抑制真菌角鲨烯环氧化酶,干扰真菌麦角甾醇生物合成的早期步骤,引起麦角甾醇的缺乏及角鲨烯在细胞内积累,起到杀灭真菌的作用。

2. 影响真菌细胞壁合成　真菌细胞壁的主要成分为多糖,包括几丁质、葡聚糖、甘露聚糖等,共同构成骨架结构,在保持细胞完整性和结构稳定性等方面起重要作用。

（1）棘白菌素类药物:通过非竞争性抑制 β-1,3-葡萄糖合成酶,干扰真菌细胞壁 β-1,3-葡萄糖的合成,导致细胞壁渗透性改变,使细胞裂解死亡。由于葡聚糖在不同的真菌细胞壁中的含量不同,所以该类药对不同真菌的活性也不同,如对隐球菌、镰刀菌、毛孢子菌、皮肤癣菌、毛霉等无抑制作用。

（2）几丁质合成酶抑制剂:尼克霉素 Z、多抗霉素 D、日光霉素 X 等可通过竞争性抑制几丁质合成酶活性,阻断真菌细胞壁所必需的几丁质的合成,细胞通透性增加,使细胞破裂死亡。

（3）普那米星:可在钙离子存在的条件下可选择性与真菌细胞壁甘露聚糖蛋白结合形成复合物,改变其空间结构,破坏细胞壁;同时复合物作用于真菌细胞膜导致胞内钾外流,从而杀伤真菌。

3. 影响真菌核酸合成

（1）5-氟胞嘧啶:通过胞嘧啶通透酶作用进入真菌细胞内,在胞嘧啶脱氨酶作用下,脱氨基转变为 5-氟尿嘧啶,代替尿嘧啶整合到真菌 RNA 中,进而影响蛋白质合成;或代谢为 5-氟尿嘧啶脱氧核苷,抑制胸腺嘧啶核苷合成酶,阻止尿嘧啶脱氧核苷转变为胸腺嘧啶核苷,影响 DNA 合成,抑制真菌生长。

（2）灰黄霉素:结构与鸟嘌呤相似,能竞争性抑制鸟嘌呤进入 DNA 分子,干扰真菌 DNA 合成,抑制真菌生长;还可与微管蛋白结合,阻止真菌细胞分裂。

4. 影响真菌蛋白质合成　他伐硼罗是一种具有氨酰-tRNA 合成酶抑制作用的含硼抗真菌剂,通过抑制亮氨酰氨酰基转移 RNA(tRNA)合成酶,阻止细胞蛋白质合成,从而发挥其抗真菌活性。

(饶贤才　王　丽)

第三节　微生物耐药性

微生物耐药(drug resistance)是指常规剂量的抗感染药物不能杀死或抑制感染微生物的状态。当长期应用化学药物进行治疗时,占多数的敏感菌(毒)株不断被杀灭,筛选出大量耐药株,给临床微生物感染的治疗带来严峻挑战。为了保持化疗药物的有效性,应重视其合理和规范使用。微生物因种类的不同使得耐药机制存在差异。

一、细菌耐药性

细菌耐药性的程度常用某种抗菌药物对细菌的 MIC 来表示,可通过肉汤稀释法等药物敏感试验进行检测。细菌同时对常用抗菌药物 3 类或以上耐药,称之为**多重耐药性**(multidrug resistance,MDR),具有多重耐药性的细菌称为多重耐药菌。**泛耐药性**(pan-drug-resistance,PDR)是指细菌对所有常用抗菌药物全部耐药,革兰氏阴性菌对包括多黏菌素和替加环素在内的全部抗菌药物耐药,革兰氏阳性菌对包括糖肽类和利奈唑胺在内的全部抗菌药物耐药。

(一)临床上重要的耐药菌

2017 年,WHO 列出了 12 种对多种抗菌药物具有耐药性的"**超级细菌**(superbug)"清单,包括碳青霉烯耐药鲍曼不动杆菌、碳青霉烯耐药肺炎克雷伯菌、碳青霉烯耐药铜绿假单胞菌、万古霉素耐药肠球菌、甲氧西林耐药/万古霉素中等耐药金黄色葡萄球菌、克拉霉素耐药幽门螺杆菌、喹诺酮耐药弯曲杆菌、喹诺酮耐药沙门菌、喹诺酮耐药淋病奈瑟菌、青霉素不敏感肺炎链球菌、氨苄西林耐药流感嗜血杆菌以及喹诺酮耐药志贺菌。我国临床上流行的耐药菌与 WHO 归列的耐药菌相近,常见为屎肠球菌、金黄色葡萄球菌、肺炎克雷伯菌、鲍曼不动杆菌、铜绿假单胞菌、肠杆菌属细菌,拉丁文或英文首字母简写为 ESKAPE。另外,结核分枝杆菌的耐药甚至多重耐药也成为结核病治疗的难题。

(二)细菌耐药的遗传机制

从遗传学角度,细菌耐药可分为固有耐药(intrinsic resistance)和获得耐药(acquired resistance)。前者指细菌对某些抗菌药物的天然不敏感,即天然耐药;后者指由于细菌 DNA 的改变导致其获得了耐药。

1. 固有耐药　由位于细菌染色体上的耐药基因介导,且代代相传,具有典型的种属特异性和一定的规律性,是可以预测的。固有耐药的形成,一方面与这些细菌天然缺乏抗菌药物的作用靶位有关,如细菌细胞膜缺乏固醇类物质,对两性霉素固有耐药;多数革兰氏阴性菌细胞壁肽聚糖层薄且具有外膜屏障,对万古霉素和甲氧西林往往耐药;厌氧菌对氨基糖苷类耐药;肠球菌对头孢菌素耐药;链球菌属耐庆大霉素;铜绿假单胞菌耐氨苄西林。另一方面,有些细菌染色体上的耐药基因可能起源于看家基因(house keeping gene),其编码产物可在长期进化中演变为灭活酶(如氨基糖苷类修饰酶),介导细菌对某些特定药物固有耐药。

2. 获得耐药　细菌通过基因突变、基因的转移与重组等方式获得了耐药表型,其发生率受药物使用的剂量、细菌耐药的自发突变率和耐药基因的转移状况等因素影响。

(1)基因突变:细菌染色体发生基因突变可使其获得耐药性。由基因突变产生的耐药性是随机发生的,频率通常为 $10^{-10} \sim 10^{-7}$,一般只对一种或两种相类似的药物耐药,且比较稳定。如结核分枝杆菌可通过突变产生对异烟肼、利福平、链霉素等单一抗结核药物的耐药性,但对 3 种药物同时耐药的概率小,故治疗结核病时联合用药可减少耐药株出现的概率;大肠埃希菌、铜绿假单胞菌等广谱 β-内酰胺酶编码基因发生点突变后,即可产生超广谱 β-内酰胺酶(ESBL)。

(2)基因转移:细菌的耐药性多是通过基因转移而获得的。携带耐药基因的可移动遗传元件主要有质粒、转座子、噬菌体、整合子等。耐药基因可通过接合、转导、转化及转座等方式在不同的细菌间转移。这些方式获得耐药性概率高,形成后较稳定,是引起耐药性传播的主要原因。

(三)细菌耐药的生化机制

细菌通过生化代谢的改变产生耐药性,包括渗透障碍、外排增加、灭活作用(钝化酶的产生)、靶位改变等。

1. 药物渗透障碍 细菌细胞壁的有效屏障或细胞膜通透性的改变,可阻止药物吸收,使抗菌药物难以或无法进入菌体内发挥作用。如结核分枝杆菌的细胞壁存在异常紧密的蜡质结构,通透性极低,常呈现明显的多重耐药性;细菌生物被膜的形成能阻碍药物渗透,有效浓度的抗菌药物能迅速杀死浮游生长的细菌和生物被膜表面的细菌,但不能杀死生物被膜内的细菌。研究表明,被膜菌合成和分泌大量的胞外多糖,具有较强的屏障作用,可阻止大多数抗菌药物渗透到生物被膜内,故而呈现耐药;同时,被膜菌被厚厚的多糖包绕,难以获得充足营养,生长极其缓慢,对大多数抗菌药物不敏感。

2. 药物排出增加 铜绿假单胞菌、大肠埃希菌等具有能量依赖性的主动外排系统即外排泵(efflux pump),可将不同种类的抗菌药物同时泵出菌体外,使菌体内的药物浓度明显降低,不足以杀死细菌。主动外排系统通常由外排转运蛋白、外膜通道蛋白和连接蛋白组成。外排转运蛋白捕获抗菌药物,在连接蛋白的辅助下,从外膜通道蛋白源源不断地将抗菌药物排至菌体外(图 9-5)。

3. 灭活作用 细菌被诱导产生灭活酶,通过水解或修饰作用破坏抗生素。常见的灭活酶有 β-内酰胺酶、超广谱 β-内酰胺酶、氨基糖苷类修饰酶、大环内酯类酯酶和氯霉素乙酰转移酶等。β-内酰胺酶可破坏 β-内酰胺环而使 β-内酰胺类抗生素的活性失去或减低,这是大多数致病菌耐 β-内酰胺类抗生素的主要机制。氨基糖苷类修饰酶能将氨基糖苷类抗生素的游离氨基乙酰化,将游离羟基磷酸化、核苷化,使药物不易进入菌体内,也不易与细菌内靶位核糖体 30S 亚基结合,从而失去活性。

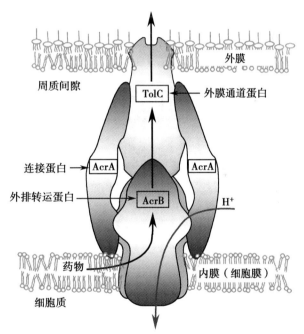

图 9-5 大肠埃希菌主要外排系统(AcrAB-TplC 系统)

4. 靶位改变 细菌通过产生诱导酶对抗菌药物的作用靶位进行化学修饰,或通过基因突变造成靶位改变,使抗菌药物不能与靶位结合或亲和力下降,失去杀菌作用。如肺炎链球菌、淋病奈瑟菌、铜绿假单胞菌能改变自身青霉素结合蛋白(PBP)的结构,使之与 β-内酰胺类的抗生素的亲和力降低;耐甲氧西林金黄色葡萄球菌(methicillin-resistant staphylococcus aureus,MRSA)则能产生一种新的青霉素结合蛋白 PBP2a,对所有 β-内酰胺类具有低亲和性。

此外,耐药菌还可通过旁路途径,绕开抗菌药物作用部位;或者大幅增加被抗菌药物抑制的代谢产物的合成,从而产生耐药性。

(四)细菌耐药的防治策略

近二十多年来,越来越多的细菌对抗菌药物产生耐药性,耐药水平越来越高,细菌耐药性播散迅速,已成为一个严重的全球性公共卫生问题。科学有效地控制细菌耐药性的产生和扩散十分重要。

1. 加强细菌耐药性监控,减少选择压力　应加强国际交流与合作,构建细菌耐药全球监测网络,加强细菌耐药监控,这是了解细菌耐药趋势、正确制定标准治疗指南和评估控制措施效果的关键。通过减少抗菌药物应用选择压力,让耐药突变株失去与野生型敏感菌的竞争优势而逐渐减少或消失,从而阻止耐药的发生与蔓延。

2. 科学合理用药　严格掌握抗菌药物应用适应证,正确选择抗菌药物和配伍、剂量、疗程和给药方法,及时杀灭致病菌等。

3. 加强药政管理　加强抗菌药物的使用管理,农牧业应尽量减少或避免使用供临床应用的抗菌药物。

4. 严格执行消毒隔离制度,防止耐药菌交叉感染　加强医院感染控制,预防耐药菌暴发流行。隔离保护危重患者,防止医院内耐药菌感染。医务人员检查患者时必须正确、及时洗手,对与患者接触较多的医护人员应定期检查带菌状况。

5. 寻找新型抗菌药物和新的抗感染方法　如改良现有抗生素,寻找细菌内抗菌作用的新靶标,开发抗菌中药复方、天然抗微生物肽和微生态制剂,探索抗细菌毒力治疗、低温等离子体治疗等新方法。

6. 发展疫苗　这是解决较难治疗耐药菌的可行办法。疫苗接种可降低细菌感染发生率,从而减少抗生素用量,延缓耐药性的出现。

二、病毒耐药性

病毒耐药性是指在抗病毒治疗过程中,病毒或宿主为逃逸抗病毒药物的压力而发生的一系列适应性突变(即耐药突变),导致药物不能抑制病毒增殖。临床上表现为病毒对药物的敏感性下降,甚至对药物无应答。

（一）临床上常见的耐药病毒株

随着抗病毒药物的研发进展和临床试验,许多病毒对化学治疗药物产生了耐药性,出现了不同的耐药突变病毒株。常见的耐药病毒株包括以下几类:

1. 甲型流感病毒　如针对抑制脱衣壳药物(如金刚烷胺)的耐药突变株,针对神经氨酸酶抑制剂(如奥司他韦)的耐药株。

2. 单纯疱疹病毒　随着核酸合成的竞争抑制剂(如阿昔洛韦、阿糖胞苷等)的使用,出现了相应的病毒耐药株。

3. 人类免疫缺陷病毒　随着抗艾滋病药物的应用,临床上出现了针对逆转录酶活性的核苷(酸)类抑制剂的耐药株,如靶向 HIV 的齐多夫定、去羟肌苷耐药株。

4. 乙型肝炎病毒　临床上已有拉米夫定、阿德福韦和替比夫定耐药的 HBV 突变株报道。

此外,临床上病毒耐药突变株可以是对一种机制的抗病毒药物耐药,也可出现交叉耐药及多药耐药,应予以高度重视。

（二）病毒耐药的类型

判断病毒耐药主要依据耐药基因检测和表型检测两种方法,据此可将病毒的耐药分为基因型耐药和表型耐药两种。

1. 基因型耐药　由病毒基因突变而导致的耐药。迄今,已有一些经体外实验验证了的不同病毒的耐药基因位点,通过基因位点检测,可判断病毒是否发生了耐药突变。

2. 表型耐药　是指用体外细胞培养方法检测到病毒对药物的敏感性下降,称为表型耐药,通常以能引起 50% 最大效应的药物浓度(EC50)表示。对尚不明确突变位点的病毒感染可进行耐药表型检测,证实病毒是否对药物的敏感性降低。

（三）病毒的耐药机制

病毒耐药机制较为复杂,主要涉及病毒和宿主两大因素。

1. 病毒基因突变　病毒基因由于选择压力(如针对抗病毒药物)发生突变并导致其编码的氨基酸(多为酶类)变化,使得突变的病毒株对治疗药物的敏感性降低,甚至无应答。目前,因使用抗病毒化学药物引起的基因突变而导致的病毒耐药现象最为常见。

2. 耐药相关跨膜蛋白变化　宿主细胞膜上的多重耐药性蛋白基因突变可导致自主泵出功能亢进,使得体内治疗药物的实际有效浓度下降,而出现病毒的临床耐药现象。

（四）病毒耐药的防治策略

抗病毒药物的长期应用,导致了病毒耐药性的出现。病毒耐药性的防治应坚持预防为主,疫苗的使用不仅可预防病毒感染的发生,对预防病毒耐药的形成也有重要意义。其他的措施包括准确诊断疾病,及时采取治疗措施;联合用药,防治耐药突变;及时隔离患者,阻断交叉感染等,在病毒耐药防治中有实际作用。

三、真菌耐药性

随着唑类、多烯类、棘白菌素类等抗真菌药物相继问世,一些临床常见真菌感染的发病率和病死率在一定程度上得到了控制。但扩大抗真菌药物的应用,导致真菌耐药性增加。假丝酵母、烟曲霉、黄曲霉、尖孢镰刀菌、茄病镰刀菌等临床常见病原真菌耐药性的出现严重限制了临床治疗,已成为相关领域密切关注的问题。

（一）真菌耐药的类型

真菌耐药分为固有耐药和获得性耐药(图9-6)。有研究在自然界中检出一些从未暴露于抗真菌药物但仍具有相应耐药性的镰刀菌,提示其与固有耐药相关。对氟康唑固有耐药的克柔假丝酵母耐药率极高,已成为临床上最难治的假丝酵母之一。

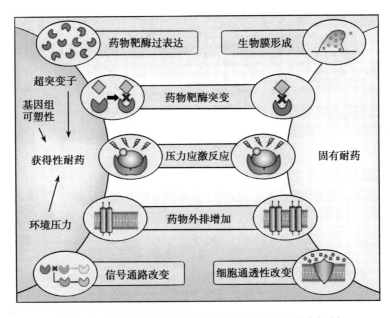

图 9-6　真菌固有耐药和获得性耐药的关系和产生机制

获得性耐药是真菌在抗生素、杀菌剂等胁迫条件下发生基因突变或敏感菌株获得外源性耐药基因所产生的。农用杀真菌剂的使用可导致一些曲霉、镰刀菌等环境真菌在选择压力下获得相应的耐药性。人类一旦感染,则需更高剂量地使用抗真菌药物,进一步增强了药物选择压力,使得耐药现象日趋严重。

（二）真菌耐药的产生机制

不同真菌对不同药物产生耐药的机制也不同,而且有时是多种机制共同作用的结果。

1. 药物靶向分子改变 唑类药物通过靶向由 *Erg11* 或 *Cyp51* 基因编码的细胞色素 P450 依赖性酶、14α-羊毛脂醇脱甲基酶来抑制麦角甾醇的生物合成途径。*Erg11* 或 *Cyp51* 基因的单点突变或一组突变,可改变靶蛋白结构,使其对药物的亲和力降低。棘白菌素类药物的靶标 β-1,3-葡萄糖合成酶编码基因 *Fks1* 发生点突变,导致菌株敏感性降低。

2. 菌体内药物浓度降低 药物转运蛋白的过度表达,药物的快速流出,可减少抗真菌药物在细胞内积累。涉及药物外排和多药耐药的两类外排泵属于 ATP 结合盒(ABC)超家族或主要促进子(MFS)超家族。ABC1 同系物在茄病镰刀菌复合体天然唑类抗性表型中起重要作用。烟曲霉 MFS 转运蛋白已被证实在唑类药物暴露期间表达上调。

3. 代谢途径改变 抗真菌药物可通过抑制真菌代谢的关键物质合成发挥抑菌作用,如唑类药物可抑制麦角甾醇生物合成途径中的 14α-甲基-3,6-二醇转化为麦角甾醇,但是当 *Erg3* 基因发生突变,14α-甲基-3,6-二醇被 14α-甲基甾醇代替,后者可以部分行使麦角甾醇的功能,导致出现耐药。

4. 生物被膜屏障作用 真菌生物被膜作为一种天然屏障,可影响药物的渗透。临床上许多曲霉病抗真菌治疗失败的主要原因是由于烟曲霉生物被膜的形成增加了耐药性。

(三)真菌耐药的防治策略

抗真菌药物耐药性是侵袭性真菌病临床治疗中面临的极大挑战。了解真菌耐药性产生的分子机制对于制定抗真菌治疗策略至关重要。相比抗细菌、抗病毒药物,抗真菌药物种类不多,各类药物具有特定的抗菌谱,且同一药物在体内针对不同组织部位的感染也具有特定的浓度。因此,选择适合的药物种类、给药途径和剂量,必要时采取联合用药,有利于提高临床疗效,阻止或减缓真菌耐药性的产生。

思考题:

1. 什么是人工主动免疫和人工被动免疫?
2. 简述 mRNA 疫苗的基本原理。
3. 试述抗菌药物的主要作用机理。
4. 根据病毒的复制周期,谈谈抗病毒化学药物研发的困境。
5. 根据细菌耐药的生化机制,你认为有哪些应对细菌耐药的策略?
6. 病毒耐药的主要类型有哪些?
7. 简述抗真菌药物的常见种类及作用机制。
8. 结合真菌耐药性的产生机制,谈谈防控真菌产生耐药性的策略。

(饶贤才 王 丽)

第二篇
致病性细菌

细菌是一类原核细胞型微生物,属于细菌域,包括细菌、放线菌、支原体、衣原体、立克次体、螺旋体。本篇将针对与医学有关的主要细菌进行介绍。

扫码获取
数字内容

第十章
病原性球菌

要点:

1. 病原性球菌的形态各异、致病性多样,有重要医学意义的主要有葡萄球菌、链球菌、肺炎链球菌、肠球菌、脑膜炎奈瑟菌和淋病奈瑟菌。

2. 金黄色葡萄球菌可产生血浆凝固酶、耐热核酸酶、葡萄球菌溶素、杀白细胞素、肠毒素等致病物质,导致多种侵袭性和毒素性疾病。

3. 耐甲氧西林金黄色葡萄球菌是医院感染的常见机会致病菌,致死率高。

4. 链球菌可引起化脓性感染、毒素类疾病及超敏反应性疾病。

5. 淋病奈瑟菌和脑膜炎奈瑟菌均以人作为唯一自然宿主,分别引起淋菌性尿道炎和流行性脑脊髓膜炎。

球菌(coccus)是一大类广泛分布于自然界的常见细菌,也存在于人和动物体表以及与外界相通的腔道中,包括革兰氏阳性球菌和革兰氏阴性球菌。病原性球菌(pathogenic coccus)常引起人类化脓性感染,也称为化脓性球菌(pyogenic coccus),主要包括葡萄球菌、链球菌、肺炎链球菌等革兰氏阳性球菌,以及脑膜炎奈瑟菌、淋病奈瑟菌等革兰氏阴性球菌。

第一节　葡萄球菌属

葡萄球菌属(*Staphylococcus*)的细菌因堆聚成葡萄串状而得名,是最常见的病原性球菌。目前已发现葡萄球菌属细菌32种,其中16种可寄生于人体(表10-1),只有金黄色葡萄球菌(*S. aureus*)能产生血浆凝固酶,称为血浆凝固酶阳性葡萄球菌,其余的为凝固酶阴性葡萄球菌。此外,利用特异性噬菌体可将金黄色葡萄球菌分为4群23型,在流行病学调查传染源时有意义。

表 10-1　与人类有关的葡萄球菌

菌种	拉丁名	凝固酶	定植人体	引起疾病
金黄色葡萄球菌	*S. aureus*	+	常见	常见
表皮葡萄球菌	*S. epidermidis*	–	常见	常见
腐生葡萄球菌	*S. saprophyticus*	–	常见	少见
溶血葡萄球菌	*S. haemolyticus*	–	常见	少见
施氏葡萄球菌	*S. schleiferi*	–	常见	少见
路登葡萄球菌	*S. lugdunensis*	–	常见	少见
华纳葡萄球菌	*S. warneri*	–	常见	罕见
模仿葡萄球菌	*S. simulans*	–	常见	罕见
解糖葡萄球菌	*S. saccharolytics*	–	常见	罕见
木糖葡萄球菌	*S. xylosus*	–	常见	罕见

续表

菌种	拉丁名	凝固酶	定植人体	引起疾病
人葡萄球菌	*S. hominis*	–	常见	罕见
头葡萄球菌	*S. capitis*	–	常见	罕见
耳葡萄球菌	*S. auricularis*	–	常见	罕见
科氏葡萄球菌	*S. cohnii*	–	常见	罕见
巴氏葡萄球菌	*S. pasteuri*	–	少见	罕见
山羊葡萄球菌	*S. caprae*	–	少见	罕见

一、金黄色葡萄球菌

金黄色葡萄球菌于 1880 年由苏格兰外科医生 Alexander Ogston 从病人创口的脓汁中发现,因培养菌落呈金黄色而得名。

(一) 生物学性状

革兰氏染色阳性,球形,直径 0.5~1.0μm,呈葡萄串状排列。无鞭毛,无芽胞,体外培养一般不形成荚膜,有荚膜。金黄色葡萄球菌基因组大小约 2.8Mb,G+C 含量约 33%,约有 2 700 个可读框(ORF),编码 2 600 多个蛋白。营养要求不高,在普通培养基上生长良好。需氧或兼性厌氧,18~40℃均可生长。耐盐性强,在含有 100~150g/L NaCl 培养基中能生长,故可用高盐培养基分离菌种。普通琼脂平板上形成圆形、表面光滑湿润、不透明的菌落。该菌能产生葡萄球菌溶素,在血琼脂平板上菌落周围形成透明(β)溶血环。

多数菌株能分解葡萄糖、麦芽糖和蔗糖,产酸不产气。**金黄色葡萄球菌多可分解甘露醇产酸,这在鉴别葡萄球菌致病性上有一定意义。葡萄球菌触酶试验阳性,可与链球菌相区分。**

金黄色葡萄球菌的结构如图 10-1 所示,较重要的抗原有:

1. 荚膜 为多糖层,体外培养中少见,体内感染时常见。分 11 个血清型,与感染有关的主要为 5 型和 8 型。具有抑制中性粒细胞对细菌的趋化和吞噬、抑制单核细胞增殖、促进细菌黏附等功能。

2. 葡萄球菌 A 蛋白(staphylococcal protein A, SPA) 是细菌表面的单链多肽,与细胞壁肽聚糖共价连接,具有属特异性。SPA 可与人 IgG1、IgG2 和 IgG4 分子的 Fc 段发生非特异性结合,通过与吞噬细胞争夺 Fc 段,有效降低抗体介导的调理作用。此外,SPA 与 IgG 复合物有促细胞分裂、引起超敏反应、损伤血小板等多种生物学活性。临床上常以抗体致

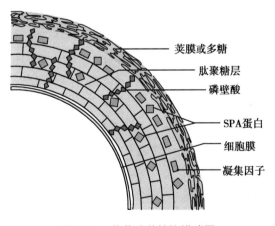

图 10-1 葡萄球菌结构模式图

荚膜或多糖
肽聚糖层
磷壁酸
SPA蛋白
细胞膜
凝集因子

敏 SPA 阳性菌作为诊断试剂,应用于标本中抗原的检出,称为协同凝集试验(coagglutination)。其原理为:当 IgG 分子的 Fc 段与 SPA 结合后,其 Fab 段仍能自由地与相应抗原分子特异地结合,这样可实现对可溶性目标抗原分子的检测(图 10-2)。

3. 磷壁酸 为 N-乙酰葡糖胺核糖醇磷壁酸,不同于表皮葡萄球菌的 N-乙酰葡萄糖甘油型磷壁酸。能与宿主细胞表面的纤连蛋白结合,介导细菌的黏附。

4. 肽聚糖 有免疫原性,可刺激机体产生抗体,促进单核细胞的吞噬功能;能吸引中性粒细胞,促进脓肿形成;亦有诱导吞噬细胞产生 IL-1、刺激致热原产生等生物学活性。

金黄色葡萄球菌对外界抵抗力较强,在干燥的脓汁、痰液中可存活 2~3 个月,60℃加热 1 小时才

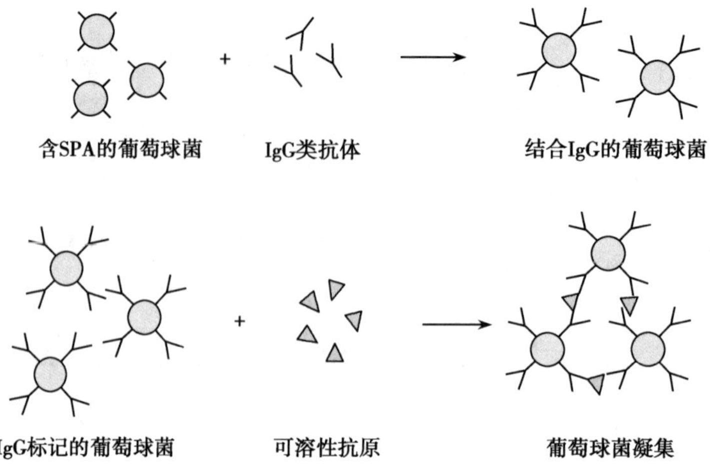

含SPA的葡萄球菌　　IgG类抗体　　　　结合IgG的葡萄球菌

IgG标记的葡萄球菌　　可溶性抗原　　　　葡萄球菌凝集

图 10-2　协同凝集试验原理示意图

能将其灭活,对青霉素、金霉素等敏感,但易产生耐药性。耐甲氧西林金黄色葡萄球菌(methicillin-resistant *Staphylococcus aureus*,MRSA)是医院感染的常见细菌,致死率高,已被 WHO 列为 12 种超级细菌之一。

（二）致病性与免疫性

1. 主要致病物质　金黄色葡萄球菌是葡萄球菌中毒力最强者,约 30% 正常人皮肤或鼻咽部携带该菌。通过直接接触或污染物传染。可产生多种毒力因子参与致病(表 10-2)。

表 10-2　金黄色葡萄球菌致病物质

毒力因子	生物学效应
表面结构	
荚膜	促进细菌黏附,抑制吞噬作用,抑制单核细胞增殖
肽聚糖	稳定渗透压;刺激致热原产生;促进白细胞趋化黏附,利于脓肿形成
磷壁酸	调节细菌胞膜离子浓度;与纤连蛋白结合,介导细菌黏附
SPA	通过与 IgG Fc 段结合,抑制抗体介导的调理吞噬;引起超敏反应;损伤血小板
毒素	
葡萄球菌溶素	α、β、δ、γ 溶素对多种细胞有毒,包括白细胞、红细胞、巨噬细胞、血小板及纤维细胞
杀白细胞素	PVL 攻击人和动物中性粒细胞和巨噬细胞,导致细胞死亡
表皮剥脱毒素	丝氨酸蛋白酶,裂解细胞间桥小体,破坏细胞间的连接
肠毒素	超抗原,刺激 T 细胞增殖和细胞因子释放;促进肥大细胞释放炎症介质;增加肠蠕动和促进肠液丢失,引起恶心、呕吐
TSST-1	超抗原,刺激 T 细胞增生和细胞因子释放;引起血浆漏出或破坏内皮细胞
酶	
血浆凝固酶	使纤维蛋白原转为纤维蛋白
触酶与酯酶	分解 H_2O_2 与水解脂质
透明质酸酶	水解透明质酸,促进细菌扩散
耐热核酸酶	降解 DNA 和 RNA,帮助细菌扩散

（1）凝固酶(coagulase):分游离凝固酶和结合凝固酶。前者分泌至菌体外,被血浆中凝固酶反应因子激活,形成葡萄球菌凝血酶,催化纤维蛋白原变为纤维蛋白,导致血浆凝固;后者又称凝聚因子,存在于菌体表面,能与纤维蛋白原结合,使纤维蛋白原变为纤维蛋白而引起细菌凝聚。游离凝固酶

采用试管法检测,使血浆凝固成胶冻状者为阳性;结合凝固酶可用玻片法测定,细菌凝聚成颗粒状为阳性。

凝固酶与金黄色葡萄球菌的致病力密切相关,可使血浆纤维蛋白包被在菌体表面,抑制吞噬细胞的吞噬或胞内消化作用;**同时病灶周围有纤维蛋白的凝固和沉积,使细菌不易向外扩散,故凝固酶阳性葡萄球菌感染易局限化。**

（2）葡萄球菌溶素（staphylolysin）:有 α、β、γ 和 δ 四种,具有免疫原性和抗原性,可被相应抗体中和。α 溶素除对多种哺乳动物红细胞有溶血作用外,对白细胞、血小板、肝细胞等均有毒性作用,可引起组织坏死。其作用机制可能是毒素分子插入细胞膜,破坏膜完整性从而造成细胞溶解;β 溶素为神经鞘磷脂酶 C,能水解磷脂,损伤红细胞、白细胞、巨噬细胞和纤维细胞;γ 溶素类似杀白细胞素;δ 溶素能裂解红细胞和多种哺乳动物细胞。

（3）杀白细胞素（leukocidin,或 Panton-Valentine leukocidin,PVL）:有快（F）和慢（S）两个组分,两者必须协同才能发挥功能。通过与细胞膜受体结合,改变胞膜结构,形成小孔,使细胞对阳离子的通透性增加。只攻击人和动物中性粒细胞和巨噬细胞,死亡的白细胞可形成脓栓,加重组织的损伤。

（4）肠毒素（enterotoxin）:是一组热稳定的可溶性蛋白质,相对分子质量为 26~30kDa。100℃ 30 分钟不被破坏。能抵抗胃肠液中蛋白酶的水解作用。金黄色葡萄球菌 30%~50% 分离株可产生肠毒素,分 A~K 共 11 个血清型。葡萄球菌肠毒素是超抗原,能非特异性激活 T 细胞,释放过量的细胞因子（如 TNF-α,IL-1,IFN-γ 等）而致病。食物若被葡萄球菌产毒株污染,在适宜温度下,经 8~10 小时,即可产生大量的肠毒素。食入含葡萄球菌肠毒素的食物后,毒素与肠道神经细胞受体作用,刺激呕吐中枢,并诱导释放大量炎性介质,引起恶心呕吐等急性胃肠炎表现,称为**食物中毒**（food poisoning）。各型肠毒素均可引起食物中毒,其中以 A 型引起的食物中毒最多,B 型和 C 型次之。

（5）表皮剥脱毒素（exfoliatin）:为蛋白质,分 A 和 B 两个血清型。A 型由细菌染色体上的前噬菌体基因编码;B 型则由质粒编码。新生儿皮肤存在的 GM4 样糖脂能与剥脱毒素结合,结合后毒素发挥丝氨酸蛋白酶功能,裂解细胞间桥小体,破坏皮肤细胞间的连接,引起葡萄球菌烫伤样皮肤综合征,又称剥脱性皮炎。损伤皮肤中既无细菌也无白细胞。

（6）毒性休克综合征毒素-1（toxic shock syndrome toxin-1,TSST-1）:少数金黄色葡萄球菌在生长过程中分泌的一种外毒素。该毒素由细菌染色体基因编码,有 194 个氨基酸。TSST-1 为一种超抗原,一方面可直接激活 T 细胞产生炎性介质,另一方面可通过上调巨噬细胞 TLR4 表达,增强机体对 LPS 的敏感性,使炎性介质大量释放,引起毒性休克综合征。

2. 所致疾病　引起侵袭性和毒素性两类病。

（1）侵袭性疾病:金黄色葡萄球菌可通过多种途径侵入机体,引起局部组织、内脏器官或全身性化脓感染。局部感染主要表现为疖、痈、睑腺炎、蜂窝织炎、伤口化脓等;内脏器官感染如肺炎、脓胸、中耳炎、脑膜炎、心内膜炎等;全身感染如败血症、脓毒症等。

（2）毒素性疾病:主要有三种。

1）食物中毒:摄入被肠毒素污染的食物后 1~6 小时,可出现头晕、恶心、呕吐、腹泻等**急性胃肠炎**的症状。发病 1~2 天可自行恢复,预后良好。

2）烫伤样皮肤综合征:由表皮剥脱毒素引起,多见于新生儿。患者皮肤呈弥漫性红斑,起皱,继而形成水疱,导致表皮脱落。如伴有继发性细菌感染,可引起死亡。

3）毒性休克综合征:由 TSST-1 引起。主要表现为高热、低血压、呕吐、腹泻、猩红热样皮疹,严重者出现休克。

3. 免疫性　人体对金黄色葡萄球菌有一定的天然免疫力。当皮肤黏膜发生损伤或机体抵抗力降低时才易引起感染。病后能获得一定免疫力,但难以预防再感染。

（三）微生物学检查

临床常采集穿刺液、脓汁、分泌液、脑脊液、胸腹水、血液等标本。食物中毒则可收集剩余食物和呕吐物。

1. 涂片染色　标本经直接涂片染色后镜检,可根据细菌形态、排列方式和染色性作出初步诊断。

2. 分离培养　常用血琼脂平板,标本经肉汤培养基增菌后接种血琼脂平板。根据菌落特征再行涂片染色检查、甘露醇发酵试验等。

3. 血浆凝固酶试验　区别金黄色葡萄球菌与凝固酶阴性葡萄球菌。

4. 肠毒素检测　食物中毒患者的标本,可用 ELISA 方法检测肠毒素。

5. 分子生物学技术　方法有核糖体分型、PCR 和脉冲场电泳等,检测并分析细菌质粒和基因组 DNA,用于疾病诊断和流行病学调查。

6. 药敏试验　检出耐药菌对治疗指导意义。根据美国临床实验室标准化委员会(CLSI)公布的药敏试验方法和判断标准进行。

（四）防治原则

随着耐药菌株(如 MRSA)日益增多,必须避免抗生素滥用,最好根据药敏试验结果选用适宜的抗菌药物。金黄色葡萄球菌疫苗尚处研究阶段,对慢性反复感染的患者,可试用自身菌苗疗法。注意个人卫生,及时处理皮肤黏膜损伤;医院内做好消毒隔离,防止医源性感染;对饮食服务业加强卫生管理,防止引起细菌性食物中毒。

二、凝固酶阴性葡萄球菌

凝固酶阴性葡萄球菌(coagulase-negative staphylococci,CNS)存在于健康人的皮肤、口腔及肠道中。目前已发现的 CNS 有**表皮葡萄球菌和腐生葡萄球菌**等十余种。近年来发现,CNS 不仅是**医院感染的重要机会致病菌**,亦是**创伤、尿道、中枢神经系统感染**的常见病原菌。

（一）生物学性状

CNS 为革兰氏阳性球菌,不产生血浆凝固酶,一般不产生 α 溶素等毒性物质。其中最常见的表皮葡萄球菌和腐生葡萄球菌,与金黄色葡萄球菌的主要生物学性状对比见表 10-3。

表 10-3　常见葡萄球菌生物学性状的差异

试验	金黄色葡萄球菌	表皮葡萄球菌	腐生葡萄球菌
菌落色素	金黄色或灰白色	白色	白色或柠檬色
血浆凝固酶	+	-	-
甘露醇发酵	+	-	-
葡萄糖	+	+	-
新生霉素	敏感	敏感	耐药
SPA 蛋白	+	-	-

（二）致病性

当机体免疫功能低下或进入非正常寄居部位时,CNS 可引起多种感染。CNS 的致病机制可能与其产生黏质和形成生物被膜有关。黏质由中性糖类、糖醛酸和氨基酸组成,具有促进细菌黏附、有利于菌体聚集、保护细菌免受吞噬、减弱抗生素渗透等功能。CNS 引起的感染有以下几种:

1. 泌尿系统感染　CNS 是引起青年妇女急性膀胱炎的主要致病菌,引起尿路感染的病例仅次于大肠埃希菌。常见的有表皮葡萄球菌、人葡萄球菌和溶血葡萄球菌。而腐生葡萄球菌则是引起青年人原发性泌尿道感染的常见菌。

2. 脓毒症　CNS 是血培养中常见的病原菌,特别是新生儿脓毒症。CNS 居脓毒症常见病原菌的第三位,仅次于大肠埃希菌和金黄色葡萄球菌。常见的有溶血葡萄球菌和人葡萄球菌,也可为表皮葡萄球菌。

3. 术后感染　CNS 是引起外科感染的常见病原菌。骨和关节修补术、器官移植,特别是心瓣膜术后的感染多为 CNS 引起。

4. 植入性医用器械引起的感染　导管、动脉插管和心脏起搏器等植入性医用器械所致的细菌性感染常常由 CNS 引起。植入体内导管特别适合 CNS 黏附和生物被膜形成,黏附在导管等器械上的细菌不断释放至血液,使患者持续出现菌血症。

(三)微生物学检查

对 CNS 的鉴定尚无特定的方法,通常根据凝固酶试验、甘露醇发酵试验及色素检测来区别 CNS 与金黄色葡萄球菌,也可利用常规生化试验、质粒分析、耐药谱检测等加以鉴定。

(四)防治原则

CNS 感染多为医源性感染,选择对 CNS 敏感的消毒剂,加强术前、术后患者皮肤、医护人员手、空气、环境等的消毒,对控制 CNS 感染有重要作用。另外,CNS 耐药率较高,治疗时最好依据药敏试验结果选择敏感抗生素。

第二节　链球菌属

链球菌属(*Streptococcus*)细菌为革兰氏阳性球菌,成双或链状排列。此属细菌种类多、分布广,有些为人体正常菌群/人体微生物群,有些则为致病菌。重要的病原性链球菌见表 10-4。

表 10-4　医学上重要的链球菌

链球菌类别	诊断相关特性	所致疾病
化脓性链球菌	杆菌肽敏感	咽炎,脓疱疮,风湿热,肾炎
无乳链球菌	杆菌肽不敏感,水解马尿酸盐	新生儿败血症和脑膜炎
牛链球菌	不耐 6.5% NaCl	心内膜炎,脓毒症
肺炎链球菌	胆盐和 optochin 均敏感	大叶性肺炎、脑膜炎、心内膜炎
甲型溶血性链球菌	胆盐和 optochin 均不敏感	龋齿,心内膜炎
猪链球菌	分解七叶灵,不发酵甘露糖	脑膜炎,脓毒症,心内膜炎

一、结构和分类

链球菌(streptococcus)多数以链状排列,球状或椭圆形,有的可呈短链或双球状。化脓性链球菌和肺炎链球菌的基因组分别为 1.0Mb 和 2.0Mb,编码 1 800 和 2 000 种蛋白。

(一)链球菌的结构

多数链球菌有透明质酸组成的荚膜,尤以幼龄菌为明显。肺炎链球菌的荚膜是多糖。在 A 群链球菌中,M 蛋白与脂磷壁酸相连,形成菌毛样结构。链球菌细胞壁含有 M、T 等蛋白抗原、群特异性 C 多糖抗原和肽聚糖(图 10-3)。

1. C 多糖抗原　具有群特异性,抗原性由氨基糖决定。A 群链球菌为鼠李糖-N-乙酰葡糖胺,B 群为鼠李糖-葡糖胺多糖,C 群为鼠李糖-N-乙酰半乳糖胺,D 群为含有 D-丙氨酸和葡萄糖的甘油型胞壁酸。

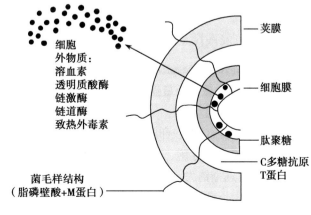

细胞外物质:
溶血素
透明质酸酶
链激酶
链道酶
致热外毒素

荚膜
细胞膜
肽聚糖
C 多糖抗原
T 蛋白
菌毛样结构
(脂磷壁酸+M 蛋白)

图 10-3　链球菌抗原结构模式图

2. M 蛋白　为 A 群链球菌的重要毒力因子,亦发现存在于 C 和 G 群链球菌。**M 蛋白与人心肌、肾小球基底膜有共同交叉抗原,是引起风湿热、急性肾小球肾炎等超敏反应性疾病的重要致病因子。**

3. 其他蛋白　M 样蛋白即为免疫球蛋白结合蛋白,能与 IgG、IgM 结合。T 蛋白与链球菌的毒力无关,对酸和热不敏感,多为共同抗原,可用于某些链球菌的分型。

（二）链球菌的分类

分类方法尚未统一,常用的有三种:

1. 溶血现象分类　根据链球菌在血琼脂平板上是否产生溶血分三类。

（1）甲型溶血性链球菌（α-hemolytic streptococcus）:菌落周围有狭窄的草绿色溶血环,故亦称草绿色链球菌（viridans streptococcus）。此绿色物质可能是细菌产生的 H_2O_2 破坏血红蛋白所致。除肺炎链球菌外,这类链球菌多为机会致病菌。

（2）乙型溶血性链球菌（β-hemolytic streptococcus）:菌落周围形成较宽的透明溶血环,故亦称溶血性链球菌。溶血环中红细胞完全溶解。此类链球菌致病力强,可引起多种疾病。

（3）丙型链球菌（γ-streptococcus）:菌落周围无溶血环,故亦称非溶血性链球菌。一般不致病,偶尔引起泌尿系统感染或亚急性心内膜炎。

2. 抗原结构分类　根据 C 多糖抗原不同,将链球菌分成 A~H、K~V 共 20 群。对人致病的多为 A 群,B、C、D、G 群偶见。同群链球菌间,因 M 抗原不同又分若干型,如 A 群链球菌分 150 多个型,B 群分 4 个型,C 群分 13 个型等。链球菌菌群与溶血性之间无对应关系,但对人类致病的 A 群链球菌多数呈现乙型溶血。血清群与细菌的种之间也无严格对应关系,有些群与种吻合,有些群可包括多个菌种。

3. 生化反应　肺炎链球菌、某些 α 溶血性链球菌和非溶血性链球菌不具有群特异性抗原,须根据其生化反应和对药物的敏感性等进行鉴定。常见致病性链球菌的分类见表 10-5。

表 10-5　常见致病性链球菌分类

生化分类	血清群	溶血反应
化脓性链球菌	A	β 溶血
咽峡炎链球菌	A、C、F 和 G	β 溶血,偶见 α 溶血或不溶血
无乳链球菌	B	β 溶血,偶见不溶血
停乳链球菌	C、G	β 溶血
牛链球菌	D	α 溶血或不溶血,偶见 β 溶血
草绿色链球菌	多数无群抗原	α 溶血或不溶血
肺炎链球菌	无群抗原	α 溶血
猪链球菌	C、D、F 和 L	α 溶血或 β 溶血

二、化脓性链球菌

化脓性链球菌（*Streptococcus pyogenes*）又称 A 群链球菌（group A streptococcus）,占链球菌感染的 90%,是链球菌中致病力最强的细菌。

（一）生物学性状

革兰氏阳性,球形或卵圆形,直径 0.6~1.0μm,常链状排列。在液体培养基中形成长链,在固体培养基上为短链。无芽胞,无鞭毛。培养早期（2~4 小时）形成由透明质酸组成的荚膜,随着培养时间的延长,荚膜逐渐消失,可能与细菌产生透明质酸酶有关。营养要求较高,在含血液、血清、葡萄糖的培养基中才生长良好。在血平板上,菌落周围形成较宽的透明溶血环。能发酵简单的糖类,产酸不产气。触酶阴性,以此与葡萄球菌相鉴别。

本菌抵抗力不强,加热 60℃ 30 分钟即被杀灭。对常用消毒剂、抗生素如红霉素、四环素、杆菌肽等敏感。

(二) 致病性和免疫性

化脓性链球菌短暂或长期定居于上呼吸道,在干燥物体表面或尘埃中可生存数月。通过飞沫、直接接触传染或污染物传播。15 岁以下儿童感染主要表现为咽喉炎,儿童或老人的再感染与超敏反应性疾病的发生有关,较差的个人卫生状况与皮肤感染有关。

1. 主要致病物质

(1) 黏附素:菌体表面的脂磷壁酸、M 蛋白等黏附素能与人上皮细胞表面的纤连蛋白结合,使细菌在宿主体内定植;M 蛋白同时具有抗吞噬功能。

(2) 链球菌溶素(streptolysin,SL):有链球菌溶素 O(SLO)和链球菌溶素 S(SLS)两种。SLO 含有—SH 基,对氧敏感,遇氧时, —SH 被氧化成—SS—而失去溶血活性。SLO 能破坏白细胞和血小板,对心肌有急性毒性作用。SLO 免疫原性强,85%~95% 链球菌感染所致的咽喉炎和风湿热患者,于感染后 2~3 周至病愈后数月至 1 年内可检出抗 O 抗体(antistreptolysin O,ASO)。尤其是活动性风湿热,ASO 升高更显著。故**检测 ASO 可作为链球菌新近感染的指标或风湿热及其活动性的辅助诊断**。SLS 对氧稳定,血平板上菌落周围的溶血环即由 SLS 所致。它是小分子糖肽,无免疫原性,对白细胞和多种组织细胞有破坏作用。细菌被吞噬后,SLS 能损伤溶酶体,引起吞噬细胞的死亡。

(3) 致热外毒素(pyrogenic exotoxin):又称红疹毒素或猩红热毒素,是引起人类猩红热的主要毒性物质,能引起发热和皮疹等。该毒素由温和噬菌体基因编码,分 A、B、C 三个血清型,免疫原性较强,能刺激机体产生抗毒素。致热外毒素是超抗原,具有超抗原活性。

(4) 侵袭性酶:都是扩散性因子,以不同的作用方式促进链球菌向周围组织或经淋巴、血流扩散。其中透明质酸酶可分解组织中的透明质酸,使组织通透性增加;链激酶能使血液中纤维蛋白酶原变成纤维蛋白酶,故可溶解血块或阻止血浆凝固;DNase 又称链道酶,根据抗原性不同分 A、B、C 和 D 型,能降解脓液中高度黏稠的 DNA,使脓液变稀,有利于细菌扩散。产生的抗 DNase B 抗体可作为皮肤化脓性链球菌感染的重要指标。

2. 所致疾病 主要引起以下三类疾病。

(1) 化脓性感染:包括咽炎、脓皮病、丹毒、蜂窝组织炎、坏死性筋膜炎、产褥感染、淋巴管炎、肺炎等感染。其中坏死性筋膜炎是链球菌通过破损的皮肤进入深部皮下组织,引起广泛性肌肉和脂肪坏死;开始为蜂窝组织感染,以后发生大疱和坏疽以及全身性症状,严重者出现多脏器功能衰竭和死亡。

(2) 毒素性疾病:包括猩红热和链球菌毒性休克综合征。猩红热是一种急性传染病,传染源为患者和带菌者,经呼吸道传播,潜伏期平均为 3 天。猩红热的致病物质为致热外毒素,人群普遍易感,临床特征为发热、咽峡炎和全身弥漫性皮疹。链球菌毒性休克综合征是病菌侵入呼吸道、破损皮肤以及流产后阴道感染等所致。表现为高热、咽痛、皮疹、肢体剧烈疼痛、休克、多脏器功能衰竭等严重症状。

(3) 超敏反应性疾病:包括链球菌感染后发生的风湿热和急性肾小球肾炎。

1) 风湿热:由化脓性链球菌中多种型别(如 M18、M3、M5)引起。该病常见于 5~12 岁的儿童,感染咽峡炎后有 3% 的患儿发生风湿热,主要表现为多发性关节炎、心肌炎、心内膜炎、心包炎等。发病机制可能是免疫复合物沉积于心瓣膜或关节滑膜上所致;亦可能由交叉免疫反应造成病理损伤。皮肤感染的链球菌通常不会引起风湿热。

2) 急性肾小球肾炎:引起咽峡炎和皮肤感染的链球菌都可导致急性肾小球肾炎,M12、M4、M2 和 M49 等型别多见。主要表现为水肿、少尿、血尿、蛋白尿、高血压等。病程 1 个月左右,多能自愈,很少转为慢性,预后良好。发病机制可能是链球菌 M 蛋白与相应抗体结合后形成的可溶性免疫复合物,沉积于肾小球基底膜,通过Ⅲ型超敏反应造成炎症损伤;亦可能由共同抗原引起交叉免疫,通过Ⅱ型超敏反应损伤基底膜。

3. 免疫性 链球菌感染后,机体可获得一定的免疫力,但因其型别多,各型之间无交叉免疫性,故可反复感染。猩红热病后,具有抗产生同型致热外毒素链球菌再感染的免疫力。

（三）微生物学检查

1. 涂片染色　脓汁等标本可直接涂片,染色镜检,发现链状排列球菌可作初步诊断。

2. 分离培养　脓汁或棉拭子直接接种血琼脂平板,疑为脓毒症的血液标本,增菌后再分离培养。37℃孵育 24 小时后,如有 β 溶血的菌落应与葡萄球菌鉴别;有 α 溶血的菌落要与肺炎链球菌鉴别。疑为草绿色链球菌所致细菌性心内膜炎的血培养应观察 3 周。

3. PYR 试验　L-吡咯酮 β 萘酰胺（L-pyrrolidonyl-2-naphthylamide,PYR）是检测氨基肽酶的化学试剂,被分解后释放萘胺,加入 N-N-二甲氨基肉桂醛试剂,1 分钟内产生桃红色。化脓性链球菌的 PYR 试验为阳性,咽峡炎链球菌等其他 β 溶血性链球菌则为阴性。

4. 杆菌肽试验　用于 A 群链球菌与非 A 群链球菌的鉴别。将待检菌纯培养物涂布于血琼脂平板上,贴上 0.04U/片的杆菌肽纸片,35℃培养 18~24 小时观察结果。A 群链球菌对杆菌肽几乎都敏感,而其他群链球菌绝大多数为耐药。

5. 抗链球菌溶素 O 试验　**抗 SLO 试验（ASO test）是指用 SLO 检测血清中的抗 O 抗体,辅助诊断风湿热或急性肾小球肾炎。**风湿热患者血清中的抗 O 抗体明显高于正常人,一般在 250 单位左右,而活动性风湿热患者多超过 400 单位。

6. 抗 DNase B 试验　在皮肤化脓性链球菌感染中,ASO 不会升高,但抗 DNase B 抗体则会升高。怀疑链球菌所致的肾小球肾炎患者未见 ASO 升高,则应作抗 DNase B 试验。

（四）防治原则

注意个人卫生,保护皮肤黏膜,防止化脓性感染。注意器械、敷料等的消毒。对猩红热患者,在治疗的同时应进行隔离。对急性咽峡炎和扁桃体炎患者,应及时彻底治疗,以防风湿热和急性肾小球肾炎的发生。青霉素为首选治疗药物。

三、肺炎链球菌

肺炎链球菌（*S. pneumoniae*）俗称肺炎球菌。正常人呼吸道带菌率可达 40% 左右,多数菌株不致病或致病力弱,仅少数菌株对人致病,是细菌性肺炎的主要病原菌。

（一）生物学性状

革兰氏阳性双球菌,菌体呈矛头状,宽端相对,尖端向外。在血平板上的肺炎链球菌菌落与甲型溶血性链球菌相似,在有氧条件下培养,在血平板上形成 α 溶血环;在厌氧条件下生长,则产生 β 溶血环。肺炎链球菌能产生自溶酶,故若孵育时间大于 48 小时,则菌体溶解,菌落中央下陷呈脐状;若在血清肉汤中培养,初期呈浑浊生长,稍久因细菌自溶可使培养液渐变澄清。自溶酶可被胆盐等表面活性剂激活,从而促进培养物中的菌体溶解。**该菌有荚膜,根据荚膜特异性多糖抗原性不同,分为 90 多个血清型**。有荚膜的肺炎链球菌抵抗力较强,在无阳光照射的干痰中可存活 1~2 个月。

（二）致病性和免疫性

1. 主要致病物质

（1）荚膜:可溶性多糖,是肺炎链球菌的主要毒力因子,失去荚膜的细菌致病力大大降低。游离荚膜多糖与抗体结合使细菌逃逸吞噬作用。

（2）肺炎链球菌溶血素:能与细胞膜上的胆固醇结合,使细胞膜出现小孔,导致细胞溶解,包括羊、兔、马及人的红细胞,以及纤毛化上皮细胞和吞噬细胞。也能活化补体经典途径,产生 C3a 和 C5a,吸引白细胞,释放 IL-1 和 TNF-α,引起发热、组织损伤等表现。

（3）IgA1 蛋白酶（IgA1 protease）:该菌产生的 IgA1 蛋白酶能破坏分泌型 IgA 介导的黏膜免疫。

此外,肺炎链球菌细胞壁成分磷壁酸和肽聚糖可刺激肺泡,引起炎症反应,产生大量渗出液,并伴有大量细菌和炎性细胞。肺炎链球菌的毒力因子见表 10-6。

表 10-6　肺炎链球菌的主要致病物质

毒力因子	主要功能
表面蛋白黏附素	引起细菌黏附并结合于上皮细胞表面
荚膜	抗吞噬功能
分泌型 IgA1 蛋白酶	破坏分泌型 IgA 介导的免疫清除作用
肺炎链球菌溶血素	损伤纤毛上皮细胞;抑制吞噬细胞的呼吸爆发,阻断有氧杀菌作用;活化补体经典途径,引起炎症反应
磷壁酸和肽聚糖	活化补体替代途径,引起炎症反应
磷酸胆碱	与磷酸二酯酶活化因子结合,使细菌容易进入细胞内
过氧化氢	产生活性氧引起损伤

2. 所致疾病　肺炎链球菌主要引起人类大叶性肺炎,其次是支气管炎。成人肺炎多数由 1、2、3型肺炎链球菌引起,儿童的大叶性肺炎以 14 型最常见。肺炎后可继发中耳炎、乳突炎、肺脓肿、脑膜炎和败血症等。

3. 免疫性　感染后出现抗肺炎链球菌荚膜多糖的特异性抗体,可获得型特异性免疫。

（三）微生物学检查

根据病变部位,采取痰液、脓液、血液或脑脊液等标本。可直接涂片镜检,如发现典型的革兰氏阳性具有荚膜的双球菌,即可初步诊断。血平板上肺炎链球菌菌落周围有草绿色溶血环,应与甲型溶血性链球菌鉴别,常用的方法:

1. 胆汁溶菌试验　菌液中加入 10% 去氧胆酸钠或 2% 牛磺胆酸钠,置室温或 37℃,在 5~10 分钟内出现细菌溶解,培养液变清者为阳性。

2. Optochin 试验　方法类似药敏试验。将待试菌涂布于血平板表面,再将含有一定量的optochin 滤纸片贴于平板涂菌处。于 37℃培养 48 小时后观察抑菌圈的大小,肺炎链球菌抑菌圈的直径常在 20mm 以上,甲型溶血性链球菌<12mm。

3. 荚膜肿胀试验　在玻片上,将肺炎链球菌与抗荚膜抗体混合,在显微镜下见有荚膜明显肿胀。如用单价特异抗体检查,可用于肺炎链球菌的分型;如用多价抗血清与新鲜痰标本混合,则可快速检测标本中肺炎链球菌,用于疾病的快速诊断。

（四）防治原则

制备多价荚膜多糖菌苗是预防肺炎球菌感染的主要措施。目前美国已制成 23 价荚膜多糖菌苗,对预防老年、儿童、慢性病患者等高危人群的感染具有重要价值。肺炎链球菌感染可用青霉素治疗,对少数青霉素、头孢菌素类耐药菌可选用万古霉素治疗。

四、其他医学相关链球菌

除化脓性链球菌、肺炎链球菌外,与医学相关的重要链球菌尚有以下几种:

（一）甲型溶血性链球菌

甲型溶血性链球菌或草绿色链球菌为人口腔及上呼吸道正常菌群。典型细菌在血平板上形成α 溶血,但亦可出现非溶血型。至少有 24 个种,较常见的有变异链球菌（*S. mutans*）、咽峡炎链球菌（*S. anginosus*）、牛链球菌（*S. bovis*）等,共同组成草绿色链球菌群。

1. 变异链球菌　与龋齿密切相关。该菌不产生外毒素也无内毒素,但能产生葡糖基转移酶,分解蔗糖产生高分子量、黏性大的不溶性葡聚糖以构成牙菌斑的基质,使口腔中大量细菌黏附于此,其中乳杆菌能发酵多种糖类产生大量酸,使 pH 降至 4.5 左右,导致牙釉质脱钙,造成龋损。

2. 咽峡炎链球菌　具有 A、C、F、G 多糖抗原,菌落小,伴有窄 β 溶血环。主要与脓肿形成有关,但不引起咽峡炎。当拔牙或摘除扁桃体时,细菌可侵入血流引起菌血症,通常血中细菌短时间即被清除,不会引起疾病;若心瓣膜有病损或用人工瓣膜者,细菌就可停留并繁殖,引起亚急性细菌性心内膜炎。

3. 牛链球菌   大多数分离株为 α 溶血,PYR 阴性。能耐受胆盐和水解七叶灵,但在含 6.5% NaCl 的培养基上不能生长。偶尔引起心肌炎。

(二)无乳链球菌和停乳链球菌

1. 无乳链球菌(S. agalactiae)   能引起牛乳房炎,危害畜牧业,因而早为兽医界注目。该菌细胞壁 C 多糖物质又属 B 群抗原,故亦称 B 群链球菌。在血平板上,有窄 β 溶血环;对杆菌肽不敏感,能水解马尿酸盐。研究发现,无乳链球菌亦能感染人,尤其是新生儿,引起败血症、脑膜炎、肺炎等,死亡率较高。

2. 停乳链球菌(S. dysgalactiae)   具有 C 或 G 群抗原,产生大菌落,伴有大 β 溶血环。类似化脓性链球菌,能引起咽喉炎,有时会并发肾小球肾炎,但不引起风湿热。

(三)猪链球菌

猪链球菌(S. suis)在自然界和猪群中广泛分布,是一种人兽共患病病原体。1968 年丹麦报道首例人感染猪链球菌案例。在我国江苏、四川等地区亦有猪链球菌-2 型感染导致人员死亡的报道。

该菌革兰氏阳性,球形,兼性厌氧。根据 C 多糖抗原的不同,列入 C、D、F 及 L 群链球菌。根据荚膜抗原的不同,分 35 个血清型。感染人的主要是猪链球菌-2 型,该菌对外界环境有较强的抵抗力,在水中可存活 1~2 周,对热的抵抗力较弱,在 60℃仅存活 10 分钟。

猪链球菌属机会致病菌,可通过破损皮肤、损伤的鼻咽部及呼吸道传给人。易感人群为饲养员、屠宰厂工人及从事猪肉销售加工的人员等。目前尚无在人与人间传播的报道。猪链球菌的致病物质尚不完全清楚,其中黏附素、荚膜、溶菌酶释放蛋白等是猪链球菌重要的毒力因子。人被猪链球菌-2 型感染,临床表现较为严重,可出现脑膜炎、败血症、心内膜炎和耳聋等,严重者可致死亡。

第三节   肠球菌属

肠球菌属(Enterococcus)细菌广泛分布于自然界,是人和动物肠道中的常见细菌。肠球菌是机会致病菌,也是医院内感染的重要病原菌之一。肠球菌细胞壁较厚,对多种抗生素耐药,抗感染治疗困难。

一、生物学性状

肠球菌为革兰氏阳性球菌,成双或短链排列,故与肺炎链球菌很难区别。兼性厌氧,在血平板培养基上生长时,可形成灰白色、不透明、表面光滑、直径 0.5~1mm 大小的圆形菌落。通常为非溶血性或偶见 α 溶血。触酶试验多为阴性,但有时为弱阳性。PYR 试验阳性、水解七叶灵。

根据细菌生理特性和 DNA 同源性差异,1984 年将肠链球菌从 D 群链球菌中分离出来,另立为肠球菌属,现包括粪肠球菌(E. faecalis)、屎肠球菌(E. faecium)等 29 个种。在临床标本分离菌中,粪肠球菌占 85%~95%、屎肠球菌占 5%~10%。

二、致病性

肠球菌是肠道正常菌群,通常定居于肠道和女性泌尿、生殖道。肠球菌容易在年老体弱、表皮和黏膜破损以及抗生素使用不当等条件下引起感染,如泌尿系统、腹腔、伤口等感染,亦可导致心内膜炎和菌血症等。

肠球菌有多种致病物质,包括集聚因子、细胞溶素、信息素和明胶酶等(表 10-7)。

表 10-7 肠球菌的主要致病物质

毒力因子	生物学功能
集聚因子	位于细菌表面,引发质粒交换和与上皮细胞结合
肠球菌表面蛋白	位于粪肠球菌表面,属胶原蛋白结合黏附素,利于细菌黏附
碳水化合物黏附素	介导与宿主细胞表面的结合
细胞溶素	属细菌素蛋白,能抑制革兰氏阳性菌生长,诱导局部组织损伤
信息素	中性粒细胞化学趋化因子,参与炎症反应
明胶酶	水解明胶、胶原蛋白、血小板和其他小肽

三、微生物学检查

根据感染部位的不同分别收集脓液、尿液、穿刺液和血液等标本。标本直接涂片镜检,可见单个、成双或短链状排列的革兰氏阳性球菌。将标本接种于血平板进行分离培养。分离到的细菌需作如下试验:①PYR 试验:肠球菌为阳性;②盐耐受试验:肠球菌能在含 6.5% NaCl 培养基中生长,可区别肠球菌与非肠球菌。再利用胆汁-七叶灵试验和血清学方法对肠球菌作出鉴定。

四、防治原则

肠球菌对抗生素耐药性的增加,特别是产 β-内酰胺酶肠球菌及耐高浓度氨基糖苷类抗生素和耐万古霉素肠球菌的出现,给临床治疗造成了很大困难。肠球菌感染的治疗应重视药物敏感试验。大部分肠球菌对呋喃妥因敏感,已成功用于治疗尿路感染。肠球菌性心内膜炎、脑膜炎等常用青霉素或氨苄西林与氨基糖苷类药物联合治疗。合理谨慎使用万古霉素,如耐万古霉素肠球菌感染时,实施隔离是防止细菌扩散的较有效方法。

第四节 奈瑟菌属

奈瑟菌属(*Neisseria*)的细菌是一群革兰氏阴性,多数无芽胞、无鞭毛,有荚膜和菌毛的双球菌。专性需氧,能产生氧化酶和触酶。根据奈瑟菌在培养基上的生长特点、对糖的氧化和还原硝酸盐等能力,可区别常见的奈瑟菌(表 10-8)。脑膜炎奈瑟菌和淋病奈瑟菌对人致病,其余偶尔致病。

表 10-8 常见奈瑟菌的主要生物学性状

特性	淋病奈瑟菌	脑膜炎奈瑟菌	解乳奈瑟菌	干燥奈瑟菌	黏膜奈瑟菌	浅黄奈瑟菌
巧克力色琼脂	+	+	+	+	+	+
葡萄糖	+	+	+	+	+	0
麦芽糖	0	+	+	+	+	0
乳糖	0	0	+	0	0	0
蔗糖	0	0	0	0	+	0
硝酸盐还原	0	0	0	0	+	0

+:生长或产酸;0:不生长或不产酸。

一、淋病奈瑟菌

淋病奈瑟菌(*N. gonorrhoeae*)简称淋球菌,是人类淋菌性尿道炎(淋病)的病原菌,淋病也是我国目前发病人数最多的性传播疾病(sexually transmitted disease,STD)。

（一）生物学性状

革兰氏阴性，肾形或咖啡豆形，直径为 0.6~0.8μm，常成双排列。有荚膜，致病菌株有菌毛。专性需氧，常用巧克力色血琼脂平板（经 80℃以上加热的血琼脂培养基）进行培养。35~36℃孵育 48 小时后，形成凸起、圆形、灰白色、直径 0.5~1.0mm 的光滑型菌落。该菌抵抗力弱，对干燥、寒冷、热及常用消毒剂均敏感。

淋病奈瑟菌表层抗原至少可分为菌毛蛋白抗原、外膜蛋白抗原和脂寡糖抗原。

1. 菌毛蛋白 为菌毛的主要组分，介导对非纤毛化上皮细胞的黏附，具有抵抗中性粒细胞的杀菌作用。菌毛蛋白 C 端为高变区，通过变异或相变，逃逸对再感染的免疫力。

2. 外膜蛋白 有 Por 蛋白、Opa 蛋白和 Rmp 蛋白。Por 蛋白分 PorA 和 PorB，介导细菌与易感细胞的黏附，可阻止吞噬溶酶体形成，有利于细菌在细胞内生存。Opa 蛋白能促进细菌牢固黏附于上皮细胞或介导细菌间黏附。缺乏 Opa 蛋白的菌株形成透明菌落，Opa 蛋白的菌株形成不透明菌落，透明性与菌株毒力有关。Rmp 蛋白保护其他表面抗原（Por 蛋白，脂寡糖）免于杀菌抗体作用。

3. 脂寡糖 由脂质 A 和核心寡糖组成的脂寡糖（lipooligosaccharide，LOS），具有类似 LPS 的内毒素活性。

（二）致病性与免疫性

人是唯一的自然宿主，无症状携带者是主要储存宿主。主要通过性接触传播，肛交和口交可分别感染直肠和口咽部。在我国，淋病患者占全国性病人数的首位。

淋病奈瑟菌通过菌毛黏附上皮细胞，侵入泌尿生殖系统，通过各种致病物质引起尿道和生殖道感染。在感染初期，仅影响男性前尿道、女性尿道和子宫颈。主要表现为排尿时刺痛，尿道口红肿发痒，有黏液或脓性分泌物。有些女性仅表现为白带的增多而不予注意。如不及时治疗，可引起慢性感染、不育症或宫外孕。母体患有淋菌性尿道炎或子宫颈炎时，婴儿出生时可患淋病奈瑟菌性结膜炎，有大量脓性分泌物，又称新生儿脓漏眼。

人类对淋病奈瑟菌无天然免疫力，病后保护性免疫力不强，不能防止再次感染。

（三）微生物学检查

取泌尿生殖道脓性分泌物或子宫颈表面分泌物，涂片镜检，如在中性粒细胞内发现有革兰氏阴性双球菌时，有诊断价值（图 10-4）。

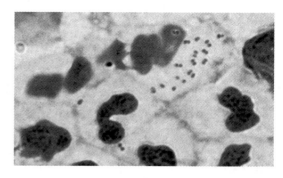

对于慢性病患者，涂片镜检阴性者，可进行标本的分离培养，阳性进一步作生化反应等鉴定。本菌对低温和干燥极敏感，故标本采取后应注意保暖保湿，立即送检。标本接种在巧克力色血琼脂平板，在 37℃ 5% CO_2 下孵育 36~48 小时，菌落涂片镜检为革兰氏阴性双球菌伴有氧化酶阳性菌落即可诊断。另外应用免疫酶试验、直接免疫荧光法、PCR 技术可直接检测标本中淋病奈瑟菌的抗原或核酸。

图 10-4　生殖道感染淋病奈瑟菌的分泌物涂片

（四）防治原则

淋病是一种**性传播疾病**（STD），大力开展性病知识宣传教育是预防淋病的重要环节。确诊淋病者，对其性伙伴的检查和治疗成为控制淋病传播的至关重要的环节。对患者要早发现，早用药，彻底治疗。淋病奈瑟菌对青霉素、磺胺类等多种抗生素敏感，但易产生耐药性。目前尚无有效疫苗供使用。

二、脑膜炎奈瑟菌

脑膜炎奈瑟菌（*N. meningitidis*）俗称脑膜炎球菌，是流行性脑脊髓膜炎（流脑）的病原菌。

（一）生物学性状

肾形或豆形革兰氏阴性双球菌，两菌接触面平坦或略向内陷，直径 0.6~0.8μm。排列呈单个、成双，或 4 个相连等。在患者脑脊液中，多数位于中性粒细胞内。新分离的菌株大多有荚膜和菌毛。营养要求高，需在含有血清、血液等培养基（常用巧克力色培养基）中方能生长。专性需氧，在含有 5%~10% CO_2 湿润环境中生长更佳。经 24 小时培养，形成 1~1.5mm 无色、圆形、凸起、光滑、透明、似露滴状的菌落。细菌在 37℃ 下产生自溶酶，而在体外 25℃ 碱性环境下会迅速肿胀和溶解，如培养物不及时转种，超过 48 小时后常死亡。本菌抵抗力极弱，对干燥、热、寒冷均敏感，常用消毒剂可迅速将其杀死。

脑膜炎奈瑟菌的结构与分型见图 10-5。根据脑膜炎奈瑟菌荚膜多糖群特异性抗原的不同，可分为 13 个血清群，对人类致病的多属 A、B、C 群。西半球主要流行菌株为 B、C、W135 和 Y 群，非洲主要是 A 群，我国 95% 以上病例为 A 群，近年来亦发现 B 群和 C 群。

脑膜炎奈瑟菌的外膜蛋白按分子量分五类（P1~P5）。所有菌株均有 P1、P2 或 P3 类外膜蛋白，这三类蛋白类似淋病奈瑟

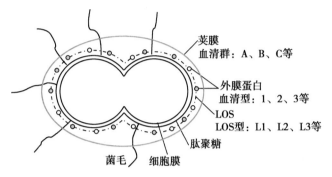

图 10-5　脑膜炎奈瑟菌结构和分型模式图

菌的 Por 蛋白，具有血清型特异性，目前有 20 个血清型已被确定，其中 2 型、15 型与脑膜炎流行有关。除外膜蛋白外，外膜上有糖脂组成的 LOS，是脑膜炎奈瑟菌的主要致病物质。LOS 具有免疫原性和抗原性，也可进行免疫学分型，可分为 L1~L12 型。我国主要由 A 群 L10 型引起流脑流行。

（二）致病性与免疫性

人是唯一的自然宿主，鼻咽部无症状携带者为 1%~40%。通过飞沫传播。5 岁以下儿童和老人为易感者。脑膜炎奈瑟菌首先侵入人体的鼻咽部，若免疫力强，细菌被消灭；若免疫力较弱，细菌则侵入血液引起败血症。极少数患者，细菌经血侵犯脑脊膜，产生化脓性炎症。脑膜炎的主要临床表现为发病突然，伴有严重的头痛、呕吐、颈项强直等脑膜刺激征。细菌引起凝血功能障碍导致皮下出血，使皮肤出现瘀斑。

致病物质有荚膜、菌毛、IgA1 蛋白酶和 LOS。IgA1 蛋白酶可破坏 SIgA，帮助细菌黏附于黏膜。LOS 是最主要的致病物质，病菌侵入机体繁殖后，因自溶或死亡而释放的 LOS，作用于小血管或毛细血管，引起血管坏死性出血，皮肤出现瘀斑。严重败血症患者，可引起肾上腺出血，并因大量 LOS 的释放造成中毒性休克和弥散性血管内凝血。

机体对脑膜炎奈瑟菌的免疫主要是体液免疫。在感染两周后，血清中群特异性的 IgA、IgG、IgM 抗体水平明显上升，通过调理吞噬、阻止黏附等发挥免疫作用。

（三）微生物学检查

采取患者的脑脊液、血液或刺破出血瘀斑取其渗出液，直接涂片镜检，如在中性粒细胞内、外有革兰氏阴性双球菌，可作出初步诊断。在分离培养时，标本采集后应注意保暖保湿，立即送检，接种于预温的培养基内，最好是床边接种。培养阳性者，应进行生化反应和血清凝集试验鉴定。

（四）防治原则

早期隔离治疗患者，控制传染源。治疗首选青霉素和磺胺药，因此类药物能通过血-脑脊液屏障。对儿童应注射 A 和 C 群二价或 A、C、Y 和 W135 群四价混合多糖疫苗进行特异性预防，保护率在 90% 以上。

思考题：

1. 结合致病物质,解释金黄色葡萄球菌和 A 群链球菌所致化脓性感染的特征及机制。
2. 请阐述金黄色葡萄球菌的耐药情况。
3. 试述青霉素作为治疗脑膜炎奈瑟菌感染首选药物的机制。

（饶贤才）

第十一章

肠道杆菌

要点:

1. 肠道杆菌的生物学性状是其鉴别的重要依据。

2. 肠道正常菌群的生理作用以及机会致病的特征,体现出肠道微生物群及微生态平衡的重要性。

3. 志贺菌通过产生侵袭力、内毒素及外毒素引发细菌性痢疾。

4. 沙门菌通过产生侵袭力、内毒素和外毒素引发伤寒或副伤寒、胃肠炎和败血症。

肠道杆菌包括一大群生物学性状近似的革兰氏阴性杆菌,其自然栖息地是人和动物的肠道,亦可存在于环境中,属于肠杆菌目(Enterobacterales),种类繁多,基于全基因组系统发育数据分析,包括7个科(表11-1)。

表 11-1 常见肠杆菌目细菌的类别

目(order)	科(family)	代表性属(genus)
肠杆菌目(Entero-bacterales)	布杰约维采菌科(Budviciaceae)	布杰约维采菌属(*Budvicia*)等
	肠杆菌科(Enterobacteriaceae)	枸橼酸盐菌属(*Citrobacter*)、克洛诺菌属(*Cronobacter*)、肠杆菌属(*Enterobacter*)、埃希菌属(*Escherichia*)、克雷伯菌属(*Klebsiella*)、沙门菌属(*Salmonella*)、志贺菌属(*Shigella*)等53个菌属
	欧文菌科(Erwiniaceae)	欧文菌属(*Erwinia*)、泛菌属(*Pantoea*)等
	哈夫尼亚菌科(Hafniaceae)	爱德华菌属(*Edwardsiella*)、哈夫尼亚菌属(*Hafnia*)等
	摩根菌科(Morganellaceae)	摩根菌属(*Morganella*)、变形杆菌属(*Proteus*)、普罗威登斯菌属(*Providencia*)等
	溶果胶菌科(Pectobacteriaceae)	溶果胶菌属(*Pectobacterium*)等
	耶尔森菌科(Yersiniaceae)	沙雷菌属(*Serratia*)、耶尔森菌属(*Yersinia*)等

肠道杆菌**大多数是肠道的正常菌群,但在一定条件下可成为机会致病菌**,如埃希菌属、肠杆菌属、枸橼酸杆菌属、克雷伯菌属、摩根菌属、变形杆菌属、沙雷菌属等。少数肠道杆菌为致病菌,可引起外源性感染,包括沙门菌属、志贺菌属、耶尔森菌属和某些型别的大肠埃希菌等。

肠道杆菌在生物学特性、致病性和微生物学检查方面存在相似的特征。

一、生物学特性

1. 形态与结构 为中等大小(0.3~1.0)μm×(1~6)μm的革兰氏阴性杆菌。大多有菌毛,多数有周鞭毛,少数有荚膜或微荚膜,无芽胞。

2. 培养特性与生化反应 兼性厌氧或需氧。营养要求不高,在普通琼脂平板上生长繁殖后可形成湿润、光滑、灰白色、直径为2~3mm的中等大小菌落,个别细菌可形成迁徙生长。在液体培养基中,呈均匀浑浊生长。

能分解多种糖类和蛋白质,形成不同代谢产物,常用以区别不同菌属和菌种。**乳糖发酵的能力和速度在肠道杆菌的不同细菌间呈现差异**(表 11-2),**这种差异在鉴别中具有重要意义**。常用的鉴别肠道杆菌的选择和鉴别培养基包括麦康凯(MacConkey,MAC)琼脂、伊红亚甲蓝(Eosin-methylene-blue,EMB)琼脂、SS(Salmonella-Shigella)琼脂、克氏双糖铁琼脂(Kliger iron agar,KIA)、三糖铁琼脂(triple sugar iron agar,TSIA)等。肠道杆菌触酶阳性,能还原硝酸盐为亚硝酸盐,氧化酶阴性。

表 11-2　不同肠道杆菌发酵乳糖的能力及速度

	发酵乳糖能力		
	快速发酵	**缓慢发酵**	**不发酵**
常见菌属/株	大肠埃希菌、产气肠杆菌、阴沟肠杆菌、肺炎克雷伯菌	爱德华菌属、沙雷菌属、枸橼酸杆菌属、沙门菌属亚利桑那亚群、欧文菌属、宋氏志贺菌(迟缓发酵)	志贺菌属、沙门菌属、耶尔森菌属、变形杆菌属、摩根菌属、普罗维登菌属

3. 抗原结构　主要有菌体(O)抗原、鞭毛(H)抗原和荚膜抗原,有些尚有菌毛抗原。

(1)O抗原:是存在于细菌细胞壁 LPS 最外层的 O 特异性多糖成分,其特异性取决于其分子末端重复结构多糖链的糖残基种类和排列序列。O 抗原耐热,100℃不被破坏。临床分离菌株的菌落大多呈 S 型,若失去 O 抗原,菌落由 S 型变成 R 型,毒力降低。

(2)H抗原:存在于鞭毛蛋白。不耐热,60℃ 30 分钟即被破坏。H 抗原的特异性决定于多肽链上氨基酸的种类、排列序列和空间结构。细菌失去鞭毛后,运动随之消失;同时 O 抗原外露。

(3)荚膜抗原:多糖成分,位于 O 抗原外围,能阻止 O 抗原凝集现象,具有型特异性,经 60℃ 30 分钟可被破坏。重要的有伤寒沙门菌和丙型副伤寒沙门菌的 Vi 抗原,大肠埃希菌的 K 抗原等。

4. 抵抗力　不强,60℃ 30 分钟即死亡。易被一般化学消毒剂杀灭,常用氯进行饮水消毒。胆盐对革兰氏阳性菌有抑制作用,煌绿等染料对非致病性肠道杆菌有抑制作用,可制备含胆盐及煌绿的选择培养基来分离肠道病原菌。

5. 变异　易变异,除自发突变外,可经噬菌体、质粒、转座子和毒力岛的介导,通过转导、接合、溶原性转换等方式而发生变异。其中最常见的是耐药性变异,可通过产生多种酶(β-内酰胺酶、钝化酶等)、靶位改变、泵出作用、屏障作用等机制,导致对多种抗菌药物产生耐药,甚至形成泛耐药,给临床治疗带来困难。此外尚有毒素产生、生化反应、抗原性等特性的改变。

二、致病性

肠道杆菌中的正常菌群在肠道一般不致病,还可发挥生物拮抗、产生营养、刺激免疫等重要作用。这些菌群大多数为机会致病菌,往往由于寄居部位改变、机体免疫力下降、菌群失调等原因引发感染,包括皮肤软组织化脓,泌尿生殖系统、呼吸系统,以及胆囊、阑尾、腹膜、肝脏等多系统、器官和组织的感染;严重时可引发败血症甚至感染性休克、DIC 等。这种机会性感染多见于医院感染,也可在社区获得性感染中见到。

肠道杆菌中的沙门菌属、志贺菌属、耶尔森菌属以及部分特殊型别的大肠埃希菌为致病菌,大多数经粪-口途径感染,通过产生侵袭力和释放内毒素,部分菌株可合成外毒素等致病物质,引发伤寒或副伤寒、细菌性痢疾、胃肠炎等;鼠疫耶尔森菌可经过鼠蚤或呼吸道传播,引发烈性传染病鼠疫。

三、微生物学检查法

肠外标本中血液、尿液、脑脊液等需要增菌后再进行鉴定,而脓汁、痰等标本需要经过染色观察、血平板分离培养、生化反应、血清学等方法进行鉴定。粪便标本需要接种至肠道菌选择和鉴别培养基,根据生长现象选择可疑菌落进行进一步生化和血清学鉴定。针对肠道杆菌检验的自动化检测系统已经投入使用。MALDI-TOF MS 已逐步取代传统的生化反应用于肠道杆菌鉴定。

第一节　埃希菌属

埃希菌属（*Escherichia*）有 6 个种，其中大肠埃希菌（*E. coli*）是肠道中重要的正常菌群，也是机会致病菌，俗称大肠杆菌。有一些血清型的大肠埃希菌具有致病性，能导致人类胃肠炎。大肠埃希菌在环境和食品卫生学检验中常用作被粪便污染的指标。在分子生物学研究中，该菌也是重要的研究工具。

一、生物学特性

大小为（0.4~0.7）μm×（1~3）μm 的革兰氏阴性杆菌，多数菌株有周身鞭毛，无芽胞，有菌毛，肠外感染菌株常有微荚膜（图 11-1）。

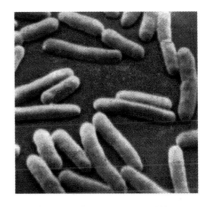

图 11-1　大肠埃希菌扫描电镜照片（×10 000）

染色体为环状双股 DNA，不同菌株的基因组大小存在差异，如 K-12 MG1655 株的 DNA 全长 4.64Mb，包含 4 609 个基因；O157：H7 Sakai 株染色体大小为 5.5Mb，包含 5 329 个基因，同时携带有 pOSAK1（3.3kb）和 pO157（92.7kb）两个质粒。

兼性厌氧，营养要求不高，在普通琼脂平板上 37℃培养 24 小时后，形成直径 2~3mm 的圆形、凸起、灰白色 S 型菌落。有些菌株在血琼脂平板上形成 β 溶血。在液体培养基中生长均匀浑浊生长。**在 MAC 和 SS 琼脂上形成红色菌落；在 EMB 琼脂上形成紫黑色有金属光泽的菌落。**

能发酵葡萄糖等多种糖类，产酸产气。**绝大多数菌株发酵乳糖**，在 KIA 中，斜面和底层均产酸产气，硫化氢阴性，动力阳性。**IMViC 试验结果为"++--"。**

主要有 O、H 和 K 三种抗原，是血清学分型的基础，血清型的表示方式按 O：K：H 排列，例如 O111：K58（B4）：H2。O 抗原超过 170 种，某些型别 O 抗原与腹泻和泌尿生殖道感染密切相关。大肠埃希菌之间、大肠埃希菌与枸橼酸杆菌属、沙门菌属、志贺菌属和耶尔森菌属的 O 抗原间可存在交叉反应。H 抗原超过 56 种，与其他肠道菌基本无交叉反应。K 抗原位于 O 抗原的外层，有 100 种以上，多糖性质，与细菌的致病性有关。

大肠埃希菌能产生大肠菌素，可用于分型。

二、致病性及免疫性

（一）致病物质

1. 黏附素　大肠埃希菌通过黏附素紧密附着在泌尿道和肠黏膜细胞表面，避免因尿液冲刷和肠蠕动作用而被排除，特异性高。包括定植因子抗原 I、II、III（colonization factor antigen，CFA/I，II，III）、集聚黏附菌毛（aggregative adherence fimbriae，AAF）、束形成菌毛（bundle forming pili，Bfp）、紧密黏附素（intimin）、P 菌毛（能与 P 血型抗原结合）、Dr 菌毛（能与 Dr 血型抗原结合）、I 型菌毛（其受体含有 D-甘露糖）和侵袭质粒抗原（invasion plasmid antigen，Ipa）等。

2. 外毒素　某些型别的大肠埃希菌能产生外毒素。包括不耐热肠毒素（heat labile enterotoxin，LT）、耐热肠毒素（heat stable enterotoxin，ST）、志贺毒素（Shiga toxins，Stx）和溶血素 A（hemolysin，HlyA）等。

（1）LT：包括 LT-I 和 LT-II。LT-I 是引起人类胃肠炎的致病物质，与编码 STa 的基因存在于同一质粒上。LT-I 由 1 个 A 亚单位和 5 个 B 亚单位组成，分子量为 80kDa 左右，对热不稳定，65℃ 30 分钟可被破坏。**A 亚单位是毒素的活性部位，B 亚单位**与肠黏膜上皮细胞表面的 GM1 神经节苷脂受体结合后,介导 A 亚单位穿越细胞膜激活腺苷酸环化酶,使胞内 ATP 转化为 cAMP。**胞质内 cAMP 水平增高**后,引起级联反应,导致肠黏膜细胞内水、氯、碳酸氢钾等过度分泌至肠腔,同时钠的再吸收减少,造成可持续几天的腹泻。**毒素还可刺激前列腺素的释放和炎性因子的产生**,进一步导致水分的丧失。LT-Ⅰ 与霍乱毒素间的氨基酸组成同源性达 75% 左右,它们的抗原性高度交叉,两者 B 亚单位的肠黏膜结合受体都是 GM1 神经节苷脂。LT-Ⅰ 可刺激机体产生相应的中和抗体。LT-Ⅱ 与人类疾病无关。

（2）ST:包括 STa 和 STb 两型,STa 为低分子量（1.5~4.0kDa）多肽,对热稳定,100℃加热 20 分钟仍不失活,免疫原性弱,通过激活肠黏膜细胞的鸟苷酸环化酶,使胞内 cGMP 增多而导致腹泻。STb 与人类疾病无关。

（3）Stx:包括 Stx-Ⅰ 和 Stx-Ⅱ,两者有 60% 的同源,均由溶原性噬菌体介导。Stx-Ⅰ 与痢疾志贺菌产生的 Stx 基本相同。Stx 由 1 个 A 亚单位和 5 个 B 亚单位组成,B 亚单位与宿主细胞特异糖脂受体（Gb3）结合,肠绒毛和肾上皮细胞有高浓度的糖脂受体。A 亚单位内在化后可裂解 60S 核糖体亚单位的 28S rRNA,阻止其与氨酰 tRNA 结合,终止蛋白质合成,导致肠绒毛结构的破坏,引起吸收减低和液体分泌的相对增加。Stx-Ⅱ 能选择性地破坏肾小球内皮细胞,引起肾小球滤过减少和急性肾功能衰竭。Stx 还能刺激炎症细胞因子（TNF-α、IL-6）的表达,加强糖脂受体的表达。

（4）HlyA:具有细胞毒性,能溶解红细胞,促进细菌侵入组织,导致细胞因子的释放和炎症反应。

3. 其他致病物质　包括内毒素、荚膜、载铁蛋白和肠细胞脱落位点（locus of enterocyte effacement,LEE）致病岛及其编码的 T3SS 等。载铁蛋白可从宿主获取铁离子,导致宿主损伤;T3SS 在细菌接触宿主细胞后,能向宿主细胞内输送毒性产物,可引发擦拭性损伤（attaching and effacing lesions,A/E 损伤）。

（二）所致疾病

1. 肠道外感染　常由于机体抵抗力低下或细菌侵入肠外其他组织器官引起,以化脓性感染和泌尿道感染最为常见,甚至出现全身感染。**大肠埃希菌是医院感染的重要细菌之一。**

（1）泌尿系统感染:常见有尿道炎、膀胱炎、肾盂肾炎,患者表现为尿频、尿急、尿痛、排尿困难、血尿和脓尿等症状。年轻女性首次尿路感染 90% 是由此菌引起的。**能引起泌尿系统感染的特殊血清型统称为尿路致病性大肠埃希菌**（uropathogenic *E. coli*,UPEC）,常见的有 O1、O2、O4、O6、O7、O16、O18 和 O75 等,这些血清型能产生 P 菌毛、AAF 和 Dr 菌毛等黏附素和 HlyA 等。在引起肾盂肾炎过程中,K 抗原和 P 菌毛具有重要致病作用。

（2）新生儿脑膜炎:大肠埃希菌和 B 群链球菌是导致 1 个月以下婴儿脑膜炎的主要病原菌。大约 75%~80% 来自脑膜炎病例的大肠埃希菌具有 K1 抗原。该血清群也普遍存在于孕妇和新生儿的胃肠道中。

（3）其他化脓性感染:如腹膜炎、阑尾炎、手术创口感染、呼吸道感染等。

（4）败血症或脓毒症:常见于泌尿系感染或腹部感染后,如肠穿孔后导致的腹膜炎等。大肠埃希菌是败血症或脓毒症患者血中分离到的最常见革兰氏阴性菌。对于免疫功能受损或原发感染位于腹部或中枢神经系统的患者,大肠埃希菌败血症具有较高的死亡率。

2. 胃肠炎（gastroenteritis）　大肠埃希菌某些血清型可引起人类胃肠炎,包括肠产毒性大肠埃希菌（enterotoxigenic *E. coli*,ETEC）、肠侵袭性大肠埃希菌（enteroinvasive *E. coli*,EIEC）、肠致病性大肠埃希菌（enteropathogenic *E. coli*,EPEC）、肠出血性大肠埃希菌（enterohemorrhagic *E. coli*,EHEC）和肠集聚性大肠埃希菌（enteroaggregative *E. coli*,EAEC）5 种类型。这些大肠埃希菌主要的致病特征见表 11-3。

表 11-3　引起胃肠炎的大肠埃希菌及致病特征

菌株	常见 O 血清型	主要致病因子及机制	作用部位	临床特征
ETEC	6、8、15、25、27、63、119、125、126、127、128、142	定植因子:CFA/Ⅰ、CFA/Ⅱ、CFA/Ⅲ。毒素:LT-Ⅰ和STa	小肠	导致5岁以下婴幼儿和旅游者腹泻的重要病原菌。主要经污染的水源和食物传播。临床症状从轻度腹泻至严重霍乱样腹泻
EIEC	78、115、148、153、159、167	质粒介导侵袭和破坏结肠黏膜上皮细胞	大肠	主要侵犯较大儿童和成人,症状与菌痢相似,有发热、腹痛、腹泻、脓血便及里急后重等
EPEC	26、55、86、111、114、125、126、127、128、142	质粒介导 A/E 损伤;Bfp 和紧密黏附素的黏附,伴上皮细胞绒毛结构破坏,导致吸收受损	小肠	婴幼儿腹泻的主要病原菌,严重者可致死。该菌在较大儿童和成人的感染少见
EHEC	26、28ac、111、112ac、124、136、143、144、152、157、164。引起人类疾病的主要血清型是 O157∶H7	溶原性噬菌体编码 Stx-Ⅰ或 Stx-Ⅱ,终止蛋白质合成,肠绒毛结构破坏。Stx-Ⅱ损伤肾小球内皮细胞。LEE 致病岛编码 T3SS 输送毒性产物	大肠	引发出血性结肠炎和溶血性尿毒综合征(HUS)。污染食品是 EHEC 感染的重要传染源,牛可能是 O157∶H7 的主要储存宿主。5岁以下儿童易感染,表现为轻度水样泻至伴剧烈腹痛的血便。约10%<10岁患儿可并发有急性肾功能衰竭、血小板减少、溶血性贫血的 HUS
EAEC	超过 50 个 O 血清型	质粒编码的 Bfp 和 AAF 介导细菌集聚性黏附上皮细胞,伴绒毛变短,单核细胞浸润和出血,液体吸收下降	小肠	引起婴儿和旅行者持续性水样腹泻,伴脱水,偶有血便

三、微生物学检查法

(一)标本

肠外感染采集中段尿、血液、脓液、痰液、脑脊液等,胃肠炎则取粪便。

(二)分离培养与鉴定

1. 肠外感染

(1)涂片染色检查:脓、痰、分泌物可直接涂片染色后镜检。尿液和其他液体先低速离心,再取沉淀物作涂片。

(2)分离培养:血液接种肉汤增菌,待生长后再移种至血琼脂平板。体液标本的离心沉淀物和其他标本直接划线于血琼脂平板。35~37℃孵育 18~24 小时后观察菌落形态。**尿路感染尚需计数尿液中的菌落量,每毫升≥10 万 CFU 才有诊断价值。**

(3)鉴定:初步鉴定根据 IMViC 试验,最后鉴定根据系列生化反应。

2. 肠内感染　将粪便标本接种于鉴别培养基。挑选可疑菌落并鉴定为大肠埃希菌后,再利用 ELISA、PCR 等技术,分别检测不同类型致胃肠炎大肠埃希菌的肠毒素及其他毒力因子和血清型等。

3. 质谱鉴定　利用 MALDI-TOF MS 可对肠内和肠外感染标本中分离到的大肠埃希菌疑似菌落进行快速鉴定。质谱鉴定时需要注意与志贺菌的区别。

(三)卫生细菌学检查

卫生细菌学常以检测大肠菌群作为饮水、食品等被粪便污染的指标之一。**大肠菌群系指在 37℃ 24 小时内发酵乳糖产酸产气的肠道杆菌**,包括埃希菌属、枸橼酸杆菌属、克雷伯菌属及肠杆菌属等。

我国《生活饮用水卫生标准》（GB 5749—2022）规定，**在 100mL 饮用水中不得检出总大肠菌群和大肠埃希菌**。

四、防治原则

加强环境卫生、食品卫生管理，保护饮水。注意消毒隔离和无菌操作，加强医院感染控制。在畜牧业领域用菌毛疫苗防治新生畜崽腹泻已获得成功。预防人类 ETEC 感染的口服减毒活疫苗、人工合成的 ST 产物与 LT-B 亚单位交联疫苗、O157∶H7 多糖结合疫苗、EPEC 的 EspB 疫苗、UPEC 疫苗、ETEC 和 EHEC 的转基因植物疫苗等正在研究中。

大肠埃希菌耐药性普遍，甚至出现多重耐药菌，其中产 NDM-1 菌株是泛耐药菌。因此，抗菌药物治疗应在药敏试验指导下进行。

第二节　志贺菌属

志贺菌属（*Shigella*）是引发人类细菌性痢疾最常见的病原菌，通称痢疾杆菌。细菌性痢疾是发展中国家常见病之一。

一、生物学特性

大小为（0.5~0.7）μm×（2~3）μm，革兰氏阴性杆菌。无芽胞，**无鞭毛**，无荚膜，有菌毛（图 11-2）。

营养要求不高，在普通琼脂平板上生长 24 小时形成中等大小、半透明的 S 型菌落。宋氏志贺菌常出现扁平的 R 型菌落。分解葡萄糖，产酸不产气。除宋氏志贺菌个别菌株迟缓发酵乳糖（一般需3~4 天）外，均不分解乳糖。在 SS 培养基上形成无色半透明菌落。在 KIA 中，斜面不发酵，底层产酸不产气，硫化氢阴性，动力阴性。

志贺菌属有 O 和 K 两种抗原。O 抗原是分类的依据，分群特异抗原和型特异抗原，可将志贺菌属分为 4 群和 40 余个血清型（包括亚型），见表 11-4。

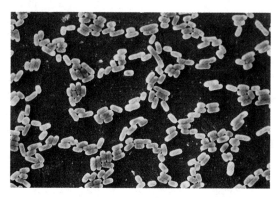

图 11-2　福氏志贺菌扫描电镜照片（×2 400，谢念铭提供）

表 11-4　志贺菌属的分类

菌种	群	型	亚型	发酵甘露醇	鸟氨酸脱羧酶
痢疾志贺菌	A	1-10	8a,8b,8c	−	−
福氏志贺菌	B	1-6,x,y 变型	1a,1b,2a,2b,3a,3b,3c,4a,4b	+	−
鲍氏志贺菌	C	1-18	/	+	−
宋氏志贺菌	D	1	/	+	+

/：无亚型。

A 群：痢疾志贺菌（*S. dysenteriae*），有 10 个血清型，其中血清型 8 型尚可分 3 个亚型，是唯一不发酵甘露醇的一群志贺菌。

B 群：福氏志贺菌（*S. flexneri*），有 13 个血清型（包括变型和亚型），各型间有交叉反应。

C 群：鲍氏志贺菌（*S. boydii*），有 18 个血清型。

D 群：宋氏志贺菌（*S. sonnei*），抗原单一，只有 1 个血清型。是唯一具有鸟氨酸脱羧酶的一群志贺菌。宋氏志贺菌有Ⅰ相和Ⅱ相两个交叉变异相。Ⅰ相形成S型菌落,对小鼠有致病力,多自急性期感染患者标本中分离得到。Ⅱ相为R型菌落,对小鼠不致病,常从慢性患者或带菌者中检出。Ⅰ相抗原受控于一个质粒,若质粒丢失,Ⅰ相抗原不能合成,菌则从有毒的Ⅰ相转变为无毒的Ⅱ相。

志贺菌的抵抗力较弱,加热60℃10分钟可被杀死。对酸和一般消毒剂敏感。在粪便中,由于其他肠道菌产酸或噬菌体的作用常使本菌在数小时内死亡。但在污染物品及瓜果、蔬菜上,志贺菌可存活10~20天。在适宜的温度下,可在水及食品中繁殖,引起暴发流行。

二、致病性及免疫性

(一) 致病物质

主要是侵袭力和内毒素,有的菌株可产生外毒素。

1. 侵袭力　志贺菌的黏附、侵袭、胞内繁殖、细胞间扩散等毒力编码基因均存在于一个大质粒上。志贺菌有菌毛,可先黏附并侵入位于派尔集合淋巴结(Peyer patches)的M细胞。细菌黏附后,通过T3SS向上皮细胞和巨噬细胞分泌IpaA、IpaB、IpaC、IpaD 4种蛋白,诱导细胞膜凹陷,导致细菌内吞,促进侵入过程。志贺菌能溶解吞噬小泡,进入细胞质内生长繁殖。通过宿主细胞内肌动纤维的重排,推动细菌进入毗邻细胞。这样,细菌逃避了免疫清除作用,并通过诱导细胞程序性死亡从吞噬中得到了存活。在这过程中,引起IL-1β的释放,吸引多形核白细胞到感染组织,致使肠壁完整性遭到破坏,加速细菌扩散,并形成由黏液、坏死黏膜、中性粒细胞、细胞碎片、纤维蛋白和丢失的血液构成的黏液脓血便。细菌一般不侵入血液。

2. 内毒素　志贺菌所有菌株都有强烈的内毒素。内毒素作用于肠黏膜,使其通透性增高,进一步促进对内毒素的吸收,引起发热、神志障碍,甚至中毒性休克等一系列症状。内毒素破坏肠黏膜,可形成炎症、溃疡,呈现典型的黏液脓血便。内毒素尚能作用于肠壁自主神经系统,使肠功能发生紊乱,肠蠕动失调和痉挛,**尤其是直肠括约肌痉挛最明显**,导致出现腹痛、里急后重等症状。

3. 外毒素　A群志贺菌1型和2型能产生志贺毒素,由位于染色体上的*stxA*和*stxB*编码,毒素作用的基本表现是上皮细胞的损伤。Stx具有肠毒性、细胞毒性和神经毒性3种生物学活性,能抑制小肠对糖和氨基酸的吸收,并可能使痢疾志贺菌感染者产生脑膜炎、昏迷等严重后果。Stx与EHEC产生的Stx-Ⅰ基本相同。在小部分患者,Stx可介导肾小球内皮细胞的损伤,导致HUS发生。

(二) 所致疾病

志贺菌引起细菌性痢疾(菌痢)。传染源是患者和带菌者,无动物宿主。急性患者排菌量大,每克粪便可含有10^5~10^8个细菌,传染性强;慢性病例排菌时间长,可长期储存病原体;恢复期患者带菌可达2~3周,有的可达数月。研究表明,人类对志贺菌较易感,10~100个志贺菌即有可能引起典型的菌痢,常见的感染剂量为10^3个细菌。主要通过粪-口途径传播,随饮食进入肠道。全年散发,夏秋季发病率高。

潜伏期一般1~4天。痢疾志贺菌感染患者病情较重,宋氏志贺菌多引起轻型感染,福氏志贺菌感染易转变为慢性,病程迁延。我国常见的流行型别以福氏志贺菌和宋氏志贺菌为主。菌痢的病理变化主要发生在大肠,以乙状结肠与直肠为主。

菌痢有急性和慢性两种类型。急性菌痢分为普通型、轻型、重型和中毒性4种类型。普通型菌痢常有发热、腹痛、腹泻、里急后重等症状,腹泻多先为水样便,1~2天后转为黏液脓血便。轻型症状轻,可无发热或仅低热,表现为急性腹泻,一般稀便有黏液而无脓血。重型多见于老年人、体弱者,腹泻重,常伴有呕吐,严重失水可引起循环衰竭。**中毒性菌痢以2~7岁儿童多见,常无明显的消化道症状,主要表现为全身中毒症状,**此因其内毒素致使微血管痉挛、缺血和缺氧,导致DIC、多器官功能衰竭和脑水肿,死亡率高。临床表现为高热、休克及中毒性脑病。

菌痢病程超过两个月以上者为慢性菌痢。症状不典型,有时有症状,有时无症状,时轻时重,迁延不愈,易被误诊而影响治疗。长期慢性腹泻可导致营养不良、贫血等。

在少数个体中,细菌可在结肠形成无症状的定植,成为带菌者。

（三）免疫性

志贺菌感染几乎只局限于肠黏膜层,一般不入血,其抗感染免疫主要是消化道黏膜表面的 SIgA,血液中的循环抗体无保护作用,病后免疫期短。同时,志贺菌型别多,易反复感染。

三、微生物学检查法

1. **标本**   挑取新鲜粪便的脓血或黏液部分及时送检,不能及时送检时需将标本保存于 30% 甘油缓冲盐水或转运培养基内。中毒性菌痢患者可取肛拭子。

2. **分离培养与鉴定**   将标本接种于肠道菌选择和鉴别培养基上,37℃孵育 18~24 小时。挑取无色半透明可疑菌落,接种 KIA,根据生长现象以及进一步的生化反应和血清学试验,确定其菌群和菌型。

3. **质谱鉴定**   利用 MALDI-TOF MS 可对标本中分离到的志贺菌疑似菌落进行快速鉴定。质谱鉴定时需要注意与大肠埃希菌的区别。

4. **毒力检测**   可用 Senery 试验。系将受试菌 18~24 小时的固体培养物以生理盐水制成 9×10^9 CFU/mL 菌悬液,接种于豚鼠眼结膜囊内。若发生角膜结膜炎,则 Senery 试验阳性,表明受试菌有侵袭力。志贺菌 Stx 的测定可用 HeLa 细胞或 Vero 细胞,也可用 PCR 技术直接检测其 *stxA* 和 *stxB*。

5. **快速免疫诊断试验**   可选用免疫染色法、荧光菌球法、协同凝集试验、胶乳凝集试验等检测患者粪便中的细菌或抗原。

6. **分子生物学方法**   可用 PCR、基因探针检测粪便标本中志贺菌质粒等。

四、防治原则

通过加强饮水和食品监测和管理,改善环境卫生、消灭苍蝇;隔离患者和消毒排泄物;检测发现亚临床病例和带菌者;对饮食从业人员进行定期体检;注意个人卫生等措施,可有效防止志贺菌的感染和传播。随着我国经济社会的发展、医疗卫生水平的提高和环境的不断改善等,我国菌痢的总体发病率呈逐年下降的趋势。

志贺菌的疫苗主要分为减毒突变株、用不同载体菌构建的杂交株以及营养缺陷减毒株三类。如链霉素依赖株（Sd）活疫苗是一种变异株,环境中存在链霉素时能生长繁殖,将其制成活疫苗口服后可激发局部产生 SIgA。目前已能生产多价志贺菌 Sd 活疫苗。多重杂交株活疫苗也在研究之中。

志贺菌的耐药性问题日趋严重,需要根据药敏试验选择抗菌药物进行治疗,常用环丙沙星、头孢曲松和匹美西林、阿奇霉素等。

第三节 沙门菌属

沙门菌属（*Salmonella*）是一群寄生在人类和动物肠道中,生化反应和抗原结构相似的革兰氏阴性杆菌。根据 DNA 同源性,沙门菌属分为肠沙门菌（*S. enterica*）和邦戈沙门菌（*S. bongori*）两个种。肠沙门菌又分为 Ⅰ、Ⅱ、Ⅲa、Ⅲb、Ⅳ、Ⅵ、Ⅶ共 7 个亚种,依次为肠沙门菌肠道亚种（*S. enterica subsp. enterica*）、肠沙门菌萨拉姆亚种（*S. enterica subsp. salamae*）、肠沙门菌亚利桑那亚种（*S. enterica subsp. arizonae*）、肠沙门菌双亚利桑那亚种（*S. enterica subsp. diarizonae*）、肠沙门菌豪顿亚种（*S. enterica subsp. houtenae*）、肠沙门菌英迪加亚种（*S. enterica subsp. indica*）和肠沙门菌亚种Ⅶ（*S. enterica subsp.* Ⅶ）。

沙门菌属细菌的血清型在 2 500 种以上,其中能感染人类的沙门菌血清型约 1 400 多种,主要在肠沙门菌肠道亚种中。沙门菌具有广泛的动物宿主,包括所有脊椎动物和很多种类的节肢动物。大多数动物感染沙门菌后无症状或为自限性胃肠炎。少数血清型有严格的宿主特异性,引起伤寒和副伤寒的伤寒沙门菌（*S. typhi*）、甲型副伤寒沙门菌（*S. para-typhi A*）、乙型副伤寒沙门菌（*S. para-typhi*

B）和丙型副伤寒沙门菌（*S. para-typhi C*）是人类重要的肠道病原菌。另有一些沙门菌有特殊的动物宿主，如肠炎沙门菌（*S. enteritidis*）、猪霍乱沙门菌（*S. choleraesuis*）、鼠伤寒沙门菌（*S. typhimurium*）等，可在家禽、家畜中广泛流行，也可引起人类的胃肠炎或败血症，是重要的**人兽共患病**（zoonosis）**病原菌**。

一、生物学特性

1. 形态与染色 革兰氏阴性杆菌，大小（0.6~1.0）μm×（2~4）μm（图11-3）。有菌毛。除鸡沙门菌和雏沙门菌等个别例外，都有周身鞭毛，一般无荚膜，均无芽胞。

2. 基因组特征 常见感染人的沙门菌基因组的大小与大肠埃希菌相近，包含多个沙门致病岛（*Salmonella* pathogenicity island，SPI）以及大量前噬菌体、质粒等。

3. 培养特性 兼性厌氧，营养要求不高，在普通琼脂平板上可生长，在 SS 培养基上形成中等大小、无色或中央黑色、边缘无色半透明的 S 型菌落。

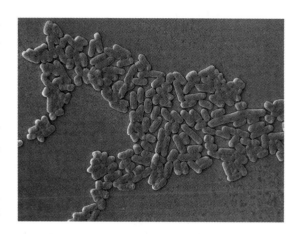

图 11-3　鼠伤寒沙门菌形态（扫描电镜，宫晓炜提供）

4. 生化反应 不发酵乳糖或蔗糖。对葡萄糖、麦芽糖和甘露醇发酵，除伤寒沙门菌产酸不产气外，其他常见人致病沙门菌均产酸产气。沙门菌在 KIA 中，斜面不发酵，底层产酸产气（伤寒沙门菌产酸不产气），硫化氢阳性或阴性，动力阳性。生化反应对沙门菌属的种和亚种鉴定有重要意义（表 11-5）。

表 11-5　主要致病沙门菌的生化特性

菌名	动力	葡萄糖	乳糖	麦芽糖	甘露醇	蔗糖	H₂S	靛基质	VP	甲基红	枸橼酸盐
甲型副伤寒沙门菌	+	⊕	–	⊕	⊕	–	–/弱阳性	–	–	+	+
乙型副伤寒沙门菌	+	⊕	–	⊕	⊕	–	+++	–	–	+	+
鼠伤寒沙门菌	+	⊕	–	⊕	⊕	–	+++	–	–	+	+
丙型副伤寒沙门菌	+	⊕	–	⊕	⊕	–	+++	–	–	+	+
猪霍乱沙门菌	+	⊕	–	⊕	⊕	–	不定	–	–	+	+
肠炎沙门菌	+	⊕	–	⊕	⊕	–	+++	–	–	+	+
伤寒沙门菌	+	+	–	+	+	–	弱阳性	–	–	+	–

注：+阳性或产酸；⊕产酸产气；–阴性。

5. 抗原构造 沙门菌属细菌有 O 和 H 两种抗原，少数沙门菌中尚有一种与毒力有关的表面抗原，称为 Vi 抗原。

沙门菌 O 抗原为细菌细胞壁 LPS 中的特异性多糖部分，耐高温，100℃不被破坏，是细菌分群的依据，引起人类疾病的沙门菌大多数属于抗原 A~E 群。O 抗原刺激机体产生 IgM 型抗体。

沙门菌 H 抗原存在于鞭毛蛋白，不耐热，60℃ 30 分钟即被破坏。H 抗原分第Ⅰ相和第Ⅱ相两种，第Ⅰ相特异性高，以 a、b、c……表示。第Ⅱ相特异性低，可为多种沙门菌共有，以 1、2、3……表示。一个菌株同时有第Ⅰ相和第Ⅱ相 H 抗原的称双相菌，仅有一相者为单相菌。每一组沙门菌根据 H 抗原不同，可进一步将群内沙门菌分成不同菌型。H 抗原主要刺激机体产生 IgG 型抗体。

新分离的伤寒沙门菌和丙型副伤寒沙门菌有 Vi 抗原，由聚-N-乙酸-D-半乳糖胺糖醛酸组成，不稳

NOTES

定,经 60℃加热,苯酚处理或传代培养后易消失。Vi 抗原存在于菌表面,可阻止 O 抗原与其相应抗体的凝集反应。Vi 抗原免疫原性弱,**检测 Vi 抗体可用于带菌者的检出**。

6. **抵抗力**　沙门菌对理化因素的抵抗力较差,湿热 65℃ 15~30 分钟即被杀死。对一般消毒剂敏感,但对某些化学物质如胆盐、煌绿等的耐受性较其他肠道菌强,故胆盐、煌绿等常用于沙门菌选择培养基的制备。本菌在水中能存活 2~3 周,粪便中可存活 1~2 个月,在冰中能存活更长时间。

二、致病性及免疫性

(一)致病物质

包括侵袭力和较强的内毒素,有的菌株能产生肠毒素或伤寒毒素。

1. **侵袭力**　沙门菌最主要的毒力基因群存在于 12 个 SPI 上,与肠道内感染有关的基因主要存在于 SPI-1 和 SPI-2 上。编码 T3SS 的 SPI-1 对于肠炎沙门菌蛋白通过宿主细胞膜进入细胞是必需的。沙门菌通过菌毛先黏附于小肠末端派尔集合淋巴结的 M 细胞,接着 T3SS 向 M 细胞中输入沙门菌分泌的侵袭蛋白,引发宿主细胞内肌动纤维的重排,诱导细胞膜内陷,导致细菌的内吞。沙门菌在吞噬小泡内生长繁殖,导致宿主细胞死亡,细菌扩散并进入毗邻淋巴组织。其他的 SPI 与细胞内生存、菌毛的表达、镁和铁的吸收、多重耐药性以及全身性感染的发展有关。

沙门菌还具有一种耐酸应答基因,可使细菌在胃液和吞噬体的酸性环境下得到保护。氧化酶、超氧化物歧化酶可保护细菌不被胞内杀菌因素杀伤。伤寒沙门菌和丙型副伤寒沙门菌的 Vi 抗原能抗御吞噬细胞吞噬和杀伤,并阻挡抗体、补体等对菌体的破坏作用。

2. **内毒素**　沙门菌死亡后释放出的内毒素可引起宿主发热、白细胞数改变(伤寒时白细胞往往降低),大剂量时导致中毒症状和休克。这些与内毒素激活补体替代途径产生 C3a、C5a 等以及诱发免疫细胞分泌 TNF-α、IL-1、IFN-γ 等细胞因子有关。

3. **肠毒素**　鼠伤寒沙门菌等可产生肠毒素,其性质类似 ETEC 的肠毒素。

4. **伤寒毒素**　伤寒毒素(typhoid toxin)呈 A2B5 结构,在伤寒沙门菌感的细胞内合成,转运至细胞外,能趋向性地选择作用于循环和脾脏中的免疫细胞以及大脑的内皮细胞,与免疫细胞表面的受体 CD45 分子和上皮细胞表面的受体足糖萼蛋白样蛋白(podocalyxin-like 1 protein)结合。伤寒毒素在低浓度时,通过改变机体的固有免疫和适应性免疫反应,形成细胞内的持续感染;高浓度时,直接导致免疫细胞死亡。

(二)所致疾病

沙门菌感染需要足够量的细菌,以克服机体的防护屏障,如肠道正常菌群和胃酸的作用、肠道局部免疫等,只有到达并定植于小肠才能引发疾病。研究表明,大多数血清型的半数感染量在 10^5~10^8 个之间,伤寒沙门菌可少至 10^3 个。但暴发流行时,自然感染中感染剂量一般都低于 10^3 个细菌,有时甚至少于 100 个细菌。

沙门菌主要来自患病的人、动物以及带菌者,经粪-口途径传播。**由于伤寒和副伤寒沙门菌只感染人类,所以患者和带菌者是传染源。**不少沙门菌是人兽共患病的病原菌,引发胃肠炎的沙门菌动物宿主范围广,包括家畜(猪、牛、马等)、家禽(鸡、鸭等),甚至野生动物、冷血动物、软体动物、环形动物、节肢动物等都可带菌。**引起人类沙门菌性胃肠炎的食品多为动物源性食品,误食被沙门菌污染的蛋、乳、禽畜肉类产品或饮用被粪便污染的水是沙门菌病的主要传播方式。**

人类沙门菌感染有以下 4 种类型:

1. **伤寒(typhoid fever)及副伤寒(paratyphoid fever)**　亦称肠热症(enteric fever),包括伤寒沙门菌引起的伤寒,以及甲、乙、丙型副伤寒沙门菌引起的副伤寒。夏、秋季多见,学龄儿童和青年感染者多见。伤寒和副伤寒的致病机制和临床症状基本相似,只是副伤寒的病情较轻。沙门菌是胞内寄生菌。当细菌经口进入小肠后,可经 M 细胞被吞噬细胞吞噬,部分细菌通过淋巴液到达肠系膜淋巴结大量繁殖后,经胸导管进入血流引起第一次菌血症。患者出现发热、不适、全身疼痛等前驱症状。

细菌随血流进入肝、脾、肾等器官并在其中繁殖后,再次入血造成第二次菌血症。在未经治疗的病例,该时段症状明显,体温先呈阶梯式上升,**然后持续高热,出现相对缓脉,肝脾肿大,全身中毒症状显著,皮肤出现玫瑰疹,外周血白细胞数下降或正常**。肝脏中的细菌随分泌的胆汁进入胆囊,再随胆汁进入肠道, 部分随粪便排出体外,另一部分再次侵入肠壁淋巴组织,使已致敏的组织发生超敏反应,导致局部坏死和溃疡,严重者形成肠出血或肠穿孔。肾脏中的病菌可随尿排出。以上病变在疾病的第2~3周出现。若无并发症,自第3~4周后病情开始好转。未经治疗的典型伤寒患者死亡率约为20%。

2. 胃肠炎 是最常见的沙门菌感染类型。由摄入大量肠炎沙门菌、鼠伤寒沙门菌、猪霍乱沙门菌等污染的食物引起,即**食物中毒**。沙门菌是我国内陆地区引发食源性微生物性食物中毒的重要病原体。潜伏期为6~24小时。起病急,主要症状为发热、恶心、呕吐、腹痛、水样泻,偶有黏液或脓性腹泻。一般沙门菌胃肠炎多在2~3天自愈。严重者伴迅速脱水,可导致休克、肾功能衰竭而死亡,多见于婴儿、老人和身体衰弱者。

3. 败血症 多见于儿童和免疫力低下的成人。病菌以鼠伤寒沙门菌、肠炎沙门菌等多见。经口感染后,病菌早期即进入血液循环引发败血症,症状严重,有高热、寒战、厌食和贫血等,部分患者细菌可随血流播散,导致脑膜炎、骨髓炎、胆囊炎、心内膜炎等。

4. 带菌状态 约有3%的伤寒或副伤寒**患者可转变为无症状带菌者**,在症状消失后1年仍可在其粪便中检出相应沙门菌。也存在健康带菌者。**带菌部位主要在胆囊,有时也可在尿道**。带菌者是重要传染源。年龄和性别与无症状带菌关系密切。2岁以下无症状带菌率常小于1%,而50岁以上者可达10%以上。女性转变为带菌状态的可能性是男性的2倍。

其他沙门菌感染中,约50%患者在5周内停止排菌,90%在感染后9周培养阴性,转变为带菌者的不到1%。带菌者在人类其他沙门菌的感染中不是主要的传染源。

(三)免疫性

伤寒或副伤寒沙门菌侵入宿主后,主要在细胞内生长繁殖,因而要彻底杀灭这类胞内寄生菌,特异性细胞免疫是主要防御机制。在致病过程中,特异性抗体辅助杀灭释放于血液和细胞外阶段的细菌。伤寒或副伤寒病后可获得一定程度的免疫性。恢复后2~3周复发的情况存在,但比首次感染要轻得多。胃肠炎的恢复与肠道局部产生的SIgA有关。

三、微生物学检查法

1. 标本 伤寒因病程而采集不同标本。**第1周取外周血,第2周起取粪便和尿液,第1~3周取骨髓液**。伤寒不同病期血、粪、尿中的病原菌和特异性凝集素的检出阳性率变化见图11-4。副伤寒病程较短,因此采样时间可相对提前。胃肠炎者采集粪便、呕吐物和可疑食物。败血症者采集血液。胆道带菌者可取十二指肠引流液。

2. 分离培养与鉴定 粪便和经离心的尿沉淀物等直接接种于SS培养基或其他肠道菌鉴别培养基。血液和骨髓液用胆汁葡萄糖肉汤增菌,然后再接种于肠道菌选择鉴别培养基。37℃孵育24小时后,挑取无色半透明或中心发黑的乳糖不发酵菌落接种至KIA或TSIA培养基。若疑为沙门菌,可继续进行系列生化反应,并以沙门菌多价抗血清进行玻片凝集试验予以确定。

血清学分型:用抗血清对所分离菌

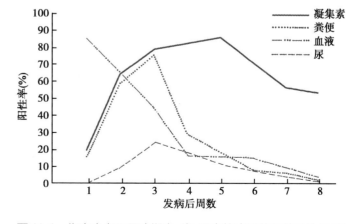

图11-4 伤寒患者不同病期血、粪、尿中的病原菌和特异性 O 凝集素的检出阳性率变化曲线

种按照O抗原、Vi抗原、第Ⅰ相和第Ⅱ相H抗原的顺序进行凝集试验。综合结果判断沙门菌的血清型。

在流行病学调查和传染源追踪中，Vi噬菌体分型则是一种常用方法。标准Vi噬菌体有33个型，其特异性比血清学分型更专一。

3. 质谱鉴定　利用MALDI-TOF MS对标本中分离到的沙门菌菌落进行快速、准确的鉴定。

4. 血清学诊断　伤寒或副伤寒病程长，受抗菌药物使用的影响，症状常不典型，临床标本阳性分离率低，故血清学试验有协助诊断意义。**用于诊断伤寒或副伤寒的血清学试验有肥达试验（Widal test）、间接血凝试验、ELISA等。**

肥达试验是用已知伤寒沙门菌的O抗原和H抗原，以及甲型副伤寒沙门菌、乙型副伤寒沙门菌和丙型副伤寒沙门菌的H抗原诊断菌液与受检血清做试管或微孔板凝集，测定受检血清中有无相应抗体及其效价的试验。

肥达试验结果的解释必须结合临床表现、病程、病史，以及地区流行病学情况。

（1）正常值：普通人群因沙门菌隐性感染或预防接种，血清中可含有一定量的有关抗体，且其效价随地区而有差异。检测时，**伤寒沙门菌O凝集效价≥1∶80，H凝集效价≥1∶160，引起副伤寒的沙门菌H凝集效价≥1∶80时有诊断价值。**

（2）动态观察：有时单次效价增高不能定论，可在病程中逐周复查。若效价逐次递增或恢复期效价比初次≥4倍者即有诊断意义。

（3）O抗体与H抗体的诊断意义：患伤寒或副伤寒后，O抗体为IgM类，出现较早，持续约半年，消退后不易受非伤寒沙门菌等病原体的非特异刺激而重现。IgG类H抗体则出现较晚，持续时间长达数年，消失后易受非特异性病原刺激而能短暂地重新出现。因此，O抗体、H抗体凝集效价均超过正常值，则伤寒或副伤寒的可能性大；如多次检测两者均低，患病可能性小；若O抗体不高而H抗体高，有可能是预防接种或非特异性回忆反应；如O抗体高而H抗体不高，有可能是感染早期或与伤寒沙门菌O抗原有交叉反应的其他沙门菌感染。

（4）其他：有少数病例，在整个病程中，肥达试验始终在正常范围内。其原因可能由于早期使用抗菌药物治疗，或患者免疫功能低下等所致。

5. 伤寒带菌者检出　分离出病原菌是最可靠的方法。可采集可疑者粪便、肛拭子、胆汁或尿液进行分离培养，但检出率不高。因此，对于伤寒带菌者的诊断，一般先用血清学方法检测可疑者Vi抗体效价，若效价≥1∶10时，再反复取粪便等标本进行分离培养。

四、防治原则

加强禽、畜产品（蛋、肉、奶及制品）食品链的监督检查和管理，防止有污染的产品流入市场；保护环境和水源。加工食品的刀具、砧板等用具、容器或食品存储场所生熟分开。商业沙门菌噬菌体产品已用于家禽产品中的沙门菌控制。及时发现和治疗带菌者，带菌期间不能从事食品行业的工作。

应用于人体的沙门菌疫苗主要是针对伤寒沙门菌的疫苗，包括口服Ty21a伤寒沙门菌减毒活疫苗和Vi荚膜多糖疫苗。Ty21a伤寒沙门菌减毒活疫苗是通过使用化学诱变使得野生型伤寒沙门菌Ty2突变而来，适用于6岁及以上人群。Vi荚膜多糖疫苗是从伤寒沙门菌中纯化出的半乳糖醛酸线状聚合物。

沙门菌引发的急性胃肠炎病程较短，以对症治疗为主，一般可不用抗菌药物，严重者需要补充水、电解质，并选用抗菌药物治疗。临床分离的伤寒沙门菌的耐药现象普遍，甚至出现多重耐药，因此，伤寒或副伤寒患者需要根据病原菌药敏试验选择敏感抗菌药物进行治疗。在药敏试验结果之前，首选药物推荐使用第三代喹诺酮类药物，儿童和孕妇患者首选第三代头孢菌素。

第四节 其他菌属

克雷伯菌属、变形杆菌属、肠杆菌属等多个肠道杆菌菌属为肠道正常菌群,也是机会致病菌。

一、克雷伯菌属

克雷伯菌属(*Klebsiella*)呈革兰氏阴性的球杆状,无鞭毛,多数菌株有菌毛,**有较厚的多糖荚膜,可在普通培养基上生长,形成 M 型菌落,以接种环挑之易拉成丝**。荚膜与其毒力有关。VP 试验阳性。共有 7 个种,其中肺炎克雷伯菌肺炎亚种(*K. pneumoniae subsp. pneumoniae*)、鼻炎克雷伯菌臭鼻亚种(*K. ozaenae subsp. ozaenae*)和鼻硬结克雷伯菌鼻硬结亚种(*K. rhinoscleromatis subsp. rhinoscleromatis*)与人类关系密切。克雷伯菌依据 K 抗原分为 80 多个型,肺炎亚种大多属于 3、12 型;臭鼻亚种几乎全为 4 型,少数为 5 或 6 型;鼻硬结亚种多数为 3 型。**肺炎克雷伯菌肺炎亚种是本属中最重要的机会致病菌**,占克雷伯菌属感染的 95% 以上。多位点测序分型已确定克雷伯菌属在全球出现了两个特别重要的克隆,其中,序列 16 型可产生 ESBLs,对多种青霉素和头孢菌素耐药,但对碳青霉烯类不耐药。ST 258 是多重耐药菌株,对包括碳青霉烯类药物在内的所有 β-内酰胺类抗生素都有耐药性,对其他抗菌药物往往也具有耐药性。肺炎亚种存在于人类肠道、呼吸道以及水和食物中。当机体免疫力降低或长期大量使用抗菌药物导致菌群失调时引起感染。糖尿病和恶性肿瘤患者、全身麻醉者、年老体弱者和婴幼儿等为易感者。**可引起社区获得性和医院获得性肺炎、支气管炎**,还可引发肺外感染,包括泌尿道感染、创伤感染、肠炎、婴幼儿脑膜炎、腹膜炎和败血症等。**高毒力肺炎克雷伯菌**(hyper-virulent *K. pneumonia*,hvKP)**是社区获得性肝脓肿的重要病原体**,好发于亚洲中老年男性。

臭鼻亚种能引起慢性萎缩性鼻炎和鼻黏膜的化脓性感染,侵犯鼻咽部,使组织发生坏死。鼻硬结亚种引起呼吸道黏膜、口咽部、鼻和鼻旁窦感染,导致肉芽肿性病变和硬结形成。另外,肉芽肿克雷伯菌是引起生殖器和腹股沟部位肉芽肿性疾病的病原体。

二、变形杆菌属

变形杆菌属(*Proteus*)为肠道的正常菌群,在自然界分布广泛,存在于土壤、污水、垃圾及人和动物的肠道中。有 13 个种,其中奇异变形杆菌(*P. mirabilis*)和普通变形杆菌(*P. vulgaris*)两个菌种与医学关系最为密切。

形态呈明显多形性,大小(0.4~0.6)μm×(1~3)μm,可为球状或丝状,革兰氏阴性,无荚膜,有菌毛和周身鞭毛,运动活泼。营养要求不高,在固体培养基上培养后形成以接种部位为中心的厚薄交替、同心圆形的层层波状菌苔,称为**迁徙生长现象**(swarming growth phenomenon)。若在培养基中加入 0.1% 苯酚、0.4% 硼酸或 4% 乙醇,或将琼脂浓度增加至 5%,则鞭毛生长受到抑制,迁徙现象消失。具有尿素酶,能迅速分解尿素是本菌属的一个重要特征。可产生硫化氢,不发酵乳糖,在 SS 平板上的菌落形态和在双糖管中的生化反应模式与沙门菌属相似,可用尿素分解试验加以区别。

普通变形杆菌 X19、X2 和 Xk 菌株的 O 抗原与斑疹伤寒立克次体和恙虫病东方体有共同抗原,故用以代替立克次体作为抗原与患者血清进行凝集反应,此称为**外斐试验**(Weil-Felix test),**可以辅助诊断立克次体病**。

奇异变形杆菌和普通变形杆菌是仅次于大肠埃希菌的泌尿道感染的病原菌,感染后其尿素酶可分解尿素产氨,使尿液 pH 增高,碱性环境有利于变形杆菌的生长和繁殖,对尿道上皮也有毒性作用,亦可促进肾结石和膀胱结石的形成。变形杆菌高度的运动能力与其对泌尿系统的侵袭有关。有的菌株尚可引起脑膜炎、腹膜炎、败血症和胃肠炎等。**变形杆菌也是引起医院感染的重要病原菌**。变形杆菌对抗菌药物的敏感性差异很大。

三、其他菌属

肠杆菌属（*Enterobacter*）是肠杆菌科中最常见的环境菌群，为机会致病菌。产气肠杆菌（*E. aerogenes*）和阴沟肠杆菌（*E. cloacae*）常可从临床标本中分离到，与泌尿道、呼吸道和伤口感染有关，偶引起败血症和脑膜炎。

沙雷菌属（*Serratia*）可自土壤、水，偶从人的粪便中分离到。通常对氨基糖苷类抗生素和青霉素耐药，治疗可选择第三代头孢菌素。黏质沙雷菌黏质亚种（*S. marcescens subsp. marcescens*）个体微小，常用于检查滤菌器的除菌效果。可引起脑膜炎、泌尿道和呼吸道感染、败血症、心内膜炎以及外科术后感染等。

枸橼酸杆菌属（*Citrobacter*）广泛存在于自然界，是人和动物肠道的正常菌群，也是机会致病菌。弗劳地枸橼酸杆菌（*C. freundii*）引起胃肠道感染，亦有报道称有的菌株能产生 Vero 毒素，曾引发出血性肠炎流行，并有 HUS 并发。

摩根菌属（*Morganella*）的特征与变形杆菌相似。摩氏摩根菌摩根亚种（*M. morganii subsp. morganii*）可致住院患者和免疫低下患者泌尿道和伤口感染，有时可引起腹泻。

思考题：

1. 请阐述肠道杆菌的共同生物学特性。
2. 请分析肠道杆菌中的致病菌和机会致病菌的致病特点。
3. 如何采集标本进行肠道杆菌感染的鉴定？

（韩　俭）

第十二章

弧 菌

扫码获取
数字内容

要点:

1. 霍乱弧菌具有特定的生物学性状、抗原构造及分型。

2. 霍乱弧菌是霍乱的致病菌,霍乱毒素是主要致病物质。

3. 直接镜检呈革兰氏阴性弧菌,或悬滴法观察到"鱼群样"穿梭运动的细菌,有助于霍乱弧菌快速诊断。

4. 副溶血性弧菌是沿海地区食物中毒的常见病原体。

弧菌属(*Vibrio*)是一群弯曲成弧形的革兰氏阴性细菌,广泛分布于自然界,以淡水和海水中居多,目前已确定有 100 多个种,至少有 12 个种与人类感染有关,其中霍乱弧菌、副溶血性弧菌和创伤弧菌是重要的致病菌。

第一节 霍 乱 弧 菌

霍乱弧菌(*Vibrio cholerae*)是引起人类烈性肠道传染病霍乱的病原菌,1883 年由郭霍(Koch)首次发现。霍乱弧菌目前有 200 多个血清群,其中 O1 群又分为古典生物型和 El Tor 生物型。自 1817 年以来,已发生过 **7 次世界性霍乱大流行**,前 6 次均由古典生物型引起,1961 年开始的第 7 次大流行由 El Tor 生物型引起。1992 年发现一个新的霍乱弧菌血清群(O139 血清群),在沿孟加拉湾的印度和孟加拉国部分城市传播,并很快波及亚洲、美国和欧洲,这是首次由非 O1 群霍乱弧菌引起的霍乱流行。霍乱被列为**国境检疫**的传染病,也是我国**法定甲类传染病**。主要致病物质是霍乱毒素,为目前已知的最强烈致腹泻毒素,发病呈现水样腹泻,严重者因迅速脱水造成脱水性休克和酸中毒,可危及生命。

一、生物学性状

1. 形态结构与染色 从患者体内新分离出的霍乱弧菌形态典型,呈弧形或逗点状(图 12-1),革兰氏染色阴性。特殊结构有菌毛,无芽胞,有些菌株(包括 O139)有荚膜,在菌体一端有一根单鞭毛。若取患者"米泔水"样呕吐物及粪便,或用其培养物作悬滴观察,细菌呈"鱼群"穿梭样或流星状运动。经多次人工培养后,霍乱弧菌可呈杆状,不易与肠道杆菌区别。

2. 生长繁殖与培养 兼性厌氧,营养要求不高,生长繁殖的温度范围广

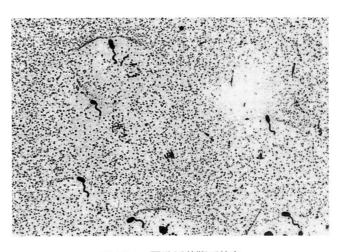

图 12-1 霍乱弧菌鞭毛染色

（18~37℃）。耐碱不耐酸,最适 pH 为 8.8~9.0,因其他细菌在这一 pH 条件下不易生长,故初次分离霍乱弧菌常用碱性蛋白胨水选择性增菌。霍乱弧菌在碱性琼脂平板上培养 24 小时后,形成圆形、透明或半透明的无色扁平 S 型菌落,直径 1~2mm。

3. **抗原构造与分型**　霍乱弧菌有耐热的 O 抗原和不耐热的 H 抗原。根据 O 抗原不同,可分为 200 多个血清群,其中 O1 群、O139 群引起霍乱,其余的血清群（O2~O138 血清群）分布于地面水中,可引起人类散发胃肠炎,但不致霍乱。H 抗原无特异性,为霍乱弧菌的共同抗原。

根据其表型差异,O1 群霍乱弧菌分为两个生物型,即**古典生物型**（classical biotype）和 **El Tor 生物型**（El Tor biotype）,后者因其在埃及西奈半岛 El Tor 检疫站首次分离出而得名。O1 群霍乱弧菌的 O 抗原由 3 种抗原因子（A、B、C）组成,据此 O1 群霍乱弧菌又分为 3 个血清型:原型（稻野型）、异型（小川型）和中间型（彦岛型）。

4. **抵抗力**　霍乱弧菌不耐酸,在正常胃酸中仅能存活 4 分钟。55℃湿热 15 分钟,100℃煮沸 1~2 分钟,0.5ppm 氯作用 15 分钟均能杀死霍乱弧菌。El Tor 生物型和其他非 O1 群霍乱弧菌生存力较古典型为强,能在河水、井水和海水中存活 1~3 周。用 25% 次氯酸钙处理患者排泄物或呕吐物,经 1 小时可达到消毒目的。

二、致病性与免疫性

（一）致病物质

1. **霍乱毒素**（cholera toxin）　是目前已知最强烈的肠道致腹泻毒素,为肠毒素的典型代表。由一个 A 亚单位（相对分子质量为 27.2kDa）和 5 个相同的 B 亚单位（每个亚单位相对分子质量为 11.7kDa）构成的一个热不稳定性多聚体蛋白复合体。B 亚单位与小肠黏膜上皮细胞 GM1 神经节苷脂受体结合,插入细胞膜并形成亲水性穿膜通道,A 亚单位通过该通道进入细胞内。A 亚单位在发挥毒性作用前,还需经蛋白酶作用后裂解为 A1 和 A2 两条多肽。A1 作为腺苷二磷酸核糖基转移酶可使 NAD（辅酶Ⅰ）上的腺苷二磷酸核糖（ADP-ribose）转移到 G 蛋白上,所形成的复合物称为 Gs。当 Gs 活化后,可使细胞内 ATP 转变为 cAMP,cAMP 水平升高,细胞主动分泌 Na^+、K^+、HCO_3^- 和 H_2O,导致肠液大量分泌,出现严重的腹泻与呕吐,危及患者生命。霍乱毒素致病机制模式图见图 12-2。

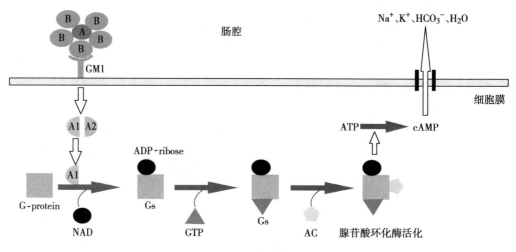

图 12-2　霍乱毒素致病机制模式图

2. **鞭毛和菌毛**　霍乱弧菌通过单鞭毛运动,促进细菌穿过肠黏膜表面黏液层而接近肠壁上皮细胞;借助普通菌毛的黏附,定居于小肠黏膜上皮细胞。

（二）所致疾病

霍乱弧菌引起的霍乱是烈性肠道传染病,是我国**法定甲类传染病**。在自然情况下,**人类是霍乱弧**

菌的唯一易感者。在地方性流行区,除患者外,无症状感染者也是重要传染源。传播途径主要通过污染水源或食物经口摄入,人与人之间的直接传播不常见。有研究发现,在正常胃酸条件下,需要食入 10^{10} 个细菌方能引起感染,但当胃酸减少时,感染剂量可减少到 $10^3 \sim 10^5$ 个细菌。

病菌到达小肠后,黏附于肠黏膜表面并迅速繁殖,**不侵入肠上皮细胞和肠腺**,细菌在繁殖过程中产生肠毒素而致病。O1 群霍乱弧菌导致的感染可从无症状或轻型腹泻到严重致死性腹泻,**霍乱弧菌古典生物型所致疾病较 El Tor 生物型严重**。典型病例一般在吞食细菌后 2~3 天突然出现剧烈腹泻和呕吐,在疾病最严重时,每小时失水量可高达 1 升,排出**含有黏膜、上皮细胞和霍乱弧菌组成的如"米泔水"样的腹泻物**。由于大量水分和电解质丧失而导致失水、代谢性酸中毒、低钾血症、低血容量性休克及心律不齐和肾衰竭,如未经治疗处理,患者死亡率高达 60%,但若及时给患者补充液体及电解质,死亡率可小于 1%。**O139 群霍乱弧菌感染比 O1 群严重,表现为严重脱水和高死亡率**。

病愈后一些患者可短期带菌,一般不超过 2 周,个别 El Tor 型病例病后可带菌长达数月或数年之久,病菌主要存在于胆囊中。

（三）免疫性

霍乱患者病后可获得牢固免疫力,再感染少见。患者发病数月后,血液和肠腔中可出现保护性的抗菌抗体和抗毒素抗体。抗菌抗体主要针对 O 抗原,**抗毒素抗体与霍乱毒素 B 亚单位结合,阻断肠毒素与小肠上皮细胞受体的结合**。霍乱弧菌引起的肠道局部黏膜免疫是霍乱保护性免疫的基础。**肠腔中的 SIgA** 除了可凝集黏膜表面的致病菌,**使其失去动力**外,还可与菌毛等黏附因子结合,**阻止霍乱弧菌黏附至肠黏膜上皮细胞**。

感染 O139 群的患者大多为成年人,表明既往感染 O1 群获得的免疫对 O139 群感染**无交叉保护作用**。O139 群感染后的免疫应答机制与感染 O1 群基本一致,保护性免疫以针对 LPS 和荚膜多糖的抗菌免疫为主,抗毒素免疫为辅。

三、微生物学检查

霍乱是烈性传染病,对首例患者的病原学诊断应快速、准确,并及时作出疫情报告。依据霍乱弧菌的生物安全危害程度,相关实验操作需要在二级生物安全实验室中进行。

1. **标本**　标本包括患者或疑似患者的新鲜粪便、肛拭子、呕吐物等,流行病学溯源标本还应包括水样等。霍乱弧菌不耐酸和干燥,为避免因粪便发酵产酸而使病菌失活,标本应及时培养或放入碱性蛋白胨水保存液中运输。

2. **快速初步诊断**　包括:①染色镜检呈革兰氏染色阴性弧菌;②悬滴法观察到弧菌呈穿梭样运动。

3. **分离培养**　一般细菌在碱性环境不易生长,霍乱弧菌可在碱性环境生长,故分离培养常将标本先接种至碱性蛋白胨水选择性增菌,37℃孵育 6~8 小时后直接镜检并作分离培养。在碱性琼脂平板上培养,菌落呈圆形透明状。目前常用的选择培养基为 TCBS（thiosulfate-citrate-bile salts sucrose medium）,该培养基含有硫代硫酸盐、枸橼酸盐、胆盐及蔗糖,霍乱弧菌因分解蔗糖呈黄色菌落。挑选可疑菌落进行生化反应实验,同时与抗霍乱弧菌多价血清和抗 O1 群或 O139 群单价血清作玻片凝集反应进行鉴定。

4. **噬菌体分型**　我国已经建立了针对第 7 次霍乱大流行中 O1 群 El Tor 生物型霍乱弧菌的噬菌体分型方案,能够准确快速区分出 El Tor 生物型霍乱弧菌流行株（绝大多数为产毒株）和非流行株（全部为非产毒株）。

5. **核酸检测**　包括 PCR 和荧光定量 PCR 等,能够快速检测霍乱弧菌的核酸片段。

四、防治原则

改善社区环境、加强水源粪便和垃圾管理、培养良好个人卫生习惯、不生食贝壳类海产品等是预防霍乱弧菌感染和流行的重要措施。

以前曾长期使用 O1 群霍乱弧菌灭活菌苗肌内注射,虽可增强人群的特异性免疫力,但保护力仅为 50% 左右,且血清抗体持续时间较短,仅为 3~6 个月。在认识到肠道黏膜免疫对预防霍乱起主要作用后,目前预防霍乱推荐口服疫苗。具体包括:①WC-rBS 疫苗(Dukoral):采用经甲醛溶液和高温灭活的霍乱弧菌 O1 全菌加重组霍乱毒素 B 亚单位制备而成,为避免毒素 B 亚单位被胃酸破坏,该疫苗必须与重碳酸盐缓冲剂同时摄入。两岁以上人群均可接种,Dukoral 主要应用于旅行者,两剂 Dukoral 可提供两年的保护;②WC 疫苗(包含 Shanchol 和 mORCVAX):不含霍乱毒素 B 亚单位,为二价口服疫苗,均基于霍乱弧菌血清型 O1 和 O139 研制。对于改良的二价全细胞灭活疫苗(WC),研究显示在接种疫苗后可提供长达 5 年的保护作用。

治疗霍乱的关键策略是快速大量补充液体和电解质,以预防低血容量性休克和酸中毒。同时,进行抗菌治疗,抗生素的使用可加速细菌的清除,减少持续腹泻和外毒素的产生。用于治疗霍乱的抗菌药物有四环素、多西环素、呋喃唑酮等。但要注意目前带有多重耐药质粒的菌株在增加,且 O139 群的耐药性强于 O1 群,给治疗带来一定困难。

第二节　副溶血性弧菌

副溶血性弧菌(*Vibrio parahaemolyticus*)于 1950 年从日本一次暴发性食物中毒事件中被分离得到。该菌存在于近海海水、海底沉积物和鱼类、贝壳等海产品中。根据菌体 O 抗原不同,现已发现 13 个血清群。副溶血性弧菌主要引起食物中毒,也是我国沿海地区引起食物中毒常见的病原菌。主要致病物质是耐热直接溶血素和耐热相关溶血素,可引发肠祥肿胀、充血和肠液潴留,导致腹泻。

一、生物学性状

该菌为革兰氏染色阴性的无芽胞杆菌。其与霍乱弧菌最显著的差别是嗜盐,以含 35g/L NaCl 的培养基最为适宜,无盐则不能生长,但当 NaCl 浓度高于 80g/L 时也不能生长。在盐浓度不适宜的培养基中,细菌呈长杆状或球杆状等多种形态。在普通血平板上不溶血或只产生 α 溶血。不耐热,90℃ 1 分钟即被杀死;不耐酸,1% 醋酸或 50% 食醋中 1 分钟死亡。

二、致病性

致病过程包括细菌的侵袭黏附、体内繁殖和产生毒素等,引起食物中毒主要与以下两种毒素密切相关。

1. **耐热直接溶血素**(thermostable direct hemolysin,TDH) TDH 的溶血过程可分为两步:①TDH 与宿主红细胞膜结合,此过程呈温度依赖性并由受体介导;②在红细胞膜表面成孔导致红细胞溶解。TDH 的致腹泻作用主要通过引起肠道细胞外 Ca^{2+} 浓度增加,启动 Ca^{2+} 激活的 Cl^- 离子通道开放,导致 Cl^- 分泌增加。

2. **耐热相关溶血素**(thermostable related hemolysin,TRH) TRH 基因 *trh* 与 TDH 基因 *tdh* 的同源性为 68%,生物学功能与 TDH 相似,TRH 对 Cl^- 的影响作用与 TDH 相似。

由副溶血性弧菌引起的食物中毒系食用了烹饪不当的海产品或盐腌制品所传播,常见的有海蜇、海鱼、海虾及各种贝类;因食物容器或砧板生熟不分污染本菌后,也可发生食物中毒。该病常年均可发生,潜伏期 5~72 小时,平均 24 小时,可从自限性腹泻至中度霍乱样病症,有腹痛、腹泻、呕吐和低热,粪便多为水样,少数为血水样,恢复较快,病后免疫力不强,可重复感染。

三、微生物学检查与防治原则

采集患者粪便、肛拭子或剩余食物,直接分离培养于 SS 琼脂平板或嗜盐菌选择平板。若出现可疑菌落,进一步作嗜盐性试验、生化反应和诊断血清进行鉴定。应用 PCR 和实时定量 PCR 等分子生物学技术可直接从原始食物标本或腹泻标本中检测耐热毒素基因 *tdh* 和 *trh* 进行快速诊断。可用抗菌药物治疗,如庆大霉素或复方磺胺甲唑/甲氧苄啶(SMZ-TMP)等。

第三节 创伤弧菌

创伤弧菌(*Vibrio vulnificus*)是存在于海水和海底沉积物,牡蛎、鱼、虾等海产品中的一种弧菌,又称海洋弧菌。1970 年首次报道感染病例,1976 年首次分离鉴定该病原体,1979 年将其命名为创伤弧菌。**革兰氏染色阴性,呈弧形或逗点状,单极端,单鞭毛**,在 1%~3% NaCl 中生长良好。伤口感染该弧菌,一般情况下症状轻微,如果感染得不到有效控制,细菌在伤口处持续繁殖,将**导致伤口溃烂和组织坏死**,在免疫功能低下者有引发败血症性休克的风险。此外,食用了被创伤弧菌感染的牡蛎等海产品,可以出现**胃肠炎症状**。

思考题:

1. 结合霍乱弧菌的生物学性状,阐述其致病特点,以及微生物学检查与防治原则的依据。
2. 总结副溶血性弧菌的生物学性状、致病性、微生物学检查与防治原则。

(贾继辉)

第十三章
螺杆菌及弯曲菌

要点:

1. 幽门螺杆菌是慢性胃炎和消化性溃疡的病原菌,与胃癌的发生密切相关。

2. 幽门螺杆菌的主要致病物质为尿素酶、鞭毛和菌毛等侵袭因子,以及空泡毒素 A 和细胞毒素相关基因 A 等细胞毒素。

3. 空肠弯曲菌通过霍乱样肠毒素和细胞致死性肿胀毒素引起胃肠炎,有的菌株与吉兰-巴雷综合征有关。

螺杆菌属(*Helicobacter*)和弯曲菌属(*Campylobacter*)的细菌是引发胃肠道感染的重要细菌,代表性致病菌为幽门螺杆菌(*Helicobacter pylori*)和空肠弯曲菌(*Campylobacter jejuni*)。

第一节　幽门螺杆菌

幽门螺杆菌是革兰氏阴性、呈螺旋形的微需氧细菌,是**慢性胃炎和消化性溃疡的病原菌**;在持续性感染炎症与宿主遗传等复杂因素交互作用,极少数患者胃黏膜发生恶性转化,与**胃癌的发生**密切相关,1994 年世界卫生组织所属国际癌症研究机构(IARC)将该菌列为 I 类致癌因子。

一、生物学性状

幽门螺杆菌呈螺旋形或弧形弯曲状(图 13-1),一端有 2~6 根鞭毛,运动活泼,革兰氏染色阴性。当使用抗生素治疗或胃黏膜组织发生病理性改变时,细菌的形态可由螺杆状转变成圆球形(图 13-2),一般认为该圆球形是活的非可培养状态的细菌。

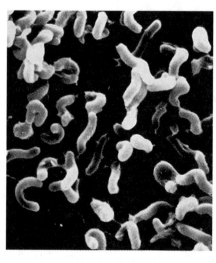

图13-1　螺旋状幽门螺杆菌形态观察(扫描电镜×5 000)

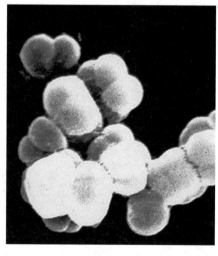

图13-2　球形体幽门螺杆菌形态观察(扫描电镜×5 000)

幽门螺杆菌是一种微需氧菌,在 85% N_2、10% CO_2 和 5% O_2 的微需氧气体环境中生长良好。营养要求较高,在固体培养基中需要加入 10% 的脱纤维羊血,液体培养基需补充 10% 的小牛血清。原代培养该菌生长缓慢,在加入万古霉素、两性霉素 B 的选择培养基中通常需要 3~5 天,甚至更长时间才能形成针尖状半透明的小菌落。由于幽门螺杆菌含尿素酶,可以分解尿素产氨,因此该菌对酸的耐受力较一般细菌强。

二、致病性与免疫性

幽门螺杆菌的主要致病物质为**侵袭因子**和**毒素**。与侵袭力密切相关的物质为尿素酶、鞭毛和菌毛等。尿素酶通过分解胃黏膜组织渗出的尿素,在菌体表面产生"氨云"可中和胃酸,形成有利于幽门螺杆菌生存的微环境。幽门螺杆菌通过鞭毛运动穿过胃黏膜表面的稠厚黏液层,到达胃黏膜上皮细胞表面,依靠菌体表面的菌毛或黏附素黏附定植于细胞表面,逃避宿主防御机制,生长繁殖。幽门螺杆菌产生**空泡毒素 A**(Vacuolating cytotoxin antigen,VacA)和**细胞毒素相关基因 A**(cytotoxin-associated gene A,CagA)两种主要外毒素。VacA 是一种相对分子质量为 87kDa 蛋白质,可导致胃黏膜上皮细胞产生空泡样病变(图 13-3、图 13-4),诱发人消化性溃疡。从人十二指肠溃疡分离的菌株几乎都能产生 VacA 蛋白。*cagA* 基因编码相对分子质量为 128kDa 蛋白质。*cagA* 基因产物 CagA 蛋白通过细菌Ⅳ型分泌系统递送到胃黏膜上皮细胞中,磷酸化或非磷酸化的 CagA 与许多宿主蛋白相互作用,导致一些下游信号通路的激活,包括 Ras/MEK/ERK、NF-κB 和 β-catenin 途径等,促进细胞的恶性转化。分子流行病学调查显示感染 CagA[+]菌株人群明显增加了胃癌发生的危险性。

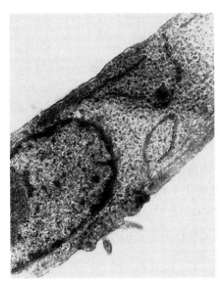

图 13-3 原代正常胃黏膜上皮细胞内结构完整,胞质均质化(透射电镜×4 500)

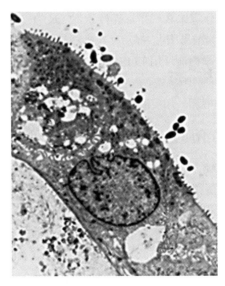

图 13-4 幽门螺杆菌与人胃黏膜上皮细胞相互作用后导致细胞空泡病变(透射电镜×5 000)

幽门螺杆菌引起慢性胃炎和消化性溃疡的发病机制有两种学说:①**漏屋学说**:幽门螺杆菌主要毒力因子 VacA 使胃黏膜上皮细胞空泡样变,尿素酶分解尿素产生的氨可加重空泡样变;幽门螺杆菌毒力因子(主要为 CagA)激活巨噬细胞释放的 IL-8 以及抗原抗体反应形成的免疫复合物,趋化中性粒细胞引起炎症反应,导致胃黏膜屏障的破坏,酸腐蚀并进而产生炎症或者溃疡;②**胃泌素相关学说**:幽门螺杆菌尿素酶分解尿素产氨导致局部微环境 pH 改变,阻断了胃液 pH 对胃窦 G 细胞胃泌素释放的反馈抑制机制,增强了胃泌素的释放,刺激胃酸、胃蛋白酶分泌,使胃黏膜损伤。

有极少数幽门螺杆菌感染者可演变成胃癌,主要机制涉及两方面:①与胃上皮细胞直接作用:幽门螺杆菌及其毒力因子 CagA 等作用于胃黏膜上皮细胞,激活细胞恶性转化相关信号通路,诱发细胞恶性转化;②介导胃组织区域炎症微环境:幽门螺杆菌感染诱发炎症,导致胃黏膜组织区域微环境产生多种细胞因子、趋化因子、生长因子、前列腺素、蛋白酶、活性氧以及一氧化氮等系列生物活性因子,促进细胞恶性转化。

幽门螺杆菌感染者的血液、胃液以及唾液中可测出特异性 IgG、IgA,感染早期血清中可测得 IgM 抗体,然而临床观察发现由宿主产生的局部体液免疫物质并不能将该菌从体内清除。幽门螺杆菌感染可诱发一定程度的细胞免疫应答,然而所激发的免疫应答难以有效清除该病原菌感染,机制尚不明确。

三、微生物学检查

1. 直接涂片镜检　取胃镜活检标本涂片后做革兰氏染色,幽门螺杆菌为革兰氏染色阴性弯曲状或 S 形的细菌。

2. 快速尿素酶试验　以酚红为碱性指示剂的尿素培养基为黄色,将胃镜取出的胃黏膜活检组织标本放入其中,如果标本中含有产生尿素酶的幽门螺杆菌,尿素酶分解培养基中尿素产生氨和二氧化碳,pH 升高,碱性指示剂酚红由黄色变成红色,提示胃黏膜活检组织标本存在幽门螺杆菌感染风险。

3. 分离培养与鉴定　将待检的胃黏膜活检组织碾磨成匀浆,接种于含万古霉素、两性霉素 B 的选择性培养基。在微需氧环境中,37℃培养 3 天左右,幽门螺杆菌可形成微小菌落,再通过涂片染色镜检、生化反应等进行鉴定。

4. ^{13}C 或 ^{14}C 呼气试验　口服标记稳定核素 ^{13}C 或 ^{14}C 尿素胶囊,如果胃部感染幽门螺杆菌,该菌尿素酶可分解尿素产生标有核素 ^{13}C 或 ^{14}C 的 CO_2,随血液进入肺部并以气体排出,利用同位素比值质谱仪检测结果阳性,提示存在幽门螺杆菌感染。

5. 免疫学检测　用 ELISA 方法检测血清中的 IgG 水平或唾液中的 SIgA,也可以检测粪便中幽门螺杆菌抗原来判断感染。

6. 核酸检测　用实时荧光定量 PCR 法检测胃液、粪便和牙菌斑等处幽门螺杆菌特定的 DNA 片段。

四、防治原则

疫苗在幽门螺杆菌的防治中具有重要作用,基于该菌主要抗原成分尿素酶、VacA、CagA 和黏附素的活载体疫苗和 DNA 疫苗的免疫保护作用在实验动物水平得到证实,部分正在开展临床试验,其确切的免疫效果还需进一步观察。抗幽门螺杆菌治疗多采用在质子泵抑制剂和铋剂的基础上加上两种抗生素的四联疗法。由于抗生素的广泛应用,该菌的耐药性呈上升趋势。

第二节　空肠弯曲菌

弯曲菌属是一类革兰氏染色阴性、呈弯曲状的微需氧细菌。**对人致病的有空肠弯曲菌、胎儿弯曲菌和结肠弯曲菌**等,其中空肠弯曲菌感染较常见,呈世界性分布,主要导致胃肠炎,也可引起肠道外感染。

一、生物学性状

空肠弯曲菌呈弧形,螺旋形或海鸥状,3~5 个成串或单个排列,菌体两端尖,有极鞭毛,能做快速直线或螺旋状运动,无芽胞,无荚膜,革兰氏染色阴性。在 5% O_2、10% CO_2 和 85% N_2 的微需氧环境中,血平板上培养 36 小时可分离到无色半透明小菌落,单个菌落呈中心凸起,周边不规则,无溶血现象。

抵抗力较弱,易被干燥、直射日光及弱消毒剂所杀灭,培养物放在冰箱中很快死亡,56℃ 5 分钟被杀死,干燥环境中仅存活 3 小时。

二、致病性与免疫性

空肠弯曲菌主要经粪-口途径传播。该菌是牛、羊、狗等多种哺乳动物及禽类肠道的正常寄居菌，通过肠道等排泄物污染食物和饮用水，经口进入消化道，低于 pH 3.6 的酸性溶液可抑杀该菌，因此空腹时胃酸对其有一定杀灭作用，而饱餐或碱性食物有利于细菌突破胃酸屏障。人群普遍易感，5 岁以下发病率最高，以秋季多见。

该菌致病性与其侵袭力、内毒素及外毒素有关。进入肠腔的细菌在小肠上部借鞭毛侵袭运动到达肠黏膜上皮细胞表面，通过菌毛等定植于肠黏膜细胞。空肠弯曲菌生长繁殖可释放出两种主要外毒素：①霍乱样肠毒素（cholera-like enterotoxin）：可以激活肠黏膜上皮细胞的腺苷酸环化酶，催化 cAMP 增加，黏膜细胞分泌功能亢进，导致腹泻。②细胞致死性肿胀毒素（cytolethal distending toxin，CDT）：由三个亚单位组成，包括 CdtA，CdtB 与 CdtC。其中 CdtB 发挥主要毒性作用，CdtA 和 CdtC 可以与细胞膜相互作用保证全毒素能够穿越细胞膜。CDT 具有细胞毒性，能将细胞周期阻断在 G2/M 期，并最终导致细胞程序性死亡，因此，该菌生长繁殖可导致局部黏膜充血水肿，甚至溃疡出血。

空肠弯曲菌肠炎潜伏期一般为 3~5 天，发病时表现为痉挛性腹痛，腹泻，血便或果酱样便，量多，可伴有头痛、全身不适、发热等症状。该病通常可自限，病程 5~8 天。有报道称特定型别的空肠弯曲菌与诱发吉兰-巴雷综合征有关，这可能与该菌表面的脂多糖与神经组织的糖脂或鞘磷脂蛋白之间存在交叉抗原有关，诱发以周围神经和神经根脱髓鞘病变及小血管炎性细胞浸润为病理特点的自身免疫性周围神经病，临床表现为急性对称性弛缓性肢体瘫痪。

感染空肠弯曲菌后 2~4 周可产生特异性 IgM 和 IgG 抗体，通过免疫调理和活化补体等作用增强吞噬细胞的吞噬杀菌功能。肠分泌液中的分泌型 IgA 对鞭毛和菌毛等侵袭因子具有拮抗作用。

三、微生物学检查

1. 直接涂片镜检 从排泄物中发现革兰氏染色阴性、弧形或海鸥状弯曲菌，或用悬滴法发现呈鱼群样螺旋式运动的细菌。

2. 细菌分离培养 待检的粪便和食物标本接种于含多黏菌素 B 和万古霉素的选择性培养基，37℃微需氧环境中培养 48 小时，挑选可疑菌落，用生化反应进行鉴定。血液标本增菌后转种于选择分离培养基，以提高检出率。

3. 血清学检测 发病一周后，血清内出现抗体，主要为 IgM，如果血清抗体效价不高，须采取双份血清检测，以效价增高 4 倍作为诊断依据。

4. 核酸检测 用实时荧光定量 PCR 法可快速检测粪便及血液等标本中的空肠弯曲菌特定 DNA。

四、防治原则

空肠弯曲菌最重要的传染源是感染该菌的动物，因此，控制动物感染、防止动物排泄物污染水源和食物在疾病预防中至关重要。做好"三管"，即管水、管粪、管污染食物是防止空肠弯曲菌传播的有效措施。目前正在研究的空肠弯曲菌减毒活菌苗及加热灭活菌苗，经动物实验证实有一定的免疫保护性。治疗可用红霉素、氨基糖苷类抗生素、青霉素等。

思考题：

1. 简述幽门螺杆菌的生物学性状、致病性、免疫性、微生物学检查以及防治原则。
2. 简述空肠弯曲菌的生物学性状、致病性、免疫性、微生物学检查以及防治原则。

（贾继辉）

第十四章

分 枝 杆 菌

要点:

1. 分枝杆菌细胞壁富含的大量脂质是决定其生物学性状的重要物质基础。

2. 结核分枝杆菌的脂质和 RD 区编码的蛋白等在其致病及免疫特性中具有重要作用。

3. 结核分枝杆菌的感染免疫特点是免疫保护与免疫病理作用同时交织存在。

4. 麻风分枝杆菌是专性胞内菌,麻风细胞是麻风病的典型病理特征。

5. 非结核分枝杆菌种类繁多,仅少数能引起人类疾病,且大多数对抗生素耐药。

分枝杆菌属(*Mycobacterium*)是一类细长略带弯曲的杆菌,属于放线菌门(*Actinomycetota*)、放线菌纲(*Actinobacteria*)、分枝杆菌目(*Mycobacteriales*)、分枝杆菌科(*Mycobacteriaceae*),因呈分枝状排列而得名。**分枝杆菌的共同特点**包括:①细胞壁含有大量脂质,使细菌不易被一般染料着色,需要采用芳甲烷染料(如苯酚复红)并加温使之着色,而着色后不易被盐酸乙醇脱色,故也称为**抗酸杆菌**(acid-fast bacilli,AFB);②无鞭毛、无芽胞,有菌毛,**不产生内毒素和外毒素**;③种类多,已报道超过 200 种,大多数为非致病性,包括很多腐生菌;④引起人类疾病的分枝杆菌主要有**结核分枝杆菌复合群**(*Mycobacterium tuberculosis* complex,MTC)、麻风分枝杆菌,以及少部分的非结核分枝杆菌;MTC 是指一组基因组高度同源、可引起结核病的分枝杆菌,**结核分枝杆菌、牛分枝杆菌、非洲分枝杆菌为人类结核病的病原菌**,其中结核分枝杆菌是引起人类结核病最常见和最重要的致病菌;⑤毒力因子和致病机制复杂;⑥所致疾病多呈**慢性感染**进程,慢性肉芽肿是其特征性病理改变。

第一节 结核分枝杆菌

结核分枝杆菌(*Mycobacterium tuberculosis*)是引起人类结核病的最主要病原体。1882 年,德国细菌学家郭霍(Robert Koch)发现并证明结核分枝杆菌是人类结核病的病原菌,并因此获得 1905 年诺贝尔生理学或医学奖。结核分枝杆菌可侵犯人体全身各器官及组织,引起的疾病中以肺结核(俗称肺痨)最多见。结核分枝杆菌和牛分枝杆菌均属于 MTC,引起的人类结核病在临床表现上没有差别,但后者主要感染牛,导致牛结核病发生。

结核病是一种古老的疾病,全球广泛分布。在 17—18 世纪的欧洲,结核病被称为"白色瘟疫",约四分之一的欧洲人死于结核病。自链霉素等抗结核药物问世后,结核病流行曾大幅度降低。然而 20 世纪 90 年代以来,由于耐药结核分枝杆菌的出现、艾滋病的流行以及免疫功能低下人群相对增多,且社会快速发展带来的人群流动性和环境污染等原因,结核病再次成为全球,尤其是发展中国家最为严重的公共卫生问题之一。WHO 于 1993 年宣布"全球结核病紧急状态",确定每年 3 月 24 日为"世界防治结核病日"。据 WHO 发布的《2022 年全球结核病报告》显示,2021 年全球仍有超过 1 060 万新发结核病病例,因结核病死亡人数超过 160 万。2020 年,我国估算的结核病新发患者人数为 84.2 万,从 2019 年的全球第 3 位上升至第 2 位,仅次于印度。

一、生物学性状

1. 形态结构与染色 细长略弯曲的杆菌，直径约 0.4μm，长 1~4μm，呈单个或分枝状排列。在陈旧病灶和培养物中，形态可不典型，可呈颗粒状、串珠状、短棒状、索状等。由于大量脂质的存在，使细胞壁具有蜡样的疏水性质，故一般染料和抗生素难以渗入细胞内。有**菌毛**、**微荚膜**，无鞭毛，不形成芽胞。

结核分枝杆菌不易着色，一般用针对抗酸性细菌的齐-内染色法（Ziehl-Neelsen staining）染色。结核分枝杆菌经 5% 苯酚复红加温染色后可着色，但不能被 3% 盐酸乙醇脱去，故菌体呈红色，即为**抗酸染色阳性**（图 14-1）。而其他细菌则呈蓝色，为抗酸染色阴性。这是分枝杆菌与其他细菌的重要区别。

结核分枝杆菌染色特性是因为其特殊的细胞壁结构，细胞壁既没有革兰氏阳性菌细胞壁的磷壁酸，也没有革兰氏阴性菌细胞壁的脂多糖（图 14-2），但含有**肽聚糖及大量脂质，**后者占

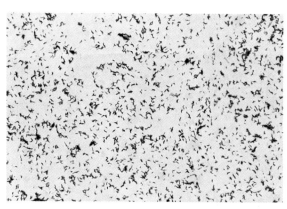

图 14-1 结核分枝杆菌（齐-内染色，×1 000）

细胞壁干重的 60%，菌体干重的 20%~40%。此外，脂质组分大多数参与形成**糖脂**（glycolipid），如脂阿拉伯甘露聚糖（lipoarabinomannans，LAM）、海藻糖二分枝菌酸酯（trehalose-6,6'-dimycolate，TDM）、脂甘露聚糖（lipomannans，LM）等。细胞壁的外膜层由表面脂质和分枝菌酸组成。表面脂质为不同类型的糖脂，主要包括 TDM 和硫酸脑苷脂（sulfatide）等。外膜层的分枝菌酸（mycolic acid）与内层的阿拉伯糖和肽聚糖共价结合成大分子结构，称为分枝酰-阿拉伯半乳糖苷-肽聚糖复合物（mycolyl-arabinogalatan-peptidoglycan complex，mAGP）。此外，细胞壁中还有结合于细胞膜并向外延伸的 LAM 等糖脂。

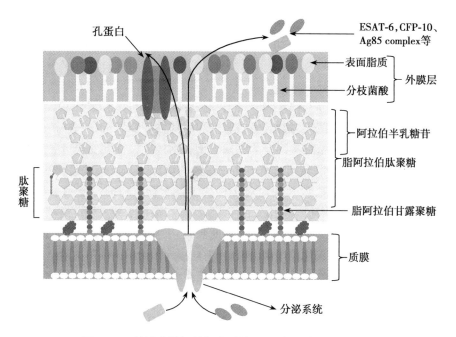

图 14-2 结核分枝杆菌细胞壁结构、化学组成及致病物质

ESAT-6：RD 区编码的早期分泌抗原靶蛋白-6；CFP-10：10kDa 培养滤过蛋白；Ag85 complex：抗原 85 复合物。

2. 培养特性   结核分枝杆菌为**专性需氧菌**,营养要求高。最适生长温度为37℃,低于30℃或高于42℃均不生长。最适 pH 6.4~7.0。生长缓慢,约18~24小时繁殖一代。接种在含蛋黄、甘油、马铃薯和天门冬酰胺的改良罗氏培养基(Lowenstein-Jensen medium),培养2~4周才出现肉眼可见的菌落。菌落干燥、坚硬,表面呈颗粒状,乳白色或米黄色,形似菜花(图14-3)。在液体培养基中,结核分枝杆菌菌体可相互粘连,并按纵轴平行排列成绳索状(图14-4)。若在培养基中加入 Tween-80 并进行振荡培养,则可以降低结核分枝杆菌表面的疏水性,使细菌处于分散的均匀生长状态,有利于进行药物敏感试验及动物接种。

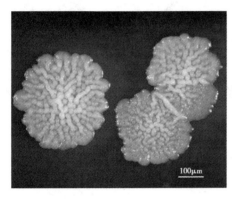

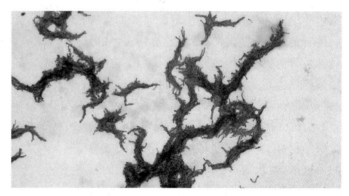

图14-3   结核分枝杆菌菌落   图14-4   结核分枝杆菌索状生长(齐-内染色,×1 000)

3. 生化反应   结核分枝杆菌与牛分枝杆菌均不发酵糖类。两者的区别在于前者可合成烟酸和还原硝酸盐,而后者不能。

4. 抵抗力   结核分枝杆菌细胞壁中含有大量脂质,使细菌对理化因素有较强的抵抗力,具体表现为:①**抗干燥**:在干燥痰内可存活6~8个月。②**抗酸碱**:在6% H_2SO_4 或4% NaOH 中30分钟仍有活性,故常用酸或碱处理标本可杀死杂菌和消化其黏稠物质。③**抗染料**:对一定浓度的结晶紫或孔雀绿有抵抗力,加入培养基中可抑制杂菌生长。④**对湿热、紫外线及脂溶剂敏感**:在液体中加热62~63℃ 15分钟即被杀死,故可用于乳类消毒;直接日光照射2~7小时可杀死细菌,因此,紫外线照射可用于结核病患者所用物品的表面及病房空气消毒;对75%乙醇等脂溶剂敏感,数分钟内即可被杀死。

5. 变异性   1998年完成结核分枝杆菌标准株 H37Rv 的全基因测序,至今已有14株结核分枝杆菌完成测序。基因组大小约4.38~4.42Mb,含有3 638~4 293个 ORF,编码功能蛋白3 590~4 189个。**结核分枝杆菌可发生形态、菌落、毒力、免疫原性和耐药性等变异**。在一些抗生素、溶菌酶的作用下,结核分枝杆菌可失去细胞壁结构而变为细菌 L 型。结核分枝杆菌变异可导致细菌对异烟肼、利福平等抗结核药物产生耐药性,包括对单一药物耐药的菌株,同时对异烟肼、利福平耐药的**耐多药**(multidrug resistant,MDR)菌株,以及同时对多种抗结核药物耐药的**广泛耐多药**(extensive drug-resistance,XDR)菌株。XDR 菌株具体是指除了对异烟肼和利福平2种一线抗结核药物耐药,还对任意一种氟喹诺酮类药物和3种二线抗结核药物(卷曲霉素、卡那霉素和阿米卡星)中至少一种耐药。**耐药结核分枝杆菌尤其是耐多药菌株的出现,使得当前结核病的治疗面临严峻的挑战。**

1908年,法国学者 Calmette 和 Guérin 将牛分枝杆菌在含甘油、胆汁、马铃薯的培养基中经230次传代,历时13年,**获得对人无致病性、但仍保持良好免疫原性的变异株**,制备出用于**结核病预防的减毒活疫苗**,称为**卡介苗**(BCG)。1921年,BCG 首次在人类中使用。然而,近年来研究表明,当前 BCG 对于成人结核病的免疫保护作用十分有限,其原因尚不清楚。

二、致病性与免疫性

结核分枝杆菌**不产生外毒素,也没有内毒素**。虽然已发现多种致病物质和免疫原,但总体来说,目前对其关键致病因子、致病机制和免疫保护机制仍缺乏清晰完整的认识。现有的研究认为,其致病作用可能**与细菌在组织或细胞内持续生长**,进而**诱导宿主产生炎症反应和迟发型超敏反应**,并由此造成免疫病理损伤有关。

(一)致病物质

1. 脂质 是细菌致病的重要毒力因子,决定结核分枝杆菌的**侵袭力**。

(1)索状因子(cord factor):为有毒菌株细胞壁的TDM,能破坏宿主细胞线粒体膜,影响细胞呼吸,抑制白细胞游走和引起慢性肉芽肿。索状因子的主要成分是分枝菌酸。分枝杆菌属都有此成分,但结核分枝杆菌毒力株的分枝菌酸与非致病性分枝杆菌不同。

(2)LAM:在细菌细胞壁中占比分量大,是多成分组成的巨大分子。LAM的作用包括:①通过与巨噬细胞甘露糖受体(mannose receptor,MR)结合使结核分枝杆菌顺利进入细胞内。②在细胞内通过下调 Ca^{2+}/钙调蛋白-磷脂酰肌醇激酶通路抑制吞噬体成熟,以**阻止巨噬细胞的消化作用**,并**诱导产生抗炎细胞因子**。结核分枝杆菌毒力菌株LAM末端连接有甘露糖组成的"帽"状结构(mannose-capped lipoarabinomannan,ManLAM)。此外,LM、磷脂酰肌醇甘露糖苷(phosphatidylinositol mannosides,PIMs)、阿拉伯甘露糖、甘露聚糖、甘露糖酰化的糖蛋白都具有甘露糖,因此均可与MR结合,诱导下调促炎反应而上调抗炎反应。研究发现,与MR结合并启动这一效应的物质主要是ManLAM和PIMs。

(3)其他脂质:①磷脂(phosphatide):能促使单核细胞增生,引起结核结节形成。②蜡质D(wax D):是细胞壁脂质中的主要成分,最早用乙醇乙醚从有毒株和卡介苗中提取出,具有佐剂作用。蜡质D与蛋白结合可激发机体产生迟发型超敏反应,引起组织坏死和全身中毒症状,在形成结核结节中也发挥一定作用。③硫酸脑苷脂(sulfatide):存在于有毒株细胞壁,可抑制吞噬细胞中吞噬体与溶酶体的融合,使细菌能在吞噬细胞中长期存活。

2. 蛋白质 结核分枝杆菌具有多种蛋白成分。近年来,采用基因敲除和回补技术,已发现多个蛋白与致病性相关。

(1)结核菌素(tuberculin):是菌体蛋白的主要成分。结核菌素本身无毒,但与蜡质D结合能诱发对结核菌素的迟发型超敏反应。

(2)分枝杆菌生长素(mycobactin):为一种脂溶性的铁螯合物,对铁亲和力高,可作为铁载体(siderophore)夺取机体中的铁,用于结核分枝杆菌生长所需。

(3)RD区编码蛋白:RD区(region of difference,RD)是BCG基因组中相对于结核分枝杆菌毒株H37Rv以及牛分枝杆菌缺失的区域,共有RD1-16个区,编码129个蛋白。已有研究表明,RD区尤其是RD1蛋白是结核分枝杆菌重要的致病因子,如RD1区早期分泌抗原靶蛋白-6(early secretory antigenic target 6,ESAT-6)、10kDa培养滤过蛋白(culture filtrate protein 10 peptides,CFP-10)等(图14-5)。ESAT-6可以通过多种机制促进结核分枝杆菌在体内生长。此外,RD4编码的蛋白Rv0222是我国学者新鉴定的结核分枝杆菌分泌型毒力因子,其可抑制NF-κB信号通路介导宿主炎症反应,促进结核病发生。

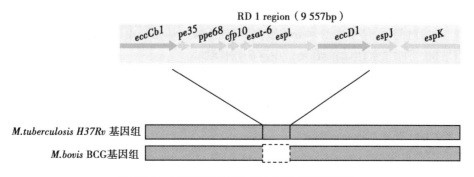

图14-5 结核分枝杆菌RD1区编码基因图谱

（4）抗原 85 复合物（antigen 85 complex）：是结核分枝杆菌分泌的一组蛋白复合物，可结合机体组织中的纤维连接蛋白，与逃避宿主免疫和结核结节形成有关。

（5）19-kD 蛋白：是暴露于结核分枝杆菌细胞壁表面的糖脂蛋白，可通过 TLR2 诱导相关炎性介质的产生，上调 Th1 细胞因子 IL-12，激活中性粒细胞，引起组织损伤。

（6）PtpA 蛋白：是结核分枝杆菌效应蛋白，是一种真核样酪氨酸磷酸酶，存在一个"泛素结合模序"，可与宿主细胞中泛素分子结合并激活，通过去磷酸化抑制宿主 JNK/p38 信号通路。同时，PtpA 还能以磷酸酶活性非依赖性的方式抑制 NF-κB 信号通路的激活。

3. 多糖及其复合物　除上述成分外，结核分枝杆菌还具有多糖、结合蛋白等其他复合结构成分，与致病性和免疫性相关。多糖分布于微荚膜和细胞壁中，例如微荚膜中的 α-葡聚糖。荚膜多糖可与巨噬细胞表面的补体受体 3 结合，有助细菌的黏附与侵入。进入细胞后，多糖又能抑制吞噬体与溶酶体的融合。结核分枝杆菌细胞壁含有的阿拉伯半乳聚糖和阿拉伯甘露聚糖，主要与类脂如蜡质 D 结合，能引起局部病灶的细胞浸润。结核分枝杆菌的 25kDa 糖脂蛋白能抑制巨噬细胞 MHC Ⅱ 类分子的表达，对巨噬细胞加工、抗原递呈造成干扰。

（二）所致疾病

人对结核分枝杆菌普遍易感，但只有不到 10% 的感染者最终进展为结核病（tuberculosis）。结核分枝杆菌主要通过呼吸道传播，但也可以通过消化道或破损的皮肤黏膜感染，临床上以肺结核最为常见（占 85% 以上）；也可以累及几乎全身所有的器官，临床上称为肺外结核，如肝结核、肾结核等；累及神经系统，导致结核性脑膜炎；可以造成全身感染如粟粒性结核。

1. 疾病进程　结核分枝杆菌感染机体引起疾病的过程可分为五个阶段。

（1）侵入机体：结核分枝杆菌经空气中的微滴核（droplet nuclei）传播，从呼吸道进入人体引起肺部感染是最为常见的方式。空气中一个直径 5μm 的微滴核可携带 3 个结核分枝杆菌形成气溶胶悬浮于空气中数小时。病人一个喷嚏或咳嗽可产生数千个微滴核，扩散至 3~4m 远。被另一个体吸入后，大于 5~10μm 或更大的颗粒被上呼吸道阻挡，只有 5μm 以下的微滴核可直接进入肺泡囊腔，即感染开始。此时结核分枝杆菌被局部定居的肺泡巨噬细胞吞噬。因巨噬细胞尚未被激活，不能杀灭结核分枝杆菌。结核分枝杆菌为胞内寄生菌，感染进入潜伏期。

（2）生长繁殖：入侵的结核分枝杆菌在肺泡巨噬细胞中存活 7~21 天后，开始在没有激活的巨噬细胞中繁殖，同时其他巨噬细胞从周围血管渗入结核分枝杆菌感染部位，并吞噬结核分枝杆菌，但也不能杀死该菌。

（3）形成结核结节：此阶段，淋巴细胞被肺泡上皮细胞和巨噬细胞等释放的细胞因子和趋化因子吸引，由循环系统渗入结核分枝杆菌感染部位。T 细胞受抗原刺激被活化，释放 TNF 和 IFN 等细胞因子，特别是 IFN-γ。在 IFN-γ 作用下，巨噬细胞开始被激活，有能力杀灭和处理吞噬的结核分枝杆菌。此阶段机体获得对结核分枝杆菌的适应性细胞免疫力，结核分枝杆菌生长繁殖和扩散受到限制，结核菌素皮肤试验阳性。在结核分枝杆菌与机体免疫细胞相互作用中，激活的巨噬细胞释放分解性酶类和反应性中间物，同时和 T 淋巴细胞一起进一步释放 IL-1、TNF-α、IFN-γ 等细胞因子，促进免疫病理产生，大量髓样细胞浸润（单核细胞、淋巴细胞、成纤维细胞、中性粒细胞）形成结核结节（tuberculous granuloma）。一段时间后，结节中心水分被吸收，形成干酪样坏死。由于干酪样坏死灶中 pH 低和缺氧，结核分枝杆菌不能繁殖，但仍能在结节中存活较长时间。

（4）进一步入侵：在结核结节的周围虽然包围着许多被激活的巨噬细胞，但仍有不少吞噬了结核分枝杆菌的巨噬细胞尚未被激活。结核分枝杆菌继续在这些细胞内生长繁殖，引起结节进一步增长，侵犯支气管，并可能破坏邻近动脉或血液循环系统，这样结核分枝杆菌可直接从原发灶扩散至肺部其他部位，或通过淋巴管或血流引起肺外结核。

（5）繁殖与扩散：结核结节中心干酪样坏死物液化，可导致结核分枝杆菌在细胞外快速生长繁殖并产生大量抗原，激发致敏机体产生迟发型超敏反应，引起附近支气管壁坏死和突破，液体外流，从而形成空洞。结核分枝杆菌随着液化物外溢进入气道,随呼吸动作扩散到肺的其他部位,这是结核分枝杆菌肺内扩散的机制之一。另一机制是通过血流扩散到其他器官,此种情况见于感染早期细胞免疫无力限制或在后期机体处于免疫功能低下的状况。**痰涂片抗酸染色阳性的空洞型肺结核患者是人类结核病的主要传染源。**

2. **肺结核感染类型**

（1）原发感染（primary infection）：原发感染是首次感染结核分枝杆菌,多发生于儿童,通常发生于较低的肺叶段。由于初次感染,机体免疫不能有效清除感染的病原菌,导致感染细菌在巨噬细胞内增殖,细胞死亡后释放出的细菌进一步感染巨噬细胞或者在细胞外增殖,如此反复形成渗出性炎症病灶,称为原发灶。原发灶内的病原菌可经淋巴管扩散到肺门淋巴结,引起淋巴管炎和淋巴结肿大。原发病灶、淋巴管炎和淋巴结肿大在胸部 X 线片中呈现哑铃状影,称为原发综合征（primary syndrome）或科恩综合征（Ghon complex）。随着机体抗结核免疫的形成,原发灶大多可以纤维化和钙化而自愈。但原发灶内可长期潜伏少量结核分枝杆菌,不断刺激机体产生免疫,也可以成为以后内源性感染的来源。在极少数的情况下,结核分枝杆菌可经淋巴、血流扩散到整个肺部或全身,导致粟粒性结核、结核性脑膜炎或其他脏器结核。

（2）原发后感染（post-primary infection）：指经历过初次感染后再发生的感染,亦称继发感染（secondary infection）。原发后感染主要发生于成人,多呈慢性过程,病灶局限,主要以内源性感染多见。结核分枝杆菌的内源性感染来源于初次感染后潜伏下来的细菌,在某些因素作用下,主要在机体免疫力降低的状态下,结核分枝杆菌再度开始生长繁殖,称为再激活（reactivation）。由于机体已经具有适应性细胞免疫力,对再次感染结核分枝杆菌有较强的抵抗能力,故原发后感染病灶局限,一般不累及附近的淋巴结,主要表现为特征性的慢性肉芽肿性炎症。肉芽肿中心由巨噬细胞分裂异常形成的多核巨细胞组成,这些多巨核细胞称朗汉斯巨细胞（Langhans giant cell）;周围环绕一层上皮样巨噬细胞以及大量淋巴细胞和成纤维细胞。肉芽肿之间或者周边可以有异位生发中心形成。上皮样细胞逐步形成纤维组织,包围着巨细胞组成的中心,使中心水分被吸收,形成干酪样坏死,结节最终被纤维化和钙化。在某些情况下,巨噬细胞和 T 细胞无法控制结核分枝杆菌,导致坏死性肉芽肿炎症恶化出现大面积细胞死亡、组织崩解、液化,经气管释出,从而形成空洞。如果空洞使大血管破裂,可使病人大量咯血。

3. **肺外结核**　少部分原发感染者,结核分枝杆菌可经血液、淋巴液扩散侵入肺外其他组织器官,引起相应器官的结核病,如淋巴结、脑、肾、骨、关节、肝、生殖器官等肺外结核。结核分枝杆菌还可以通过消化道感染,如使用被牛分枝杆菌污染的牛奶或者肺结核病人吞咽痰中的结核分枝杆菌,可引起肠结核、结核性腹膜炎。结核分枝杆菌也可通过破损的皮肤感染,导致皮肤结核。近年来有许多报道,临床肺外结核的发生率有上升的趋势。此外,肺外结核标本中结核分枝杆菌 L 型的检出率较高,应引起充分重视。

（三）免疫性与超敏反应

1. **免疫反应**　结核分枝杆菌诱导的免疫极为复杂,宿主免疫既是清除病原菌的关键防御机制,也是疾病发生的免疫病理基础。带菌免疫与免疫逃逸交织,保护性免疫与迟发型超敏反应介导的免疫病理交织,是结核分枝杆菌感染免疫的显著特点。

（1）固有免疫：巨噬细胞是抵御结核分枝杆菌感染的第一道防线,也是获得性免疫发挥清除结核分枝杆菌免疫效应的具体执行者。巨噬细胞通过多种机制杀灭或抑制胞内的结核分枝杆菌,包括溶酶体酸化、活性氧自由基和抗菌肽产生、细胞自噬、细胞凋亡等。但当巨噬细胞功能失衡,它不仅是逃逸结核分枝杆菌生长的庇护所,还是感染播散的载体。除巨噬细胞外,NK 细胞、γδT 细胞,以及固有淋巴细胞如 MAIT 细胞也在宿主抗结核免疫中起着重要作用。

（2）T 细胞免疫：结核分枝杆菌感染可以诱导多样性的 T 细胞免疫,包括不同亚型 CD4⁺T 细胞和 CD8⁺T 细胞免疫。其中,Th1 细胞及其分泌的 IFN-γ 在宿主抗结核保护免疫中起着重要作用。

近年来,同时分泌 IFN-γ/IL-2/TNF-α 的多功能 T 细胞以及 Th17 细胞也逐渐被认识。近期,结合高通量单细胞转录组和 TCR 免疫组库的研究揭示,结核分枝杆菌感染组织中细胞毒性 CD4⁺T 淋巴细胞显著增多,谱系追踪显示这群细胞和 Th1 细胞之间可以相互转化,在结核免疫中也发挥重要作用。

（3）B 细胞免疫:宿主可以产生针对结核分枝杆菌蛋白和糖类抗原的多种抗体,但传统上认为抗体在结核病致病和免疫保护中作用有限。近年来,抗体在宿主抗结核中的作用被重新认识。有报道称一些特异性 IgA 或者特殊糖基化修饰的抗体可能起着保护作用。利用猕猴结核感染模型发现,血浆和肺组织中结核分枝杆菌抗原特异性 IgM 与 BCG 保护效果密切相关;体外单克隆 IgM 抗体可以有效抑制结核分枝杆菌生长。此外,B 细胞还可以发挥免疫调节作用,从而参与结核病的发生与发展。

2. 迟发型超敏反应　在结核分枝杆菌初次感染过程中,机体在获得保护性免疫的同时,也产生针对结核分枝杆菌的迟发型超敏反应,临床表现为结核菌素皮试阳性反应。这种超敏反应可以是完整的菌体或者结核分枝杆菌蛋白和蜡质 D 共同作用的结果,但一般认为单独的结核分枝杆菌蛋白不会引起迟发型超敏反应。尽管结核分枝杆菌感染诱导的保护性细胞免疫与迟发型超敏反应同时存在,新近的研究提示,导致两种反应的具体抗原和免疫细胞存在显著差别。

迟发型超敏反应由特定 CD4⁺ 和 CD8⁺T 细胞激活触发,此外单核细胞、嗜酸性粒细胞和中性粒细胞也可参与其中。根据反应性 T 细胞的免疫组织化学和功能分析表明,迟发型超敏反应的产生取决于不同细胞分泌的细胞因子。根据参与的 T 细胞类型及其产生的细胞因子和趋化因子,可将迟发性超敏反应分为以下四类:①Th1 细胞、单核细胞和细胞因子 IFNγ、IL-1、IL-2 介导Ⅳa 型;②Th2 细胞、嗜酸性粒细胞和细胞因子 IL-5、IL-4、IL-13 介导Ⅳb 型;③Ⅳc 型与 CD8⁺ T 细胞和细胞因子穿孔素、颗粒酶 B、Fas 配体有关;④Ⅳd 由 CD4⁺、CD8⁺T 细胞、中性粒细胞和细胞因子 IL-8,GM-CSF 介导。

三、微生物学检查

结核病的症状和体征往往不典型,确诊有赖于细菌学检查。根据感染部位选择适当样本。如肺结核采取痰液、支气管肺泡灌洗液、肺活检组织;肾或膀胱结核以无菌导尿或取中段尿液;肠结核取粪便;结核性脑膜炎采取脑脊液;脓胸、胸膜炎、腹膜炎或骨髓结核等则穿刺取脓汁或分泌物。

1. 直接涂片染色镜检　标本**直接涂片**或**集菌后涂片**,用齐-内染色法染色。若镜检发现有抗酸阳性杆菌,可能是结核分枝杆菌,但也可能是非结核分枝杆菌,包括非致病的抗酸杆菌。因此,需要进一步通过分离培养鉴定。

抗酸染色敏感性和灵敏性较低,一般需要每毫升痰含菌量 1 万个以上才能检出。为此,临床上一般先进行标本浓缩集菌后,再涂片检测。无菌采集的脑脊液、胸腹水、导尿或者中段尿,可直接离心沉淀集菌;痰或粪等标本因含杂菌多,需经 4% NaOH、3% HCl 或 6% H₂SO₄ 处理 15 分钟,再离心沉淀集菌后,进行抗酸染色和/或后续分离培养。

2. 分离培养　分枝杆菌分离培养是结核病确诊最可靠的方法,也是获得纯培养物进行菌种鉴定、药物敏感性试验以及其他生物学研究的基础。采用改良罗氏培养基来分离培养结核分枝杆菌,其检测灵敏度较涂片镜检法更高。通常情况下,当标本中含菌量达 100 个/mL 时,即可培养阳性。由于结核分枝杆菌生长缓慢,**固体培养法需要 4 周以上的时间**,如果在常规时间尚未见菌落产生,培养需要延续至 6~8 周方可明确为培养阴性。**使用分枝杆菌快速培养仪将待检标本进行液体快速培养,通过测定细菌生长代谢水平,以此判断分枝杆菌的生长情况,可以显著缩短报阳时间。**

3. 核酸检测　目前结核分枝杆菌病原体核酸检测在临床诊断中广泛应用,并被 WHO 指南和我国的结核病诊断行业标准采纳为结核病确诊依据之一。结核分枝杆菌特异性靶序列的核酸检测,相对于直接涂片和分离培养,敏感性和特异性均显著提高,且检测时间短,仅需要数小时。此外,核酸检测还用于结核分枝杆菌耐药的基因诊断,以及常见分枝杆菌菌种鉴定。有必要指出的是,尽管核酸检

NOTES

测在临床已经广泛应用,但仍不能替代抗酸染色和分离培养,应该结合应用以提高诊断效率和指导临床治疗。

4. 动物实验　常用豚鼠鉴别疑似结核分枝杆菌的分离培养物和进行毒力测定,但此方法一般不用于临床诊断。取浓缩集菌处理的样本 1mL 注射于豚鼠腹股沟皮下,3~4 周后,若局部淋巴结肿大、动物体重降低,或结核菌素试验阳转,即可进行病理解剖,观察肺、肝、淋巴结等脏器有无结核病变,并涂片或培养做病原菌检查。若 6~8 周仍不见发病,也应进行上述病理解剖检查。

5. 结核菌素皮肤试验　结核菌素皮肤试验(tuberculin skin test,TST)是指用已知的结核菌素抗原测定机体是否存在对该抗原有迟发型超敏反应的一种皮肤试验,以辅助诊断机体是否有过结核分枝杆菌感染或现有活动性结核。常用结核菌素纯蛋白衍生物(tuberculin purified protein derivative,tuberculin PPD)或旧结核菌素(old tuberculin,OT)。常规消毒后,将试验液注射于前臂屈侧皮内(PPD 的第一次试验液用量为每 0.1mL 中含有 0.1μg;OT 一般第一次使用 1∶10 万倍稀释液),48~72 小时观察结果。原理是注入特异抗原后,结核感染机体的致敏 T 细胞集聚于抗原部位,在局部形成以 T 细胞浸润为特征的细胞免疫反应。阳性反应表明已感染过结核分枝杆菌,但不一定有结核病,因接种 BCG 者也呈阳性,或为机体为潜伏感染状态。强阳性者可能有活动性感染,特别是在儿童,应进一步追查病灶。阴性反应表明未感染过结核分枝杆菌,但应考虑排除假阴性反应的情况:①感染初期;②严重结核病患者;③细胞免疫功能降低者:伴有麻疹等其他传染病、艾滋病、肿瘤或使用免疫抑制剂等。结核菌素试验可应用于结核分枝杆菌感染的流行病学调查、儿童结核病的辅助诊断、结核病疗效的判断以及 BCG 接种效果的检测。

6. γ 干扰素释放试验　γ 干扰素释放试验(interferon-gamma release assay,IGRA)是一种通过结核分枝杆菌抗原刺激受试者来源的 T 细胞后,测定和分析 T 细胞释放的 IFN-γ,以判定机体是否被结核分枝杆菌感染的细胞免疫学方法。此法具有高敏感性和高特异性,并且不受接种过卡介苗和大多数非结核分枝杆菌感染的影响,**是目前 WHO 推荐的结核潜伏感染检测方法**。用于刺激 T 细胞的常用特异性抗原为 ESAT-6 和 CFP-10 两种蛋白,由位于结核分枝杆菌基因组中的 RD1 区连续编码,特异性优于 PPD。RD1 存在于所有结核分枝杆菌毒力菌株以及牛分枝杆菌基因组中。

四、防治原则

1. 预防与控制原则　除对结核病患者早期发现,隔离和治疗外,BCG 接种使机体产生主动免疫是目前预防结核病的主要措施。BCG 接种对于预防儿童结核,尤其是儿童重症结核有较好效果,但对成人结核保护效果有限。鉴于结核潜伏感染人群是巨大的潜在患者库,及时发现重点场所和重点人群中的结核潜伏感染者,开展预防性治疗,可有效预防结核病的发生,加速结核病疫情下降,以实现WHO 终止结核病流行的目标,即到 2035 年实现结核病死亡率下降 95%,发病率下降 90%,不再因结核病对家庭造成灾难性支出。

2. 抗结核治疗原则　抗结核治疗应遵循“早期、联合、适量、规律、全程”的原则。传统以异烟肼、利福平、吡嗪酰胺、乙胺丁醇、链霉素等为一线药物,其他抗结核药为二线药物。对于利福平敏感或耐药性未知的肺结核患者,首选联合异烟肼、利福平等一线药物标准治疗方案,疗程不少于 6 个月。对于利福平耐药肺结核的治疗方案分长程治疗方案和短程治疗方案,如患者适合短程治疗方案,优先选择短程治疗方案。此外,**全程监督短程化疗法**(directly observed treatment,short-course,DOTS),即每次用药均在医务人员直视下进行,保证结核病非住院患者的规律用药,提高治愈率,已被 WHO 作为结核防控策略的关键措施来强化使用。在治疗策略上,所有被诊断的活动性肺结核患者都应进行规范化治疗。

第二节　麻风分枝杆菌

麻风分枝杆菌（*Mycobacterium leprae*）是麻风病的病原菌。麻风是一种慢性传染病，在世界各地流行。目前全球有病例约 1 200 万，主要分布在亚洲、非洲和拉丁美洲。在新中国成立前我国流行严重，约有 50 万患者，主要分布在东南沿海和长江流域及云南、贵州、四川等省。新中国成立后经政府推动的积极防治，目前患病率已大幅度降低，近年来已稳定在每年 2 000 例左右，新发病例已很少见。

一、生物学性状

麻风分枝杆菌的形态、染色与结核分枝杆菌相似。菌体细长、略带弯曲，常呈束状排列。革兰氏染色与抗酸性染色均为阳性。麻风分枝杆菌是一种典型的胞内寄生菌，病人渗出物标本涂片中可见大量麻风分枝杆菌存在于细胞内。这种细胞胞质呈泡沫状，称为**泡沫细胞**（foam cell）或麻风细胞（leprosy cell），这是麻风分枝杆菌与结核分枝杆菌感染的一个主要区别（图 14-6）。

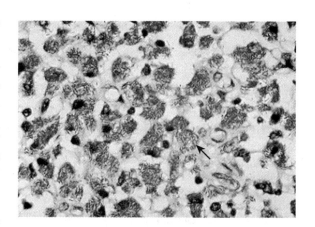

图 14-6　病理组织切片中的麻风分枝杆菌

人是麻风分枝杆菌的唯一宿主，在体外人工培养至今仍未获成功。将麻风分枝杆菌注入小鼠足垫或接种至犰狳，可引起动物进行性麻风感染，可用于药物筛选和免疫防治研究。

二、致病性与免疫性

自然状态下，麻风分枝杆菌只感染人。病原菌从患者鼻分泌物、精液、阴道分泌物或其他分泌物排出，可通过呼吸道、破损的皮肤黏膜、密切接触等方式传播。其中，通过与含有麻风分枝杆菌的患者皮肤或破损黏膜接触可能是导致密切接触者感染的重要途径。麻风分枝杆菌感染潜伏期长，平均 2~5 年，可长达数十年。发病缓慢，病程长，迁延不愈。根据病理变化和临床表现可将大多数患者分为瘤型和结核样型两个型。有少数患者处于两型之间，又可分为两个类，即界线类与未定类。此两类均可向两个型转化。在我国以结核样型与未定类较多，瘤型较少。一般认为，宿主对麻风分枝杆菌的免疫与结核分枝杆菌类似，主要依靠细胞免疫。近年来遗传易感性研究发现，多个基因如 *PRKN*，*IL10*，*RIPK2*，*LRRK2*，*LACC1*，*NOD2* 等与麻风病发生和疾病进展密切相关。

1. 瘤型麻风（lepromatous type）　此型麻风患者细胞免疫缺损，巨噬细胞功能低下，故麻风菌素试验阴性。麻风分枝杆菌主要侵犯皮肤、黏膜，鼻黏膜涂片中可见细胞内外有大量抗酸性细菌，传染性强，为开放性麻风。如不及时治疗，将逐渐恶化，累及神经系统，甚至死亡。患者的血清内有大量自身抗体，与受损组织释放的抗原结合，形成免疫复合物，沉淀在皮肤或黏膜下，形成红斑和结节，称为麻风结节（leproma）。麻风结节是瘤型麻风的典型病灶，常发生于面部或肢体，面部结节融合可呈"狮面"状。瘤型麻风占麻风病例的 20%~30%。

2. 结核样型麻风（tuberculoid type）　此型患者细胞免疫较强，麻风菌素试验阳性。病变早期在小血管周围可见有淋巴细胞浸润，以后可有上皮样细胞与单核巨噬细胞浸润。细胞内很少有麻风分枝杆菌，传染性小，属闭锁性麻风。病变多发生于皮肤与外周神经，可自行消退。此型稳定，极少演变为瘤型，故亦称良性麻风。结核样型麻风占麻风病例的 60%~70%。

3. **界线类（borderline form）**　此型麻风实际上是一个过渡阶段,兼有瘤型与结核样型的特点,但程度可以不同,能向两型转化。大多数患者麻风菌素试验阴性,但也有阳性。病变部位可找到含菌的麻风细胞。界线类麻风占麻风病例的 5%。

4. **未定类（indeterminate form）**　属麻风病的前期病变,病灶中很少能找到麻风分枝杆菌。麻风菌素试验大多阳性,大多数病例最后转变为结核样型。未定类麻风占麻风病例的 5%~10%。

麻风病情一般发展缓慢,但有时也可急性或亚急性发作,称为麻风反应。这与超敏反应有关,由气候、生理变化（月经、妊娠、分娩）、其他感染、用药（如砜类抗麻风药）等诱导发生。麻风反应有两型:Ⅰ型为细胞免疫反应,表现为皮肤红肿、浸润、局部发热,受累神经干粗大、有触痛;Ⅱ型为免疫复合物反应,表现为皮肤结节性红斑或坏死红斑,伴头痛、发热、全身淋巴结肿大、关节肿痛等症状。

三、微生物学检查

主要为标本涂片染色镜检或病理组织切片检查,对麻风病的诊断和分型有实际意义。

1. **形态学检查**　显微镜检查可从患者鼻黏膜或皮损处取材,用抗酸染色后检查。一般瘤型和界线类患者标本中可找到抗酸阳性的麻风分枝杆菌,细胞内找到抗酸阳性菌有重要的诊断意义。为了提高检查的阳性率,也可用金胺 O 染色后以荧光显微镜检查,或用免疫荧光法检查。

2. **麻风菌素试验（lepromin test）**　一种用麻风菌素测定机体对麻风分枝杆菌是否存在Ⅳ型超敏反应的皮肤试验。因其抗原与结核分枝杆菌有交叉反应,故对诊断麻风病没有重要意义,但可用于测定麻风患者的细胞免疫状态。

四、防治原则

1. **预防**　因麻风分枝杆菌不能大规模人工培养制成菌苗,故目前尚无特异性预防方法。主要依靠早期发现、早期隔离、早期治疗麻风患者。尤其是对密切接触者,需要做定期检查。由于麻风分枝杆菌和结核分枝杆菌有共同抗原,曾试用 BCG 来预防麻风取得一定效果。

2. **治疗**　治疗麻风的药物主要是砜类如氨苯砜、苯丙砜、醋氨苯砜等,此外利福平、丙硫异烟胺也有治疗麻风的作用。目前主张采用 2~3 种药物联合治疗,以防耐药性的产生。

第三节　非结核分枝杆菌

非结核分枝杆菌（nontuberculosis mycobacteria,NTM）亦称非典型分枝杆菌（atypical mycobacteria）,是指分枝杆菌属中除结核分枝杆菌复合群和麻风分枝杆菌以外的分枝杆菌总称。此类菌广泛分布于自然界、水及土壤等环境中,亦称为环境分枝杆菌（environmental mycobacteria）。菌种较多,多数为腐生菌,多数无致病性,但其中 10 余种可引起结核样病变,是机会性致病菌。有文献称,与疾病相关性较高的菌群,包括鸟分枝杆菌复合群、堪萨斯分枝杆菌、马尔摩分枝杆菌、脓肿分枝杆菌等。慢性肺部疾病是非结核分枝杆菌感染最常见的临床类型,多数由鸟分枝杆菌复合群引起,其次是堪萨斯分枝杆菌、脓肿分枝杆菌等,临床表型与肺结核很相似。此外,艾滋病患者、神经外科手术后患者易发生非结核分枝杆菌引发的脑膜炎,临床表现类似结核性脑膜炎,但是病死率更高。鸟分枝杆菌和堪萨斯分枝杆菌感染可引起滑膜、关节、骨髓等骨骼系统炎性病变。**近年来我国非结核分枝杆菌感染率也有上升的趋势**,尤其我国南方地区。2000 年全国结核病流行病学抽样调查显示,非结核分枝杆菌分离率已经达到了 11.1%。由于大多数非结核分枝杆菌对抗生素耐药,因此**非结核分枝杆菌感染是临床抗结核治疗效果不理想的原因**,应该引起重视。

1959 年 Runyon 根据产色、生长速度和细胞化学反应等主要特征,将非结核分枝杆菌分为 4 群,但这种归类不能与临床建立很好的联系,同一类中的不同菌种的临床表现、治疗方案和转归都存在很大差异,因此 Runyon 分类法已逐渐被其他方法替代。1982 年,Wayne 根据对人和动物的致病性以及生物学性状的相似性,提出非结核分枝杆菌的复合菌群分类,包括:①鸟-胞内分枝杆菌复合群(*M.avium*-intracellulare complex):有鸟分枝杆菌、胞内分枝杆菌、瘰疬分枝杆菌和副结核分枝杆菌等;②戈登分枝杆菌复合群(*M.gordonae* complex):有戈登分枝杆菌、亚洲分枝杆菌、苏尔加分枝杆菌,多属暗产色菌;③堪萨斯分枝杆菌复合群(*M.Kansasii* complex):目前有堪萨斯分枝杆菌和胃分枝杆菌;④地分枝杆菌复合群(*M.terrae* complex):包括地分枝杆菌、不产色分枝杆菌和次要分枝杆菌;⑤偶发分枝杆菌复合群(*M.fortuitum* complex)。

与结核分枝杆菌比较,非结核分枝杆菌主要特点包括:①大多为环境中的腐生菌或正常菌群,常见于干燥和油性的环境中。部分对人或动物致病,但毒力较低,一般作为机会致病菌引起机会感染,常为继发性,患者大多有慢性基础疾病或免疫功能损害;多继发于支气管扩张、硅沉着病和肺结核,是由人类免疫缺陷病毒(human immunodeficiency virus,HIV)感染或获得性免疫缺陷综合征(acquired immune deficiency syndrome,AIDS)的常见并发症,也可以是因消毒不严而引发的医院感染。②生长温度不如结核分枝杆菌严格。③对酸碱比较敏感。④对现有抗结核药物大多耐药,易成为慢性排菌或难治性病例,可引起慢性肺病、淋巴结炎、软组织感染等。由结核分枝杆菌复合群和非结核分枝杆菌导致的肺部疾病在临床症状、体征和X线表现方面都难以区分,但对两者的治疗方案完全不同。非结核分枝杆菌多数对常用抗结核药物耐药,可使用一些广谱的抗生素治疗;而这些广谱抗生素对结核分枝杆菌感染的治疗效果有限,甚至没有作用。因此,临床上能够及时准确地鉴别结核分枝杆菌复合群与非结核分枝杆菌非常重要。

非结核分枝杆菌所致的常见临床病型包括:

1. **肺病** 最常见主要致病菌为鸟分枝杆菌、脓肿分枝杆菌和偶发分枝杆菌。临床症状和体征与肺结核极为相似但较轻,患者临床表现差别大,多为炎性病灶及单发或多发薄壁空洞,存在结节。

2. **淋巴结病** 多见于1~5岁儿童,主要致病菌种为鸟分枝杆菌和嗜血分枝杆菌。多无全身症状,PPD试验多呈弱阳性,抗原皮试为强阳性,非对称性淋巴结肿大,周围炎症反应较轻,累及上颈部和下颌下淋巴结。

3. **皮肤病** 主要致病菌种为偶发分枝杆菌、脓肿分枝杆菌、龟分枝杆菌,可引起皮肤及皮下软组织病变,形成局部脓肿。

4. **播散性非结核分枝杆菌病** 主要致病菌为鸟分枝杆菌、堪萨斯分枝杆菌、脓肿分枝杆菌。免疫功能受损者易感,如HIV阳性患者。临床表现多种多样,与其他感染不易区别。CD4$^+$T细胞数量减少,乳酸脱氢酶升高,肝功能检查异常,体液或分泌物涂片抗酸阳性。

5. **其他疾病** 主要致病菌种为海分枝杆菌、鸟分枝杆菌,可引起滑膜慢性病变、关节病、牙龈病变、泌尿生殖系统或胃肠道疾病等。

非结核分枝杆菌的传统菌种鉴定方法主要包括表型判定(如形态染色、细菌生长速度、菌落形态、色素产生、生长温度等)和生化鉴定(如硝酸盐还原反应、对硝基苯甲酸选择性培养基生长实验等)。近年来更为准确的新技术已经可用于菌种鉴定,包括DNA测序、特异性DNA扩增(如ESAT-6,MPT64,CFP-10等DNA序列)、气相色谱/高压液相检测细菌细胞壁的分枝杆菌碳酸链结构、飞行质谱检测菌体蛋白成分和比例等。针对我国不同地域非结核分枝杆菌菌种鉴定应采取不同组合的技术手段,以提高检测和鉴定的效率。

由于非结核分枝杆菌引起的慢性肺部感染与结核分枝杆菌引起的肺结核容易混淆,影响临床诊断和治疗,因此对诊断为"肺结核"患者如果有下列情况时,在进行抗结核药物治疗的同时应进行非结核分枝杆菌的检查,包括分子生物学方法的菌种鉴定。①痰培养阳性,但菌落形态与结核分枝杆菌不符;②病人用各种抗结核药物治疗无效但痰菌培养持续阳性;③从初次治疗的患者首次分离的"分枝杆菌"对一、二线抗结核药物耐药;④发现有肺空洞但症状轻微,经正规化疗6个月以上仍排菌;⑤有免疫功能降低者,如长期使用免疫抑制剂及AIDS患者;⑥痰中发现抗酸杆菌,而临床表现与肺结核不相符。

思考题:

1. 请结合分枝杆菌的生物学性状及结核病的免疫学特征,提出可能提高结核病实验室诊断精确度的方法和思路。

2. 如何看待非药物干预措施(城际旅行限制,病例的早期识别和隔离及人员接触限制和社交疏远措施)与有药物干预治疗在我国麻风病防控上的成效?

3. 临床上疑似结核病人中,当出现哪些指标后要考虑非结核分枝杆菌感染?

(陈心春)

第十五章

厌氧性细菌

要点：

1. 厌氧菌是一群只能在无氧或低氧条件下生长繁殖的细菌。
2. 破伤风梭菌的致病条件、痉挛毒素的致病机制与其致病特点和防治密切相关。
3. 产气荚膜梭菌的生物学特性、致病物质与所致疾病和防治密切相关。
4. 肉毒梭菌产生的强毒性肉毒毒素可引发以弛缓性麻痹为主的肉毒中毒。
5. 艰难拟梭菌是医源性腹泻的重要病原体。
6. 无芽胞厌氧菌是人体正常菌群的重要成员，并具有特定的感染特征。

厌氧性细菌（anaerobic bacteria）是指一群只能**在无氧或低氧条件下生长繁殖的细菌**，简称厌氧菌。根据能否形成芽胞，可将厌氧菌分为**厌氧芽胞梭菌**（主要包括梭菌属和拟梭菌属）和**无芽胞厌氧菌**两大类。**临床常见致病性厌氧芽胞梭菌有破伤风梭菌、产气荚膜梭菌及肉毒梭菌**，主要引起外源性感染。无芽胞厌氧菌包括 30 多个属的球菌和杆菌，大多为人体正常菌群成员，主要引起内源性感染，目前此类感染在临床上较为常见。

第一节　厌氧芽胞梭菌

厌氧芽胞梭菌是梭菌属（*Clostridium*）中一群**厌氧、革兰氏染色呈阳性、能形成芽胞的大杆菌**，由于芽胞的直径比菌体宽，使菌体一端膨大呈梭状，故名。已报道的梭菌属有 227 个种和亚种，主要分布于土壤、人和动物肠道，多数为腐生菌，少数为病原菌。该属细菌绝大多数有周鞭毛和芽胞，无荚膜（产气荚膜梭菌例外）。根据芽胞在菌体中的位置、大小和形态，有助于菌种的初步鉴别；**芽胞对热、干燥及化学消毒剂均有很强的抵抗力**，能在自然环境中长期生存；致病性厌氧芽胞梭菌的芽胞侵入机体后，在厌氧条件下发芽形成繁殖体，产生**外毒素**，引起人类和动物疾病。在人类主要引起破伤风、气性坏疽、食物中毒和肉毒中毒等严重疾病。

一、破伤风梭菌

破伤风梭菌（*Clostridium tetani*）是梭菌属中的重要的病原菌，广泛存在于土壤、人和动物肠道内，可引起**破伤风**（tetanus）。破伤风梭菌的芽胞感染伤口或脐带残端，在厌氧条件下，芽胞发芽形成繁殖体，释放外毒素致病，发病后机体呈强直性痉挛、抽搐，可因窒息或呼吸衰竭死亡。

（一）生物学性状

破伤风梭菌为菌体细长的**革兰氏阳性杆菌**，有周鞭毛，无荚膜。**芽胞呈正圆形，其直径比菌体宽**，位于菌体一端，与菌体共同形成鼓槌状，此为本菌的典型特征（图 15-1）。培养时**严格厌氧**，在血平板上，37℃培养 48 小时后可见薄膜状爬行生长，菌落扁平、周边疏松，似羽毛状突起，边缘不整齐，有 β溶血环。不发酵糖类，不分解蛋白质。其芽胞在 100℃ 1 小时可被破坏，**在干燥的土壤和尘埃中可存活数年**。

（二）致病性与免疫性

1. **致病条件**　破伤风梭菌由伤口侵入人体引起破伤风，但在浅表的伤口中该菌一般不易生长，其感染的重要条件是**伤口局部形成厌氧微环境**，利于芽胞发芽形成繁殖体并在局部繁殖。易造成伤口局部厌氧微环境的因素有：伤口窄而深，有泥土或异物污染；大面积创伤、烧伤，坏死组织多，局部组织缺血、缺氧；同时伴有需氧菌或兼性厌氧菌混合感染。

2. **致病物质**　破伤风梭菌无侵袭力，仅在局部生长繁殖，其致病主要依赖于细菌所产生的外毒素。破伤风梭菌能产生**破伤风痉挛毒素**

图 15-1　破伤风梭菌（芽胞染色，×1 000）

（tetanospasmin）和**破伤风溶血毒素**（tetanolysin）两种外毒素。破伤风溶血毒素对氧敏感，尚不清楚在致破伤风中的作用。破伤风痉挛毒素由质粒编码，属**神经毒素**，对脊髓前角神经细胞和脑干神经细胞有高度亲和力，是引起破伤风的主要致病物质。破伤风痉挛毒素毒性极强，仅次于肉毒毒素，经腹腔注入小鼠的半数致死量（LD_{50}）为 0.015ng，对人的致死量小于 1μg；其化学本质为蛋白质，不耐热，65℃加热 30 分钟即被破坏；可被肠道中存在的蛋白酶所破坏。毒素主要经局部神经细胞扩散，也可经淋巴、血液到达中枢神经系统而致病。

3. **破伤风痉挛毒素的致病机制**　破伤风梭菌最初合成的破伤风痉挛毒素为一条分子量约为 150kDa 的多肽，释放出菌体时，即被细菌或组织中的蛋白酶裂解为由二硫键相连的两条肽链，一条约为 50kDa 的轻链（A 链）和一条 100kDa 的重链（B 链）。轻链为毒素的毒性部分，重链具有结合神经细胞、转运毒素和介导轻链从酸化内体进入细胞质的作用。在感染部位，破伤风梭菌释放痉挛毒素，其重链羧基端与神经肌肉接头处运动神经元细胞膜上的神经节苷脂受体和膜蛋白结合，通过受体介导的内吞作用、内化进入细胞质形成含毒素分子的突触小泡，小泡沿神经轴突逆行向上到达脊髓前角运动神经元，小泡中的毒素通过跨突触运动从突触后膜释放，穿过突触间隙，汇集于抑制性神经末梢突触前膜的囊泡内，内体酸化，通过重链氨基端介导轻链进入突触前膜的细胞质中。轻链具有**锌内肽酶**（zinc endopeptidase）活性，可裂解储存有**抑制性神经递质**（γ-氨基丁酸和甘氨酸）的突触小泡上膜蛋白（该膜蛋白负责抑制性神经递质的释放），从而**阻止抑制性神经递质从抑制性神经元突触前膜释放**。

在正常生理情况下，当机体一侧屈肌的运动神经元受到刺激而兴奋时，同时上调抑制性中间神经元释放抑制性递质，以抑制同侧伸肌的运动神经元。故屈肌收缩时，伸肌自然松弛，以此协调肢体的屈伸运动。此外，屈肌运动神经元同时也受到抑制性神经元的反馈调节，使其兴奋程度受到控制，不致过高。**破伤风痉挛毒素阻止抑制性神经递质从抑制性神经元突触前膜释放**，导致屈肌、伸肌同时发生强烈收缩，肌肉出现强烈痉挛。

4. **所致疾病**　破伤风梭菌引起的疾病是**破伤风**，潜伏期一般 7~14 天，与原发感染部位距离中枢神经系统的远近有关。典型症状如因咀嚼肌痉挛造成**苦笑面容和牙关紧闭**，逐步出现持续性背部肌肉痉挛、**角弓反张**。据估计，世界上每年约有 100 万病例发生，死亡率高达 30%~50%，其中一半的死亡病例是新生儿。**新生儿破伤风**是因为分娩时使用不洁器械剪断脐带或脐部消毒不严格，破伤风梭菌芽胞侵入脐部所致。一般出生后 4~7 天发病，俗称"七日风"或"脐风"。

5. **免疫性**　机体抗破伤风梭菌感染以**体液免疫**为主，主要是破伤风抗毒素发挥的中和作用。抗毒素可结合游离的破伤风痉挛毒素，阻断毒素与神经细胞膜受体结合，但对已结合到膜上的毒素则无中和作用。由于破伤风痉挛毒素的毒性很强，极少量毒素即可致病，如此少量毒素尚不足使机体产生抗毒素，故病后不能获得牢固的免疫力。获得牢固的免疫力的方式是人工主动免疫。破伤风痉挛毒素经 0.4% 甲醛处理后失去毒性,仍然保留免疫原性,称为破伤风类毒素,主要用于破伤风的特异性预防。

(三)微生物学检查

一般不进行微生物学检查,临床上根据典型症状和病史即可作出诊断。

(四)防治原则

1. 非特异性防治措施

(1)正确处理伤口:伤口应及时**清创、扩创**,清除坏死组织和异物,防止形成厌氧微环境。

(2)清除细菌:抗菌治疗首选青霉素杀灭破伤风梭菌的繁殖体,以消除毒素的来源。

(3)非特异性治疗:包括控制痉挛,保持呼吸道通畅,注意水、电解质平衡等。

2. 特异性预防措施

(1)人工主动免疫:我国常规采用**白百破三联疫苗**(DTaP)制剂,对 3~6 个月的儿童进行免疫,可同时获得对这三种常见病的免疫力。对易受创伤的成人,必要时可加强注射破伤风类毒素,使血清中抗毒素迅速达到有效保护水平。

(2)人工被动免疫:对伤口污染严重而又未经过基础免疫者,可立即注射**破伤风抗毒素**(tetanus antitoxin,TAT)或人**抗破伤风免疫球蛋白**(anti-tetanus immunoglobulin,TIG),以获得被动免疫作紧急预防。

3. 特异性治疗 一旦毒素与神经细胞受体结合,抗毒素就不能中和其毒性作用。故对已发病者应早期、足量使用 TIG,肌内注射;或 TAT,肌内注射或静脉滴注。TAT 是用破伤风类毒素免疫马所获得的马血清纯化制剂,无论用于紧急预防还是治疗,都必须先做皮肤试验,测试有无超敏反应,必要时可采用脱敏注射法。

二、产气荚膜梭菌

产气荚膜梭菌(*Clostridium perfringens*)广泛存在于土壤、人和动物肠道中,能引起人和动物多种疾病,也是引起严重创伤感染的重要病原菌。

(一)生物学性状

1. 形态与染色 产气荚膜梭菌为两端平齐的**革兰氏阳性粗大杆菌**。芽胞位于次极端,呈椭圆形,其直径比菌体窄,但普通培养基上很少能观察到芽胞,在被感染的**人或动物体内可形成明显的荚膜**(图 15-2)。

2. 培养特性 厌氧,但不严格,42℃为最适生长温度,分裂繁殖一代仅需 8 分钟,易于分离培养。在血琼脂平板上形成中等大小的光滑型菌落,多数菌株可形成**双层溶血环**,内环是由 θ 毒素引起的完全溶血,外环是由 α 毒素引起的不完全溶血。在卵黄琼脂平板上,菌落周围出现乳白色浑浊圈,由该

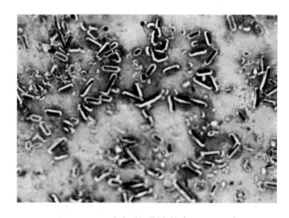

图 15-2 产气荚膜梭菌(×1000)

菌产生的卵磷脂酶分解卵磷脂所致。若在培养基中加入特异性的抗血清,则不出现浑浊,此现象称为 Nagler 反应,为本菌的培养特点。产气荚膜梭菌代谢十分活跃,**可分解多种常见的糖类,产酸产气**。在疱肉培养基中,可分解肉渣中的糖类而产生大量气体。在牛乳培养基中,分解乳糖产酸,使酪蛋白凝固;同时产生大量气体,将凝固的酪蛋白冲成蜂窝状,并将培养基表面凝固的凡士林上推,甚至冲走试管塞,气势凶猛,称之为"**汹涌发酵**"(stormy fermentation)现象。

3. 分型 根据产气荚膜梭菌产生的 4 种主要毒素(α、β、ε、ι)的抗原性差异,可分为 A~E 共 5 个血清型。对人致病的主要为 A 型菌,在人和动物肠道内、土壤及污水等环境中均可分离到。C 型菌

可引起坏死性肠炎。B～E 型菌在土壤中不能存活,但可寄生于动物肠道内,引起动物疾病。

（二）致病性

1. 致病物质　产气荚膜梭菌能产生十余种外毒素,其中多种毒素同时又是胞外酶,故能构成强大的侵袭力,其中 α、β、ε、ι 为主要致病毒素,δ、θ、κ、λ 等为次要毒素,有的型别还可产生肠毒素。α **毒素**（alpha toxin）是一种**卵磷脂酶**（lecithinase）,是该菌毒性最强、最重要的毒素,各型菌均能产生,以 A 型菌产生量最大。α 毒素能水解细胞膜上的重要成分卵磷脂,可导致红细胞、白细胞、血小板和内皮细胞等细胞溶解,引起溶血、血管通透性增高、组织坏死、肝脏毒性和心功能受损等,在气性坏疽的形成中起主要作用。β 毒素是坏死、致死性毒素,可引起人和动物的坏死性肠炎。ε 毒素是 D 型菌的主要致病因子,可引起坏死性损伤和血管通透性增高。θ 毒素是一种具有溶血和坏死作用的溶细胞素。肠毒素不耐热,多由 A 型、C 型和 D 型菌株产生。

2. 所致疾病

（1）**气性坏疽**:60%～80% 由 A 型菌引起,除产气荚膜梭菌外,至少还有 5 种其他厌氧梭菌也能引起气性坏疽,如败毒梭菌和溶组织梭菌等。该病多见于战伤和地震灾害,也可见于平时的工伤、车祸等引起的大面积创伤,其感染条件与破伤风梭菌相同,多见于四肢。气性坏疽发病潜伏期短,多为 1～3 天。产气荚膜梭菌通过产生多种毒素和侵袭性酶破坏组织细胞,发酵肌肉和组织中的糖类物质,产生大量气体,造成**气肿**;同时使血管通透性增高,水分渗出,造成局部**水肿**;进而挤压软组织和血管,影响血液供应,引起组织坏死。严重病例表现为组织胀痛剧烈,水气夹杂,触摸有**捻发感**,感染迅速扩散,造成大量组织坏死,伴有恶臭。细菌产生的毒素和组织坏死的毒性产物被吸收入血,引起毒血症、休克及死亡。气性坏疽病情进展快,死亡率高达 40%～100%。

（2）**食物中毒**:主要由 A 型产气荚膜梭菌引起,病菌主要污染肉类食品,产生肠毒素。食入后潜伏期约为 10 小时,临床表现为腹痛、腹胀、水样腹泻;不发热,无恶心和呕吐,1～2 天后自愈。

（3）**坏死性肠炎**:主要由 C 型产气荚膜梭菌污染食物引起,临床表现为急性腹痛、呕吐、血样腹泻、肠壁穿孔及休克等。

（三）微生物学检查

主要针对气性坏疽,因气性坏疽一旦发生,病情凶险,应尽快作出诊断。

1. 直接镜检　从创口深部采集标本涂片,经革兰氏染色镜检见有**革兰氏阳性大杆菌**,白细胞少且形态不典型,伴有其他杂菌等特点即可初步报告。

2. 分离培养与动物实验　取坏死组织制成悬液,接种血平板、牛乳培养基或庖肉培养基,厌氧培养,观察生长情况和菌落特点;取培养物涂片镜检,并用生化反应鉴定。必要时可做动物实验。食物中毒可检测肠毒素。

（四）防治原则

对伤口和局部感染应尽早施行清创、扩创手术,切除感染和坏死组织,必要时可截肢以防止病变扩散。大剂量使用青霉素等抗生素杀灭病原菌。有条件可使用气性坏疽多价抗毒素和高压氧舱法辅助治疗,高压氧舱可以使血液和组织中的氧含量提高 15 倍以上,能部分抑制产气荚膜梭菌的生长繁殖。

三、肉毒梭菌

肉毒梭菌（*Clostridium botulinum*）主要存在于土壤中,偶尔存在动物粪便中。在厌氧环境下能产生毒性很强的肉毒毒素而引起疾病,最常见的是肉毒中毒和婴儿肉毒病。

（一）生物学性状

肉毒梭菌为**革兰氏阳性粗短的杆菌**。芽胞呈椭圆形,其直径比菌体宽,位于次极端,使带有芽胞的菌体呈**网球拍状**（图 15-3）,有鞭毛,无荚膜。**严格厌氧**,可在普通琼脂平板上生长;能产生卵磷脂酶,在卵黄培养基上,菌落周围出现浑浊圈。根据所产生毒素的抗原性不同,可分为 A～G 共 7 个型,大多数菌株只能产生一种型别毒素。对人致病的主要有 A、B、E、F 型,我国报道的大多为 A 型。产生 C、D 毒素的菌株主要引起鸟类肉毒病。

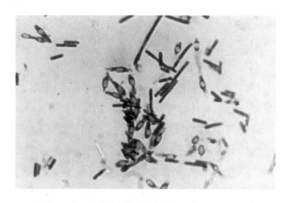

图 15-3　肉毒梭菌(革兰氏染色,×1000)

（二）致病性

1. 致病物质　肉毒毒素(botulinum toxin)是**已知毒性最强**的神经毒素,毒性比氰化钾强 1 万倍,1mg 纯结晶的肉毒毒素能杀死 2 亿只小鼠,对人的致死量约为 0.1μg。肉毒毒素不耐热,煮沸 1 分钟可被破坏,可被特异性抗毒素中和。肉毒毒素的结构和致病机制与破伤风痉挛毒素非常相似,主要不同之处在于肉毒毒素对酸和蛋白酶的抵抗力较强,进入小肠后跨过黏液层被吸收入血液;经内化作用进入神经细胞膜形成的突触小泡中,但不沿神经轴突上行,而是停留在神经肌肉接头处;肉毒毒素通过阻止神经递质乙酰胆碱的释放,导致**弛缓性麻痹**(flaccid paralysis)。

2. 所致疾病

（1）**食源性肉毒中毒**(foodborne botulism):主要由进食含有肉毒毒素的食品引起。食品在制作过程中被肉毒梭菌芽胞污染,制成后未经彻底灭菌,芽胞在厌氧环境中发芽、繁殖,产生毒素,食前又未经加热烹调,食入已产生的毒素,发生食物中毒。

肉毒中毒的临床表现与其他食物中毒不同,胃肠道症状很少见,主要为神经末梢麻痹。潜伏期可短至数小时,先有乏力、头痛等症状;接着出现复视、斜视、眼睑下垂等眼肌麻痹症状;再是吞咽、咀嚼困难、口齿不清等咽部肌肉麻痹症状;进而膈肌麻痹、呼吸困难,直至呼吸停止而导致死亡,肢体麻痹很少见。病程发展快,病死率高。

在国外,肉毒毒素引起的食物中毒以罐头、香肠、腊肠等肉制品为主。国内肉毒中毒主要由发酵豆制品(臭豆腐、豆瓣酱、豆豉等)和发酵面制品(甜面酱等)引起。

（2）**婴儿肉毒中毒**(infant botulism):1976 年美国首先报道,婴儿因食入被肉毒梭菌芽胞污染的食品(如蜂蜜)后发生肉毒中毒。婴儿肉毒中毒常发生在 1 岁以下,尤其是 6 个月以内的儿童。早期的症状是便闭、吮吸、啼哭无力,也可进展为弛缓性麻痹。其致病机制是因食入被肉毒梭菌芽胞污染的食物,芽胞在肠道发芽、繁殖,产生毒素经肠道吸收入血所致。

（3）**创伤感染中毒**:若伤口被肉毒梭菌芽胞污染,芽胞在局部的厌氧环境中发芽并释放出肉毒毒素,导致机体肉毒中毒。

（三）微生物学检查

检查重点是**检测肉毒毒素**。食源性肉毒中毒、婴儿肉毒中毒可取粪便、剩余食物分离病原菌,同时检测粪便、食物或患者血清中的毒素活性。粪便、食物等标本中的细菌检测,可先经 80℃加热 10 分钟,杀死所有的细菌繁殖体,再用加热标本进行厌氧培养以分离肉毒梭菌。必要时可做动物实验。

（四）防治原则

预防应加强食品卫生管理和监督,注意低温保存食品,防止芽胞发芽,食品食用前 80℃加热 20 分钟以破坏毒素。对患者治疗应尽早注射 A、B 和 E 三型多价抗毒素,同时加强护理和对症治疗,特别是维持呼吸功能,降低死亡率。

第二节　艰难拟梭菌

艰难拟梭菌(*Clostridioides difficile*)是拟梭菌属(*Clostridioides*)中的重要的病原菌,广泛分布于土壤、多种家畜、野生动物和人类的肠道中。1935 年 Hall 和 O'Toole 首次从新生儿粪便中分离到该菌。

NOTES

该菌因对氧气极为敏感,分离培养困难而命名。艰难拟梭菌感染流行于世界各地,多数为无症状携带者,过去认为艰难拟梭菌是人类肠道中的正常菌群,当长期使用或不正规应用某些抗生素后,破坏了肠道菌群的生态平衡,引起肠道内菌群失调,导致抗生素相关性腹泻(antibiotic-associated diarrhea)和假膜性结肠炎(pseudomembranous colitis)等疾病。目前,艰难拟梭菌已被公认为**医源性腹泻的最重要病原体**,在感染的老年人和接受抗生素治疗导致肠道菌群失调的人群中发病率较高,在临床上受到高度重视。

（一）生物学性状

为**革兰氏阳性粗大杆菌**(图 15-4)。芽胞为卵圆形,位于菌体次极端,直径比菌体宽,有鞭毛。**严格厌氧**,在环丝氨酸-头孢西丁-果糖(CCFA)琼脂平板上可产生黄色、粗糙型菌落。从健康人群的粪便中可分离到本菌,检出率约 3%。艰难拟梭菌繁殖体抵抗力较低,但其芽胞对常用消毒剂、抗生素及胃酸等有较强抵抗力,在外环境中可存活数周至数月。

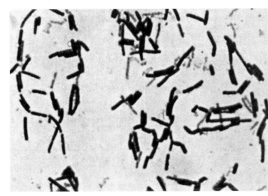

图 15-4 艰难拟梭菌(革兰氏染色,×1 000)

（二）致病性

1. 致病物质

（1）毒素:多数致病菌株能产生艰难拟梭菌**毒素 A** 和**毒素 B** 两种致病物质,分子量分别为 308kDa 和 270kDa。毒素 A 为肠毒素,同时具有细胞毒活性,能趋化中性粒细胞浸润回肠肠壁,释放细胞因子,导致大量液体分泌和出血性坏死。毒素 B 为细胞毒素,能使细胞的肌动蛋白解聚,破坏细胞骨架,使局部肠壁细胞坏死。编码毒素 A 和毒素 B 的基因位于细菌染色体上一个长度为 19.6kb 的致病岛。

（2）其他致病物质:包括黏液层蛋白 A 和细胞表面蛋白,分别具有在肠上皮细胞表面黏附、定植及降解结肠黏膜等作用。

2. 所致疾病 艰难拟梭菌经**粪-口途径**传播,所致疾病统称为艰难拟梭菌感染,包括:

（1）**无症状携带者**:无症状携带者是**重要的传染源**。约 60%~70% 的新生儿,3% 的成人和 10% 的老年人是无症状携带者。

（2）**医源性腹泻**:导致医源性腹泻的危险因素包括接受抗生素治疗、患有其他基础疾病、老年人及免疫力低下人群等。其中长期使用抗生素治疗是最重要的高危诱因,临床常见用氨苄西林、头孢菌素、克林霉素和喹诺酮等抗生素治疗 5~10 天后出现的**水样腹泻**,也称为**抗生素相关性腹泻**,占腹泻病例的 10%,其中约 25% 由艰难拟梭菌感染所致,其他如金黄色葡萄球菌和产气荚膜梭菌等也可导致。

（3）**假膜性结肠炎**(pseudomembranous colitis):约 5% 感染艰难拟梭菌患者可出现血水样腹泻,并排出假膜,称为假膜性结肠炎。患者有发热、白细胞增多等全身中毒症状,从其粪便内还可检测出一种或两种艰难拟梭菌的毒素,严重者可危及生命。

（三）微生物学检查

由于艰难拟梭菌的无症状携带率较高,通常不作病原体的分离培养。从有临床症状的病人粪便标本中检测艰难拟梭菌的毒素或毒素编码的基因,有助于辅助诊断。

（四）防治原则

预防注重个人卫生、环境消毒及合理使用抗生素等。治疗应立即停用原用抗生素,轻度腹泻即可缓解;较重的腹泻或假膜性结肠炎改用艰难拟梭菌敏感的万古霉素或甲硝唑治疗。

第三节　无芽胞厌氧菌

无芽胞厌氧菌主要寄生在人和动物体表及与外界相通的腔道黏膜表面,包括革兰氏阳性和革兰氏阴性的球菌和杆菌,共有 30 多个属,200 余菌种,其中与人类疾病相关的主要有 10 个属(表 15-1)。无芽胞厌氧菌在人体正常菌群中**占有绝对优势**,是其他非厌氧性细菌的 10~1 000 倍。如在肠道菌群中,厌养菌占 99.9%,大肠埃希菌和其他的肠杆菌科细菌仅占 0.1%。在皮肤、口腔、上呼吸道和泌尿生殖道的正常菌群中,80%~90% 也是厌氧菌。在正常情况下,这些厌氧菌对人体无害,但在某些特定状态下,无芽胞厌氧菌作为机会致病菌可导致内源性感染。在临床厌氧菌感染中,无芽胞厌氧菌的感染率高达 90%,并且以**混合感染**多见。

表 15-1　部分与人类疾病相关的主要无芽胞厌氧菌种类及其分布

革兰氏阴性				革兰氏阳性			
杆菌	分布	球菌	分布	杆菌	分布	球菌	分布
类杆菌属 (*Bacteroides*)	口腔、肠道、泌尿生殖道	韦荣球菌属 (*Veillonella*)	口腔、咽部、胃肠道	丙酸杆菌属 (*Propionibacterium*)	皮肤	消化链球菌属 (*Peptostreptococcus*)	口腔、肠道、泌尿生殖道
普雷沃菌属 (*Prevotella*)	口腔、泌尿生殖道			双歧杆菌属 (*Bifidobacterium*)	肠道		
卟啉单胞菌属 (*Porphyromonas*)	口腔、泌尿生殖道			乳杆菌属 (*Lactobacillus*)	口腔、肠道、泌尿生殖道		
梭杆菌属 (*Fusobacterium*)	口腔、肠道、泌尿生殖道			真杆菌属 (*Eubacterium*)	口腔、肠道		

一、常见的无芽胞厌氧菌

(一)类杆菌属

类杆菌属为革兰氏阴性厌氧杆菌,在临床无芽胞厌氧菌感染中最常见,目前已发现有 62 个种,其中以**脆弱类杆菌**(*Bacteroides fragilis*)最为重要,占比为临床厌氧菌分离株的 25%,类杆菌分离株的 50%。脆弱类杆菌形态特征为两端圆而浓染,中间不着色或着色浅,似空泡状(图 15-5),**有荚膜**。在血平板上厌氧培养 24~48 小时,可形成圆形微凸的中等大小菌落,一般无溶血环。**具有革兰氏阴性菌细胞壁**,但其脂多糖结构中氨基葡萄糖残基上脂肪酸较少和缺乏磷酸基团,故**无内毒素活性**。该菌常与消化链球菌、兼性厌氧菌等引起混合感染,主要引起腹腔脓肿、败血症等。

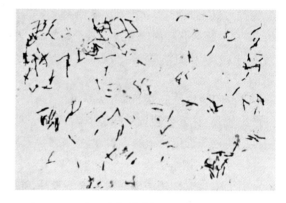

图 15-5　脆弱类杆菌(革兰氏染色,×1 000)

(二)双歧杆菌属

双歧杆菌为革兰氏阳性杆菌,染色不均匀,菌体呈多形性,细菌单个或排列成 V 形、星形,有的一端或两端分叉(图 15-6),故名。严格厌氧,耐酸。双歧杆菌在婴幼儿粪便中占细菌总数的 98%,到中年保持一个恒定的水平,到老年则明显减少。双歧杆菌在肠黏膜表面定植,构成体内生物屏障并发挥生物拮抗作用;降解亚硝胺等,减少代谢产生的一些潜在致癌物质;合成多种消化酶类和B族维生素,促进氨基酸代谢,改善脂代谢与维生素代谢,促进蛋白质吸收,增强机体免疫力等。由于双歧杆菌的多种有益作用,故被加入奶制品、饮料或胃药中,作为微生态制剂得到广泛应用。

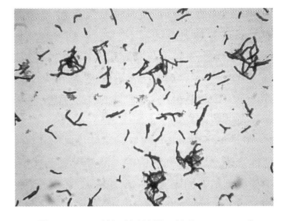

图15-6　双歧杆菌(革兰氏染色,×1 000)

(三)其他无芽胞厌氧菌

1. 革兰氏阴性厌氧杆菌　普雷沃菌属和卟啉单胞菌属,多定植于口腔和女性生殖道,与牙周和盆腔感染有关;梭杆菌属为口腔、结肠和女性生殖道中的正常菌群,常与其他厌氧菌和兼性厌氧菌引起混合感染,如坏死性溃疡性齿龈炎。

2. 革兰氏阴性厌氧球菌　最常见的是韦荣球菌属,这类厌氧球菌在临床标本中极少分离到。韦荣球菌菌体成对、成簇或呈短链状排列。该菌是咽喉部主要的厌氧菌,但在临床分离的厌氧菌株中占比低于1%,且多为混合感染。

3. 革兰氏阳性厌氧杆菌　革兰氏阳性厌氧杆菌在临床分离的厌氧菌株中占22%,其中的57%为丙酸杆菌,23%为真杆菌。

(1)丙酸杆菌属:为小杆菌,常呈链状或成簇排列,无鞭毛,因发酵葡萄糖产生大量丙酸而命名,与人类有关的丙酸杆菌主要有3个种,临床感染标本中以**痤疮丙酸杆菌**(*Propionibacterium acnes*)最为常见。痤疮丙酸杆菌存在于人体的毛囊皮脂腺和汗腺中,与痤疮和酒渣鼻等发病有关。

(2)乳杆菌属:因发酵糖类物质产生乳酸而命名,常寄居在口腔、肠道和阴道,对外来入侵的病原菌有生物拮抗作用。其中**嗜酸乳杆菌**(*Lactobacillus acidophilus*)与龋齿发生密切相关。

(3)真杆菌属:菌体细长,呈多形性,是肠道重要的正常菌群,部分菌种与感染有关,但都出现在混合感染中,最常见的是**迟钝真杆菌**(*Eubacterium lentum*)。

4. 革兰氏阳性厌氧球菌　有临床意义的是**消化链球菌属**,主要寄居于口腔、肠道及女性阴道。消化链球菌属菌体小,常成对或短链状排列,在血平板上形成不溶血、光滑型细小菌落。在临床厌氧菌分离株中,占20%~35%,仅次于脆弱类杆菌,但大多存在于混合感染菌中。

二、致病性

1. 感染条件　无芽胞厌氧菌是寄居于人体的正常菌群,当其寄居部位改变、机体免疫力下降或菌群失调,若局部还有坏死组织、血供障碍等形成厌氧微环境,则易引起内源性感染。

2. 毒力因素　无芽胞厌氧菌的毒力因素包括:①通过菌毛、荚膜等表面结构黏附和侵入上皮细胞和各种组织;②产生多种毒素、胞外酶和可溶性代谢物,如类杆菌属的某些菌株可产生肠毒素、胶原酶、蛋白酶及透明质酸酶等;③改变其对氧的耐受性,如类杆菌属中很多菌种能产生超氧化物歧化酶,使其对局部微环境氧的耐受性增强,利于该菌的生长而致病。

3. 感染特征　无芽胞厌氧菌感染的特征主要有:①多为**内源性感染**,呈慢性过程,以混合感染多见;②感染**无特定病型**,大多为化脓性炎症,引起组织坏死或形成局部脓肿,也可侵入血液形成败血症;③**分泌物或脓液黏稠**,呈乳白色、粉红色、血色或棕黑色,有恶臭,有时有气体产生;④使用氨基糖苷类抗生素(卡那霉素、庆大霉素等)治疗无效;⑤分泌物直接涂片可见细菌,但常规培养无细菌生长。

4. 所致疾病　无芽胞厌氧菌感染可遍及全身各部位,临床常见的有:

(1)**腹腔感染**:胃肠道因手术、创伤、穿孔等导致细菌易位,引起腹膜炎、腹腔脓肿等感染。因肠道含大量细菌,感染以混合感染为主,主要感染的细菌为脆弱类杆菌,在腹腔感染中,脆弱类杆菌占病原菌的 60% 以上。

（2）**女性生殖道与盆腔感染**:因手术或其他并发症引起的一系列女性生殖道严重感染,如盆腔脓肿、输卵管卵巢脓肿及子宫内膜炎等,常见的为消化链球菌、普雷沃菌和卟啉单胞菌等感染所致。

（3）**口腔感染**:临床常见的有牙髓炎、牙周炎及牙龈脓肿等。常由革兰氏阴性厌氧杆菌、消化链球菌及放线菌感染所致。

（4）**呼吸道感染**:厌氧菌可感染呼吸道的任何部位,如引起扁桃体周围蜂窝织炎、吸入性肺炎、坏死性肺炎、肺脓肿和脓胸等。肺部厌氧菌感染发生率仅次于肺炎链球菌性肺炎。从呼吸道感染标本中分离到最多的厌氧菌为消化链球菌、普雷沃菌属、梭杆菌属和脆弱类杆菌等。

（5）**中枢神经系统感染**:最常见为脑脓肿,主要继发于中耳炎、乳突炎和鼻窦炎等邻近组织感染,亦可经直接扩散和转移而形成。分离的细菌种类与原发病灶有关,最常见为革兰氏阴性厌氧杆菌和消化链球菌。

（6）**败血症**:无芽胞厌氧菌败血症约占全部败血症的 10%~20%。由于抗厌氧菌药物的广泛应用,目前败血症标本中厌氧菌的分离率较低,其中多数为脆弱类杆菌,其次为消化链球菌。

三、微生物学检查

1. **标本采集**　无芽胞厌氧菌大多是人体正常菌群,标本应从感染中心处采集,并注意避免正常菌群的污染。最可靠的标本是无菌切取或活检的新鲜组织,或者是感染深部吸取的渗出物或脓汁。因厌氧菌对氧敏感,**采集的标本应立即放入厌氧标本收集瓶中**,迅速送检。

2. **直接涂片镜检**　脓汁或穿刺液标本可直接涂片染色,以观察细菌的形态特征、染色性及细菌量,用于初步判断结果时参考。

3. **分离培养与鉴定**　是证实无芽胞厌氧菌感染的可靠标准,并可测定对抗生素的敏感性。标本应接种营养丰富、新鲜、含有还原剂的培养基、特殊培养基或选择培养基,最常用的是以牛心脑浸液为基础的血平板。最好在厌氧环境中进行接种,37℃厌氧培养 2~3 天,若无细菌生长,继续培养至 1 周。生长的细菌必须做耐氧试验,确定是专性厌氧菌后,再用生化反应等进行鉴定。

4. **快速诊断**　利用气相色谱、液相色谱检测细菌代谢终末产物能迅速作出鉴定,需氧菌和兼性厌氧菌只能产生乙酸,而**检测出其他短链脂肪酸(如丁酸、丙酸)则提示为厌氧菌**。核酸杂交、PCR 和16S rRNA 基因序列分析等分子生物学方法也可用于快速诊断。

四、防治原则

清洗创面,去除坏死组织和异物,维持局部良好的血液循环,预防局部形成厌氧微环境。治疗要合理选用抗生素,临床上 95% 以上革兰氏阴性厌氧菌对甲硝唑、亚胺培南、哌拉西林和克林霉素等敏感;革兰氏阳性厌氧菌对万古霉素敏感;新型喹诺酮类药对革兰氏阳性和革兰氏阴性厌氧菌都有较高的抗菌活性。随着耐药菌株不断出现,治疗前应对分离菌进行药敏试验,以指导临床用药。

思考题:

1. 简述破伤风梭菌的致病条件。如何防治破伤风?
2. 简述产气荚膜梭菌培养的特征。
3. 肉毒梭菌和艰难拟梭菌感染各有何特点?
4. 简述无芽胞厌氧菌的感染的特征。

（杨　春）

第十六章
动物源性细菌

要点:

1. 动物源性细菌是以动物为主要传染源或宿主,能引起动物和人类感染的病原菌。

2. 动物源性细菌所致疾病属于人兽共患病,重要的有鼠疫、炭疽和布鲁菌病等,在历史上曾对人类健康带来极大威胁。

3. 认识鼠疫耶尔森菌、炭疽芽胞杆菌、布鲁菌的流行、致病性及防控措施,对做好人兽共患病及人类其他传染病的防控有重要意义。

人兽共患病(zoonosis)是指在脊椎动物与人之间自然传播、由共同的病原体(如细菌、病毒、真菌和寄生虫等)引起、流行病学上又有关联的一类传染病。其中,以动物作为主要传染源或宿主,能引起动物和人类感染的病原菌,称为**动物源性细菌**,所致疾病属于人兽共患病。其中,在野生动物中循环存在及致病,又能传染给人的人兽共患病,称为自然疫源性疾病。包括鼠疫、流行性出血热、人感染高致病性的禽流感、狂犬病、布鲁菌病、登革热、钩端螺旋体病等。动物源性细菌引起人类感染的传播途径多样,包括呼吸道、消化道、皮肤黏膜感染或媒介动物叮咬等,具体途径取决于病原菌种类和所致疾病类型。动物源性细菌种类较多,本章主要介绍布鲁菌、炭疽芽胞杆菌、鼠疫耶尔森菌、弗朗西丝菌属和巴斯德菌属。

第一节 布 鲁 菌 属

布鲁菌属(*Brucella*)是引起人、家畜和其他动物布鲁菌病(brucellosis)的病原体,由英国医师 David Bruce 首次分离而得名。布鲁菌病简称布病,是重要的人兽共患疾病之一,属于自然疫源性疾病。本属有 12 个生物种,其中使人致病的主要有羊布鲁菌(*B. melitensis*)、牛布鲁菌(*B. abortus*)和猪布鲁菌(*B. suis*)。我国流行的布鲁菌病主要是羊布鲁菌病,其次是牛布鲁菌病。

一、生物学性状

1. 形态与染色 革兰氏阴性小球杆菌,长 0.6~1.5μm,宽 0.4~0.8μm。无鞭毛和芽胞,光滑型菌株有微荚膜。血琼脂平板上的菌落涂片可见菌体两端钝圆、大小不一,单个或成对排列。血培养物涂片镜下可见呈片状,瑞氏染色镜下可见单个,或成堆像细沙样细菌。

2. 培养特性 专性需氧,牛布鲁菌部分生物型在初次分离时需 5%~10% CO_2。最适生长温度 35~37℃,最适 pH 6.6~6.8。该属菌多为细胞内寄生菌,营养要求较高,普通培养基上不生长。血琼脂平板上培养 3~5 天可长出乳白色、半透明、不溶血的 S 型菌落,多次人工传代培养后可转变为粗糙型(R)菌落;布氏琼脂培养基上生长菌落呈油滴状;液体培养基中可形成轻度浑浊并有沉淀。

3. 生化反应 大多能分解尿素和产生 H_2S。过氧化氢酶阳性,氧化酶阳性,精氨酸双水解酶阴性,分解葡萄糖,不分解阿拉伯糖和半乳糖。根据产生 H_2S 的多少以及在含碱性染料培养基中的生长情况,可鉴别羊、牛、猪三种布鲁菌。该属菌株能利用碳水化合物,不产生酸或气,此特性也是布鲁菌属细菌鉴别的重要依据。

4. 抗原构造与分型　布鲁菌含有两种抗原，即 A 抗原（abortus，牛布鲁菌菌体抗原）和 M 抗原（melitensis，羊布鲁菌菌体抗原）。根据两种抗原量的比例不同，可对菌种进行鉴别。用 A 与 M 抗原血清进行凝集试验可以鉴别三种布鲁菌（表 16-1）。

表 16-1　主要布鲁菌的特性与鉴别

菌种	CO_2 需要	脲酶试验	H_2S	染料抑菌试验		凝集试验	
				复红（1∶50 000）	硫堇（1∶20 000）	抗 A 因子	抗 M 因子
羊布鲁菌	–	不定	–	+	+	–	+
牛布鲁菌	+/–	+	+	+	–	+	–
猪布鲁菌	–	+	+/–	–	+	+	+

5. 抵抗力　较强，在土壤、毛皮、病畜的脏器和分泌物、肉和乳制品中可生存数周至数月，但在湿热 60℃ 或日光直接照射下 20 分钟即死亡，100℃ 干热 7~9 分钟即可将其杀灭，80℃ 湿热只需 6 分钟左右即死亡。对常用消毒剂均较敏感，对常用的广谱抗生素也较敏感。

二、致病性与免疫性

1. 致病物质　布鲁菌的毒力强弱取决于其抵抗吞噬细胞的杀伤能力和在细胞内的生存能力。**主要致病物质有内毒素与侵袭性酶**（透明质酸酶、过氧化氢酶等）等。**急性发作与菌血症有关，慢性感染导致的组织病理损伤与超敏反应有关，特别是Ⅲ型和Ⅳ型超敏反应。**

2. 所致疾病　该菌的动物宿主广泛，包括家畜、家禽及野生动物等 60 余种，牛、羊、猪等家畜是人类感染布鲁菌的主要传染源。**感染家畜可引起母畜流产，**受孕的牛、猪、羊胎盘和胎膜上存在的赤藓糖醇是该菌的生长因子，感染后布鲁菌增殖引起胎盘炎和流产。病畜还可表现为睾丸炎、附睾炎、乳腺炎、子宫炎等。人类主要通过接触病畜或被污染的畜产品，经皮肤、黏膜、眼结膜、消化道、呼吸道等不同途径感染。不同布鲁菌对人类的致病性有明显的差异，牛布鲁菌引起的疾病较温和，无化脓性并发症；羊布鲁菌通常引起较为严重的急性干酪样肉芽肿。

布鲁菌病潜伏期约 1~6 周，此期细菌被中性粒细胞和巨噬细胞吞噬，成为胞内寄生菌，可随淋巴液流至局部淋巴结生长繁殖并形成感染灶。当细菌繁殖达一定数量时突破淋巴结而侵入血流，形成菌血症。随后细菌进入肝、脾、骨髓和淋巴结等脏器细胞，发热也渐消退。细菌在细胞内繁殖到一定程度可再度入血，又出现菌血症而致体温升高。如此**反复形成的菌血症，使患者的热型呈波浪式，临床上称为波浪热**（undulant fever）。布鲁菌感染易转为慢性，在全身各处引起迁徙性病变，患者可出现全身乏力、头痛、低热、中枢神经系统症状等，体征有肝、脾肿大。也会引起骨髓炎、脑膜炎和胆囊炎等。病程一般持续数周至数月。关节痛常与发热并行，呈大关节游走性。本病的突出症状还有多汗，每于夜间或退热时大汗淋漓。

3. 免疫性　机体感染该菌后产生的免疫力以细胞免疫为主，尤其是 Th1 型细胞及其分泌的细胞因子（如 IFN-γ 等）具有重要的抗胞内菌感染作用。感染者早期血清中可出现 IgM 型抗体，随后出现 IgG 型抗体并随病程抗体效价升高，发挥免疫调理作用，限制布鲁菌在体内播散。各菌种和生物型之间可出现交叉免疫，但是免疫保护维持时间较短，可发生再次感染。

三、微生物学检查

1. 标本　依据患者的不同病期分别采集血、尿、骨髓、脊髓液、关节液等。病畜检测时可采集内脏、胎盘、子宫分泌物、羊水和流产胎畜等样本。

2. 分离培养与鉴定　将血液或体液标本接种血培养仪或双相培养瓶，增菌培养后接种于血平板、巧克力色平板、布氏琼脂平板上，37℃ 培养 24~48 小时，观察菌落特征并进行鉴定，包括革兰氏染色观察、H_2S 产生量、血清玻片凝集、噬菌体裂解试验及生化鉴定。可用生化鉴定仪鉴定布鲁菌属。

3. 血清学试验　是诊断布鲁菌病最常用的方法,主要检测血清中的布鲁菌特异性抗体。感染第一周血清中开始出现 IgM,发病三周后开始出现 IgG 并在 6~8 周达最高浓度。一般 IgA 型抗体和 IgG 的产生规律较为相似。

血清学试验包括初筛试验和确诊试验。初筛试验常用:①ELISA:可检测 IgM(IgM-ELISA)、IgG(IgG-ELISA)等免疫球蛋白,比其他方法有更好的敏感性和特异性;②虎红平板凝集试验(rose bengal plate agglutination test,RBT):在玻片上加 30μL 待检血清,然后加入虎红平板凝集抗原 30μL,摇匀或用木签充分混匀,在 5min 内观察结果。出现肉眼可见的凝集反应判为阳性,液体均匀混浊、未见到凝集反应判为阴性;③胶体金免疫层析试验(gold immunochromatography assay,GICA):在测试卡加样孔内加入 10μL 待检血清,待渗入。在加样孔内加入生理盐水 100μL,待渗入。3~20 分钟内观察结果。以测试区(T)显示红色线条,试验结果为阳性,只有质控区出现一条红色线条为阴性。初筛阳性者进行确诊试验,包括:①血清试管凝集试验(serum agglutination test,SAT):滴度为 1:100 及以上,或者患者病程持续一年以上且仍有临床症状者滴度为 1:50 及以上为阳性;②补体结合试验(complement fixation test,CFT):对诊断慢性布鲁菌病意义较大,滴度为 1:10 及以上为阳性;③抗人免疫球蛋白试验(Coombs test):布鲁菌病患者常出现不完全抗体,可用 Coombs 试验检查,滴度 1:400 及以上为阳性。

4. 分子诊断　常用于布鲁菌的基因型鉴定和分型,包括 PCR 扩增 *BCSP31* 基因鉴定菌属、质谱鉴定菌种;PCR 扩增 *AMOS* 基因检测牛、羊、猪、绵羊附睾 4 个种的一些生物型布鲁菌。

四、防治原则

控制和消灭家畜布鲁菌病,切断传播途径,开展免疫接种,是主要的预防措施。切断传播途径包括乳类和奶制品的巴氏消毒,减少可能的职业危害因素,加强个人防护和实验室生物安全管理等。免疫接种以畜群为主,疫区人群也应接种减毒活疫苗,有效期约一年。

若是急性期和亚急性期患者,WHO 推荐的首选方案是利福平与多西环素联合使用。除采用上述病原治疗外,尚需进行脱敏和对症治疗。

第二节　耶尔森菌属

耶尔森菌属(*Yersinia*)是肠杆菌目(*Enterobacteriales*)中的一类革兰氏阴性小杆菌,触酶试验阳性,氧化酶试验阴性,微需氧或兼性厌氧,至少有 11 个种。其中**鼠疫耶尔森菌**(*Y. pestis*)、小肠结肠炎耶尔森菌(*Y. enterocolitica*)和假结核耶尔森菌(*Y. pseudotuberculosis*)是人类重要致病菌,临床以小肠结肠炎耶尔森菌所致的感染最为多见。本属细菌常先引起啮齿动物、家畜和鸟类等感染,人类通过接触感染动物、食入污染的食物或被节肢动物叮咬等途径感染。

一、鼠疫耶尔森菌

鼠疫耶尔森菌俗称鼠疫杆菌,是**鼠疫**(plague)的病原体。鼠疫是一种自然疫源性的烈性传染病,人类历史上曾发生过三次世界性大流行,死亡人数以千万计。人类通过直接接触、剥食染菌动物(旱獭、绵羊等)或被染疫的鼠蚤叮咬而被感染。近数十年来鼠疫的发病率已明显下降,但仍有局部散发流行,目前主要发生于亚洲、非洲和南美洲。我国西北等内陆地区偶有散发病例,是我国重点监控的自然疫源性传染病,属于甲类传染病。

(一)生物学性状

1. 形态与染色　革兰氏染色阴性、两端钝圆、两极浓染的卵圆形短小杆菌,有荚膜,无鞭毛,不形成芽胞(图 16-1)。在不同的检材或培养标本中,表现出不同形态。采集死于鼠疫的尸体或动物新鲜内脏制备的印片或涂片,细菌形态典型。但在化脓或溃疡性病灶及腐败材料中见到的细菌形态不典型,菌体膨大成球状,且着色不佳。如在陈旧培养物中或生长在含高盐(30g/L NaCl)培养基上,细菌则呈球状、杆状、棒状或哑铃状等多形态。

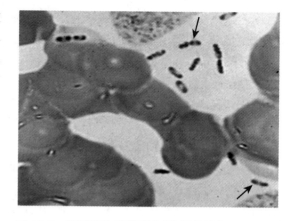

图 16-1　鼠疫耶尔森菌形态(吉姆萨染色,×1 000)

2. 培养特性　兼性厌氧,最适生长温度 28~30℃,最适 pH 6.9~7.2。在含血液或组织液的培养基上,28℃下培养 24 小时,可形成较小的露滴状菌落,继续培养则菌落可增大至 1~2mm,中央厚而致密,周边逐渐变薄。在肉汤培养基中生长,底部先出现絮状沉淀物,48 小时后表面形成菌膜,稍加摇动菌膜呈"钟乳石"状下沉,此特征有一定的鉴别意义。

3. 生化反应　氧化酶阴性,发酵葡萄糖,不发酵乳糖、蔗糖,大部分菌株还原硝酸盐,脲酶阴性。

4. 抗原结构　抗原结构复杂,至少有 18 种抗原,重要的有 F1 抗原、V-W 抗原、外膜蛋白和鼠毒素等四种,这些抗原多由质粒 DNA 编码,与致病性有关。

(1)F1(fraction 1)抗原:是鼠疫耶尔森菌的荚膜抗原(20~50kDa),由 110kb 质粒编码,37℃时产生,为不耐热糖蛋白,100℃ 15 分钟即失去抗原性。F1 抗原具有抗吞噬的作用,免疫原性强,其抗体具有免疫保护作用。

(2)V-W 抗原:由 70~75kb 质粒编码。V 抗原存在于细胞质中,为可溶性蛋白,在 37℃及含 Ca^{2+} 的条件下产生;W 抗原位于菌体表面,是一种脂蛋白。两种抗原常同时存在,具有抗吞噬作用,使细菌获得在宿主细胞内存活的能力,与细菌毒力有关。

(3)耶尔森菌外膜蛋白(yersinia outer membrane proteins,Yop):其编码基因与 V-W 基因存在于同一质粒上,包括 *YopH*、*YopE*、*YopT*、*YopJ*、*YopM* 及 *YopO* 等。这些外膜蛋白具有抗吞噬、抑制吞噬细胞游走和诱导吞噬细胞凋亡等作用,还可抑制血小板的聚集,在致病中发挥重要作用。

(4)鼠毒素(murine toxin,MT):其编码基因与 *F1* 基因位于同一质粒上,为可溶性蛋白,是对鼠类有剧烈毒性的外毒素,主要作用心血管系统,引起毒血症、休克。该毒素对人的致病作用还不清楚。MT 具有良好的免疫原性,用甲醛处理可使其脱毒制成类毒素,免疫动物可制备抗毒素。

5. 抵抗力　抵抗力弱。湿热 80℃ 10 分钟或 100℃ 1 分钟死亡,5% 甲酚皂(来苏儿)或 1% 苯酚 20 分钟内可将痰液中病菌杀死。但在自然环境的痰液中能存活 36 天左右,在蚤粪和土壤中能存活 1 年左右。

(二)致病性与免疫性

1. 致病性　啮齿动物是该菌的储存宿主,鼠蚤为其主要传播媒介。鼠疫一般先在鼠间发病和流行,大批病鼠死亡后,失去宿主的鼠蚤转向叮咬人群或其他动物(如旱獭、绵羊等)传播。也可通过捕猎、剥皮及食肉等直接接触染疫动物,病菌通过伤口感染。人患鼠疫后,又可通过人蚤或呼吸道等途径在人群间流行。该菌主要致病物质有 F1 抗原、V-W 抗原、外膜蛋白和鼠毒素等,临床常见病型有**腺鼠疫、肺鼠疫和败血症型鼠疫**。

(1)腺鼠疫(glandular plague):以急性淋巴结炎为特点。鼠疫耶尔森菌能在单核细胞内生长繁殖,沿淋巴流到达局部淋巴结,引起严重的淋巴结炎。侵犯的淋巴结多在腹股沟和腋下,引起肿胀、化脓和坏死。

(2)肺鼠疫(pneumonic plague):通过呼吸道吸入感染,也可由腺型或败血症型鼠疫蔓延而继发。患者高热寒战,咳嗽、胸痛、咯血,多因呼吸困难或心力衰竭而死亡,也可出现脑膜炎的症状。

(3)败血症型鼠疫(septicaemia plague):重症腺鼠疫或肺鼠疫患者的病原菌侵入血流,可导致败血症型鼠疫。患者表现为高热、休克、弥散性血管内凝血、皮肤黏膜出血点及瘀斑,全身中毒症状和中枢神经系统症状明显,多器官功能衰竭,死亡率高。**死亡患者的皮肤常呈黑紫色,故有"黑死病"之称。**

2. 免疫性 感染后能获得牢固免疫力,再感染罕见。机体主要产生针对 F1 和 V-W 等抗原的抗体,这些抗体具有调理吞噬、凝集细菌及中和毒素等作用。

(三)微生物学检查

1. 标本采集 鼠疫是我国法定甲类传染病,待检标本的采集、运送、检测、销毁等环节均应严格按照病原微生物实验室生物安全管理条例进行。对疑似鼠疫的患者,应在服用抗菌药物前按不同症状或体征,分别采取淋巴结穿刺液、痰、脑脊液、血液、咽喉分泌物等。人或动物尸体应取肝、脾、肺、病变淋巴结和心脏等,分别装入无菌容器。腐败尸体需取骨髓。抗体检测时,可取急性期和恢复期的双份血清。

2. 直接涂片镜检 标本直接涂片或印片,进行革兰氏染色或亚甲蓝染色,镜检可观察到典型形态与染色性。免疫荧光试验可用于快速诊断。

3. 分离培养与鉴定 将标本接种于血琼脂平板、麦康凯琼脂平板或 0.025% 亚硫酸钠琼脂平板等。血液标本应先接种在肉汤培养基中增菌。在液体培养基中孵育 48 小时可形成"钟乳石"现象。当分离出可疑菌落时,可作涂片染色后镜检、生化试验、血清凝集试验等进一步鉴定。还可采用噬菌体裂解试验、毒力因子、菌体脂肪酸成分等方法进行菌株分型。

4. 免疫学诊断 若不能获得鼠疫耶尔森菌,可检测人或动物血清中的抗鼠疫耶尔森菌抗体滴度或效价。未接种疫苗的患者,其恢复期血清效价≥1∶16 时,结果为阳性并有诊断意义。也可采用反向间接血凝试验等方法,检查有无鼠疫耶尔森菌抗原的存在。F1 抗原胶体金法可用于筛查和疑似病例诊断,但不能用于确诊。

5. 分子诊断 采用 PCR 法检测鼠疫耶尔森菌核酸,可用于鼠疫的流行病学调查和紧急情况下的检测。已建立了多重 PCR、实时荧光定量 PCR、rRNA 基因指纹图(ribotyping)、脉冲场凝胶电泳(PFGE)以及随机扩增 DNA 多态性(RAPD)等方法。在修订的鼠疫病例诊断国际标准中,我国专家建议 PCR 至少需同时检测两个靶基因且均为阳性,才能单独依靠其检测结果作出确切诊断。

(四)防治原则

灭鼠、灭蚤是消灭鼠疫传染源、切断鼠疫传播途径的根本措施。一旦发现患者应尽快隔离,并立即对疫区进行隔离封锁,以阻断其在人间的进一步流行。日常应加强疫区动物间和人间的鼠疫监测工作,密切注意动物鼠疫的流行动态,防止人间鼠疫的发生。另外,加强国境、海关检疫防止输入性传播,并警惕其被作为生物武器使用。

密接者可口服磺胺嘧啶予以预防。自鼠间流行开始时,对疫区及其周围居民、进入疫区的工作人员均应进行疫苗接种。我国目前使用 EV 无毒株活疫苗,采用皮下、皮内注射或皮上划痕接种,免疫力可维持 8~10 个月。治疗应早期足量用药,采用链霉素、庆大霉素、喹诺酮类及多西环素等药物均有效。

二、小肠结肠炎耶尔森菌

小肠结肠炎耶尔森菌(*Y. enterocolitica*)为革兰氏阴性小杆菌,无荚膜,不形成芽胞。有两个亚种,其中**小肠结肠炎耶尔森菌小肠结肠炎亚种是引起人类小肠结肠炎的病原菌。**本菌可寄居在多种动物体内,如鼠、兔、羊、牛、猪等,人类通过污染的食物或水等经消化道或接触染疫动物而感染。

小肠结肠炎耶尔森菌是一种肠道致病菌,具有侵袭性及产毒素性。V-W 抗原具有抗吞噬作用。O3、O8、O9 等菌株可产生耐热性肠毒素,与大肠埃希菌 ST 肠毒素相似。另外,某些菌株的 O 抗原与人体组织有共同抗原,可刺激机体产生抗体,引起自身免疫性疾病。

大量小肠结肠炎耶尔森菌(10^8~10^9 个)侵入消化道才引起感染。该菌在肠黏膜上增殖引起炎症和溃疡,潜伏期 4~6 天,症状包括发热、腹痛和腹泻等,腹泻为水样便或血样便。发病 1~2 周后,有些患者出现关节痛、关节炎、结节性红斑等症状。

微生物学检查时标本取粪便、血液、手术探查材料等,根据该菌嗜冷特性,将标本置 pH 7.6 的磷酸缓冲液中,于 4℃培养 2~4 周后,再接种麦康凯琼脂培养基置 25℃培养并进行鉴定。

本菌无特异性预防手段,引起的肠道感染常为自限性,不需特殊治疗。对肠道外的感染,可用氨基糖苷类、四环素、磺胺甲基异噁唑、第三代头孢菌素及氟喹诺酮类等抗菌药物进行治疗。

三、假结核耶尔森菌

假结核耶尔森菌(*Y. pseudotuberculosis*)有两个亚种,存在于多种动物的肠道中。人类感染较少,主要通过食入被动物粪便污染的食物而感染。由于该菌株在动物的感染脏器中形成结核结节,**在人的感染部位可形成结核样肉芽肿,**故称假结核耶尔森菌。

本菌的形态特征和培养特性与小肠结肠炎耶尔森菌相似。根据菌体 O 抗原至少可分为 6 个血清型,其中 O1 血清型对人类的致病性最强。

本菌对豚鼠、家兔、鼠类等有很强的致病性,患病动物的肝、脾、肺和淋巴结等可形成多发性粟粒状结核结节。人类感染多为胃肠炎、肠系膜淋巴结肉芽肿、回肠末端炎等,后者的症状与阑尾炎相似,多发生于 5~15 岁的儿童,并易发展为败血症。少数表现为高热、紫癜,并伴有肝、脾肿大,类似伤寒症状。

微生物学检查方法与小肠结肠炎耶尔森菌类似。取粪便、血液或可疑食物等标本,接种于肠道菌选择和鉴别培养基,25℃培养 48 小时,根据生化反应及动力等,作出初步判断,最后用血清学试验进行鉴定。

第三节　芽胞杆菌属

芽胞杆菌属(*Bacillus*)有 200 多个种或亚种,是一群需氧、能形成芽胞的革兰氏阳性大杆菌。该属菌在自然界中广泛分布,主要以芽胞形式存在,代谢缓慢,抵抗力强,可存活多年。其中重要的致病菌为**炭疽芽胞杆菌**(*B. anthracis*),俗称炭疽杆菌,是引起动物和人炭疽的病原菌。蜡样芽胞杆菌(*B. cereus*)可产生肠毒素引起人食物中毒。其他芽胞杆菌大多数为腐生菌,对人类几乎没有致病性,当机体免疫力低下时,偶可致病,如枯草芽胞杆菌(*B. subtilis*)等偶尔引起结膜炎、虹膜炎及全眼炎等。

一、炭疽芽胞杆菌

炭疽芽胞杆菌是引起动物和人类炭疽(anthrax)的病原体,也是人类历史上第一个被发现和鉴定的病原菌。炭疽病属于典型的人兽共患病,主要以牛与羊等食草动物的发病率最高,人可通过密切接触患病动物及其畜产品、消化道和呼吸道等多种途径被感染,多引起皮肤炭疽,也有肠炭疽、肺炭疽和脑膜炎炭疽等。

（一）生物学性状

1. 形态与染色　该菌是病原菌中最大的革兰氏阳性粗大杆菌,长 5~10μm,宽 1~3μm,两端平齐,无鞭毛。从感染的新鲜组织来源的涂片显示呈单个或短链状排列,经人工培养后可形成**竹节样排列的长链**(图 16-2)。芽胞依位于菌体中央,呈椭圆形,宽度小于菌体。在机体内或含血清的培养基中可形成荚膜。

2. 培养特性　需氧或兼性厌氧,最适生长温度 30~35℃。营养要求不高,普通琼脂培养基上培养 24 小时,形成灰白色、粗糙、扁平、干燥而无光泽、不透明的圆形菌落,低倍镜观察可见毛玻璃样边缘。在血琼脂平板上不溶血,在肉汤培养基中呈絮状沉淀生长。在明胶培养基中经 37℃培养 24 小时可

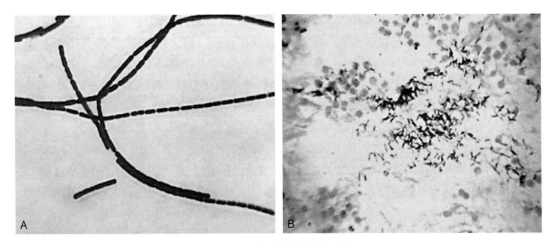

图 16-2　炭疽芽胞杆菌形态

A.培养的炭疽芽胞杆菌(革兰氏染色,×1 000);B.组织细胞内的炭疽芽胞杆菌(M' Fadyean 染色,×400)。

使表面液化呈漏斗状,由于细菌沿穿刺线向四周扩散而成为"倒松树状"。有毒菌株在含 $NaHCO_3$ 的血琼脂平板或含 5% 血清的营养培养基内,置 5% CO_2 孵箱 37℃培养 24~48 小时可出现荚膜,形成黏液型菌落。低浓度青霉素处理,菌体可肿大形成圆珠,称"串珠反应"。

3. 生化反应　触酶阳性,分解葡萄糖、麦芽糖、蔗糖和海藻糖。不分解甘露醇和水杨苷,噬菌体裂解、青霉素抑菌试验阳性,卵磷脂酶试验弱阳性,吲哚、硫化氢和动力试验均为阴性。在牛乳中生长 2~3 天可使牛乳凝固,然后又缓慢融化。

4. 抗原结构　由结构抗原(包括荚膜、菌体和芽胞等)和炭疽毒素复合物两部分组成。

(1)荚膜多肽抗原:由多聚 D-谷氨酸多肽组成,具有抗吞噬作用,与细菌毒力有关。

(2)芽胞抗原:由芽胞外膜、皮质等组成的特异性抗原,有免疫原性和血清学诊断价值。

(3)菌体抗原:由 D-葡萄糖胺、D-半乳糖组成的多糖抗原,耐热,与毒力无关。此抗原在病畜皮毛或腐败脏器中虽经长时间煮沸仍可与相应抗体发生沉淀反应,称 Ascoli 热沉淀反应,可用于炭疽芽胞杆菌病原的流行病学调查。

(4)炭疽毒素:炭疽毒素是由保护性抗原(protective antigen,PA)、致死因子(lethal factor,LF)和水肿因子(edema factor,EF)三种蛋白质组成的复合物,由质粒 pXO1 的基因(*pagaA*、*cya*、*lef*)编码。PA 与宿主细胞受体结合,发挥蛋白酶活性,在细胞上形成穿孔,协助 EF 和 LF 进入细胞内发挥作用;EF 是腺苷酸环化酶,与 PA 结合后组成水肿毒素;LF 与 PA 结合后组成致死毒素。**三种蛋白同时注射实验动物可出现炭疽病的典型中毒症状,引起动物水肿和致死。但 EF 和 LF 单独存在时则不会发挥生物学活性,需要与 PA 结合才会发挥水肿和坏死作用。**炭疽毒素还具有抗吞噬作用和免疫原性。

5. 抵抗力　芽胞抵抗力强,在干燥土壤或皮毛中能存活数年至数十年。牧场一旦被污染,传染性可持续数十年。动物制品被芽胞污染后,只能通过高压蒸汽灭菌处理。对碘及氧化剂较敏感,1:2 500 碘液 10 分钟、0.5% 过氧乙酸 10 分钟即可杀死。对青霉素、红霉素、氯霉素等均敏感。

(二)致病性与免疫性

1. 致病物质　该菌主要致病物质是荚膜和炭疽毒素,其致病力取决于生成荚膜和毒素的能力。大多数炭疽芽胞杆菌的毒力主要与两个质粒(pXO1,pXO2)相关,pXO1 主要编码炭疽毒素的三种毒力因子及其他相关因子,pXO2 编码荚膜。炭疽毒素是造成感染者致病和死亡的主要原因,毒素可直接损伤微血管内皮细胞,增加血管通透性而形成水肿,并可麻痹呼吸中枢,引起呼吸衰竭而死亡。

2. 所致疾病　主要引起食草动物(牛、羊、马等)炭疽病,可经多种方式传播,引起人类炭疽。主要临床病型有:

(1)皮肤炭疽(cutaneous anthrax):约占病例的 95% 以上,人因接触患病动物或受污染毛皮而引起。芽胞由颜面、四肢等部位皮肤侵入,通常在胳膊及手部多见,其次为脸及颈部。感染后 1~7 天局部出现小痂,继而形成水疱、脓疮,最后形成坏死、溃疡及特有的黑色焦痂,伤口直径 1~3cm,故名炭疽。

（2）肺炭疽（pulmonary anthrax）:吸入炭疽芽胞杆菌芽胞而引起。潜伏期 6 周左右,患者出现呼吸道症状,以胸骨下痛为主。早期临床表现与出血坏死性损伤和纵隔水肿有关,X 线结果显示纵隔明显变宽,胸膜出血引起积血,后出现出血性脑膜炎等病症,直至全身中毒而死亡。

（3）肠炭疽（intestinal anthrax）:食入未煮熟的炭疽病病畜肉类、奶或被污染食物引起。患者出现呕吐、腹泻、腹痛等消化道症状。有的消化道症状不明显,以全身中毒为主,2~3 天死于败血症。

上述三型炭疽病均可并发败血症,若血液中含菌量达 10^7/mL 时能引起死亡。偶见引起炭疽性脑膜炎,死亡率极高。

3. 免疫性　感染后可获得持久性免疫力。与机体针对炭疽毒素保护性抗原产生的保护性抗体及吞噬细胞的吞噬功能增强有关。

（三）微生物学检查

1. 标本采集　皮肤炭疽早期取水疱、脓疱内容物,晚期取血液;肠炭疽取粪便、血液及畜肉等;肺炭疽取痰和血液等。严禁在室外解剖炭疽病动物尸体,避免形成芽胞污染牧场及环境,应在无菌条件下割取耳尖或舌尖组织送检。采集标本时要注意个人防护。

2. 直接涂片镜检　取渗出液、血液涂片进行革兰氏染色,根据其形态学特征予以判断。也可用荧光染色镜检、免疫组化等方法,结合临床症状作出初步诊断。

3. 分离培养与鉴定　将标本接种于血琼脂平板或碳酸氢钠琼脂平板上,培养后观察菌落特征,用青霉素串珠试验、噬菌体裂解试验等进行鉴定。**青霉素串珠试验的原理是炭疽芽胞杆菌在含微量（0.05~0.5U/mL）青霉素的培养基上,形态变异为大而均匀的圆球形,呈串珠状排列,其他需氧芽胞杆菌无此现象。**炭疽芽胞杆菌与其他需氧芽胞杆菌的鉴别见表 16-2。

4. 毒力试验　必要时还可将检材或培养物接种于小鼠或豚鼠,2~3 天动物发病,在内脏及血液中可检测出带荚膜的炭疽芽胞杆菌。

另外,可运用 ELISA 法检测炭疽毒素的抗体效价。分别取急性期及恢复期患者血清进行检测,抗体效价增加 4 倍或者单次测定效价为>1∶32,可判定为阳性。

表 16-2　炭疽芽胞杆菌与其他需氧芽胞杆菌的鉴别

性状	炭疽芽胞杆菌	其他需氧芽胞杆菌
荚膜	+	-
动力	-	+
血平板	不溶血或微溶血	多为迅速而明显溶血
NaHCO₃ 琼脂平板	黏液型菌落（有毒株）	粗糙型菌落
青霉素串珠试验	+	-
噬菌体裂解试验	+	-
动物致病力试验	+	-

（四）防治原则

炭疽的预防重点在于控制家畜感染和牧场污染。病畜应严格隔离或处死,死畜严禁剥皮或煮食,必经焚毁或深埋 2m 以下。被感染动物的产品需高压灭菌处理;妥善处理衣服和手套等可能被污染的防护材料。应用炭疽减毒活疫苗,接种对象主要是疫区牧民、屠宰人员、兽医和制革工人等,免疫力可持续一年。治疗以青霉素为首选药物。由于炭疽芽胞杆菌可能成为生物战剂或生物袭击的手段,对此应当提高警惕,制定好应对预案。

二、蜡样芽胞杆菌

蜡样芽胞杆菌为革兰氏阳性大杆菌,芽胞位于菌体中央、次末端或末端。存在于土壤、食物、水、空气以及动物肠道等处。在普通琼脂平板上生长良好,菌落较大、灰白色、表面粗糙似融蜡状,故名。在我国该菌的致病主要与食用受污染的米饭或淀粉类制品有关,引起食源性疾病和机会性感染。

本菌引起食物中毒必须达到一定的感染量,一般每克食物中含菌量达 10^5 以上才会发病。所引起的食物中毒分两种类型:①呕吐型:由耐热肠毒素引起,于进食 1~5 小时后发病,主要表现为恶心、呕吐、腹痛,仅少数有腹泻。严重者偶尔出现急性肝衰竭,病程不超过 24 小时。②腹泻型:由不耐热肠毒素引起,进食后 6~15 小时发病,主要表现为腹痛、腹泻、里急后重等胃肠炎症状,偶有发热和呕吐。

此外,蜡样芽胞杆菌可引起眼部感染,造成严重的角膜炎、眼内炎和全眼球炎等,治疗不及时易造成失明。有时也会引起局限性感染和全身感染,如心内膜炎、脑膜炎、骨髓炎和肺炎等。

发生食物中毒时采集可疑食物或粪便及呕吐物进行检查。由于暴露于空气中的食物会在一定程度上受到该菌污染,故不能因分离出蜡样芽胞杆菌就认为是食物中毒的病原菌,须做活菌计数。对万古霉素、红霉素、克林霉素和庆大霉素敏感,对青霉素、磺胺类药物耐药。

第四节 弗朗西丝菌属

弗朗西丝菌属(*Francisella*)是一类呈多形性、革兰氏阴性球杆菌,包括土拉热弗朗西丝菌(*F. tularensis*)和蜃楼弗朗西丝菌(*F. philomiragia*)两个种,其中土拉热弗朗西丝菌包括 4 个亚种,均对人类致病,引起土拉菌病(Tularemia)。本属分 A、B 两个生物型,引起的土拉菌病多流行于一些野生动物,特别常见于野兔中,故由该菌引起的疾病又称为野兔热。

人对土拉热弗朗西丝菌易感,可通过直接接触患病动物或被动物咬伤、节肢动物叮咬、食入污染食物等途径感染,亦可经呼吸道感染。该菌具有很强的感染性,曾被用作生物战剂。

土拉热弗朗西丝菌致病物质主要是荚膜和内毒素。人通过皮肤或呼吸道吸入 50 个细菌即可致病,但经口感染则需要大量的细菌才能发病。另外,菌体多糖抗原引起的速发型超敏反应、蛋白质抗原引起的迟发型超敏反应也参与致病过程。

致病性强,发病较急。通常于感染 2~6 天内在节肢动物叮咬处出现炎症、溃疡和局部淋巴结肿大。还可引起支气管炎和局部性肺炎等。被感染的手指或污染物接触结膜而引起眼腺型土拉菌病。土拉菌病还有腺型(淋巴结病)、口咽型和伤寒型(中毒型)等临床病型,表现为发热、全身乏力、剧烈头疼、关节痛等。

该菌为细胞内寄生菌,抗感染免疫以细胞免疫为主。IgM 和 IgG 可持续存在多年,但无保护作用。

取患者血液、组织穿刺或活检组织检查。可用免疫荧光染色镜检,但与军团菌、布鲁菌等有交叉反应,应注意假阳性出现。分离培养困难,可接种于卵黄培养基或胱氨酸葡萄糖血琼脂,37℃培养至少 3 周。除观察典型菌落外,可取培养物用抗血清作玻片凝集试验进行鉴定。考虑到实验室生物安全,血清学试验是土拉菌病诊断最常用的方法,在病程中血清凝集效价呈 4 倍或以上增长,或单份血清效价达 1:160 有诊断意义。**在实验操作过程中需遵守病原微生物实验室生物安全要求。**

预防可用减毒活疫苗经皮肤划痕接种。治疗可用链霉素或庆大霉素等,治疗时间为 10 天左右,对 β-内酰胺类抗生素有抗性。

第五节 巴斯德菌属

巴斯德菌属(*Pasteurella*)为两端钝圆、中央微凸的革兰氏阴性球杆菌,又称两极杆菌。该属菌常寄生于哺乳动物和鸟类上呼吸道和消化道黏膜上。临床上以多杀巴斯德菌(*P. multocida*)最为重要,可通过动物抓伤、咬伤感染人。

致病物质为荚膜与内毒素，可引起低等动物的败血症和鸡霍乱。人可通过接触染病动物而感染，所致疾病有伤口感染、脓肿、肺部感染、脑膜炎、腹膜炎、关节炎等。其中多杀巴斯德毒素（PMT）可能是一种潜在致癌物质，也是一种高效的有丝分裂原，已被证明可阻断细胞凋亡。

感染后机体可获得较强免疫力，且不同血清型间具有交叉保护性。高效价多价血清具有良好的紧急预防和治疗作用。

实验室检查应采集患者血、痰、脑脊液或脓液等直接涂片染色镜检，并接种血平板作分离培养。根据菌落特征和形态染色结果，再作生化反应和血清学试验进行鉴定。应用 PCR 扩增其 *toxA* 毒力基因可为本病确诊提供依据。治疗可选用青霉素、氨苄西林、第二代和第三代头孢菌素、四环素、氯霉素等，但对红霉素和氨基糖苷类抗生素耐药。

思考题：

1. 运用所学生物安全知识，谈谈如何防止炭疽等生物恐怖事件的发生。

2. 总结动物源性细菌所致疾病的流行病学和防控特点，并比较这类传染病与其他人传人传染病在防控上的区别。

（黄升海）

第十七章
其他重要细菌

要点:

1. 嗜肺军团菌、铜绿假单胞菌等革兰氏阴性杆菌是引起机会感染及医院感染的重要病原菌。

2. 流感嗜血杆菌是流感时继发感染的常见细菌,也常引起急性化脓性疾病。

3. 百日咳鲍特菌、白喉棒状杆菌引起的百日咳、白喉曾严重威胁儿童健康,国家免疫规划的实施使其发病率显著降低。

本章主要介绍一群与医学相关、在分类上属于不同种属的细菌,包括军团菌属、假单胞菌属、鲍特菌属、嗜血杆菌属、棒状杆菌属、不动杆菌属、窄食单胞菌属、莫拉菌属、气单胞菌属、李斯特菌属中的重要细菌。它们广泛存在于自然界的水、土壤和空气中,分别具有独特的生物学特性和致病性。有的是人体正常菌群成员,但在临床标本中检出率逐年增多,常引起医院感染和机会感染,且对多种抗生素耐药,也受到高度关注。

第一节 军团菌属

军团菌属(*Legionella*)是一类广泛分布于自然界的革兰氏阴性杆菌,本属细菌有50多种,从人体分离出的有20个菌种,对人致病的主要是**嗜肺军团菌**(*L. pneumophila*),1976年自美国费城暴发的不明原因肺炎死亡者的肺组织中首次分离出。该菌广泛分布自然界淡水、土壤和人工管道水源中,经污染的空气传播,主要引起**军团病**,也是引起**医院感染的重要病原菌**。

一、生物学性状

嗜肺军团菌为革兰氏阴性杆菌,常规染色不易着色,Giemsa 染色呈红色,Dieterle 镀银染色呈黑褐色。有菌毛、微荚膜、端鞭毛或侧鞭毛,不形成芽胞。基因组大小 3.4Mb,含 3 003 个基因和 2 943 个可读框(ORF)。

专性需氧,2.5%~5% CO_2 可促进生长。最适温度 35℃,最适 pH 6.4~7.2,营养要求较高,**兼性胞内寄生**。在活性炭-酵母浸出液琼脂(buffered charcoal yeast extract agar,BCYE)培养基上,3~5 天可形成灰白色、有光泽的 S 型细小菌落。不发酵糖类,可液化明胶,触酶阳性,氧化酶阳性或弱阳性。

有菌体(O)抗原和鞭毛(H)抗原。根据 O 抗原将其分为 16 个血清型,人群中最常分离到的是 1型,我国主要流行的是 1 型和 6 型。

抵抗力较强,在温暖潮湿环境中易长期存活。对常用化学消毒剂、干燥、紫外线较敏感。但对氯或酸有一定抵抗力。

二、致病性与免疫性

致病物质包括菌毛、微荚膜、外膜蛋白、多种酶类、毒素和溶血素等。细菌通过外膜蛋白、菌毛等黏附于肺泡上皮细胞、巨噬细胞等靶细胞,诱导细胞内吞。毒素和多种酶类可抑制吞噬体与溶酶体融合,抵抗吞噬细胞的杀灭,并引起肺组织损伤。微荚膜的抗吞噬和内毒素的毒性作用也参与发病过程。

主要经军团菌污染水源散发的水雾以及带菌飞沫、气溶胶吸入下呼吸道,引起以肺为主的全身性感染。军团病有**流感样型、肺炎型和肺外感染型**三种临床类型。流感样型亦称庞蒂亚克热(Pontiac fever),为轻症感染;肺炎型亦称军团菌肺炎,起病急,以肺炎症状为主,伴多器官损害,死亡率15%~20%;肺外感染型多为继发性感染,常出现脑、肾、肝等多脏器感染症状。

该菌是兼性胞内寄生菌,**细胞免疫**在抗感染中起重要作用。细胞因子活化的单核细胞,可抑制胞内细菌的生长繁殖。抗体及补体能促进中性粒细胞对胞外细菌的吞噬和杀伤。

三、微生物学检查与防治原则

常规用 BCYE 培养基分离培养细菌,并依据生物学特性进行鉴定。也可用直接荧光试验、ELISA、RIA、PCR 等方法进行快速诊断。

目前尚无特异性疫苗。加强水源管理及人工输水管道和设施的消毒处理,防止细菌造成空气和水源污染,是预防军团病扩散的重要措施。治疗首选红霉素或克拉霉素。

第二节　假单胞菌属

假单胞菌属(*Pseudomonas*)是一群需氧的革兰氏阴性小杆菌,广泛分布于自然界。目前已发现150 多个菌种,与人类关系密切的主要有**铜绿假单胞菌**(*P. aeruginosa*)、**荧光假单胞菌**(*P. fluorescens*)、类鼻疽假单胞菌(*P. psudomallei*)等,常引起各种机会性感染,以铜绿假单胞菌引起的感染最常见。铜绿假单胞菌俗称绿脓杆菌,常见于人和动物体表及肠道中,也可存在于环境中。由于该菌在生长过程中产生**带荧光素的绿色水溶性色素**而得名。

一、生物学性状

铜绿假单胞菌为革兰氏阴性小杆菌,无芽胞,**有荚膜**,单端有 1~3 根鞭毛,运动活泼,**临床分离株常有菌毛**。不同菌株基因组大小差异较大。

专性需氧,最适 pH 5.0~7.0,普通培养基上生长良好,**4℃下不生长但 42℃可生长**是该菌的特点之一。可产生青脓素(pyoverdin)、绿脓素(pyocyanin)等多种水溶性色素而使培养基呈亮绿色。液体培养易形成菌膜或呈浑浊生长。分解葡萄糖产酸不产气,不分解甘露醇、麦芽糖、蔗糖和乳糖。分解尿素,氧化酶阳性,不产生吲哚。

有菌体(O)抗原和鞭毛(H)抗原。O 抗原包括脂多糖和**原内毒素蛋白**(original endotoxin protein,OEP)两种成分。OEP 是一种免疫原性较强的高分子抗原,为该菌的外膜蛋白,其抗体对不同血清型的细菌具有共同保护作用,是重要的疫苗候选分子。

抵抗力强,在潮湿环境中可长期存活,对多种化学消毒剂与抗菌药物有抗性。56℃需 1 小时方可杀死。

二、致病性与免疫性

主要**致病物质包括菌毛、荚膜、内毒素、Ⅲ型分泌系统、QS 系统及其多种胞外酶、外毒素等**。其中,磷脂酶 C 可分解脂类,损伤组织细胞;外毒素 A 可抑制蛋白质合成,引起组织坏死;QS 系统在调控细菌各种毒力因子表达中起重要作用,并可影响宿主免疫功能。

该菌为人体正常菌群成员,易引起**免疫功能低下或缺陷个体**严重的局部化脓性感染和全身感染。可感染人体的任何组织和部位,多见于**皮肤黏膜受损部位**,如烧伤、创伤或手术切口等,也可引起中耳炎、心内膜炎、脓胸、尿道炎、胃肠炎、败血症等。铜绿假单胞菌广泛分布于医院环境中,**是引起医院感染的重要病原菌**,某些特殊病房中(如烧伤和肿瘤病房、各种导管和内镜的诊疗室等)的感染率可高达 30%。

中性粒细胞的吞噬作用在抗感染中起重要作用,感染后产生的特异性抗体(尤其是 SIgA)也有一定作用。

三、微生物学检查与防治原则

按疾病和检查目的,需采集相应感染部位或医院病区物品、医疗器材等处标本,接种于血琼脂平板,再根据生物学特性进行鉴定。血清学、绿脓素及噬菌体分型可用于流行病学调查或医院感染的追踪等。

该菌可经多途径在医院内传播,主要通过污染医疗器具及带菌医护人员引起感染,应予以重视。目前已研制出多种疫苗,以 OEP 疫苗效果最好。易形成耐药性,临床用药最好根据药敏试验结果选择,可选用哌拉西林、头孢他啶、碳青霉烯类等。近年研究发现,卤化呋喃类产物可抑制革兰氏阴性杆菌的 QS 系统,有望用于铜绿假单胞菌感染的治疗。

第三节　鲍特菌属

鲍特菌属(Bordetella)细菌为革兰氏阴性球杆菌,有 8 个菌种。其中**百日咳鲍特菌**(B. pertussis)、副百日咳鲍特菌(B. parapertussis)和支气管败血鲍特菌(B. bronchiseptica)是引起哺乳动物呼吸道感染的病原菌,但宿主范围不同。百日咳鲍特菌俗称百日咳杆菌,是引起人类**百日咳**的病原菌;副百日咳鲍特菌可引起人类急性呼吸道感染;支气管败血鲍特菌主要感染动物,偶引起免疫缺陷患者呼吸系统疾病和菌血症。

一、生物学性状

百日咳鲍特菌为革兰氏阴性短杆状或球杆菌,多分散存在。苯酚甲苯胺蓝染色后两端浓染。无鞭毛,不形成芽胞。**有毒菌株有荚膜和菌毛**。基因组大小 4.09Mb,含 3 856 个基因和 3 425 个 ORF。

专性需氧,最适温度 35~37℃,最适 pH 6.8~7.0,营养要求高,初次分离需用含甘油、马铃薯和血液的**鲍金培养基**(Bordet-Gengou medium)。生长缓慢,3~5 天方可形成细小、隆起、有珠光色泽的 S 型菌落。不分解糖类和尿素,不产生吲哚和硫化氢,氧化酶阳性,触酶阳性。

新分离株菌落呈 S 型,有荚膜,有菌体(O)抗原和表面(K)抗原,毒力强,称 I 相菌。K 抗原又称凝集原,包括凝集因子 1~6,凝集因子 1 为 I 相菌共同抗原,有种特异性。人工培养后,菌落逐渐变成 R 型,无荚膜,无毒力,称Ⅳ相菌。Ⅱ、Ⅲ相为过渡相。

抵抗力较弱,对紫外线敏感,日光直射 1 小时、56℃加热 30 分钟均可被杀死,干燥尘埃中能存活 3 天。

二、致病性与免疫性

致病物质包括荚膜、菌毛及**百日咳毒素**(pertussis toxin,PT)、丝状血凝素(FHA)、腺苷酸环化酶毒素、气管细胞毒素等。百日咳毒素是其主要毒力因子,与黏附纤毛上皮和阵发性咳嗽有关。**细菌不入血**,主要附着于呼吸道纤毛上皮细胞,在局部繁殖并产生毒素,引起局部炎症、坏死,上皮细胞纤毛运动受抑制或破坏,黏稠分泌物增多。

传染源为早期患者和带菌者,飞沫传播,人类是唯一宿主,儿童易感,潜伏期 7~14 天。临床病程分三期:①卡他期:类似普通感冒,持续 1~2 周,传染性强。②痉咳期:出现阵发性痉挛性咳嗽,伴吸气吼声(**鸡鸣样吼声**),每日阵咳可达 10~20 次,常伴有呕吐、呼吸困难、发绀等症状,可持续 1~6 周。③恢复期:阵咳减轻,完全恢复需数周至数月。因咳嗽症状可持续 2~3 个月,故称"百日咳"。若治疗不及时,少数患者可继发肺炎、中耳炎、癫痫发作、脑病等。

机体感染后可出现多种特异性抗体,有一定保护作用。黏膜局部 SIgA 能抑制病原菌黏附气管上皮细胞,在抗感染中起主要作用。病后可获得持久免疫力,再感染者少见。

三、微生物学检查与防治原则

取鼻咽拭子或鼻腔洗液接种于鲍金培养基,观察菌落并进行染色镜检和生化鉴定,进一步用 I 相免疫血清作凝集试验进行血清型鉴定。荧光抗体法检查抗原可用于早期快速诊断。也可用 ELISA 法检测患者血清中抗-PT 或抗-FHA 的 IgM 和 IgA 抗体进行血清学早期诊断。

WHO 规定疫苗菌株必须是含 1~3 型凝集因子的 I 相菌株。我国主要采用无细胞 I 相百日咳死菌苗与白喉、破伤风类毒素制成的百白破三联疫苗(DTaP)进行预防,效果良好。治疗首选红霉素、氨苄西林等。

第四节　嗜血杆菌属

嗜血杆菌属(*Haemophilus*)细菌是一类呈多形性的革兰氏阴性小杆菌。由于人工培养时必须提供新鲜血液成分才能生长而得名。该属细菌中对人致病的主要是**流感嗜血杆菌**(*H. influenzae*),可引起呼吸道等部位原发性化脓性感染及继发性感染,俗称流感杆菌。1892 年由波兰细菌学家 Pfeiffer 首次从流感患者鼻咽部分离到,是患流感后继发感染的常见细菌,也常引起小儿急性脑膜炎、鼻咽炎、中耳炎等原发性化脓性疾病。

一、生物学性状

流感嗜血杆菌为革兰氏阴性小杆菌或球杆菌,菌体常随菌龄、培养条件变化而呈多形态。无鞭毛,不形成芽胞,**多数有菌毛,有毒菌株在含脑心浸液的血琼脂培养基上生长 6~18 小时可形成明显荚膜**。上呼吸道正常菌群中的绝大多数流感嗜血杆菌是无荚膜菌株,也称为不定型流感嗜血杆菌(non-typeable *Haemophilus influenzae*,NTHi)。流感嗜血杆菌 Rd 型是第一个完成全基因组测序的细菌,基因组大小约 1.83Mb,含有 1 789 个基因和 1 657 个 ORF。

培养困难,需氧或兼性厌氧,最适生长温度 35℃。由于该菌氧化还原酶系统不完善,**生长时需提供氧化高铁血红素(X因子)和烟酰胺腺嘌呤二核苷酸(V因子)。巧克力色血平板**上培养 18~24 小时,可形成无色、透明似露珠的微小菌落。如果将该菌与金黄色葡萄球菌混合接种于血平板共培养,由于后者能合成较多 V 因子,促进前者生长,故金黄色葡萄球菌菌落周围的流感嗜血杆菌菌落较大,越远处的菌落越小,称"**卫星现象(satellite phenomenon)**",可用于细菌的鉴定。能分解葡萄糖、蔗糖,不发酵乳糖、甘露醇。依据吲哚、脲酶和鸟氨酸脱羧酶试验结果分为 8 个生物型。

主要抗原是荚膜多糖抗原和菌体抗原。依据荚膜抗原可将其分为 a~f 六个血清型,其中 **b 型流感嗜血杆菌**(b type *Haemophilus influenzae*,Hib)**致病力最强**,也是引起儿童感染最常见的菌型。菌体抗原主要是外膜蛋白抗原,特异性不强。

抵抗力较弱,对热和干燥敏感,56℃加热 30 分钟可被杀死,在干燥痰中 48 小时内死亡。对常见消毒剂敏感。

二、致病性与免疫性

广泛寄居于正常人体上呼吸道,Hib 上呼吸道带菌率为 2%~4%,NTHi 上呼吸道带菌率高达 50%~80%。致病物质有荚膜、菌毛、LOS、IgA1 蛋白酶等,**荚膜是其主要毒力因子**。

所致疾病包括原发感染和继发感染。**原发性感染(外源性)多为 Hib 引起的急性化脓性感染**,如化脓性脑膜炎、鼻咽炎、肺炎、心包炎、关节炎等,以小儿多见。**继发性感染(内源性)多由呼吸道寄居的 NTHi 菌株引起**,常继发于流感、麻疹、百日咳、结核病等后,临床表现有慢性支气管炎、鼻窦炎、中耳炎等，以成人多见。

抗感染免疫以体液免疫为主。荚膜多糖抗体可促进吞噬细胞的吞噬调理作用，并激活补体发挥溶菌作用。外膜蛋白抗体也能促进补体介导的调理作用。

三、微生物学检查与防治原则

脑脊液、脓汁等标本直接涂片染色镜检，对脑膜炎、关节炎、下呼吸道感染等有快速诊断价值。常规可将标本接种于巧克力色血琼脂平板或含脑心浸液的血琼脂培养基，再依据生物学特性进行鉴定。乳胶凝集试验检测体液或脓汁中的 b 型抗原，有助于快速诊断，特别是经抗生素治疗的患者标本。ELISA、免疫荧光法、PCR 等亦可用于快速诊断。

Hib 荚膜多糖疫苗预防接种有良好免疫效果，保护率可达 90% 以上。推荐使用联合疫苗，如白喉、破伤风、百日咳和 Hib 四联疫苗。治疗可选用青霉素、磺胺、链霉素等，由于该菌易产生耐药性变异，最好依据药敏试验结果选择敏感抗生素。

第五节　棒状杆菌属

棒状杆菌属（*Corynebacterium*）是一类有浓染或异染颗粒（metachromatic granule）、排列不规则的革兰氏阳性杆菌，因其菌体一端或两端膨大呈棒状而得名。本属细菌种类多，有 69 种 92 个亚种，主要分布在人或动物的皮肤、上呼吸道及泌尿生殖道黏膜、眼结膜等处。其中，对人致病的主要是**白喉棒状杆菌**（*C. diphtheriae*），可引起急性呼吸道传染病白喉（diphtheria）。其他大多为机会致病菌，形态与白喉棒状杆菌相似，统称类白喉棒状杆菌（*Diphtheroid bacalli*），可引起咽部、结膜、阴道或尿道等部位炎症。

一、生物学性状

白喉棒状杆菌为细长、微弯的革兰氏阳性杆菌，**一端或两端膨大呈棒状**，排列不规则，呈栅栏状或字母状。无荚膜，无鞭毛，不产生芽胞。用亚甲蓝短时间染色，菌体着色不均匀，出现深染颗粒。用 Albert 或 Neisser 等方法染色后，颗粒呈蓝黑色，与菌体着色不同，称**异染颗粒**，在鉴别上有重要意义。基因组大小 2.49Mb，含有 2 388 个基因和 2 272 个 ORF。

需氧或兼性厌氧，最适温度 35~37℃。营养要求高，在含凝固血清的**吕氏培养基**（Loeffler medium）上生长迅速，12~18 小时后可形成灰白色、光滑湿润的圆形小菌落。在含 0.03%~0.04% 亚碲酸钾血琼脂平板上可将亚碲酸钾还原为黑色的金属元素碲，菌落呈黑色或灰色。

该菌形态、菌落和毒力均可发生变异。当无毒白喉棒状杆菌携带 β-棒状杆菌噬菌体基因成为溶原性细菌时，即成为产生白喉毒素的产毒株。

该菌对湿热敏感，58℃ 10 分钟或 100℃ 1 分钟即可杀死。对一般消毒剂及青霉素、氯霉素、红霉素敏感，对磺胺、卡那霉素和庆大霉素不敏感。对日光、寒冷和干燥抵抗力较强，在衣物、儿童玩具等多种物品中可存活数日至数周。

二、致病性与免疫性

致病物质包括**白喉毒素**（diphtheria toxin）、索状因子、K 抗原等。白喉毒素是其最主要的致病物质，由**携带 β-棒状杆菌噬菌体基因的有毒菌株产生**，是一种有强烈细胞毒性的 A-B 型外毒素。B 链通过其 C 末端的受体结合区与靶细胞表面的受体结合，经 N 末端转位区的介导，A 链进入易感细胞，将氧化型烟酰胺腺嘌呤二核苷酸（NAD+）水解为烟酰胺和腺苷二磷酸核糖（ADPR），并催化 ADPR 与肽链合成中必需的延伸因子 EF2 共价结合，使 EF2 失活，阻断蛋白质合成，导致细胞功能障碍。

人类是该菌的唯一宿主，人群普遍易感，以儿童感染率高，传染源为患者及带菌者。细菌随飞沫或被污染物品侵入鼻腔和咽喉部黏膜,在局部繁殖并产生白喉毒素,引起机体多器官坏死性损伤。感染局部黏膜上皮细胞在细菌和毒素作用下,产生炎症、渗出和坏死,形成与黏膜下组织紧密粘连的灰白色膜状物,称为**假膜**(pseudomembrane)。假膜引起的局部黏膜水肿或假膜脱落均可导致呼吸道阻塞,成为白喉早期致死的主要原因。细菌一般不入血,毒素入血并与易感的心肌细胞、神经细胞及肾上腺细胞等结合,引起心肌炎、软腭麻痹、吞咽困难、膈肌麻痹以及肾上腺功能障碍等全身中毒症状。毒素引起的心肌受损是白喉晚期致死的主要原因。

白喉的免疫主要依靠**抗毒素对外毒素的中和作用**。白喉病后、隐性感染及预防接种均可产生白喉抗毒素获得牢固免疫力。

三、微生物学检查与防治原则

实验室诊断包括细菌学检查和毒力测定两部分。病变部位取材,涂片后用亚甲蓝、Neisser 或 Albert 染色后镜检,依据典型形态学特征并结合临床症状可作初步诊断。将标本接种于吕氏血清斜面,取培养物涂片镜检,能提高检出率。也可将标本分别接种于血琼脂和亚碲酸钾培养基,根据菌落特点及生化反应进行鉴定。毒力试验是鉴别产毒白喉棒状杆菌与其他棒状杆菌的重要方法,可通过豚鼠体内中和试验测定毒力,也可通过 Elek 平板毒力试验、对流免疫电泳法或 SPA 协同凝集法体外检测待检菌产生的毒素。

注射白喉类毒素是预防白喉的重要措施。目前我国主要应用**百白破三联疫苗(DTaP)**进行人工主动免疫,效果良好。对密接的易感儿童,可肌内注射 1 000~2 000U **白喉抗毒素进行紧急预防**,同时注射白喉类毒素以延长免疫力。治疗以早期、足量注射白喉抗毒素为主,并选用敏感抗生素如青霉素和红霉素等进行抗菌治疗。需注意的是注射抗毒素前要作皮肤试验,皮试阳性者可采取少量多次脱敏注射法。

第六节　其他菌属

不动杆菌属(*Acinetobacter*)细菌是一群专性需氧、不发酵糖类、氧化酶阴性、无动力的革兰氏阴性球杆菌。其中,**鲍曼不动杆菌(*A. baumannii*)是常见的医院感染菌**,其临床检出率仅次于铜绿假单胞菌,可引起包括下呼吸道感染、菌血症、泌尿系统感染、呼吸机相关性肺炎在内的各类感染。该菌的临床分离株多为多重耐药菌株甚至泛耐药菌株,常导致抗感染治疗失败或者疗程延长,受到医学界日益重视。

窄食单胞菌属(*Stenotrophomonas*)是一类不发酵糖类、氧化酶阴性、触酶阳性、带有丛鞭毛的革兰氏阴性杆菌。该属菌中的嗜麦芽窄食单胞菌(*S. maltophilia*)是主要致人类疾病的细菌。随着抗生素的应用,该菌的临床检出率居非发酵菌第 3 位,仅次于铜绿假单胞菌和鲍曼不动杆菌,且对多种抗生素耐药,是人类重要的机会致病菌和医院感染菌。

莫拉菌属(*Moraxella*)为革兰氏阴性球杆菌,可从人类或温血动物体内检出,属于机会致病菌,感染多发生于肿瘤及化疗、放疗等免疫功能低下的患者。其中,卡他莫拉菌(*M. catarrhalis*)是上呼吸道正常菌群成员,也是引起呼吸道感染的常见病原菌。该菌的 β-内酰胺酶产生率高达 90% 以上,治疗时应根据药敏试验结果选用抗生素。

气单胞菌属(*Aeromonas*)为革兰氏阴性杆菌,属气单胞菌科,其中嗜水气单胞菌(*A. hydrophila*)和豚鼠气单胞菌(*A. caviac*)为主要致病菌,可引起人类胃肠炎、食物中毒、败血症及创伤感染等。嗜水气单胞菌是一种典型的人兽共患病的病原菌,也是夏秋季腹泻的常见病原菌,常因进食细菌污染的水和食物等引起感染。

李斯特菌属(*Listeria*)为无芽胞、兼性厌氧的革兰氏阳性杆菌,对外界环境耐受性较强,常生活于土壤、河水、植物、屠宰场废弃物及动物源食品中,对人类致病的主要是产单核细胞李斯特菌

（*L. monocytogenes*）。该菌在人群中致病多见于新生儿、高龄孕妇和免疫功能低下者,引起李斯特菌病,主要表现为胃肠炎、脑膜炎和败血症等。

思考题:

1. 请用思维导图形式总结本章五种常见重要细菌的生物学特性、致病性及防治原则。

2. 引起医院感染的常见革兰氏阴性杆菌有哪些? 请简述它们在医院感染防治中的意义。

3. 简述流感嗜血杆菌的培养特点,什么是"卫星现象"?

4. 简述白喉棒状杆菌的致病物质及其致病过程。

（李婉宜）

第十八章

衣 原 体

要点:

1. 衣原体是一类严格真核细胞内寄生、有独特发育周期的原核细胞型微生物。
2. 沙眼衣原体除引起沙眼外,还可引起包涵体结膜炎、泌尿生殖道感染等。
3. 肺炎衣原体只有 TWAR 一个血清型,可引起呼吸道感染。
4. 鹦鹉热衣原体是鹦鹉热的病原体。

衣原体(chlamydia)是一类严格真核细胞内寄生、有独特发育周期、能通过细菌滤器的原核细胞型微生物,属于**细菌域**。衣原体共同特征是:①圆形或椭圆形,革兰氏阴性,细胞壁结构与革兰氏阴性菌类似;②含有 DNA 和 RNA 两种类型核酸;③严格细胞内寄生,有核糖体和较复杂的酶类,能独立进行多种代谢活动,但不能产生代谢活动所需的能量,须由宿主细胞提供;④以二分裂方式繁殖,有独特的发育周期;⑤对多种抗菌药物敏感。

根据 16S rRNA 和 23S rRNA 基因序列系统进化分析,将衣原体归于独立的衣原体门(*Chlamydiota*)、衣原体纲(*Chlamydiia*)、衣原体目(*Chlamydiales*)、衣原体科(*Chlamydiaceae*)。其中**衣原体属**(*Chlamydia*)有 12 个种,即**流产衣原体**(*C. abortus*)、**豚鼠衣原体**(*C. caviae*)、**猫衣原体**(*C. felis*)、**鼠衣原体**(*C. muridarum*)、**兽类衣原体**(*C. pecorum*)、**肺炎衣原体**(*C. pneumoniae*)、**鹦鹉热衣原体**(*C. psittaci*)、**猪衣原体**(*C. suis*)、**沙眼衣原体**(*C. trachomatis*)以及新近发现的**鸟衣原体**(*C. avium*)、**家禽衣原体**(*C. gallinacea*)和**朱鹭衣原体**(*C. ibidis*)。对人致病的 4 种衣原体主要特性见表 18-1。

表 18-1 对人致病的四种衣原体的主要特性

性状	沙眼衣原体	肺炎衣原体	鹦鹉热衣原体	兽类衣原体
自然宿主	人、小鼠	人	鸟类、低等哺乳类	牛、羊
所致疾病	沙眼、性传播疾病、肺炎	肺炎、呼吸道感染	肺炎、呼吸道感染	呼吸道感染
原体形态	球形、椭圆形	梨形	圆形、椭圆形	圆形
包涵体糖原	+	−	−	−
血清型	19 个	1 个(TWAR 株)	9 个	3 个
对磺胺的敏感性	敏感	不敏感	不敏感	不敏感

衣原体在宿主细胞内生长繁殖,有独特的发育周期(图 18-1),可观察到**原体**(elementary body,EB)和**网状体**(reticulate body,RB)两种形态结构和染色特性均不同的颗粒。**原体**为小球形、椭圆形或梨形,直径 0.2~0.4μm,有类似于革兰氏阴性菌**细胞壁**,电镜下可见致密的核质和少量核糖体,Giemsa 染色呈紫色,Macchiavello 染色呈红色。原体有**感染性**,在细胞外时较为稳定,无繁殖能力。原体吸附于易感上皮细胞后通过受体介导的内吞、吞噬或吞饮三种方式侵入细胞,其中受体介导的内吞被认为是最主要的方式。原体进入宿主细胞后,细胞膜围绕原体形成空泡,原体在空泡中逐渐发育形

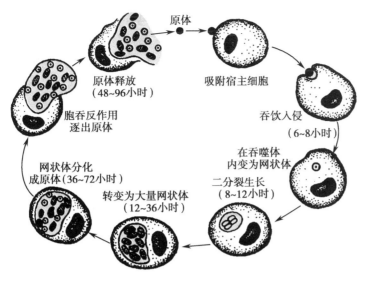

图 18-1 衣原体的发育周期

成网状体。网状体又称**始体**(initial body),大球形,直径 0.5~1.2μm,**无细胞壁**,无致密核质,但有纤细网状结构,Giemsa 和 Macchiavello 染色均呈蓝色。网状体无感染性,主要存在于细胞内,代谢活跃,以**二分裂**方式形成子代原体,是衣原体发育周期中的**繁殖型**。在易感细胞内,网状体和子代原体均有膜包绕,在胞质内形成**包涵体**(inclusion body)(图 18-2)。随着衣原体的发育,包涵体的大小、形态、原体和网状体的比例也随之变化。大量成熟的子代原体从感染细胞中释放后,再感染新的细胞,开始新的发育周期。每个发育周期约 48~72 小时。一个原体侵入细胞后,一般可形成 16~24 个子代原体。

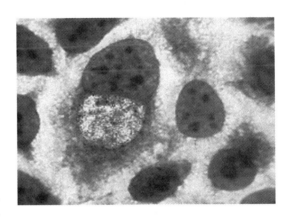

图 18-2 沙眼衣原体在宿主细胞内形成的包涵体

第一节 沙眼衣原体

沙眼衣原体可引起人类沙眼、泌尿生殖道和呼吸道感染等疾病。根据侵袭力和所致疾病的差异,沙眼衣原体分为 3 个生物型:**沙眼生物型**(biovar trachoma)、**生殖生物型**(biovar genital)和**性病淋巴肉芽肿生物型**(biovar lymphogranuloma venereum,LGV)。我国学者汤飞凡(1897—1958)于 1955 年采用鸡胚卵黄囊接种法在世界上首次分离出沙眼病原体,并证实其是沙眼的病原,为人类沙眼的防治作出了重大贡献。

一、生物学性状

1. **形态与染色** 原体呈球形或椭圆形,直径约 0.3μm,Giemsa 染色呈紫红色。网状体大小 0.5~1.0μm,形状不规则,Giemsa 染色呈深蓝色或深紫色。感染细胞内的包涵体中因含原体合成的糖原,故可被碘液染成棕褐色。

2. **培养特性** 衣原体为**专性细胞内寄生**的微生物。常用 6~8 天龄鸡胚卵黄囊培养,亦可用 HeLa-229、McCoy 和 BHK-21 细胞培养。为提高分离培养的阳性率,可通过离心、X 线照射细胞或在培养液中加入 1μg/mL 放线菌酮,以促进衣原体吸附穿入细胞、抑制细胞的分裂或代谢,进而促进衣原体的寄生性生长。此外,LGV 可接种于小鼠脑内进行培养传代。

3. 抗原构造和分型　衣原体有属、种和型特异性抗原。①**属特异性抗原**:为细胞壁中的脂多糖,仅有一个特异性抗原表位,可用补体结合试验和免疫荧光试验检测。②**种特异性抗原**:为**主要外膜蛋白**(major outer membrane protein,MOMP),占外膜总蛋白的 60% 以上,可用补体结合试验和中和试验检测。③**型特异性抗原**:根据 MOMP 可变区氨基酸序列及空间构型不同,将沙眼衣原体分成 19 个血清型,其中沙眼生物型有 A、B、Ba 和 C 共 4 个血清型,生殖生物型有 D、Da、E、F、G、H、I、Ia、J、Ja 和 K 共 11 个血清型,LGV 有 L1、L2、L2a 和 L3 共 4 个血清型。生殖生物型的 D、E 血清型与 LGV 4 个血清型有较弱的抗原交叉。

4. 抵抗力　衣原体耐冷不耐热,60℃仅存活 5~10 分钟,-70℃其感染性可保持数年,冷冻干燥后其活力可保存数十年。对常用消毒剂敏感。对红霉素等大环内酯类和多西环素等四环素类抗菌药物敏感。

二、致病性与免疫性

(一) 致病物质

1. 内毒素样物质(endotoxin-like substance,ELS)　是沙眼衣原体主要的致病物质,成分为细胞壁中的脂多糖,具有类似革兰氏阴性菌内毒素的毒性,可抑制细胞代谢,损伤宿主细胞。

2. MOMP　原体进入吞噬细胞后,可存在于吞噬体内。如吞噬体与细胞内的溶酶体融合,衣原体则被溶酶体中的酶类物质杀死。MOMP 能阻止吞噬体与溶酶体融合,使衣原体得以在吞噬细胞内存活、繁殖。此外,MOMP 易发生变异,有利于衣原体逃避机体的免疫清除作用。此外,MOMP 诱导产生的Ⅳ型超敏反应可造成宿主的免疫病理损伤。

3. 热休克蛋白(heat shock protein,HSP)　可诱导Ⅳ型超敏反应,是引起免疫病理损伤的另一因素。

4. Ⅲ型分泌系统(type Ⅲ secretion system,T3SS)　可将效应蛋白注入宿主细胞而发挥致病作用。

此外,沙眼衣原体感染诱导的炎症反应也参与致病过程。

(二) 所致疾病

沙眼衣原体不同生物型及血清型可引起多种不同的疾病。靶细胞包括眼结膜、直肠、泌尿道、男性附睾、前列腺以及新生儿呼吸道上皮细胞等。眼和生殖道感染的急性炎症消退时,由黏膜下淋巴细胞和巨噬细胞组成的淋巴滤泡开始形成,并随病情进展发生坏死、上皮和纤维组织增生,最终形成瘢痕。

1. 沙眼　由沙眼生物型 A、B、Ba 和 C 血清型感染所致。主要通过眼-眼或眼-手-眼直接或间接接触传播,常见传播媒介有玩具、公用毛巾和脸盆等。沙眼衣原体侵袭眼结膜上皮细胞后,在其中增殖并在细胞质内形成散在型、帽型、桑葚型或填塞型包涵体,引起局部炎症。沙眼发病缓慢,早期出现眼睑结膜急性或亚急性炎症,表现为畏光、流泪、黏液脓性分泌物、结膜充血等症状与体征。后期转为慢性,出现结膜瘢痕、眼睑内翻、倒睫,也可引起角膜血管翳,损伤角膜,影响视力甚至导致失明。

2. 包涵体结膜炎　由沙眼生物型 B、Ba 血清型及生殖生物型 D~K 血清型感染所致。病变类似沙眼,但不出现角膜血管翳,也无结膜瘢痕形成,一般经数周或数月后痊愈,无后遗症。临床上分新生儿包涵体结膜炎和成人包涵体结膜炎两种。前者系新生儿通过产道时感染,表现为急性化脓性结膜炎,又称包涵体脓漏眼。后者经眼-手-眼或接触污染的游泳池水等间接途径感染,表现为滤泡性结膜炎。

3. 泌尿生殖道感染　由生殖生物型 D~K 血清型感染所致。主要经性接触传播导致性传播感染,也可经非性接触方式感染。男性患者多表现为**非淋菌性尿道炎**(nongonococcal urethritis,NGU),未经治疗易转变为慢性,病情周期性加重,且可并发附睾炎和前列腺炎。女性患者表现为尿道炎、宫颈炎、输卵管炎和盆腔炎等。输卵管炎反复发作可导致不孕症和宫外孕。常见的症状有泌尿生殖道分泌物异常、尿灼热感、尿痛、下腹痛或性交痛。孕妇感染后可引起胎儿或新生儿感染,偶可引起胎儿死亡。

4. 沙眼衣原体肺炎　由生殖生物型 D~K 血清型感染所致,多见于婴幼儿。

5. 性病淋巴肉芽肿　由 LGV Ll~L3 血清型感染所致。通过性接触传播导致 STD,主要侵犯淋巴组织。在男性侵犯腹股沟淋巴结,引起化脓性淋巴结炎和慢性淋巴肉芽肿,常形成瘘管。在女性侵犯会阴、肛门和直肠,引起直肠-阴道瘘管、会阴-肛门-直肠狭窄或梗阻。LGV 也能引起眼结膜炎,常伴有耳前、颌下和颈部淋巴结肿大。

（三）免疫性

沙眼衣原体为胞内寄生的微生物,抗感染免疫以**细胞免疫**为主,体液免疫也有一定作用。MOMP 激活的 Th1 细胞和 $CD8^+$ T 细胞在清除细胞内衣原体及抵抗再感染中发挥重要作用,诱导产生的中和抗体可以抑制衣原体吸附于宿主细胞,限制感染扩散。由于沙眼衣原体型别多、MOMP 易变异,病后建立的抗感染免疫力持续时间短,因此沙眼衣原体常引起持续感染和反复感染。

三、微生物学检查

1. 标本采集　急性沙眼或包涵体结膜炎多以临床诊断为主。对不能明确诊断者,可根据不同疾病采集不同标本进行微生物学检查。疑似沙眼或结膜炎患者采集**眼结膜刮片、眼穹窿**或**眼结膜分泌物**标本;疑似泌尿生殖道感染患者采集**泌尿生殖道拭子、宫颈刮片、精液或尿液标本**;疑似性病淋巴肉芽肿患者采集**淋巴结脓液、生殖器溃疡**或直肠组织标本。将标本置于含庆大霉素、万古霉素、两性霉素 B 的 2-磷酸蔗糖等运送培养基中,2 小时内进行分离培养,阳性检出率较高。

2. 病原学检查

（1）直接涂片染色镜检:采用 Giemsa、碘液或荧光抗体等染色,镜下检查上皮细胞内有无包涵体,也可观察细胞内的原体或网状体。

（2）分离培养:将标本接种于鸡胚卵黄囊或传代细胞,35℃培养 48~72 小时后,用染色镜检法、直接免疫荧光法、ELISA 等检查培养物中的衣原体。

（3）抗原检查:应用 ELISA、间接免疫荧光法检测标本中衣原体 LPS 或 MOMP 抗原。

（4）核酸检测:应用 PCR 或连接酶链反应检测衣原体核酸,敏感性和特异性均较高。

3. 血清学检查　由于沙眼衣原体多引起慢性感染,血清中特异性抗体效价往往不高,患者常无明显的急性期和恢复期,无法进行抗体效价动态比较,因而血清学检查在临床诊断中价值不大。全身急性及深部组织感染的性病淋巴肉芽肿患者,可用 ELISA 检测 LGV L1 或 L2 特异性抗体。

四、防治原则

由于沙眼衣原体抗原构造复杂,主要抗原易于变异,故目前尚无商用沙眼衣原体疫苗。预防沙眼重在注意个人卫生,不使用公共毛巾、浴巾和脸盆,避免直接或间接接触感染。预防泌尿生殖道感染的措施包括广泛开展性病知识宣传、加强自我保护意识、提倡健康的性行为、积极治疗患者和带菌者等。

临床上主要采用磺胺类、大环内酯类或喹诺酮类抗菌药物进行治疗。新生儿在出生时使用 0.5% 红霉素眼膏,可预防新生儿包涵体结膜炎。

第二节　肺炎衣原体

肺炎衣原体是衣原体属的一个新种,只有 **TWAR 一个血清型**。1965 年从我国台湾一名小学生的眼结膜标本中分离到一株衣原体,命名为 Taiwan-183（TW-183）。1983 年从美国西雅图一位急性呼吸道感染大学生的咽部标本中分离出一株衣原体,命名为 Acute respiratory-39（AR-39）。后发现 TW-

183 和 AR-39 属于同种衣原体同一血清型的两个不同分离株,故于 1986 年合并两株衣原体的字头,简称 TWAR。

一、生物学性状

肺炎衣原体的原体直径约 0.38μm,梨形,有清晰的周浆间隙。网状体与沙眼衣原体和鹦鹉热衣原体相似。包涵体内不含糖原,碘液染色阴性。基因组大小约为 1.2Mb。TWAR 不同分离株 DNA 序列同源性在 94% 以上,而与沙眼衣原体和鹦鹉热衣原体 DNA 同源性均小于 10%。

培养较困难。因鸡胚对肺炎衣原体不敏感,故常采用细胞培养传代。敏感细胞包括 HEp-2、HL、McCoy 和 HeLa 细胞,其中 HEp-2、HL 细胞敏感性更高。

肺炎衣原体有两种抗原:①LPS 抗原:包含衣原体属特异性抗原,以及与其他微生物 LPS 共同的抗原成分;②蛋白抗原:主要是 98kDa 的外膜蛋白,位于菌体表面,免疫原性较强,可诱导机体产生特异性免疫应答,在疾病诊断和疫苗研制中具有参考价值。

抵抗力较弱,易受各种理化因素影响。对红霉素、诺氟沙星、多西环素等敏感,对磺胺类抗菌药物耐药。

二、致病性与免疫性

1. 致病物质　除具有细胞毒性的**内毒素样物质**外,其他致病物质不明。

2. 所致疾病　目前认为**人类是肺炎衣原体唯一的自然宿主**。肺炎衣原体经飞沫或呼吸道分泌物在人与人之间传播,以人群密集场所多见。肺炎衣原体感染具有播散缓慢、散发和流行交替出现的特点。主要引起青少年,尤其儿童的急慢性**呼吸道感染**,如咽炎、支气管炎和肺炎等。起病缓慢,潜伏期 30 天左右,临床表现为咽痛、声音嘶哑、发热、咳嗽和气促等,通常症状较轻,外周血白细胞计数大多正常。全身严重感染者少见,但部分患者感染后出现哮喘症状。有研究表明,肺炎衣原体感染与动脉粥样硬化、冠心病等慢性病的发病有关。

3. 免疫性　抗感染免疫以**细胞免疫**为主,体液免疫为辅。病后免疫力不强,且持续时间不长,可重复感染。

三、微生物学检查

由于肺炎衣原体感染临床表现不典型,诊断主要依靠微生物学检查。

1. 病原学检查

(1)直接涂片镜检:采集痰、咽拭子或支气管肺泡灌洗液标本,直接涂片后 Giemsa 染色,镜下观察细胞内有无包涵体。该法简单、快速,但敏感性低。

(2)分离培养:将标本接种于易感细胞,如 HEp-2 和 HL 细胞,培养后用荧光抗体染色检测细胞中的包涵体。该法复杂、费时,且易受多种因素干扰,敏感性不高,一般不用于临床诊断。

(3)分子生物学检查:根据肺炎衣原体 16S rRNA 或 MOMP 基因保守序列,设计特异性引物或探针,采用 PCR 和核酸探针杂交法检测相应的核酸片段。可用于临床标本的快速诊断。

2. 血清学检查　微量免疫荧光试验(MIF)是目前检测肺炎衣原体感染最常用的血清学诊断方法。该试验同时检测患者血清中的特异性 IgM 和 IgG,可区别近期感染和既往感染。若单份血清 IgM 效价≥1:16、IgG 效价≥1:512 或双份血清抗体效价增高 4 倍及以上,可诊断为近期感染。若单份血清 IgG 效价≥1:16,但 <1:512,提示既往感染。

四、防治原则

目前尚无商用疫苗。预防措施包括隔离、治疗患者、加强个人防护及避免密切接触感染者等。治疗可选择大环内酯类、四环素类及喹诺酮类抗菌药物。

第三节　鹦鹉热衣原体

鹦鹉热衣原体首先分离自鹦鹉,而后陆续从鸽、鸭、火鸡、海鸥和相思鸟等 130 种鸟类体内分离出,主要引起鸟类和家禽腹泻或隐性持续性感染,甚至终生携带。人类通过吸入病鸟粪便或呼吸道分泌物污染的气溶胶或密切接触病禽而引起呼吸道感染,临床上称之为**鹦鹉热**(psittacosis)或鸟疫(ornithosis)。

一、生物学性状

鹦鹉热衣原体的原体呈圆形或椭圆形,直径 0.2~0.5μm。网状体呈球形或不规则形,直径0.6~1.5μm。多个原体感染同一个细胞时,网状体不互相融合而形成多房性包涵体。因包涵体不含糖原,碘液染色阴性。

在 6~8 日龄的鸡胚卵黄囊中生长良好,在 HeLa、McCoy、Vero 和 HL 细胞中也可生长,小鼠为易感动物。

有 LPS、热休克蛋白、MOMP 和多形态膜蛋白等多种抗原。根据 LPS 和热休克蛋白的不同,鹦鹉热衣原体至少被分为 9 个血清型(A、B、C、D、E、F、E/B、WC 和 M56)。A~F 和 E/B 血清型的自然宿主为鸟类,其中 A、D 血清型的毒力较强,常引起鸟类的急性感染,而 A 型也是引起人类感染最常见的血清型。

二、致病性与免疫性

鹦鹉热为人兽共患病。鸟类或禽类感染后多呈持续性隐性感染。人类因接触患病或带菌的鸟类、禽类而感染,未发现有人与人之间的传播。主要感染途径为**呼吸道**吸入鸟粪便或呼吸道分泌物污染的气溶胶或灰尘,也可经破损的皮肤、黏膜或密切接触患病禽类而感染。

鹦鹉热潜伏期为 1~2 周。临床上多表现为骤然发病,常见的症状有寒战、发热、咳嗽和头痛等。也有缓慢发病或隐性感染者,缓慢发病者通常出现持续 1~3 周的发热,白细胞减少,同时伴有肺炎体征。少数患者可并发心肌炎、心内膜炎、脑炎和肝炎等。

抗感染免疫同沙眼衣原体。

三、微生物学检查

采集患者痰、咽拭子和血液标本。直接涂片检查及分离培养程序与沙眼衣原体相似。当无法进行培养时,可采用多重 PCR 法检测标本中鹦鹉热衣原体核酸片段。血清学诊断可用 ELISA、微量免疫荧光试验或补体结合试验检测血清中特异性 IgM 和 IgG 抗体以辅助诊断疾病。

四、防治原则

严格控制传染源,对观赏、比赛和食用的鸟类或禽类要加强管理。对从事禽类加工和运输的人员应注意个人防护。加强鸟类或禽类的入境检疫。治疗可选择四环素类、大环内酯类和喹诺酮类抗菌药物。

思考题:

1. 简述衣原体的共同特征。
2. 列表比较沙眼衣原体、肺炎衣原体、鹦鹉热衣原体的主要特征。

(王雪莲)

第十九章

支 原 体

要点:

1. 支原体是一类无细胞壁、能在无生命培养基中生长繁殖的最小的原核细胞型微生物,属于细菌域。

2. 肺炎支原体引起原发性非典型性肺炎,主要累及肺间质。

3. 解脲脲原体与泌尿生殖道感染关系密切,是性传播疾病(STD)的重要病原体之一。

支原体(mycoplasma)是一类**无细胞壁**、形态多样、能在无生命培养基中生长繁殖的最小的原核细胞型微生物,属于细菌域。该微生物由 Nocard 等于 1898 年首次从牛传染性胸膜肺炎病灶中分离出,1967 年被正式命名为支原体。在生物分类学上,支原体隶属于**支原体门**(*Mycoplasmatota*)、**柔膜菌纲**(*Mollicutes*)、**支原体目**(*Mycoplasmatales*)、**支原体科**(*Mycoplasmataceae*),包含**支原体属**(*Mycoplasma*)和**脲原体属**(*Ureaplasma*)。

第一节 支 原 体 属

支原体属(*Mycoplasma*)有 130 余种,对人致病的主要是**肺炎支原体**(*M. pneumoniae*)、**人型支原体**(*M. hominis*)和**生殖支原体**(*M. genitalium*)。1986 年以来,从艾滋病患者标本中先后分离出**发酵支原体**(*M. fermentans*)、**穿透支原体**(*M. penetrans*)和**梨形支原体**(*M. pirum*),这三种支原体均具有协同 HIV 致病的作用。**唾液支原体**(*M. salivarium*)和**口腔支原体**(*M. orale*)是正常菌群成员,偶可引起机会性感染。此外,支原体还可引起哺乳类、禽类、昆虫以及植物的疾病,同时也是污染体外细胞培养物的常见微生物。

一、生物学性状

1. 形态与结构 大小为 0.2~0.5μm。形态呈**高度多形性**,有球形、杆状、丝状三种基本形态,也可呈双球形、哑铃形或一端有明显膨大的丝状(图 19-1)。因缺乏细胞壁,革兰氏染色不易着色。常用 Giemsa 染色,菌体呈淡紫色。

支原体结构简单,无细胞壁。**细胞膜有三层结构**,内外两层均为蛋白质及糖类,中间层为脂质。外层蛋白构成支原体重要的表面抗原,与血清学分型有关,如人型支原体根据**外层膜蛋白抗原**的不同至少分为 7 个血清型。中间脂质层的**胆固醇**含量较高,约占总脂质的 1/3,在保护细胞抵抗低渗环境、维持细胞完整性等方面发挥类似细胞壁的作用。**基因组为双链环状** DNA,大小为 600~2 200kb,(G+C)mol% 仅为 25%~40%。**有些支原体具有特**

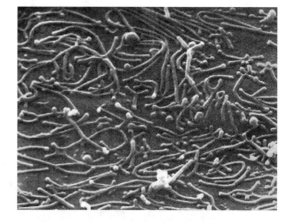

图 19-1 肺炎支原体(扫描电镜,×6 500)

殊的顶端结构,有助于其黏附在宿主细胞表面,如肺炎支原体和生殖支原体等。有些支原体细胞膜外有一层多糖组成的**荚膜**,具有抗吞噬作用,如穿透支原体等。

2. **培养特性**　寄生性支原体**营养要求高**于一般细菌。培养基一般以牛心浸液为基础,此外需添加 10%~20% 血清、酵母浸膏,以提供**胆固醇**、长链脂肪酸、核苷前体和维生素等。最适生长温度为 36~37℃,最适 pH 为 7.6~8.0。兼性厌氧,但大部分支原体在 5% CO_2 和 90%N_2 微氧环境中生长较好。繁殖方式多样,常以**二分裂法繁殖**,也可通过出芽、分节、分枝或球体延伸成丝状后断裂为球杆状颗粒等方式繁殖。在繁殖过程中,因细胞膜分裂滞后于核酸复制,故易形成多核丝状体。大部分支原体**生长缓慢**,在适宜的环境中约 3~4 小时繁殖一代,少数支原体甚至约 18 小时繁殖一代。在液体培养基中,常因菌数少、菌体小,或支原体生长后形成的小颗粒黏附于管壁或沉于管底,培养液澄清,不易见到浑浊现象。**在低琼脂的固体培养基上**,绝大多数支原体可形成直径约为 10~600μm、中央厚而隆起、边缘薄而扁平的**油煎蛋状菌落**(图 19-2)。肺炎支原体初次分离时呈细小颗粒状菌落,反复传代后形成典型的油煎蛋状菌落。

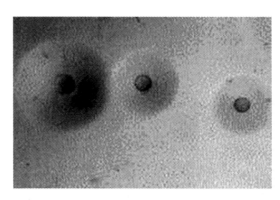

图 19-2　支原体油煎蛋状菌落(×100)

3. **生化反应**　根据对葡萄糖、精氨酸的分解能力不同,可初步鉴别支原体(表 19-1)。临床检验中可在培养基中添加葡萄糖或精氨酸作为底物,根据支原体产生代谢产物不同,使培养基 pH 升高或降低,可使指示剂颜色发生改变的情况初步判断各类支原体的生长。

表 19-1　主要致病性支原体的生物学性状及所致疾病

种类	葡萄糖	精氨酸	醋酸铊	主要靶细胞	所致疾病
肺炎支原体	+	−	−	红细胞	间质性肺炎、支气管炎等
生殖支原体	+	−	+	红细胞	泌尿生殖道感染、不育
人型支原体	−	+	−	未确定	泌尿生殖道感染、新生儿肺炎、脑膜炎等
穿透支原体	−	+	−	CD4$^+$ T 细胞和巨噬细胞	协同 HIV 致病
发酵支原体	+	+	−	CD4$^+$ T 细胞和巨噬细胞	协同 HIV 致病、肺炎、关节炎等
梨形支原体	+	+	+	CD4$^+$ T 细胞和巨噬细胞	协同 HIV 致病

+:分解或抑制;−:不分解或不抑制。

4. **抗原构造**　主要成分为细胞膜中的蛋白和糖脂。不同支原体具有独特的蛋白抗原结构,相互交叉较少,在支原体的血清学鉴定中具有重要意义。如肺炎支原体的 P1 和 P30 **蛋白抗原**,其免疫原性强,能刺激机体产生持久的高效价抗体,是目前主要的血清学诊断抗原。糖脂抗原与部分细菌(如肺炎链球菌 23 型及 32 型、MG 链球菌)和宿主细胞(如人红细胞膜 I 型抗原)有共同抗原成分,特异性较差。部分支原体的荚膜多糖,也有一定的免疫原性。

5. **抵抗力**　支原体无细胞壁,**对理化因素的抵抗力较细菌弱**。耐冷不耐热,对干燥、常用消毒剂及紫外线等敏感,但对碱、醋酸铊(生殖支原体敏感)、结晶紫和亚碲酸钾有抵抗力,可用于分离培养支原体时抑制杂菌生长。**对作用于细胞壁的抗菌药物如青霉素和头孢菌素等天然耐受**,对干扰菌体蛋白质合成的抗菌药物如大环内酯类、氨基糖苷类、四环素类以及作用于 DNA 解旋酶的喹诺酮类抗菌药物敏感。因细胞膜含有胆固醇,凡能作用于胆固醇的物质,如皂素、洋地黄苷、两性霉素 B 等均能破坏支原体的细胞膜而导致其死亡。

6. 支原体与细菌 L 型的区别　支原体与细菌 L 型均缺乏细胞壁,两者在某些生物学性状、致病性等方面相似,如形态多样、形成油煎蛋样菌落、对青霉素不敏感、可引起间质性肺炎和泌尿生殖道感染等。但两者在来源、细胞壁缺失原因及培养条件等方面存在明显差异(表 19-2)。

表 19-2　支原体与细菌 L 型生物学性状的区别

性状	支原体	细菌 L 型
来源	自然界、人或动物体内	细菌在一定条件下被诱发形成
细胞壁缺失的原因	遗传,无编码细胞壁的基因	表型变异,诱因去除后,细胞壁结构恢复
细胞膜	胆固醇含量高	不含胆固醇
培养条件	牛心浸液基础培养基,需添加胆固醇	高渗培养基,无须添加胆固醇
液体培养状态	浑浊度很低	有一定的浑浊度
菌落大小	0.01~0.6mm	0.5~1.0mm

二、致病性与免疫性

1. 致病性　支原体广泛存在于人和动物体内,大多不致病。**致病性支原体引起机体损伤的致病物质及其机制如下**:①**黏附因子**(adhesion factor):与宿主细胞相应受体结合,介导支原体黏附于细胞表面。如肺炎支原体 P1 蛋白是一种黏附因子,位于球状顶端结构的表面,介导支原体黏附、定植于呼吸道黏膜上皮细胞,避免微纤毛运动将其排除,是肺炎支原体最重要的毒力因子。②**糖脂抗原**(glycolipid antigen):为膜抗原,与多种宿主细胞有共同抗原成分,可通过交叉反应引起免疫损伤。如肺炎支原体与人心、肺、肾和脑等组织及红细胞、血小板有共同抗原,可引起 II 型超敏反应性疾病,如心肌炎、肾炎、脑膜炎、吉兰-巴雷综合征及溶血性贫血、血小板减少性紫癜等。③**荚膜样物质**(capsule-like substance):具有抗吞噬作用,是支原体的一种毒力因子。④**毒性代谢产物**(toxic metabolite):支原体一般不侵入宿主细胞,但可通过产生毒性代谢产物(如核酸酶、过氧化氢和超氧阴离子等)损伤细胞,引起细胞肿胀、坏死、脱落以及微纤毛运动减弱或停止。⑤**丝裂原和超抗原组分**:某些支原体具有的丝裂原和超抗原组分,能非特异性激活 T、B 细胞,产生非特异性或自身 IgM(如冷凝集素)、IgG 及大量细胞因子,造成组织损伤。

2. 所致疾病　因感染部位和致病机制不同,不同支原体引起疾病的类型不同。

肺炎支原体是下呼吸道重要的致病性支原体,可引起**支原体肺炎**(mycoplasmal pneumonia),其病理变化以**间质性肺炎**为主,又称**原发性非典型性肺炎**(primary atypical pneumonia),占非细菌性肺炎的 50% 左右。传染源为患者或带菌者,主要经**飞沫传播**,多发生于**夏末秋初**。发病人群以儿童及青少年多见,常在家庭、学校、托儿所或军队等密集人群中流行。潜伏期 2~3 周,首先引起上呼吸道感染,然后下行引起气管炎、支气管炎和肺炎。病情轻重不一,可表现为较轻的咽炎,也可表现为较重的肺炎并伴发肺外组织或器官病变,如心肌炎、心包炎、脑膜炎、脑炎及皮疹等。临床症状有发热、头痛、持续性顽固咳嗽、胸痛等。支原体肺炎与细菌性肺炎不同,大多起病缓慢、病程长、预后好。但婴幼儿支原体肺炎往往发病急、病情严重,临床症状以呼吸困难为主,可导致死亡。

人型支原体、生殖支原体是泌尿生殖道常见的寄生菌,可引起**泌尿生殖道感染**,如非淋球菌性尿道炎(NGU)、盆腔炎、前列腺炎、输卵管炎、肾盂肾炎等,主要通过**性接触传播**。生殖支原体感染还与不育有关。唾液支原体、口腔支原体和人型支原体等寄居于正常人上呼吸道黏膜表面,当局部抵抗力降低时可引起机会性感染,其临床症状不明显,但病程较长。发酵支原体、穿透支原体和梨形支原体能促进无症状 HIV 感染者发展为艾滋病患者,是 HIV 致病的协同因子,其作用机制不明。

3. 免疫性　支原体感染后,可诱导机体产生细胞免疫和体液免疫应答。血清中针对支原体膜蛋白的 IgM 和 IgG 抗体,可增强吞噬细胞吞噬及杀灭支原体的作用。SIgA 有抵御黏膜局部支原体再次感染的作用,但不能达到完全的免疫保护。一些支原体诱导产生的自身免疫或超敏反应可造成组织损伤。

三、微生物学检查

1. 标本采集　根据感染部位不同,采集不同的标本。疑似呼吸道感染患者采集痰、鼻拭子、咽拭子或支气管肺泡灌洗液及血清等标本;疑似泌尿生殖道感染患者采集前列腺液、精液、尿道分泌物、阴道分泌物、宫颈分泌物等标本。标本采集后及时送检。

2. 分离培养　将标本接种于适宜培养基中,如 Hayflick 培养基、SP-4 培养基等,在培养基中添加青霉素、醋酸铊等抑制杂菌生长。5%~10% CO_2 环境中 37℃培养 3~10 天。可疑菌落通过菌落特征、生化反应、溶血试验、生长抑制试验(growth inhibition test,GIT)、代谢抑制试验(metabolic inhibition test,MIT)等方法进行鉴定。在致病性支原体检测中,肺炎支原体分离培养耗时长,阳性率不高,故不适用于临床快速诊断。

3. 血清学检查

(1)**特异性抗体检查**:对于寄居于正常人口腔、呼吸道或泌尿生殖道等部位的支原体,由于正常人血清中含有一定量特异性抗体,故单次抗体检查常无诊断价值。可在疾病不同时期采集两份及以上血清,应用 ELISA、补体结合试验、荧光抗体试验及间接血凝试验等检测血清中特异性抗体,若抗体效价逐次递增或恢复期血清抗体效价较初次效价有 4 倍及以上升高,则具有诊断意义。采用肺炎支原体 P1 蛋白和 P30 蛋白作为包被抗原,ELISA 法检测患者血清中相应抗体,可用于肺炎支原体感染的诊断。

(2)**冷凝集素检查**:肺炎支原体感染的患者,血清中常含有非特异性冷凝集素,即冷反应型抗红细胞抗体,可用**冷凝集试验**检测,50% 左右肺炎支原体感染患者冷凝集试验阳性。因冷凝集素也可见于呼吸道合胞病毒、腮腺炎病毒、流感病毒等感染时,故该检查仅能作为肺炎支原体感染的辅助诊断方法。

4. 快速诊断法　检测支原体抗原和核酸。①ELISA 法检测患者标本中肺炎支原体 P1、P30 蛋白抗原;②PCR 法检测标本中肺炎支原体 16S rRNA、P1 基因片段,此法适合大量临床样本的检测。

四、防治原则

目前尚无支原体疫苗上市。治疗常用罗红霉素、阿奇霉素等大环内酯类抗菌药物,也可选择多西环素、**米诺环素**等四环素类或氧氟沙星等喹诺酮类抗菌药物治疗。

第二节　脲 原 体 属

脲原体属中与人类疾病关系密切的主要是**解脲脲原体**(*Ureaplasma urealyticum*)。解脲脲原体又称溶脲脲原体,可寄生于正常人泌尿生殖道,一定条件下引起泌尿生殖道感染,是性传播疾病(STD)的主要病原体之一。

一、生物学性状

1. 形态与染色　球形为主,直径 50~300nm(图 19-3),单个或成双排列。革兰氏染色不易着色,Giemsa 染色呈蓝紫色。基因组为 750~875kb 的环状 DNA,(G+C)mol% 含量为 27.5%~30%。

2. 培养特性　营养要求高,在 95% N_2 和 5% CO_2、37℃条件下生长较好,最适 pH 为 6.0,该 pH 可抑制其他杂菌生长。接种于含胆固醇、酵母浸液及血清的固体培养基上,48 小时后形成直径仅为 15~60μm 的颗粒状或**"油煎蛋样"**微小菌落,故称之为 **T 株**(tiny strain)。能产生丰富的**尿素酶**(urease),可分解尿素提供自身代谢所需的能源,同时产生的氨可使培养基 pH 升高而导致菌体死亡。

不分解糖类和精氨酸。

3. 抗原构造和分型　膜蛋白中的主要外膜抗原是多带(multiple-banded,MB)抗原,为脲原体感染时被宿主识别的主要靶分子。不同菌株 MB 抗原 N 端长短不一、C 端有数目不等的重复序列。根据 MB 抗原的差异,可将解脲脲原体分为 14 个血清型,其中血清 4 型致病性较强。

4. 抵抗力　不耐热,冷冻干燥后可长期保存。对铊盐、红霉素、米诺环素、庆大霉素、卡那霉素等敏感,0.05% 醋酸铊可抑制其生长。

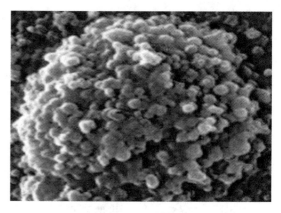

图 19-3　解脲脲原体(扫描电镜,×5 500)

二、致病性和免疫性

1. 致病物质　解脲脲原体黏附于宿主细胞后,可产生以下主要致病物质:①**磷脂酶**(phospholipase):分解宿主细胞膜中卵磷脂,导致细胞膜的损伤;②**尿素酶**:是解脲脲原体的特征性酶类,分解尿素产生大量对细胞有毒性的氨类物质,另发现该酶与尿路结石生成有关;③**IgA1 蛋白酶**(IgA1 protease):各血清型解脲脲原体均可产生 IgA1 蛋白酶。该酶可降解 SIgA,削弱泌尿生殖道黏膜局部抵抗力;④**荚膜样物质**:部分菌株初次分离时可见荚膜样结构,具有抗吞噬、刺激单核巨噬细胞分泌 TNF-α 等细胞因子、加重局部组织炎性损伤等作用。

解脲脲原体还能吸附于精子表面,阻碍其运动;其产生的**神经氨酸酶样物质**(neuramidinase-like substance)可干扰精子和卵子的结合;诱导生精细胞发生凋亡;与精子或输精管上皮有共同抗原而导致Ⅱ型超敏反应发生。上述证据均支持解脲脲原体感染与不育症发生相关。

2. 所致疾病　解脲脲原体主要通过**性接触或分娩**途径传播,常引起局部组织的浅表感染,一般不侵入血流。在 NGU 病原体中,解脲脲原体占第二位,30%~40% 男性**尿道炎**是由解脲脲原体感染所致。寄生于男性尿道、阴茎包皮和女性阴道的解脲脲原体上行感染,可引起男性**前列腺炎、附睾炎**以及**女性阴道炎、宫颈炎**,与不**孕不育**密切相关。孕妇感染后可引起流产、死胎、早产、低体重儿、新生儿脑膜炎以及先天性肺炎等。淋病患者尿道中解脲脲原体的检出率较高,这可能是部分淋病患者治愈后仍有后遗症的原因之一。

3. 免疫性　机体对正常寄生的解脲脲原体难以产生特异性免疫应答。研究发现部分解脲脲原体感染患者体内存在特异性 IgM、IgG 及 SIgA 抗体,三类抗体分别在疾病早期诊断、流行病学调查及预防再感染中有一定意义。

三、微生物学检查

1. 标本采集　采集精液、前列腺液、阴道分泌物、尿道分泌物等标本,立即接种于合适的培养基。若标本暂存于 4℃,需 12 小时内接种,否则会明显降低分离阳性率。

2. 分离培养　将标本接种于含尿素和血清的液体培养基,其中加入青霉素以抑制杂菌生长。解脲脲原体能分解尿素产氨,使培养基中酚红颜色由黄色变为红色。取培养物转种于固体培养基培养 1~2 天,低倍镜下观察菌落特点,也可用 GIT 和 MIT 对可疑菌落进行鉴定。

3. 血清学检查　解脲脲原体多引起局部浅表感染,血清抗体效价低且不稳定,且部分正常人群也有低滴度的抗体,故血清学检查很少使用。

4. 分子生物学检查　采用 PCR、核酸探针杂交等方法检测标本中尿素酶基因、MB 抗原基因片段。

四、防治原则

目前尚无疫苗产品上市。预防以加强宣传教育、注意性卫生为主。感染者可用米诺环素、多西环素、红霉素、庆大霉素等抗菌药物治疗。

思考题:

1. 简述支原体与细菌 L 型的异同点。
2. 简述肺炎支原体和解脲脲原体的致病性。

（王雪莲）

第二十章
立 克 次 体

要点：

1. 立克次体是一类严格细胞内寄生的原核细胞型微生物，属于细菌域。
2. 节肢动物为传播媒介、动物源性及自然疫源性是许多立克次体致病的特征。
3. 不同立克次体侵犯小血管和血管内皮细胞后可引发流行性斑疹伤寒、地方性斑疹伤寒、恙虫病、人粒细胞无形体病等。

立克次体（rickettsia）是一类严格细胞内寄生、以节肢动物为传播媒介的原核细胞型微生物，可引起斑疹伤寒、斑点热、恙虫病等传染病。立克次体由美国青年医师 Howard Taylor Ricketts 于 1906 年首先发现，并以其姓氏命名。立克次体的宿主除了人以外，还有啮齿动物和其他哺乳动物等，但动物感染立克次体后一般不发病。由于立克次体病以节肢动物为媒介，所以节肢动物的栖息活动和季节的消长特性，决定了本病的流行有一定地区性和季节性。我国主要的立克次体病有地方性斑疹伤寒、斑点热、恙虫病、埃里希体病，以及近年来出现的人粒细胞无形体病等。

在分类学上立克次体属于假单胞菌门（*Pseudomonadota*）、α-变形菌纲（*Alphaproteobacteria*）、立克次体目（*Rickettsiales*），下属立克次体科（*Rickettsiaceae*）和无形体科（*Anaplasmataceae*）等。**对人类致病的立克次体主要有立克次体科的立克次体属**（*Rickettsia*）、**东方体属**（*Orientia*），**以及无形体科的无形体属**（*Anaplasma*）、**埃里希体属**（*Ehrlichia*）、**新埃里希体属**（*Neoehrlichia*）**和新立克次体属**（*Neorickettsia*）。其中立克次体属包含斑疹伤寒群和斑点热群。常见致病性立克次体科成员的分类、所致疾病、流行环节和地理分布见表 20-1。

表 20-1　立克次体科部分病原体的分类、所致疾病、流行环节和地理分布

属	抗原群	疾病	种	媒介	宿主	地理分布
立克次体属	斑疹伤寒	流行性斑疹伤寒、森林斑疹伤寒	普氏立克次体（*R. prowazekii*）	人虱	人	中非、亚洲、美洲
		地方性（或鼠型）斑疹伤寒	莫氏立克次体（*R. mooseri*），即斑疹伤寒立克次体（*R. typhi*）	鼠蚤	啮齿动物	温带、热带和亚热带地区
	斑点热	立克次体病	埃氏立克次体（*R. aeschlimannii*）	蜱	未知	南非、摩洛哥、地中海沿岸
		日本斑点热	斑点热立克次体（*R. japonica*）	蜱	啮齿动物	日本
		落基山斑点热；巴西斑点热等	立氏立克次体（*R. rickettsia*）	蜱	啮齿动物	美洲
东方体属	恙虫病（丛林斑疹伤寒）	恙虫病（丛林斑疹伤寒）	恙虫病东方体（*O. tsutsugamushi*）	恙螨	啮齿动物	亚太地区、智利、非洲
			中东东方体（*O. chuto*）	未知	未知	阿联酋

第一节 立克次体属

立克次体属的共同特点是：①专性细胞内寄生；②形态多样，主要为球杆状，大小介于细菌和病毒之间，有革兰氏阴性菌细胞壁；③含有 DNA 和 RNA 两类核酸；④以二分裂方式繁殖；⑤以节肢动物为传播媒介，寄生在吸血节肢动物体内，使其成为寄生宿主，或储存宿主；⑥多引起人兽共患性疾病，在人类以发热、头痛及出疹为主要临床表现；⑦对广谱抗生素敏感。

立克次体属的代表菌是普氏立克次体（*R. prowazekii*）和莫氏立克次体（*R.mooseri*）或称斑疹伤寒立克次体（*R. typhi*）。普氏立克次体是流行性斑疹伤寒（epidemic typhus）的病原体，又称虱传斑疹伤寒；莫氏立克次体是地方性斑疹伤寒（endemic typhus）的病原体，亦称鼠型斑疹伤寒。我国学者于 1932 年在鼠蚤的肠上皮细胞内发现该病原体，从病原学上证实我国鼠型斑疹伤寒的存在。

一、生物学性状

立克次体生物学性状符合细菌的特点，具有细胞壁，以二分裂方式繁殖，有 DNA 和 RNA，有较复杂的酶系统，对多种抗生素敏感。

1. 形态与染色 立克次体呈多形性，球杆状或杆状，（0.3~0.6）μm ×（0.8~2.0）μm。革兰氏染色法不易着色。常用 Gimenez、Giemsa 法染色，前者立克次体被染成红色，染色效果好，后者立克次体被染成紫红色。

2. 结构与组成 立克次体结构与革兰氏阴性菌相似，最外层是由多糖组成的黏液层，在黏液层和细胞壁之间有脂多糖或多糖组成的微荚膜。微荚膜之内是细胞壁、细胞膜、细胞质和核质。立克次体的表层结构与其黏附宿主细胞及抗吞噬有关。

3. 培养特性 立克次体在活细胞内生长，以二分裂方式繁殖，繁殖一代需时约 6~10 小时。培养立克次体属病原体常用的方法有动物接种、鸡胚接种和细胞培养。动物接种是最常用的立克次体属培养法，常选用的动物是豚鼠或小鼠。鸡胚接种常用于立克次体属的传代。常用的组织培养系统包括鸡胚成纤维细胞、L929 细胞和 Vero 单层细胞。

4. 抗原结构 立克次体有两种抗原，即群特异性抗原和种特异性抗原，前者与细胞壁表层的脂多糖成分有关，耐热；后者与外膜蛋白有关，不耐热。

立克次体科病原菌与变形杆菌某些菌株有共同的抗原成分（表 20-2）。由于变形杆菌抗原容易制备，加之其引起的凝集反应易于观察，所以临床检验中常用这类变形杆菌代替相应的立克次体抗原进行非特异性凝集反应，此试验被称为外斐试验（Weil-Felix test），用于检测患者血清中有无相应抗体，辅助诊断某些立克次体病。

表 20-2 主要立克次体与变形杆菌菌株抗原的交叉

立克次体	变形杆菌菌株		
	OX$_{19}$	OX$_2$	OX$_K$
普氏立克次体	+++	+	-
莫氏立克次体	+++	+	-
恙虫病东方体	-	-	+++

5. 抵抗力 立克次体对热、日光照射、化学药剂等抵抗力较弱。56℃数分钟即被灭活，0.5% 苯酚、0.5% 甲酚皂或 75% 乙醇数分钟即可被杀灭。离开宿主细胞后迅速死亡。对低温和干燥有较强的抵抗力，-20℃或冷冻干燥可保存约半年，媒介节肢动物粪便中可存活一年以上。对氯霉素和四环素等抗生素敏感，磺胺类药物有促进立克次体生长繁殖作用。

二、致病性与免疫性

立克次体感染主要通过人虱、鼠蚤、蜱或螨等吸血节肢动物的叮咬而传播。由立克次体属病原体引起的疾病统称为立克次体病。不同的立克次体所引起的疾病各不相同，主要包括流行性或地方性斑疹伤寒、斑点热等。其中普氏立克次体引起流行性斑疹伤寒，莫氏立克次体引起地方性斑疹伤寒。

流行性斑疹伤寒呈世界性分布。病人是唯一传染源，体虱是主要传播媒介，传播方式为虱-人-虱，故又称虱传斑疹伤寒。**地方性斑疹伤寒**呈世界性分布。家鼠是其主要储存宿主，鼠间传播的主要媒介是鼠蚤，以鼠-蚤-鼠在自然界循环，人通过被带有莫氏立克次体的鼠蚤叮咬而感染，亦称鼠型斑疹伤寒。

1. **致病物质** 立克次体的致病物质主要有内毒素和磷脂酶 A。其内毒素具有与细菌内毒素相似的生物学活性，如致热原性、损伤内皮细胞、致微循环障碍和中毒性休克等。磷脂酶 A 能溶解宿主细胞膜或细胞内吞噬体膜，以助吞噬泡内的立克次体释入胞质中。此外，立克次体表面黏液层及微荚膜结构有利于黏附到宿主细胞表面和抗吞噬作用，增强其对易感细胞的侵袭力。

2. **致病机制** 立克次体侵入机体后，先在局部小血管内皮细胞中增殖，导致血管内皮肿胀、炎细胞浸润、微循环障碍及血栓形成。局部繁殖的立克次体进入血流产生初次菌血症。随之扩散至全身脏器小血管内皮细胞中繁殖后，再次释放入血导致第二次菌血症，出现典型的临床表现，即发热、皮疹及脏器功能紊乱。严重者伴有全身实质性脏器的血管周围广泛性病变，常见于皮肤、心脏、肺和脑。宿主可因心、肾功能衰竭而死亡。

3. **免疫性** 立克次体是严格细胞内寄生的病原体，感染后的机体虽可产生针对立克次体及其毒素的特异性抗体，但体内抗感染免疫仍以细胞免疫为主，体液免疫为辅。病后可获得持久的特异性免疫力。

三、微生物学检查

由于立克次体易引起实验室感染，故必须严格遵守实验室操作规程，以防感染事故的发生。

1. **标本的采集** 一般在发病初期、急性期或应用抗生素前采集血液标本。

2. **分离培养** 可将标本接种至雄性豚鼠腹腔。若接种后豚鼠体温>40℃，同时有阴囊红肿，表示有立克次体感染，应进一步取动物感染组织制备悬液接种鸡胚或细胞，用免疫荧光试验鉴定感染鸡胚或细胞中的立克次体。

3. **血清学试验** 外斐试验如抗体滴度≥1∶160 或随病程延长抗体滴度增长 4 倍或 4 倍以上，为阳性反应。但同时需要结合流行病学史和临床症状进行确诊。此外，还可以采用 ELISA 法或免疫荧光法检测血清中特异抗体。

4. **核酸检测** 包括常规 PCR、复合式 PCR、巢式 PCR 及实时定量 PCR 技术，可用于立克次体快速诊断。

四、防治原则

改善居住条件、讲究个人卫生、控制和消灭体虱、灭鼠、灭蚤等综合性预防措施。加强个人自身防护是有效预防立克次体属感染的主要措施。流行区人群可接种立克次体疫苗。四环素类抗生素（如多西环素）有效。

第二节 东方体属

东方体属是立克次体科下的一个属，其代表微生物为恙虫病东方体（*Orientia tsutsugamushi*），是恙虫病的病原体。恙虫病主要流行于东南亚、西南太平洋岛屿、日本和我国的东南与西南地区。近年来,我国疫区已扩大到长江以北。1927年日本学者绪方规雄等将恙虫病患者血液注射于家兔睾丸内分离到病原体,1931年定名为恙虫病立克次体。此后,16S rRNA分析将其从立克次体属中移出,建立东方体属,重新命名为恙虫病东方体。

一、生物学性状

1. 形态和染色 大小为(0.2~0.6)μm×(0.5~1.5)μm,呈多形性,以短杆或球杆状为主,成对排列,Giemsa染色呈紫红色。恙虫病东方体在感染动物组织或渗出液中,多分布于单核细胞胞质内近核旁。

2. 培养特性 可采用鼠(小鼠、豚鼠、地鼠等)接种和鸡胚卵黄囊接种。常用的原代细胞有地鼠肾细胞、睾丸细胞等,传代细胞有Vero、HeLa细胞等。

3. 抗原构造 恙虫病东方体的细胞壁结构及抗原成分与其他立克次体不同,①无黏液层、无微荚膜、无肽聚糖和脂多糖;②细胞外层明显厚于细胞内层;③有耐热多糖抗原和特异性抗原,与普通变形杆菌OX_K株有共同的多糖抗原。

4. 抵抗力 为致病性立克次体中最弱的。对一般消毒剂极为敏感。

二、致病性与免疫性

恙虫病是一种自然疫源性疾病,主要流行于啮齿类动物。野鼠和家鼠为恙虫病的主要储存宿主和传染源。恙螨是恙虫病东方体的传播媒介,又是储存宿主。

1. 致病物质 致病物质可能为菌体死亡后释放的内毒素样物质。

2. 致病机制 引起人恙虫病。携带恙虫病东方体的恙螨幼虫叮咬人后,立克次体侵入人体,先在局部组织细胞内繁殖,然后经淋巴系统或直接侵入血液循环形成东方体血症,而后播散至全身各组织和器官。被恙螨叮咬的局部皮肤先出现红色丘疹,形成水疱后破裂,溃疡处形成黑色焦痂,是恙虫病特征之一。全身反应主要表现为高热、毒血症和淋巴结肿大等。严重者可出现心肌炎、肺炎、脑炎和DIC,预后不良。

3. 免疫性 感染后产生细胞免疫和体液免疫,前者起主导作用。产生的特异性抗体可增强巨噬细胞的吞噬和杀灭恙虫病东方体的作用。病后获得的免疫力对同株的再感染可持续数年,但对其他株的感染仅可维持数月。

三、微生物学检查

恙虫病的微生物学检查主要包括基于动物或细胞分离培养的病原学检查、血清抗体检查以及分子生物学检查。

1. 标本采集 一般在发热期间、未用抗生素之前采集感染者的外周血及血清标本。

2. 分离培养 用采集的标本制成接种材料,接种小鼠腹腔或易感细胞,观察动物的发病或细胞的病变。

3. 其他检查 应用外斐试验或IFA检测血清中相应抗体的变化,前者抗体滴度≥1∶160或早晚期双份血清效价呈4倍增长者有诊断意义,后者效价1∶80有诊断意义。也可用PCR或核酸探针检测恙虫病东方体核酸。

四、防治原则

在流行区,加强个人防护、防止恙螨幼虫叮咬、灭鼠除草以消灭传染源和恙螨孳生地。目前尚无疫苗。采用四环素类抗生素(如多西环素)治疗,禁用磺胺类药物。

第三节 无形体属与埃里希体属

立克次体目的无形体科下分十多个属,其中有四个属对人有致病性,包括无形体属、埃里希体属、新埃里希体属和新立克次体属(表20-3)。前两者为典型的动物病原体,它们对人体的致病性分别于1987年和1990年得到确认。

表 20-3   无形体科的分类、所致疾病、流行环节和地理分布

属	疾病	种	媒介	动物宿主	地理分布
无形体属	人无形体病	嗜吞噬细胞无形体(*A. phagocytophilum*)	蜱	小型哺乳动物、啮齿动物、鹿	世界各地
埃里希体属	人埃里希体病	查菲埃里希体(*E. chaffeensis*) 鼠埃里希体(*E. muris*)	蜱	鹿、野犬和家犬、家养反刍动物、啮齿动物	世界各地
	人埃里希体病	犬埃里希体(*E. canis*) 尤因埃里希体(*E. ewingii*)	蜱	犬	世界各地
新埃里希体属	新埃里希体病	米库尔新埃里希体(*N. mikurensis*)	蜱	啮齿动物	欧洲,亚洲
新立克次体属	腺热	腺热新立克次体(*N. sennetsu*)	吸虫	鱼类	亚洲地区

一、嗜吞噬细胞无形体

嗜吞噬细胞无形体是一种革兰氏阴性专性细胞内微生物,以蜱为传播媒介,寄生于啮齿类动物、反刍类动物、鹿、马以及人类,引起人粒细胞无形体病(human granulocytic anaplasmosis,HGA)。

无形体病通常表现为非特异性症状。其临床特点是:有蜱接触史、发热、畏寒、乏力、头痛、肌痛、胃肠道症状、部分有皮疹、白细胞和血小板减少。患者也可能报告非特异性胃肠道或呼吸道症状,免疫力低下的患者有并发肾衰竭甚至死亡的风险。随着人类户外活动的增加,和蜱的接触机会增多,感染无形体的风险相应增大。

嗜吞噬细胞无形体的微生物学检查包括:①从血或脑脊液中分离病原体;②血清学检测特异抗体;③PCR法扩增特异DNA片段;④观察粒细胞中包涵体辅助诊断:20%~80%的患者外周血中性粒细胞中存在无形体胞浆内聚集物,可以协助诊断。

预防无形体病的关键是避免接触蜱。无形体病患者经多西环素治疗大多可以痊愈,一线治疗是口服多西环素。

二、查菲埃里希体

查菲埃里希体是人单核细胞埃里希体病的病原体,以蜱为传播媒介,引起人单核细胞埃里希体病(human monocytic ehrlichiosis,HME)。命名源于1991年首次鉴定出埃里希体的患者发病地查菲堡。

埃里希体病临床最常见的症状是发热、头痛、不适和肌肉疼痛。疾病的严重程度可以从轻微或无症状到危及生命。可能会累及中枢神经系统。也可能出现严重的脓毒性或中毒性休克样症状,特别是在免疫功能受损的患者中。在大多数HME病例中,会出现白细胞减少、血小板减少和/或肝转氨酶水平升高。

微生物学检查特点与嗜吞噬细胞无形体相似,如病原体分离、间接免疫荧光法检测埃里希体抗原。由于外周血中单核细胞数量少,加之分离培养时需要使用无抗生素培养基,故分离培养阳性率

低,不常用于临床诊断。在某些情况下,实验室检查可能会发现脑脊液异常。此外,胸部 X 线可能显示肺部异常(例如,肺部浸润、肺部液体增多)。

预防 HME 需要注意不与蜱接触。无形体科病原体对四环素类抗生素敏感,临床治疗首选多西环素。

思考题:

　　1. 简述立克次体的致病性。

　　2. 如何从感染病学和流行病学的角度综合防控立克次体病?

(郭晓奎)

扫码获取
数字内容

第二十一章

放 线 菌

要点：

1. 放线菌是一类丝状或链状、呈分枝生长的革兰氏阳性细菌。约70%的天然抗生素来源于放线菌。

2. 放线菌属多为人体的正常菌群，可致内源性感染，引起放线菌病，对人致病性较强的为衣氏放线菌。

3. 诺卡菌属主要导致外源性感染，对人致病的主要是星形诺卡菌和巴西诺卡菌。

放线菌（actinomycetes）**是一类丝状或链状、呈分枝生长的原核细胞型微生物**，属于细菌域。1877年，Harz 在牛颚肿病病灶中分离得到该病原菌，因其菌丝呈放射状排列，故名。放线菌具有菌丝和孢子，在固体培养基上生长状态与真菌相似，19世纪以前把放线菌归为真菌。随着科学技术的发展和应用，近代生物学手段的研究结果表明，放线菌的细胞结构和化学组成与细菌相同，属于一类具有分枝状菌丝体的细菌。在2012年出版的《伯杰系统细菌学手册》中将放线菌归类为放线菌门（*Actinobacteria*）。放线菌门比较庞大，由放线菌纲等6个纲组成，**放线菌纲**（*Actinomycetes*）包括放线菌目、棒状杆菌目及双歧杆菌目等16个目，共计有212个属，数千个菌种。与医学有关的放线菌纲的细菌主要为厌氧的**放线菌属**（*Actinomyces*）、蛛网菌属、罗氏菌属和需氧的**诺卡菌属**（*Nocardia*）、分枝杆菌属、马杜拉放线菌属及链霉菌属等。

放线菌广泛分布于自然界，主要以孢子或菌丝状态存在于土壤、空气和水中。**多数放线菌不致病**，本章主要介绍对人有致病作用的**放线菌属（属于放线菌目、分枝杆菌科）和诺卡菌属（属于分枝杆菌目、诺卡菌科）**。放线菌属多为人体的正常菌群，可引起内源性感染；诺卡菌属为腐物寄生菌，广泛存在于土壤中，引起外源性感染。放线菌属与诺卡菌属主要特征的比较见表21-1。此外，放线菌是抗生素的主要产生菌，目前**广泛使用的抗生素约70%由各种放线菌产生**，如链霉素、卡那霉素、红霉素、利福霉素等。某些放线菌还能产生酶制剂、酶抑制剂、维生素和氨基酸等药物。放线菌的代谢产物具有生物学功能和化学结构的多样性。

表 21-1　放线菌属与诺卡菌属的比较

特征	放线菌属	诺卡菌属
分布	可寄居在人和动物口腔、上呼吸道、胃肠道、泌尿生殖道	存在于土壤等自然环境中，多为腐生菌
培养特性	厌氧或微需氧，35~37℃生长，20~25℃不生长	专性需氧，37℃或20~25℃均生长
抗酸性	无抗酸性	弱抗酸性
感染性	内源性感染	外源性感染
代表菌种	衣氏放线菌、牛型放线菌	星形诺卡菌、巴西诺卡菌

第一节　放线菌属

放线菌属（*Actinomyces*）有39个种，在自然界广泛分布，正常寄居在人和动物口腔、上呼吸道、胃肠道和泌尿生殖道，常见的有**衣氏放线菌**（*A. israelii*）、牛型放线菌（*A. bovis*）、内氏放线菌（*A. naeslundii*）、黏液放线菌（*A. viscous*）和龋齿放线菌（*A. odontolyticus*）等。其中**对人致病性较强的为衣氏放线菌**。

一、生物学性状

本属放线菌为**革兰氏阳性**、无芽胞、无荚膜、无鞭毛的**非抗酸性丝状菌**，菌丝直径0.5~0.8μm。以**裂殖方式繁殖**，常形成分枝状无隔菌丝，有时菌丝能断裂成链球或链杆状，形态与类白喉杆菌相似（图21-1）。

放线菌属培养比较困难，生长缓慢，**厌氧或微需氧**，初次分离加5% CO_2 可促进其生长。最适生长温度37℃，在葡萄糖肉汤培养基中培养3~6天，可见培养基底部形成灰白色球形小颗粒沉淀物。在血琼脂平板上培养4~6天可长出灰白色或淡黄色、表面粗糙、微小圆形菌落，不溶血，显微镜下观察可见菌落由长度不等的蛛网状菌丝构成。在脑心浸液琼脂培养基上培养4~6天可形成白色、表面粗糙的大菌落，称为"白齿状"菌落。

在患者病灶组织、窦道和瘘管流出的脓汁中，可找到肉眼可见的黄色小颗粒，称**硫黄样颗粒**（sulfur granule），这种颗粒是放线菌在组织中形成的菌落。将硫黄样颗粒制成压片或组织切片，在显微镜下可见放射状排列的菌丝，菌丝末端膨大呈棒状，形似菊花状（图21-2）。

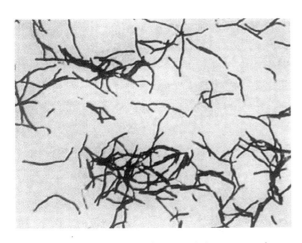

图21-1　衣氏放线菌（革兰氏染色，×1 000）

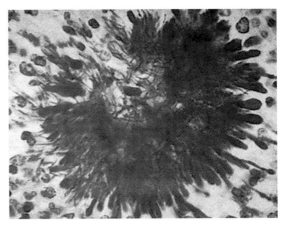

图21-2　硫黄样颗粒压片镜检形态

放线菌属能发酵葡萄糖，产酸不产气，触酶试验阴性。衣氏放线菌能还原硝酸盐、分解木糖，不水解淀粉；而牛型放线菌则不能还原硝酸盐，不分解木糖，但能水解淀粉，以此可鉴别两者。

二、致病性与免疫性

1. **感染条件**　放线菌属多存在于口腔、上呼吸道和胃肠道等与外界相通的腔道中，为人体的正常菌群。当机体抵抗力下降、口腔卫生不良、拔牙或口腔黏膜受损时，可致内源性感染，引起放线菌病。**放线菌病**是一种软组织的**化脓性炎症**，若无继发感染则多呈**慢性肉芽肿**，常伴有**多发性瘘管**形成，流出的脓汁中可找到特征性的硫黄样颗粒。

2. **感染途径与临床表现**　目前认为多数放线菌病是一种**多细菌混合感染性疾病**，放线菌在组织中的生长和致病可能与其他细菌所致的厌氧环境等因素有关。根据感染途径和涉及的器官不同,临床分为面颈部、胸部、腹部、盆腔和中枢神经系统放线菌病,常见的感染部位为面颈部、胸部和腹部,其中以**面颈部最为常见**,约占患者的 60%。面颈部放线菌病患者大多近期有口腔炎、拔牙史或下颌骨骨折史,临床表现为**后颈面部肿胀**,不断产生新结节、多发性脓肿和瘘管形成。病原体可沿导管进入唾液腺和泪腺,或直接蔓延至鼻窦、眼眶和其他部位,若累及颅骨可引起脑膜炎和脑脓肿。**肺部感染**是经气管、支气管吸入或经血行扩散在肺部形成病灶,症状和体征酷似肺结核。损害也可扩展到心包和心肌,并能穿破胸膜和胸壁,在体表形成多发性瘘管,排出脓液。**腹部感染**常能触及腹部包块与腹壁粘连,出现便血和排便困难,常疑为结肠癌。盆腔感染多继发于腹部感染,女性也可因子宫内放置不合适或不洁避孕用具而导致生殖器放线菌病,但较少见。脊椎感染常继发于其他病灶,早期出现轻微的神经症状,晚期形成脓肿或肉芽组织,出现脊髓压迫症状。原发性皮肤放线菌病常由外伤或昆虫叮咬引起,先出现皮下结节,然后结节软化、破溃形成窦道或瘘管。放线菌属还与龋齿和牙周炎有关,内氏和黏液放线菌能产生一种多糖物质 6-去氧太洛糖(6-deoxytalose),可将口腔中的放线菌和其他细菌黏附在牙釉质上形成菌斑。细菌分解食物中的糖类产酸,酸化和腐蚀釉质形成龋齿,细菌感染还可进一步引起牙龈炎和牙周炎。

近年来,因临床治疗大量使用抗生素、皮质激素和免疫抑制剂等可导致机体菌群失调,使放线菌引起的二重感染发病率急剧上升。

3. 免疫性   放线菌病患者血清中可检测到多种特异性抗体,但这些抗体无免疫保护作用,机体对放线菌的免疫**主要依靠细胞免疫**。

三、微生物学检查

微生物学检查法主要是在脓汁、痰液、灌洗液、引流液和组织切片中**寻找硫黄样颗粒**。将可疑颗粒制成压片,革兰氏染色,在显微镜下观察特征性的放射状排列的菊花状菌丝,即可确定诊断。也可取组织切片经苏木精伊红染色镜检。必要时可作放线菌的分离培养,将标本接种于沙保弱培养基或血平板上,在 37℃、5% CO_2 孵箱中培养 1~2 周后可形成白色、干燥、边缘不规则的粗糙型菌落,并对菌落进行进一步的鉴定。

四、防治原则

注意口腔卫生,及时治疗口腔疾病是预防放线菌病的主要措施。对患者的脓肿及瘘管应及时进行外科清创处理,同时使用抗生素治疗,疗程长,6~12 个月,首选青霉素,亦可用克林霉素、红霉素和林可霉素等治疗。

第二节 诺卡菌属

诺卡菌属(*Nocardia*)是一群需氧的放线菌,有 75 个种,与人类疾病相关的至少有 30 个种,广泛分布于土壤,**不属于人体正常菌群**。对人致病的主要有**星形诺卡菌**(*N. asteroides*)、巴西诺卡菌(*N. brasiliensis*)和鼻疽诺卡菌(*N. farcinica*),其中星形诺卡菌致病力最强,在我国最常见,可引起局灶性或播散性感染。

一、生物学性状

诺卡菌属为**革兰氏阳性菌**,形态与放线菌属相似,菌丝纤细,可分枝或断裂形成杆菌或球菌样,但菌丝末端不膨大。部分诺卡菌属**具有弱抗酸性**,仅用 1% 盐酸乙醇延长脱色时间即可变为抗酸阴性,据此可与结核分枝杆菌鉴别。诺卡菌属为**专性需氧菌**,营养要求不高,在普通培养基或沙保弱培养基上,22℃或 37℃条件下生长良好。诺卡菌属生长缓慢,一般 5~7 天左右长出菌落,菌落表面干燥、有皱褶或呈蜡样,不同菌株可产生乳白色、黄色、橙红色和黑色等不同的色素。在液体培养基中表面形成菌膜,液体澄清。

二、致病性与免疫性

诺卡菌属感染主要为**外源性感染**。**星形诺卡菌**主要由**呼吸道或创口**侵入机体,引起化脓性感染,特别是免疫力低下的感染者,如艾滋病病人、肿瘤病人和长期使用免疫抑制剂的病人,感染后可引起肺炎、肺脓肿,慢性感染者临床表现类似肺结核病或肺真菌病。星形诺卡菌可通过血行播散,引起脑膜炎与脑脓肿;也可经肺部病灶转移至皮下组织或经皮肤创伤感染,产生脓肿和多发性瘘管等。在病变组织或脓汁中可见黄色、红色和黑色等色素颗粒,为诺卡菌属的菌落。**巴西诺卡菌可经创口侵入皮**下组织引起**慢性化脓性肉芽肿**,表现为肿胀、脓肿及多发性瘘管,感染好发于腿部和足,称足分枝菌病（mycetoma）。

三、微生物学检查

微生物学检查主要是在患者的痰液、支气管灌洗液、病灶渗出液、脑脊液、脓汁或活检材料等标本中,仔细**查找黄色或黑色颗粒状的诺卡菌属菌落**,或将标本制成涂片或压片,经革兰氏和抗酸染色后镜检,若发现革兰氏阳性纤细分枝状的菌丝体或长杆菌,抗酸染色弱阳性,可初步确定为诺卡菌。但在脑脊液或痰中发现抗酸性的长杆菌,必须与结核分枝杆菌相鉴别。必要时将标本接种于沙保弱等培养基,做需氧培养,培养一周左右可见细小菌落。**诺卡菌属侵入肺组织可形成 L 型**,在常规培养阴性的时候,应做细菌 L 型培养。诺卡菌属种间鉴定可用 16S rRNA 基因测序和限制性片段长度多态性（RFLP）分析等分子生物学方法。

四、防治原则

诺卡菌属的感染无特异预防方法。对脓肿和瘘管等可手术清创,切除坏死组织。各种感染可用抗生素或磺胺类药物治疗,一般治疗时间不少于 6 周。目前常用的抗生素包括阿米卡星、亚胺培南、氟喹诺酮类和头孢噻肟等,但随着耐药菌株不断增加,治疗前,应进行药物敏感实验指导临床用药。

思考题:

1. 放线菌在分类上有何特点? 和抗生素有何关系?
2. 放线菌属与诺卡菌属在致病性上有何区别?
3. 放线菌属与诺卡菌属生物学性状有何特点?

（杨　春）

第二十二章

螺 旋 体

要点:

1. 钩端螺旋体引发的钩体病是重要的人兽共患病。

2. 属于密螺旋体、尚不能人工培养、抵抗力弱、性传播为主是梅毒螺旋体重要的特性和传播方式。

3. 蜱传播伯氏疏螺旋体引发的莱姆病、虱和蜱传播回归热螺旋体引发的回归热是重要的疏螺旋体病。

螺旋体(spirochete)是一类细长、柔软、弯曲、运动活泼的原核细胞型微生物,属于细菌域。在自然界和动物体内广泛存在,种类繁多,但有少数螺旋体可引起人类疾病(表 22-1)。螺旋体分类的依据是表型特征和基因组特征。表型特征包括大小与形状、螺旋数目、螺旋规则程度和螺旋间距。在分类学上,常见的致病性螺旋体属于螺旋体门(*Spirochaetota*)、螺旋体纲(*Spirochaetia*),包括:①钩端螺旋体科(*Leptospiraceae*)的钩端螺旋体属(*Leptospira*),其螺旋细密、规则,一端或两端弯曲成钩状;②密螺旋体科(*Treponemataceae*)的密螺旋体属(*Treponema*),其螺旋较为细密、规则,两端尖细;③疏螺旋体科(*Borreliaceae*)的疏螺旋体属(*Borrelia*),有 3~10 个稀疏不规则的螺旋,呈波纹状。

表 22-1　螺旋体目的分类及主要致病性螺旋体种类

科	属	主要致病种	所致疾病	传播方式或媒介
钩端螺旋体科	钩端螺旋体属	问号钩端螺旋体 博氏钩端螺旋体	钩端螺旋体病	接触疫水
密螺旋体科	密螺旋体属	苍白密螺旋体苍白亚种	梅毒	性传播/垂直传播
		苍白密螺旋体地方亚种	地方性梅毒	黏膜接触
		苍白密螺旋体极细亚种	雅司病	皮肤损伤
		品他密螺旋体	品他病	皮肤损伤
疏螺旋体科	疏螺旋体属	伯氏疏螺旋体	莱姆病	硬蜱
		回归热疏螺旋体	流行性回归热	体虱
		杜通疏螺旋体	地方性回归热	软蜱
		奋森疏螺旋体	咽峡炎、牙龈炎	机会致病

目前对病原性螺旋体致病物质(毒力因子)及其作用机制仍然了解不多。此外,至今仍然缺乏较为理想的梅毒及莱姆病早期、快速和特异的实验室诊断方法,且梅毒、莱姆病、回归热至今尚无疫苗产品。因此,敏感特异的实验室诊断方法、安全有效的新型疫苗是今后致病性螺旋体研究的重点方向之一。

第一节 钩端螺旋体属

钩端螺旋体属（*Leptospira*）可分为以问号钩端螺旋体（*L. interrogans*）为代表的致病性钩端螺旋体、以双曲钩端螺旋体（*L. biflexa*）为代表的非致病性钩端螺旋体和介于两者之间的中间种钩端螺旋体三大类。钩端螺旋体病是全球性分布的人兽共患病，我国除新疆、青海、宁夏和甘肃尚未肯定有钩端螺旋体病流行外，其余地区均有钩端螺旋体病的流行，因而该病是我国重点监控的传染病之一。

一、生物学性状

1. 形态与染色 菌体纤细，长6~12μm，宽0.1~0.2μm，菌体一端或两端弯曲成钩，使菌体呈问号状或C、S形。钩端螺旋体基本结构由外至内分别为外膜、细胞壁、内鞭毛（endoflagellum）及细胞膜包绕的柱形原生质体（cytoplasmic cylinder）。内鞭毛由6种不同蛋白聚合而成，分别由菌体两端各伸出1根内鞭毛，位于内、外膜之间紧缠在柱形原生质体表面，使钩端螺旋体呈现为特征性的沿菌体长轴旋转运动。钩端螺旋体革兰氏染色阴性，但不易着色，镀银染色效果较好，菌体被染成棕色（图22-1A）；因菌体折光性较强，故常用暗视野显微镜观察活菌的状态（图22-1B）。

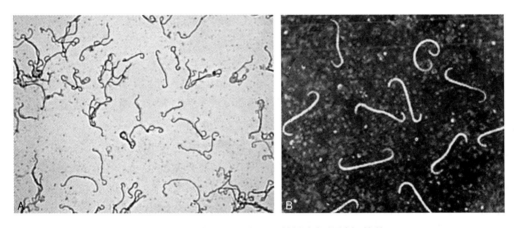

图 22-1 感染动物尿液和培养基中的钩端螺旋体
A. 感染动物尿液中的钩端螺旋体（镀银染色，×1 000）；B. 培养基中的钩端螺旋体（悬滴标本，暗视野显微镜，×400）。

2. 培养特性 需氧或微需氧。营养要求特殊，常用培养基为含10%兔血清的Korthof培养基，也可用无血清的EMJH培养基培养，最适生长温度为28~30℃，最适pH为7.2~7.4。生长缓慢，在液体培养基中分裂一次约需8小时，28℃培养一周后呈半透明云雾状，但菌数仅为大肠埃希菌的1/10~1/100。在固体培养基上，28℃培养两周后可形成半透明、不规则、直径1~2mm的扁平菌落。

3. 抗原构造和分类 钩端螺旋体主要有：**属特异性蛋白抗原**（genus-specific protein antigen，GP-AG），可能是脂蛋白；**群特异性抗原**（serogroup-specific antigen），可能为脂多糖复合物；**型特异性抗原**（serovar-specific antigen）可能为菌体表面多糖与蛋白复合物。应用显微镜凝集试验（microscopic agglutination test，MAT）和凝集吸收试验（agglutination absorption test，AAT），可将钩端螺旋体属进行血清群和血清型的分类。目前国际上将致病性钩端螺旋体至少分为25个血清群、273个血清型，其中我国至少存在19个血清群、75个血清型。近来国际上开始采用基因种分类，其中致病性钩端螺旋体分为问号钩端螺旋体（*L.interrogans*）、*L.borgpetersenii*、*L.kirschneri*、*L.noguchii*、*L.weilii*、*L.santarosai*和*L. meyeri*7个基因种，其流行区域有明显差异，但以问号钩端螺旋体流行最为广泛，包括欧洲、北美以及包括我国内地等东亚地区。血清学分类和基因种分类差异较大，目前临床上仍然采用血清学分类法。

4. 抵抗力　抵抗力弱,60℃作用 1 分钟即死亡,0.2% 甲酚皂、1% 苯酚、1% 漂白粉处理 10~30 分钟即被杀灭。对青霉素等抗生素敏感。钩端螺旋体在酸碱度中性的湿土或水中可存活数月,这在疾病传播上有重要意义。

二、流行环节

钩端螺旋体病是一种典型的人兽共患病。全世界至少有 200 种动物可携带致病性钩端螺旋体,我国已从 50 余种动物中检出致病性钩端螺旋体,流行病学上以黑线姬鼠及猪、牛最为重要。动物感染钩端螺旋体后,大多呈隐性或轻症感染,少数家畜感染后可引起流产。钩端螺旋体在宿主动物肾脏中长期存在并随尿液持续排出,污染水源和土壤形成疫源地。**人类接触污染的水源(疫水)或土壤(疫土)而被感染**,故又称为自然疫源性疾病。由于地理环境和宿主动物分布差异,不同国家或地区优势流行的致病性钩端螺旋体基因种、血清群或血清型有所不同。我国南方地区主要流行问号钩端螺旋体黄疸出血群,北方地区泼摩那群较为常见,其次为流感伤寒、秋季、澳洲、七日热和赛罗群等。钩端螺旋体病 7~10 月流行,根据其流行特征和传染源差异,可分为稻田型、雨水型和洪水型。稻田型主要传染源为野生鼠类,流行于水稻收割时期;雨水型的主要传染源是家畜,与降水量密切相关;洪水型两者兼有之。

三、致病性和免疫性

(一) 致病物质

致病性钩端螺旋体不产生任何典型的细菌外毒素。目前倾向于内毒素是钩端螺旋体主要致病物质。此外,近年发现黏附素及溶血素也可能在钩端螺旋体病发病过程中发挥重要作用。

1. 黏附素与侵袭素　致病性问号钩端螺旋体能以菌体一端或两端黏附于细胞(图 22-2),业已肯定的黏附素有外膜 24kDa 和 36kDa 蛋白以及钩端螺旋体免疫球蛋白样蛋白(leptospiral immunoglobulin-like protein,Lig)。24kDa 外膜蛋白受体为细胞外基质(extracellular matrix,ECM)中的层粘连蛋白(laminin,LN),36kDa 外膜蛋白和 Lig 蛋白受体为 ECM 中的纤维连接蛋白(fibronectin,FN)。位于问号钩端螺旋体外膜的侵袭素(invasin)Mce 蛋白通过 RGD 基序(motif)与靶细胞膜上整合素结合,从而介导钩端螺旋体侵入靶细胞。

2. 内毒素　重症钩端螺旋体病患者和实验感染动物可出现与革兰氏阴性菌内毒素反应相似的临床症状和病理变化,提示内毒素是钩端螺旋体主要致病物质,但钩端螺旋体内毒素脂质 A 结构与肠道杆菌内毒素有所不同,故毒性较弱。

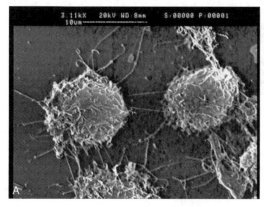
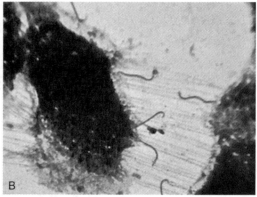

图 22-2　黏附在巨噬细胞和肾上皮细胞的钩端螺旋体
A. 黏附在巨噬细胞的钩端螺旋体(扫描电镜,×2 000);B. 黏附在肾上皮细胞的钩端螺旋体(镀银染色,×1 000)。

3. 溶血素 不少致病性钩端螺旋体血清群能产生溶血素,可在体外溶解人、牛、羊和豚鼠红细胞,注入体内能引起贫血、出血、肝大、黄疸和血尿。问号钩端螺旋体黄疸出血群赖株基因组中至少有 9 个溶血素编码基因,其中 SphH 溶血素是膜成孔毒素(pore-forming toxin),可引起多种哺乳类细胞膜损伤,多种溶血素还有很强的诱导单核巨噬细胞合成与分泌 TNF-α、IL-1β、IL6 等炎性细胞因子的能力。

4. 胶原酶(collagenase) 问号钩端螺旋体黄疸出血群赖株胶原酶 ColA 能水解Ⅰ、Ⅱ、Ⅲ和Ⅳ型胶原,胶原酶编码基因被敲除后,侵袭力和毒力均显著下降。

（二）所致疾病

由于不同致病性钩端螺旋体及其血清群或血清型的毒力、宿主免疫力有差异,感染者临床表现不一。轻症者似流感,重症者有明显的肺、肝、肾以及中枢神经系统损害,出现肺弥漫性出血、黄疸、肾衰竭、低血压休克,甚至导致死亡。临床上根据患者病情轻重或主要受损脏器不同,分为流感伤寒型、肺弥漫出血型、黄疸出血型、肾型和脑膜脑炎型。部分患者在疾病后期发生眼血管膜炎、视网膜炎、脑膜炎、脑动脉炎等并发症或后发症,其发病机制与超敏反应有关。

（三）免疫性

发病后 1~2 周,机体可产生特异性 IgM 和 IgG 抗体。抗钩端螺旋体免疫主要依赖于特异性体液免疫。特异性抗体有调理、凝集、溶解钩端螺旋体及增强单核巨噬细胞吞噬的作用,并能迅速清除体内的钩端螺旋体。但抗体似乎对肾脏中的钩端螺旋体无明显作用,故部分钩端螺旋体病患者恢复期 1~2 周,尤其是感染动物尿中可长期甚至终身排菌,其机制未明。感染后机体可获得对同一血清群,尤其是同一血清型钩端螺旋体的持久免疫力,但不同血清型,尤其是不同血清群之间交叉保护作用不明显。

四、微生物学检查

（一）标本采集

病原学检查时,发病 7~10 天取外周血,两周后取尿液,有脑膜刺激征者取脑脊液。血清学检查时,可采取单份血清,但最好采集发病 1 周和发病 3~4 周双份血清。

（二）病原学检查

1. 直接镜检 外周血标本差速离心集菌后作暗视野显微镜检查,或 Fontana 镀银染色后用光学显微镜检查,也可用免疫荧光或免疫酶染色后镜检。

2. 分离与鉴定 将标本接种至 Korthof 或 EMJH 培养基中,28℃培养 2 周,用暗视野显微镜检查有无钩端螺旋体生长。培养阳性者可进一步用显微镜凝集试验(MAT)和凝集吸收试验(AAT)进行血清群及血清型的鉴定。

3. 分子生物学检测方法 常用 PCR 检测标本中钩端螺旋体 16S rDNA 基因片段,该法虽简便、快速、敏感,但不能获得菌株。限制性核酸内切酶指纹图谱可用于钩端螺旋体鉴定、分型、变异等研究,脉冲场凝胶电泳聚类分析可用于流行病学调查。

4. 动物实验 适用于有杂菌污染的标本。将标本接种于幼豚鼠或金地鼠腹腔,一周后取心血镜检并作分离培养。若动物发病后死亡,解剖后可见皮下、肺部等处有出血点或出血斑,肝、脾、肾组织染色后镜检可见大量钩端螺旋体。

（三）血清学诊断

钩端螺旋体的血清学诊断以显微镜凝集试验(MAT)最为经典和常用。

1. 显微镜凝集试验 用我国问号钩端螺旋体参考标准株或当地常见的血清群、型的活钩端螺旋体作为抗原,与不同稀释度的患者血清混合后 37℃孵育 1~2 小时,在暗视野显微镜下检查有无凝集现象。若血清中存在同型抗体,可见钩端螺旋体凝集成不规则团块或蜘蛛状。以 50% 钩端螺旋体被凝集的最高血清稀释度作为效价判断终点。单份血清标本的凝集效价 1∶300 以上或双份血清标本凝集效价增长 4 倍以上有诊断意义。本试验是最为常用的钩端螺旋体病血清学诊断方法,特异性和敏感性均较高,但无法用于早期诊断。

2. TR/patocⅠ属特异性抗原凝集试验　不致病的腐生性双曲钩端螺旋体 PatocⅠ株经 80℃加热 10 分钟后可作为属特异性抗原,能与所有感染问号钩端螺旋体不同血清群、型患者血清抗体发生凝集反应,常用的方法为玻片凝集试验(slide agglutination test,SAT)。所检测的抗体主要是 IgM,故本法可用于早期诊断。

3. 间接凝集试验　将钩端螺旋体可溶性抗原吸附于乳胶或活性炭微粒等载体上,然后检测血清标本中有无相应凝集抗体。单份血清标本乳胶凝集效价 >1∶2、炭粒凝集效价 >1∶8 时判为阳性,双份血清标本凝集效价呈 4 倍以上增长则更有诊断价值。

五、防治原则

要做好防鼠、灭鼠工作,加强家畜防疫,保护水源。夏季和早秋是钩端螺旋体病主要流行季节,应尽量避免与疫水或疫土接触,已接触者可口服多西环素进行紧急预防。疫区人群接种多价疫苗是预防和控制钩端螺旋体病流行的主要措施。钩端螺旋体疫苗有多价全菌死疫苗和多价外膜疫苗,前者虽有免疫保护作用,但副作用很大,后者由我国学者首创,其免疫效果好、不良反应小,但对疫苗中未包含的血清群保护作用微弱。

钩端螺旋体病的治疗首选青霉素,至今尚未发现钩端螺旋体对青霉素有耐药性,青霉素过敏者可选用庆大霉素或多西环素。部分患者青霉素注射后出现寒战、高热、低血压甚至抽搐、休克、呼吸与心跳暂停,称之赫氏反应。赫氏反应可能与钩端螺旋体被青霉素杀灭后所释放的大量毒性物质有关。

第二节　密螺旋体属

密螺旋体属(*Treponema*)螺旋体分为致病性和非致病性两大类。致病性密螺旋体主要有苍白密螺旋体(*T. pallidum*)和品他密螺旋体(*T. carateum*)两个种。苍白密螺旋体又分为 3 个亚种:苍白亚种(*Subsp. pallidum*)、地方亚种(*Subsp. endemicum*)和极细亚种(*Subsp.pertenue*),分别引起梅毒、非性传播梅毒(又称地方性梅毒)和雅司病。

一、苍白密螺旋体苍白亚种

俗称梅毒螺旋体,是引发人类梅毒(syphilis)的病原体。梅毒是对人类危害较大的性传播疾病(STD)。

(一)生物学性状

1. 形态与染色　长 6~15μm,宽约 0.1~0.2μm,有 8~14 个致密而规则的螺旋,两端尖直,运动活泼。梅毒螺旋体基本结构由外至内分别为外膜、细胞壁、3~4 根内鞭毛及细胞膜包绕的原生质体。内鞭毛能使梅毒螺旋体进行移行、曲伸、滚动等方式运动。革兰氏染色阴性,但不易着色,用 Fontana 镀银染色法染成棕色(图 22-3A),常用暗视野显微镜直接观察悬滴标本中的梅毒螺旋体(图 22-3B)。

2. 培养特性　不能在无生命的人工培养基中生长繁殖。Nichols 有毒株对人和家兔有致病性,接种家兔睾丸或眼前房能缓慢繁殖并保持毒力。若将其转种至含多种氨基酸的兔睾丸组织碎片中,在厌氧条件下虽能生长繁殖,但失去致病力,此种菌株称为 Reiter 株。Nichols 株和 Reiter 株可作为梅毒血清学检查法的诊断抗原。采用棉尾兔(cotton tail rabbit)上皮细胞,在微需氧条件下(1.5% O_2、5% CO_2、93.5%N_2)33℃培养时,梅毒螺旋体可生长繁殖并保持毒力。

3. 抗原构造　主要有分子量分别为 15、17、34、44、47kDa 等外膜蛋白,其中 47kDa 外膜蛋白(TpN47)表达量最高且免疫原性较强,其次为 TpN15 和 TpN17。鞭毛蛋白是由 33、33.5kDa 核心蛋白亚单位和 37kDa 鞘膜蛋白亚单位组成的聚合结构,其中 37kDa 鞘膜蛋白亚单位含量高且免疫原性强。

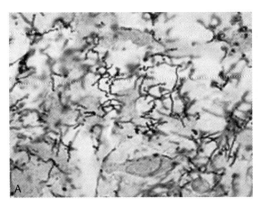
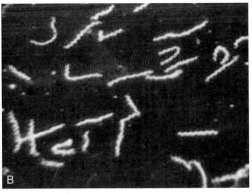

图 22-3　兔睾丸组织和细胞培养基中的梅毒螺旋体

A. 兔睾丸组织中的梅毒螺旋体(镀银染色,×1 000);B. 细胞培养基中(悬滴标本,暗视野显微镜
×1 000)。

4. 抵抗力　极弱,对温度和干燥特别敏感。离体后在干燥环境中 1~2 小时或 50℃加热 5 分钟即死亡。血液中的梅毒螺旋体 4℃放置 3 天可死亡,故血库 4℃冰箱储存 3 天以上的血液通常无传染梅毒的风险。对化学消毒剂敏感,1%~2% 苯酚处理数分钟即死亡。对青霉素、四环素、红霉素敏感。

（二）致病性

1. 致病物质　梅毒螺旋体有很强侵袭力,但尚未证明具有内毒素和外毒素,其毒力因子和致病机制了解甚少。

（1）**荚膜样物质**（capsule-like substance）:为菌体表面的黏多糖和唾液酸,可阻止抗体与菌体结合、抑制补体激活及补体溶菌作用、干扰单核巨噬细胞吞噬作用,有利于梅毒螺旋体在宿主体内存活和扩散。梅毒患者常出现的免疫抑制现象被认为与荚膜样物质有关。

（2）**黏附因子**（adhesion factor）:一些梅毒螺旋体外膜蛋白具有黏附作用,其受体主要是细胞外基质中的纤维连接蛋白（FN）和层粘连蛋白（LN）。

（3）**透明质酸酶**（hyaluronidase）:能分解组织、细胞外基质、血管基底膜中的透明质酸,有利于梅毒螺旋体的侵袭和播散。

病理性体液及细胞免疫反应也参与了梅毒螺旋体致病过程,如Ⅱ期梅毒患者血液中常出现梅毒螺旋体相关的免疫复合物、Ⅲ期梅毒患者出现树胶肿等。

2. 所致疾病　梅毒螺旋体只感染人类引起梅毒,梅毒患者是唯一的传染源。梅毒一般分为后天性(获得性)和先天性两种,前者主要通过性接触传染,称为性病梅毒,后者从母体通过胎盘传染给胎儿。输入含梅毒螺旋体的血液或血制品,可引起输血后梅毒。

获得性梅毒临床上可分为三期,表现为发作、潜伏和再发作交替的现象。

（1）**一期梅毒**:梅毒螺旋体经皮肤黏膜感染后 2~10 周,局部出现无痛性硬下疳（hard chancre）,多见于外生殖器,也可见于肛门和直肠。硬下疳溃疡渗出液中有大量梅毒螺旋体,传染性极强。此期持续 1~2 个月,硬下疳常可自愈。进入血液中的梅毒螺旋体潜伏于体内,经 2~3 个月无症状的潜伏期后进入第二期。

（2）**二期梅毒**:全身皮肤及黏膜出现梅毒疹（syphilid）,主要见于躯干以及四肢。全身淋巴结肿大,有时累及骨、关节、眼和中枢神经系统,梅毒疹和淋巴结中有大量梅毒螺旋体。部分患者梅毒疹可反复出现数次。二期梅毒患者未经治疗,3 周~3 个月后体征也可消退,其中多数患者发展成三期梅毒。从出现硬下疳至梅毒疹消失后 1 年的一、二期梅毒,又称为早期梅毒,传染性强,但组织破坏性较小。

（3）**三期梅毒**:又称晚期梅毒,多发生于初次感染 2 年后,也可见潜伏期长达 10~15 年的患者。此期病变波及全身组织和器官,呈现为慢性炎性损伤,常见损害为慢性肉芽肿,局部组织可因动脉内膜炎所引起的缺血而坏死,以神经梅毒和心血管梅毒最为常见,皮肤、肝、脾和骨骼可被累及,导致动脉瘤、脊髓痨或全身麻痹等。此期病灶内梅毒螺旋体少、传染性小,但组织破坏性大、病程长,疾病损害呈进展和消退交替出现,可危及生命。

先天性梅毒是梅毒孕妇患者的梅毒螺旋体通过胎盘进入胎儿体内引起的全身感染,可导致流产、早产或死胎,新生儿出生后可有皮肤病变、马鞍鼻、锯齿形牙、间质性角膜炎、先天性耳聋等特殊体征,俗称"梅毒儿"。

(三)免疫性

梅毒的免疫为传染性免疫或有菌性免疫,即感染梅毒螺旋体的个体对梅毒螺旋体的再感染有抵抗力,若梅毒螺旋体被清除,免疫力也随之消失。梅毒螺旋体侵入机体后,首先可被中性粒细胞和单核巨噬细胞吞噬,但不一定被杀死,只有在特异性抗体及补体协同下,吞噬细胞可杀灭梅毒螺旋体。疾病后期感染的机体可产生特异性细胞免疫和体液免疫,其中以迟发型超敏反应为主的细胞免疫抗梅毒螺旋体感染作用较大。

(四)微生物学检查

1. 病原学检查   最适标本是硬下疳渗出液,其次是梅毒疹渗出液或局部淋巴结抽出液,可用暗视野显微镜观察有动力的梅毒螺旋体,也可用直接免疫荧光或 ELISA 法检查。组织切片标本可用镀银染色法染色后镜检。

2. 血清学试验   有非梅毒螺旋体抗原试验和梅毒螺旋体抗原试验两类。

(1) **非梅毒螺旋体抗原试验**:用正常牛心肌的心脂质(cardiolipin)作为抗原,测定患者血清中的反应素(抗脂质抗体)。国内常用 RPR(rapid plasma reagin)和 TRUST(tolulized red unheated serum test)试验,前者以碳颗粒作为载体,结果呈黑色,后者以甲苯胺红为载体,结果呈红色,均用于梅毒初筛。VDRL(vernereal disease reference laboratory)试验是神经性梅毒唯一的血清学诊断方法,也可用于梅毒初筛,但国内使用极少。因上述试验采用非特异性抗原,故一些非梅毒疾病如红斑性狼疮、类风湿关节炎、疟疾、麻风、麻疹等患者血清也可呈现假阳性结果,必须结合临床资料进行判断和分析。

(2) **梅毒螺旋体抗原试验**:采用梅毒螺旋体 Nichols 株或 Reiter 株作为抗原,检测病人血清中特异性抗体,特异性高但操作烦琐。国内主要采用螺旋体抗原试验有梅毒螺旋体血凝试验(treponemal pallidum hemagglutination assay,TPHA)和梅毒螺旋体明胶凝集试验(treponemal pallidum particle agglutination assay,TPPA),其次尚有梅毒螺旋体抗体微量血凝试验(microhemagglutination assay for antibody to Treponema pallidum,MHA-TP)、荧光密螺旋体抗体吸收(fluorescent treponemal antibody-absorption,FTA-ABS)试验等。梅毒螺旋体制动(treponemal pallidum immobilizing,TPI)试验用于检测血清标本中是否存在能抑制梅毒螺旋体活动的特异性抗体,虽有较高特异性,但需使用大量的活梅毒螺旋体,现已少用。此外,近年来报道用单一或多种重组 TpN 蛋白为抗原建立的 ELISA 或梅毒螺旋体 IgG 抗体捕获 ELISA、免疫印迹法等,也有良好的检测效果。

由于新生儿先天性梅毒易受过继免疫的抗体干扰,部分患儿不产生特异性 IgM,故诊断较为困难。当脐血特异性抗体明显高于母体、患儿有较高水平特异性抗体或抗体效价持续上升时才有辅助临床诊断价值。

(五)防治原则

梅毒是性病(STD),加强性卫生教育和性卫生是减少梅毒发病率的有效措施。梅毒确诊后,应及早予以彻底治疗,现多采用青霉素治疗 3 个月至 1 年,以血清中抗体转阴为治愈指标,治疗结束后尚需定期复查。目前尚无梅毒疫苗。

二、其他密螺旋体

1. 苍白密螺旋体地方亚种   是引发非性病梅毒、又称地方性梅毒(endemic syphilis)的病原体。地方性梅毒主要发生于非洲,也可见于中东和东南亚等地区,主要通过污染的食具经黏膜传播。临床主要表现为有高度传染性的皮肤损害,晚期内脏并发症少见。青霉素治疗有效。

2. 苍白螺旋体极细亚种 是引发雅司病(yaws disease)的病原体,主要通过与患者病损皮肤直接接触而感染。原发损害主要是四肢杨梅状丘疹,皮损处常形成瘢痕,骨破坏性病变常见,内脏和神经系统并发症少见。青霉素治疗有效。

3. 品他密螺旋体 是引发品他病(pinta disease)的病原体,主要通过与患者病损皮肤直接接触而感染。原发性损害为皮肤出现瘙痒性小丘疹,遍及面、颈、胸、腹和四肢,继而扩大、融合、表面脱屑,数月后转变为扁平丘疹,色素加深。感染后 1~3 年,皮损处色素减退,甚至消失呈白瓷色斑,最后皮肤结痂、变形。

第三节 疏螺旋体属

疏螺旋体属(*Borrelia*)螺旋体有 3~10 个稀疏且不规则的螺旋。对人致病的主要有伯氏疏螺旋体(*B. burgdorferi*)和回归热螺旋体(*B. recurrentis*),分别引起莱姆病和回归热。

一、伯氏疏螺旋体

伯氏疏螺旋体是莱姆病(Lyme disease)的主要病原体。1977 年,莱姆病首次发现于美国康涅狄格州的莱姆镇,5 年后由 Burgdorfer 从硬蜱及患者体内分离出伯氏疏螺旋体,并证实该螺旋体是莱姆病病原体。莱姆病病原体有异质性,分类也未完全统一,故目前以伯氏疏螺旋体为莱姆病病原体的统称。莱姆病以硬蜱为媒介进行传播,人和多种动物均可感染。目前我国已有十余个省或自治区证实有莱姆病存在。

(一)生物学性状

1. 形态与染色 伯氏疏螺旋体长 10~40μm,宽 0.1~0.3μm,两端稍尖(图 22-4A)。有 2~100 根内鞭毛,运动活泼,有扭转、翻滚、抖动等多种运动方式。革兰氏染色阴性,但不易着色。镀银染色、Giemsa 或 Wright 染色法染色效果较好(图 22-4B)。

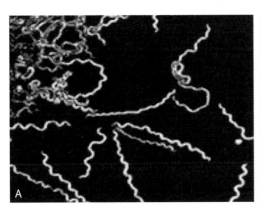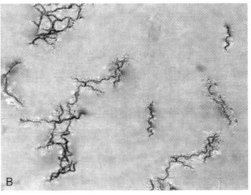

图 22-4 荧光染色和镀银染色的伯氏疏螺旋体
A. 荧光染色(荧光显微镜,×3 000);B. 镀银染色(光学显微镜,×1 000)。

2. 培养特性 营养要求高,培养基需含长链饱和及不饱和脂肪酸、葡萄糖、氨基酸和牛血清白蛋白等。微需氧或需氧,5%~10% CO_2 促进生长。适宜培养温度 35℃。生长缓慢,在液体培养基中分裂繁殖一代所需时间约为 18 小时,故通常需培养 2~3 周。伯氏疏螺旋体在液体培养基中易相互缠绕成团,在 1% 软琼脂固体培养基表面可形成边缘整齐、直径 0.40~0.45μm 的菌落。

3. 抗原构造和分类 伯氏疏螺旋体有多种主要表面蛋白抗原,包括外膜蛋白 OspA~F 和外膜脂蛋白。OspA 和 OspB 为伯氏疏螺旋体主要表面抗原,有种特异性,其抗体有免疫保护作用。近年报道

OspC 也有一定的免疫保护性。41kDa 鞭毛蛋白是优势抗原,可诱导体液和细胞免疫。外膜脂蛋白和热休克蛋白无种特异性。

4. 抵抗力 很弱。60℃加热 1~3 分钟即死亡,0.2% 甲酚皂或 1% 苯酚处理 5~10 分钟即被杀灭。对青霉素、头孢菌素、红霉素敏感。

（二）流行环节

莱姆病是自然疫源性传染病。储存宿主主要是野生和驯养的哺乳动物,其中以鼠和鹿较为重要。主要传播媒介是硬蜱,已确定的有 4 种,即美国丹敏硬蜱、太平洋硬蜱、欧洲蓖子硬蜱和亚洲全沟硬蜱。伯氏疏螺旋体可在蜱肠中生长繁殖,叮咬宿主时,通过肠内容物反流、唾液或粪便感染宿主。我国莱姆病高发地区是东北和内蒙古林区。莱姆病有明显的季节性,初发于 4 月末,6 月份达高峰,8 月份以后仅见散在病例。

（三）致病性

1. 致病物质 伯氏疏螺旋体的致病物质及其作用机制迄今尚未完全明了,其致病可能是一些毒力因子以及病理性免疫反应等多因素综合作用的结果。

（1）**侵袭因子**（invasive factor）：伯氏疏螺旋体能黏附、侵入成纤维细胞及人脐静脉内皮细胞并在细胞质中生存。此黏附可被多价抗血清或外膜蛋白 OspB 单克隆抗体所抑制,表明伯氏疏螺旋体表面存在黏附和侵袭性毒力因子。伯氏疏螺旋体黏附的受体是靶细胞胞外基质中的纤维连接蛋白（FN）和核心蛋白多糖（decorin, DEN）。

（2）**抗吞噬物质**（anti-phagocytosis substance）：伯氏疏螺旋体临床分离株对小鼠毒力较强,但在人工培养基中传代多次后毒力明显下降,易被小鼠吞噬细胞吞噬并杀灭。与此同时,外膜蛋白 OspA 也逐渐消失,故推测 OspA 与抗吞噬作用有关。

（3）**内毒素样物质**（endotoxin-like substance, ELS）：伯氏疏螺旋体细胞壁中内毒素样物质具有类似细菌内毒素的生物学活性。

2. 所致疾病 莱姆病是一种慢性全身感染性疾病,病程可分为三期:早期局部感染、早期播散感染和晚期持续感染。

早期局部感染表现为疫蜱叮咬后经 3~30 天的潜伏期,叮咬部位出现一个或数个慢性移行性红斑（erythema chronicum migrans, ECM）,伴有头痛、发热、肌肉和关节疼痛、局部淋巴结肿大等症状和体征。ECM 初为红色斑疹或丘疹,继而扩大为圆形皮损,直径 5~50cm,边缘鲜红,中央呈退行性变,多个 ECM 重叠在一起可形成枪靶形。早期播散感染常表现为继发性红斑、面神经麻痹、脑膜炎等。未经治疗的莱姆病患者约 80% 可发展至晚期持续感染,主要临床表现为慢性关节炎、周围神经炎和慢性萎缩性肌皮炎。

（四）免疫性

伯氏疏螺旋体感染后可产生特异性抗体,但抗体应答迟缓。抗伯氏疏螺旋体感染主要依赖特异性体液免疫,如特异性抗体具有增强吞噬细胞吞噬伯氏疏螺旋体的作用,有助于清除体内伯氏疏螺旋体。特异性细胞免疫的保护作用尚有争议。

（五）微生物学检查

1. 标本采集 整个病程中伯氏疏螺旋体数量均较少,难以分离培养,主要取患者血清标本进行血清学检查。有时也可采集皮损、血液、脑脊液、关节液、尿液等标本用分子生物学方法检测。

2. 病原学检查 主要采用 PCR 检测标本中伯氏疏螺旋体 DNA 片段。

3. 血清学检查 免疫荧光法和 ELISA 使用最为广泛。ELISA 简便,特异性和敏感性较高,为多数实验室所采用。特异性 IgM 抗体在 ECM 出现后 2~4 周形成,6~8 周达峰值,4~6 个月后恢复正常。IgG 抗体出现较迟,发病后 4~6 个月达到峰值,然后持续至病程的晚期。由于伯氏疏螺旋体与苍白密螺旋体等有共同抗原、莱姆病病原体异质性、不同菌株表达的抗原差异及变异,ELISA 和免疫印迹法检测结果仍需结合临床资料进行判定。

（六）防治原则

疫区居民和工作人员要加强个人防护，避免硬蜱叮咬。根据患者不同的临床表现及病程采用不同的抗生素及给药方式。莱姆病早期用多西环素、阿莫西林或红霉素，口服即可。莱姆病晚期时存在多种深部组织损害，一般用青霉素联合头孢曲松等静脉滴注。

二、回归热螺旋体

回归热（relapsing fever）是一种以周期性反复急起急退的高热为临床特征的传染病。多种疏螺旋体均可引起回归热。回归热螺旋体储存宿主为啮齿类动物，虱或软蜱叮咬动物宿主后被感染，其体腔、唾液、粪便中均可含有回归热螺旋体。虱或软蜱叮咬人后，回归热螺旋体经伤口直接进入人体内引起疾病。根据病原体及传播媒介昆虫的不同，可分为两类：①虱传回归热：又称流行性回归热，病原体为回归热螺旋体（*B. recurrentis*），传播媒介是虱；②蜱传回归热：又称地方性回归热，病原体为杜通疏螺旋体（*B. duttonii*）和赫姆斯疏螺旋体（*B. hermsii*）等，主要通过软蜱传播。蜱传回归热临床表现与虱传回归热相似，但症状较轻，病程较短。我国主要流行虱传回归热。

三、奋森疏螺旋体

奋森疏螺旋体（*B. vincentii*）为疏螺旋体属成员，其形态与回归热螺旋体相似。正常情况下，奋森疏螺旋体与梭形梭杆菌（*Fusobacterium fusiforme*）共同寄居于人口腔牙龈部位。当机体抵抗力下降时，奋森疏螺旋体与梭形梭杆菌大量繁殖，协同引起樊尚咽峡炎（Vincent angina）、牙龈炎、口腔坏疽等。微生物学检查时可采集局部病变材料直接涂片，革兰氏染色镜检可见螺旋体和梭状杆菌。

思考题：

1. 结合苍白密螺旋体生物学特性探讨研发梅毒疫苗的主要问题和难点。
2. 请用思维导图总结本章的主要致病性螺旋体所致疾病和传播方式差异。

（郭晓奎）

第三篇
致病性病毒

病毒与人类传染病的关系极为密切，人类传染病中由病毒引起的约占 75%，在新发传染病中病毒是最常见和最重要的病原体。某些病毒感染可以导致人类肿瘤。本篇将针对与医学有关的病毒进行介绍。

第二十三章

呼吸道病毒

要点:

1. 呼吸道病毒多数为 RNA 病毒,属于不同的病毒科,包括冠状病毒、正黏病毒、副黏病毒、肺病毒等。此外 DNA 病毒中的腺病毒也可导致呼吸道感染。

2. 主要经呼吸道传播并导致呼吸道感染,人群普遍易感,临床表现各异。多数为急性上呼吸道感染症状,重者会引起下呼吸道感染,并累及其他器官系统导致重症或死亡。

3. 临床诊断呼吸道病毒感染多依据症状和流行病学情况,病原学诊断主要通过快速诊断技术检测病毒核酸和/或抗原。

4. 群体感染后有一定免疫力或持久免疫力,通过接种疫苗可以获得一定的免疫力,抗病毒药物具有一定疗效。

呼吸道病毒(respiratory viruse)是指一大类以呼吸道为侵入门户,在呼吸道黏膜上皮细胞中增殖,引起呼吸道局部感染和/或其他组织器官病变的病毒。90% 以上的急性呼吸道感染由病毒引起,尤其是上呼吸道感染。呼吸道病毒的种类较多,包括**冠状病毒科、正黏病毒科、副黏病毒科、肺病毒科以及腺病毒科**等多种病毒。近年还出现了人感染高致病性禽流感病毒(如甲型 H5N1 流感病毒)、SARS 冠状病毒、MERS 冠状病毒,以及 SARS 冠状病毒 2 等新型呼吸道病毒(表 23-1)。

表 23-1 常见的呼吸道病毒及其所致的主要疾病

病毒分类	代表性病毒	引起的主要疾病
冠状病毒科 (Coronaviridae)	冠状病毒 OC43、229E、NL-63、HKU1	普通感冒及上呼吸道感染
	SARS 冠状病毒	
	SARS 冠状病毒 2	上呼吸道感染、肺炎及呼吸功能衰竭
	MERS 冠状病毒	
正黏病毒科 (Orthomyxoviridae)	流感病毒	流行性感冒
副黏病毒科 (Paramyxoviridae)	麻疹病毒	麻疹
	腮腺炎病毒	流行性腮腺炎
	副流感病毒	普通感冒、细支气管肺炎
	亨德拉病毒和尼帕病毒	高致死性、急性传染性脑炎
肺病毒科 (Pneumoviridae)	人呼吸道合胞病毒	婴儿支气管炎、细支气管肺炎
	人偏肺病毒	婴幼儿呼吸道感染
小 RNA 病毒科 (Picornaviridae)	鼻病毒	普通感冒
	EV-D68	上呼吸道感染、肺炎、急性弛缓性脊髓炎
腺病毒科 (Adenoviridae)	人腺病毒	咽炎、急性呼吸道感染、肺炎

第一节 冠 状 病 毒

冠状病毒（coronavirus）是广泛分布于脊椎动物的一类有包膜的正单链 RNA 病毒，因病毒包膜上的刺突向四周伸出，在电镜下形如日冕（solar corona）或花冠状，故得名。

1975 年，ICTV 正式建立了冠状病毒科。根据 2023 年 ICTV 分类，冠状病毒属于冠状病毒科（*Coronaviridae*）、正冠状病毒亚科（*Orthocoronavirinae*）下的 α-、β-、γ-、δ-冠状病毒属。其中 α-和 β-冠状病毒主要感染哺乳类动物，如蝙蝠、猪、牛、猫、犬、貂、骆驼、虎、狼、老鼠、刺猬、穿山甲等。γ-和 δ-冠状病毒主要感染禽类。**目前发现 7 种人冠状病毒（human coronavirus，HCoV），分别属于 α-和 β-冠状病毒属**（表 23-2）。

表 23-2　感染人类的重要冠状病毒

病毒属	代表病毒	病毒受体	致病性	所致疾病
α-冠状病毒属	HCoV-229E	APN	弱	主要为普通感冒
	HCoV-NL63	ACE2	弱	主要为普通感冒
β-冠状病毒属	HCoV-OC43	唾液酸	弱	主要为普通感冒
	HCoV-HKU1	唾液酸	弱	主要为普通感冒
	SARS-CoV	ACE2	强	SARS/严重急性呼吸综合征
	SARS-CoV-2	ACE2	较强或较轻	COVID-19/新冠感染
	MERS-CoV	DDP4	强	MERS /中东呼吸综合征

APN：aminopeptidase N，氨肽酶 N；ACE2：angiotensin-converting enzyme 2，血管紧张素转换酶 2；DDP4：dipeptidyl peptidase-4，二肽基肽酶-4。

一、冠状病毒的共同特性

冠状病毒是一类正单链 RNA 病毒，其生物学性状、致病性和免疫性等方面具有共同特性。

（一）生物学性状

1. 病毒形态与结构　冠状病毒颗粒呈球形或多形态性（pleomorphic），直径为 80~140nm；病毒表面的包膜有一圈呈放射状排列的**花瓣状**刺突，电镜下负染的病毒颗粒**形如花冠**或日冕状（图 23-1）。内层的衣壳呈**螺旋对称**，与包绕的核心共同组成核衣壳。

2. 病毒基因组及编码的蛋白　冠状病毒基因组为**+ssRNA，具有感染性**；全长 27~32kb，不分节段，是已知的基因组最大的 RNA 病毒。冠状病毒的基因组**结构高度保守**，依次为 5′ UTR-ORF1-（HE）-S-E-M-N-3′ UTR-poly（A）。人冠状病毒基因组结构如图 23-2 所示。

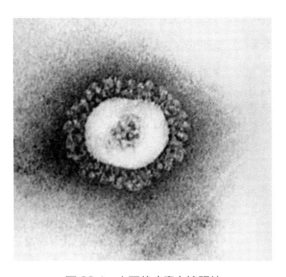

图 23-1　人冠状病毒电镜照片

病毒基因组 ORF1 约占基因组全长的 2/3，包括 ORF1a 和 ORF1b，可以作为 mRNA 直接翻译多聚蛋白（polyproteins，pp）。pp 被切割水解成多种功能蛋白（酶），参与病毒基因组复制和转录过程。此外，S、E、M、N 等基因通过不连续转录形成相应的亚基因组 RNA，编码如下 4 个主要结构蛋白，其中前三者为包膜蛋白：①刺突糖蛋白（spike glycoprotein，S）为包膜的跨膜糖蛋白，可与宿主细胞的病毒受

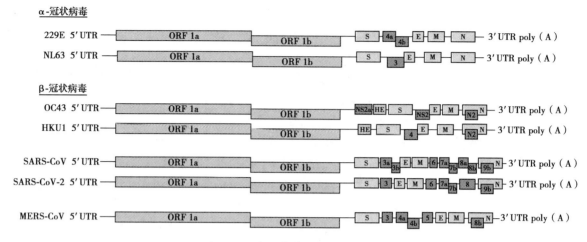

图 23-2   人冠状病毒的基因组结构

体结合（表 23-2），并介导病毒感染易感细胞；②包膜蛋白（envelope protein，E），是病毒包膜上具有离子通道作用的跨膜蛋白；③膜蛋白（membrane protein，M），是病毒包膜相关糖蛋白，参与包膜形成及出芽释放过程；④核蛋白，即病毒衣壳，参与病毒基因组的合成及蛋白翻译过程，并具有拮抗 I 型 IFN 的作用。此外，β-冠状病毒属某些病毒（如 HCoV-OC43 和 HCoV-HKU1）还有 HE 基因，可编码血凝素-酯酶蛋白（hemagglutinin-esterase protein，HE），具有凝集红细胞和乙酰化酯酶活性。

3. 体外细胞培养   冠状病毒可在人胚肾或肺原代细胞质中增殖，以出芽的方式释放。SARS-CoV 和 SARS-CoV-2 会出现明显 CPE。普通冠状病毒培养初期时 CPE 不明显，经连续传代后 CPE 明显增强。

4. 抵抗力   不同的冠状病毒对理化因素的耐受力有一定差异，一般 37℃数小时便失去感染性，对乙醚、三氯甲烷等脂溶剂和紫外线较敏感。

（二）致病性与免疫性

人冠状病毒主要经飞沫传播，常在寒冷的季节发病，**但 SARS-CoV-2 无明显季节性**；各年龄组人群均易感，但婴幼儿、老年人和免疫低下人群更易感。

根据致病的严重程度，人冠状病毒可分为：①引起普通感冒（common cold）等上呼吸道感染的冠状病毒，包括 HCoV-229E、HCoV-NL63、HCoV-OC43 和 HCoV-HKU1，在普通感冒中占比为 15%~30%。②引起人类严重疾病的冠状病毒，均属于 β-冠状病毒属，包括 SARS-CoV、MERS-CoV 和 SARS-CoV-2，易导致肺炎等严重疾病并造成一定程度的流行（epidemic），甚至全球大流行（global pandemic）。人冠状病毒感染多为自限性疾病，病后患者血清中虽有抗冠状病毒的抗体存在，但免疫保护作用不强，可反复多次感染。

此外，冠状病毒是动物传染病的重要病原。例如，可引起经济动物猪、牛、禽类以消化道症状为主的严重传染病，由此造成养殖业重大损失；此外，冠状病毒也常导致宠物，如猫、犬等发生致死性传染病。

二、SARS 冠状病毒

2002 年年底至 2003 年上半年，一种急性呼吸道传染病迅速蔓延至世界 10 余个国家。当时在越南工作的 WHO 专家 Carlo Urbani 将这类原因不明的传染病命名为"严重急性呼吸综合征"（severe acute respiratory syndrome，SARS），2003 年 3 月 29 日 Urbani 因患此病以身殉职。为了纪念这位医生，同年 4 月 16 日，WHO 将这种新发传染病正式命名为 SARS，并将其病原体命名为 SARS 冠状病毒（SARS-CoV）。

SARS-CoV 呈圆形或多形态性，直径 80~140nm，包膜上有排列如花冠状的刺突。核酸为正单链

RNA,全长约 29.7kb,编码 20 多种蛋白,主要的结构蛋白是 N、S、E 和 M 蛋白(图 23-3)。N 蛋白的分子量为 50~60kDa,包绕于病毒 RNA 外共同形成核衣壳,具有保护病毒核酸以及参与病毒复制等重要作用。S 蛋白的分子量为 180~220kDa,构成**包膜表面的刺突**,介导病毒与宿主细胞膜上的**病毒受体** ACE2 结合(表 23-2)。M 蛋白的分子量为 20~35kDa,参与稳定病毒结构、包膜形成和病毒的出芽释放等。SARS-CoV 的抵抗力不强,不耐酸,故可采用 0.2%~0.5% 过氧乙酸消毒,常用消毒剂在 5 分钟内可杀死 SARS-CoV;对热的耐受力强于引起普通感冒的冠状病毒,56℃ 30 分钟方可被灭活。

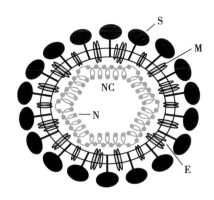

图 23-3　SARS 冠状病毒模式图

　　SARS 的**传染源主要为 SARS 患者**,传播途径以近距离飞沫传播为主,也可以通过接触病人呼吸道分泌物经口、鼻、眼传播,但尚不清楚是否能够经粪-口途径传播。人群普遍易感,首发症状为发热,体温一般都高于 38℃。发病初期的表现主要是头痛、乏力和关节痛等,随后出现干咳、胸闷、气短等症状。肺部 X 线检查出现明显病理变化,双侧或单侧出现阴影。严重患者的肺部病变进展很快,出现急性呼吸窘迫和进行性呼吸衰竭、DIC、休克等,出现呼吸窘迫症状的患者具有极强的传染性,而且致死率较高。有基础疾病的老年患者病死率可达 40%~50%。机体感染 SARS-CoV 后可产生特异性抗体,也可出现特异性细胞免疫应答,具有保护作用;但也可能导致免疫病理损伤,引起细胞凋亡和严重的炎症反应。

　　SARS-CoV 感染的微生物学检查具有重要意义。病毒的毒力和传染性很强,因此 SARS-CoV 分离培养必须在 BSL-3 中进行。SARS-CoV 感染的快速诊断主要基于检测标本中的病毒核酸。主要预防原则是早期发现、隔离 SARS 患者与疑似病例,从而有效地隔离传染源和切断传播途径。目前尚无商品化 SARS 疫苗。

三、SARS 冠状病毒 2

　　2019 年年底,一场大规模新型冠状病毒感染发生,2020 年 1 月 12 日 WHO 将此新型冠状病毒**暂命名为 2019-nCoV**(2019 novel coronavirus),即 2019 新型冠状病毒。2020 年 2 月 11 日,国际病毒分类委员会(ICTV)将该病毒正式命名为 SARS 冠状病毒 2(SARS-CoV-2),与 SARS-CoV 共同归属于 β-冠状病毒属、SARS 相关冠状病毒种(*SARS-related Coronavirus*,*SARSr-CoV*)。同日,WHO 将该疾病命名为 2019 冠状病毒病(coronavirus disease 2019,COVID-19)。与此同时,**我国将该病毒称为新型冠状病毒**(简称新冠病毒),所致疾病称为**新型冠状病毒肺炎**(简称新冠肺炎),2022 年 12 月 26 日更名为**新型冠状病毒感染**(简称新冠感染)。新冠感染包括无症状感染者、轻型病例,以及重症和死亡病例,其中前二者占比超过 90%。SARS-CoV-2 引起的 COVID-19 大流行是一场前所未有的全球健康危机。截至 2023 年 3 月 20 日,全球累计确诊 6.7 亿人感染,导致超过 687 万人死亡。

　　SARS-CoV-2 的形态结构与 SARS-CoV 相似。但其复制周期、变异株、致病性以及病原学检测和防治具有其自身特点。

(一)病毒复制周期

　　1. 早期阶段　SARS-CoV-2 通过 S 蛋白受体结合域(receptor binding domain,RBD)与细胞的病毒受体 ACE2 结合,以内吞方式进入宿主细胞;此外,有报道 SARS-CoV-2 还可以通过非受体依赖的囊泡介导模式侵入宿主细胞。病毒在胞质中脱衣壳、释放出病毒 RNA。

　　2. 复制和转录　首先,基因组重叠的 ORF1a 或 ORF1ab 直接翻译生成多聚蛋白 pp1a 和 pp1ab,并被其中的木瓜蛋白酶样蛋白酶(papain-like protease,PL^pro)和 3C 样蛋白酶(3C-like protease,3CL^pro)自切割成 16 种非结构蛋白(nonstructure protein,nsp),其中 RdRp(nsp12)、nsp7 和 nsp8 等自行组装成复制-转录复合物(replication-transcription complex,RTC),参与催化病毒 RNA 复制和转录。病毒基因

组 3′端剩余基因通过形成对应的亚基因组 RNA（subgenomic RNA），作为蛋白翻译的 mRNA 模板形成 4 种病毒结构蛋白（S、E、M、N 蛋白）和多种辅助蛋白。

3. 组装和释放　病毒结构蛋白和辅助蛋白 ORF3a、ORF7a 与病毒基因组在内质网和高尔基体组装成子代病毒，以胞吐方式释放，完成整个病毒生命周期。

（二）病毒变异株

随着 SARS-CoV-2 在世界范围内广泛传播，2020 年秋季以后出现了 SARS-CoV-2 原始株的多种变异株（variant）。截至 2022 年年底，在全球流行的主要 SARS-CoV-2 变异株有 5 种：Alpha、Beta、Gamma、Delta、Omicron。Delta 变异株于 2020 年年底在印度首次发现，在上述变异株中致病性最强，但 COVID-19 疫苗对 Delta 变异株仍然有效。Omicron 变异株（Omicron variant）于 2021 年 11 月底由南非科学家报道，其突变位点多数发生于 S 蛋白的重要区域，由此提高了病毒的传播能力和免疫逃逸能力。与原始株相比，Omicron 变异株**传染性明显增强，但致病性减弱，也增加了人群再次感染的风险**，故由 Omicron 变异株导致的感染再次席卷全球。因此，持续关注 SARS-CoV-2 的变异株对制定大流行的应对策略、病毒检测、治疗以及疫苗的研发都具有重要意义。SARS-CoV-2 刺突蛋白突变序列比较如图 23-4。

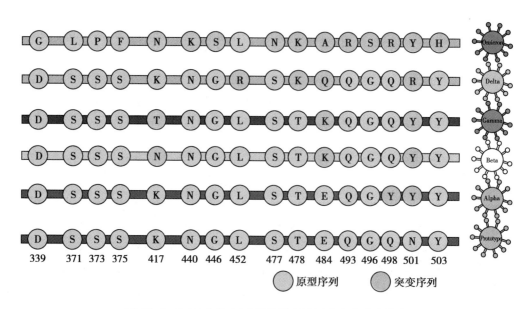

图 23-4　SARS-CoV-2 流行株刺突蛋白主要突变位点

（三）致病性

SARS-CoV-2 为动物源性病毒（zoonotic virus），可感染多种动物和人类，目前认为蝙蝠是该病毒的天然宿主，但中间宿主仍然未知。SARS-CoV-2 主要通过飞沫在人际传播，潜伏期 2~14 天不等，临床表现因人而异。多数患者会出现轻度或中度的症状，特别是上呼吸道感染症状，如发热、鼻塞、咽痛、咳嗽以及肌肉疼痛等；此外，也常见嗅觉缺失及消化道症状。根据 WHO 统计数据，大约 5%~20% 需要住院治疗的重症病例可出现呼吸困难及肺炎，严重者表现为呼吸衰竭、多器官受损、全身炎症反应综合征，其中老人及合并多种基础病的患者重症率及死亡率较高。与原始株相比，Omicron 变异株的致病性减弱，患者主要表现为发热、咽痛、咳嗽等上呼吸道感染症状。

SARS-CoV-2 感染 14 天后，出现明显的中和抗体和刺突蛋白特异性 IgG 抗体，至 28 天抗体水平持续增加。

（四）病原学检测和防治

SARS-CoV-2 是人类历史上传播广、感染人数多的传染病病原体之一。基于现代科学的进步,在出现疫情后很快确定了病原体,建立了核酸及抗原快速特异性检测技术。其中,基于 ORF1、S、E、N 基因的 PCR 核酸检测技术、基于 S 蛋白和 N 蛋白的抗原检测技术,**是人类历史上第一次用主动监测的手段快速准确地诊断并追踪病毒感染者**,在帮助及早发现、隔离和治疗感染者,阻断病毒传播和流行方面发挥了重要作用。

COVID-19 灭活疫苗、mRNA 疫苗、病毒载体疫苗、蛋白疫苗以及抗病毒治疗药物也很快研制面世。例如冠状病毒 3CL^pro 的小分子抑制剂奈玛特韦(nirmatrelvir)与利托那韦(ritonavir)的组合发挥协同作用,可降低发展成重症感染者的概率。同时,个人防护、保持社交距离、政府积极的社会防控措施等对控制 COVID-19 的流行也发挥了重要作用。

第二节　正黏病毒

正黏病毒是指对人或某些动物细胞表面的黏蛋白有高度亲和性、具有分节段 RNA 的一类包膜病毒。正黏病毒科(*Orthomyxoviridae*)包括 9 个病毒属,其中甲型、乙型和丙型流感病毒属中各自对应的甲型、乙型和丙型流感病毒种(*Influenza A~C virus*)为人流行性感冒(influenza,简称流感)的病原体,统称为流行性感冒病毒(influenza virus),简称流感病毒。甲型流感病毒容易发生变异,曾多次引起世界性流感大流行,如 1918—1919 年的流感大流行造成约 5 000 万人死亡。自 1997 年起,世界各地不断有甲型禽流感病毒某些亚型跨种间传播,引起人类感染的报道,病死率高,但感染的人数有限。

一、生物学性状

（一）形态与结构

流感病毒在细胞传代培养中多数呈球形(图 23-5),直径为 80~120nm。新分离的流感病毒呈多形态性,以丝状多见。**流感病毒的结构由核衣壳和包膜组成**,其结构模式如图 23-6。

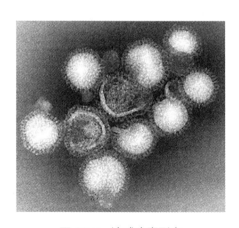

图 23-5　流感病毒形态

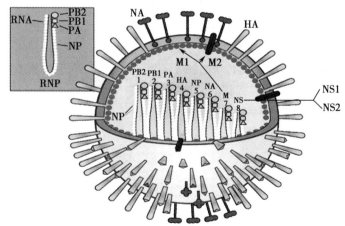

图 23-6　流感病毒结构模式图

1. 核衣壳　流感病毒的**核衣壳由分节段的负单链 RNA(-ssRNA)、与其结合的核蛋白**(nucleoprotein,NP)**和 RNA 依赖的 RNA 聚合酶**(RdRp,包括 PA、PB1 和 PB2 三个亚基)组成,共同形成**核糖核蛋白**(ribonucleoprotein,RNP)。甲型和乙型流感病毒的 RNA 分为 8 个节段,丙型流感病毒分为 7 个 RNA 节段。基因组的多数节段只编码一种蛋白质(表 23-3),每个节段的两端 12~13 个核苷酸为高度保守序列,与病毒复制关系密切。

表23-3   流感病毒基因节段与编码的蛋白及功能

基因节段	核苷酸数	编码的蛋白质	蛋白质功能
1	2 341	PB2	RNA 聚合酶组分。PA 为核酸内切酶;PB1 为酶催化亚基;PB2 可结合细胞 mRNA 5' 帽结构
2	2 341	PB1	
3	2 233	PA	
4	1 778	HA	血凝素,为包膜糖蛋白,介导病毒吸附,酸性情况下介导膜融合
5	1 565	NP	核蛋白,为病毒衣壳成分,参与病毒转录和复制
6	1 413	NA	神经氨酸酶,促进病毒释放
7	1 027	M1	基质蛋白,促进病毒装配
		M2	膜蛋白,为离子通道,促进脱壳
8	890	NS1	非结构蛋白,抑制 mRNA 前体的拼接,拮抗干扰素作用
		NS2	非结构蛋白,帮助病毒 RNP 出核

2. **包膜**   流感病毒的包膜分为两层。外层为主要来自宿主细胞的脂质双层膜,表面分布呈放射状排列的**两种刺突,即血凝素**(hemagglutinin,HA)和**神经氨酸酶**(neuraminidase,NA)。HA 和 NA 均为糖蛋白,HA 和 NA 比例约为 5∶1。外层包膜上还分布有基质蛋白(M2)。

(1)HA:由三条糖蛋白链连接成的三聚体。HA 的原始肽链 HA0 在蛋白酶作用下裂解肽链中的精氨酸,形成二硫键连接的 HA1 和 HA2 后才具有感染性(图 23-7A)。裂解 HA0 的蛋白酶只存在于呼吸道,决定了流感病毒感染的组织特异性。HA1 是流感病毒与呼吸道黏膜细胞膜表面的唾液酸(sialic acid,SA)受体结合的亚单位。HA2 具有膜融合活性,是流感病毒穿入宿主细胞所必需的成分。

HA 的主要功能:①参与病毒吸附:HA 与易感细胞表面的唾液酸受体特异性结合,介导病毒包膜与细胞膜的融合,释放病毒核衣壳进入细胞质,与流感病毒的组织亲嗜性有关。②凝集红细胞:HA 能与鸡和豚鼠等动物以及人的红细胞表面的唾液酸受体结合而出现血凝现象,可通过血凝试验(hemagglutination test)辅助检测流感病毒。③具有抗原性:**HA 刺激机体产生的特异性抗体可中和相同亚型的流感病毒,为保护性抗体**。该抗体还可抑制流感病毒与红细胞的凝集,可通过血凝抑制试验(hemagglutination inhibition test,HI)检测抗流感病毒抗体,并鉴定甲型流感病毒亚型。

(2)NA:由四条糖蛋白链组成的四聚体。NA 的头部呈扁球状或蘑菇状,每个单体的头部都有一个神经氨酸酶的活性中心;NA 的氮末端镶嵌于包膜的脂质双层中(图 23-7B)。

NA 的主要功能:①参与病毒释放:NA 具有神经氨酸酶活性,能水解病毒感染细胞表面糖蛋白末端的 N-乙酰神经氨酸,促使成熟病毒体的出芽释放。②促进病毒扩散:NA 可液化呼吸道黏膜表面的黏液,降低其黏度,有利病毒从细胞上解离而促进病毒扩散。③具有抗原性:**NA 能诱导机体产生**

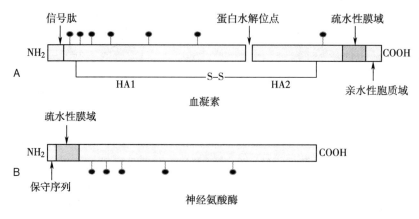

图 23-7   流感病毒血凝素和神经氨酸酶结构模式图

特异性抗体,该抗体能抑制病毒的释放与扩散,但非中和抗体。抗 NA 抗体还可用于流感病毒亚型的鉴定。

（3）M 蛋白:M 蛋白有 2 种。M1 位于包膜的内层,参与病毒的包装和出芽,具有保护病毒核心和维持病毒形态的作用。M1 蛋白抗原性稳定,具有型特异性,诱生的抗体为非中和抗体。M2 贯穿病毒包膜,具有离子通道作用,可使包膜内 pH 值下降,有助于病毒进入细胞和脱壳。

（二）复制周期

主要步骤包括:①流感病毒 HA 吸附到易感细胞表面糖蛋白末端的唾液酸上,通过"受体介导的吞饮"方式,病毒进入细胞并形成内体（endosome）;②内体通过 M2 蛋白介导的酸化作用引起 HA 构型改变,病毒包膜与内体膜融合而释放出核衣壳（RNP）,RNP 从胞质移行至胞核内。③病毒复制早期,以病毒基因组 RNA 为模板,通过 RdRp 的 PA 亚基切割宿主细胞 mRNA 5' 端的 10~15 个核苷酸帽状结构,以此作为引物在 PB1 亚基催化下转录出病毒 mRNA,3' 端加 poly（A）尾后,病毒 mRNA 进入胞质翻译病毒蛋白。④子代病毒 RNA、RdRp 以及核蛋白装配成 RNP;HA 和 NA 合成后在内质网和高尔基复合体中被糖基化,分别形成三聚体和四聚体并被运送到感染细胞膜表面。⑤M1 蛋白将RNP 结合到嵌有 HA、NA 和 M2 蛋白的细胞膜内侧,以出芽的方式释放子代病毒颗粒(图 23-8)。

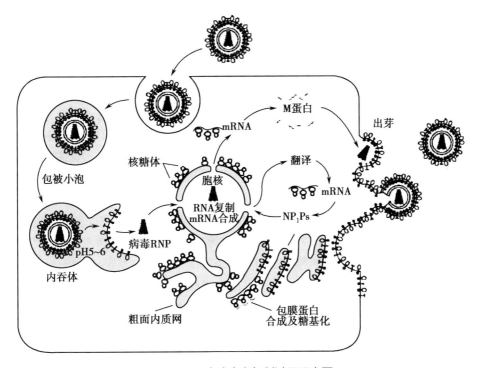

图 23-8　流感病毒复制过程示意图

（三）分型与变异

1. 分型　根据流感病毒 NP 和 M1 蛋白抗原性的不同,将流感病毒分为甲（A）、乙（B）、丙（C）、丁（D）型四种血清型,其中前三个血清型可感染人类,丁型主要感染牛。甲型流感病毒的 HA 和 NA均容易发生变异,根据 HA 和 NA 的抗原性可将甲型流感病毒分为若干亚型,目前 HA 包括 18 种亚型（H1~H18）,NA 包括 9 种亚型（N1~N9）。乙型流感病毒虽存在一定变异,但尚无亚型之分;丙型流感病毒至今尚未发现抗原变异及亚型。

2. 变异　流感病毒特别是甲型流感病毒容易发生变异。其变异除病毒 RdRp 缺乏校对（proof-reading）机制,导致基因组复制中易形成突变并被保留下来外,还因为分节段 RNA 基因组容易发生基因重排（gene reassortment）。根据甲型流感病毒抗原性变异的程度,分为两种形式:①抗原漂移（antigenic drift）:指抗原变异幅度小,主要是 HA 氨基酸的变异,其次是 NA 氨基酸的变异,属于量变。这种变异由病毒基因点突变引起,由于人群免疫力有一定的保护作用,一般不会引起流感的大规模流行,仅引起中、小规模流行,多出现在寒冷的季节,引起季节性流感。②抗原转换(antigenic shift):指抗原变异幅度大,HA 或 NA 氨基酸的变异率达到 30% 以上,属于质变,常形成新的亚型(如 H1N1 → H2N2)。这种变异是由基因重排形成的新亚型。如人群对这种新的流感病毒亚型易感,且普遍缺乏针对新亚型的免疫力,可导致流感大流行。

(四)培养特性

分离培养流感病毒最常用的方法是鸡胚培养。初次分离以羊膜腔接种为宜,传代培养则采用尿囊腔接种。流感病毒在鸡胚增殖后不引起明显的病理改变,常需用血凝试验检测流感病毒并判定其效价。细胞培养常用狗肾传代细胞和猴肾细胞,但流感病毒增殖后引起的 CPE 不明显,需用红细胞吸附试验(hemadsorption test)或免疫荧光方法来判定流感病毒的感染和增殖情况。

(五)抵抗力

流感病毒的抵抗力较弱,对干燥、日光、紫外线、乙醚、甲醛和乳酸等理化因素敏感。不耐热,56℃ 30 分钟即被灭活。室温下病毒传染性很快丧失,0~4℃能存活数周。

二、致病性与免疫性

(一)致病性

1. 传播与病毒受体　流感病毒的传染源主要是急性期病人,其次是隐性感染者,此外猪和禽等部分动物也可能成为传染源。**流感病毒的传染性很强,主要经飞沫和气溶胶传播。**

人流感病毒的受体是唾液酸-α-2,6-半乳糖(SA-α-2,6-Gal),主要分布在人咽喉和鼻腔黏膜细胞表面;禽类的流感病毒受体是唾液酸-α-2,3-半乳糖(SA-α-2,3-Gal),主要分布在人下呼吸道的支气管黏膜和肺泡细胞表面。由于猪呼吸道上皮细胞表面具有上述两类唾液酸受体,所以猪既可以被人流感病毒感染,也可被禽流感病毒感染。当甲型人流感病毒和甲型禽流感病毒同时感染猪时,就可能引起甲型流感病毒分节段 RNA 的基因重配,出现甲型流感病毒新亚型,并可能导致流感的大流行。

2. 致病机制　流感病毒在呼吸道上皮细胞增殖后,引起细胞的空泡变性和纤毛丧失,并向邻近细胞扩散,导致上皮细胞坏死脱落,使呼吸道黏膜的屏障功能丧失。NA 可水解呼吸道黏膜表面保护性黏液层中黏蛋白的唾液酸残基,降低黏液层的黏度,使细胞表面受体暴露,有利于流感病毒的吸附。流感病毒侵入后可刺激机体产生干扰素,刺激免疫活性细胞释放淋巴因子,引起呼吸道黏膜组织的炎症反应。此外,流感病毒感染后还可降低机体免疫应答、抵抗干扰素的抗病毒作用以及导致免疫病理损伤等。

3. 所致疾病　人群对流感病毒普遍易感,大约 50% 感染者没有任何症状。流感的潜伏期一般为 1~4 天,起病急,表现为畏寒、发热、头痛、全身肌肉酸痛等全身症状,伴有鼻塞、流涕和咳嗽等呼吸道症状。由于坏死组织的毒素样物质可侵入血液,所以流感的临床表现一般是全身症状重而呼吸道症状轻。

流感的发病率高,病死率低,年老体弱、免疫力低下和婴幼儿等流感患者易出现并发症,常见的并发症主要是细菌感染性肺炎和原因不明的急性脑病,即 Reye 综合征。并发症严重者可危及生命,90% 以上的死亡病例为 65 岁以上的流感患者。

4. 流行病学特征　在历史上流感病毒已多次引起世界性大流行。流感病毒的流行与其变异密切相关,人群对发生抗原性转换后的新亚型流感病毒缺少免疫力,易于引起流感大流行。新亚型人流感病毒主要来源于禽类,以水禽和家禽为主。1997 年我国香港发生了首次禽流感病毒(H5N1)直接感染人的病例后,类似的报道逐渐增多,涉及的流感病毒亚型包括 H5N1、H7N7、H9N2 和 H7N9,这打破了禽流感病毒不直接传染人的传统概念,向人类提出了更严峻的挑战。

（二）免疫性

人体感染流感病毒或接种流感疫苗后可形成特异性免疫应答。体液免疫以抗 HA 抗体为主，具有中和病毒的作用。血清中抗 HA 抗体对亚型内变异株感染的免疫保护作用可持续数月至数年，但亚型间无交叉免疫保护作用。抗 NA 抗体虽对流感病毒无中和作用，但可减少流感病毒的释放和扩散，并降低流感病情的严重性，故也有一定保护作用。

抗流感病毒的细胞免疫以 CD4$^+$ T 和 CD8$^+$ T 淋巴细胞为主，针对流感病毒的特异性 CD4$^+$ T 淋巴细胞，能辅助 B 淋巴细胞产生抗流感病毒抗体。CD8$^+$ T 淋巴细胞能溶解流感病毒感染的细胞，阻止病毒在细胞内增殖，有利于病毒的清除和疾病的恢复。此外，CD8$^+$ T 细胞还具有流感病毒亚型间的交叉保护作用，有助于抵抗不同亚型流感病毒的感染。

三、微生物学检查

在流感流行期间，根据典型的临床症状可以进行初步诊断；流感的确诊或流行监测则有赖于实验室检查。流感病毒感染的微生物学检查主要包括以下三个方面。

（一）病毒的分离与鉴定

取急性期患者鼻咽拭子或咽漱液，抗生素处理后接种至 9~11 日龄鸡胚羊膜腔或尿囊腔中，经 35℃培养 3~4 天，取羊水或尿囊液进行血凝试验检测流感病毒。如果血凝试验结果阳性，用血凝抑制试验及神经氨酸酶抑制试验鉴定流感病毒亚型。若血凝结果阴性，则需用鸡胚盲传三代或以上，如血凝试验结果仍为阴性则可判为病毒分离阴性。也可用培养的组织细胞分离流感病毒，但 CPE 不明显，还需用血细胞吸附试验或免疫荧光技术确定是否存在流感病毒。

（二）血清学诊断

采集流感患者急性期（发病 5 天内）和恢复期（病程 2~4 周）双份血清，在相同条件下做 HI 试验测定抗体效价。若恢复期效价比急性期升高 4 倍及以上时有诊断意义。补体结合试验（complement fixation，CF）也可用于血清中抗流感病毒抗体的检测，由于补体结合抗体出现早，消失快，故补体结合试验阳性可作为新近感染的指标。

（三）快速诊断

检测流感病毒的抗原和核酸，可在感染 24~72 小时内辅助诊断。流感病毒抗原检测主要利用荧光素标记特异性抗体检查患者鼻黏膜印片或呼吸道脱落上皮细胞涂片中的病毒抗原；或用 ELISA 检测患者呼吸道分泌物、咽漱液或呼吸道脱落上皮细胞中的流感病毒抗原。目前常用 RT-PCR 方法检测流感病毒核酸，用核酸序列分析方法对流感病毒进行分型和亚型鉴定。

四、防治原则

在流感流行期间，应及早发现和隔离流感患者，尽量减少人群聚集或避免到人群聚集的公共场所。流感疫苗接种是预防流感最有效的方法，目前使用的流感疫苗有灭活疫苗、裂解疫苗和亚单位疫苗三种，以灭活疫苗为主。用于制备流感疫苗的病毒株必须选用流行的病毒株，如目前常规使用的流感疫苗包括当前在人群中流行的 H3N2 和 H1N1 甲型流感病毒株，以及一种乙型流感病毒株，即三价灭活疫苗。疫苗接种应在流感流行高峰前 1~2 个月进行，才能有效发挥保护作用。

根据其作用机制，目前临床主要有 3 类抗流感病毒药物：①神经氨酸酶抑制剂（neuraminidase inhibitors，NAI）：可抑制甲型和乙型流感病毒神经氨酸酶活性，如奥司他韦（oseltamivir）、扎那米韦（zanamivir）、帕拉米韦（peramivir）。②RNA 聚合酶催化亚基（PB1）抑制剂：如法匹拉韦（favipiravir），其经过细胞内代谢形成法匹拉韦核苷酸三磷酸，后者被流感病毒 PB1 作为底物错误地带入到新合成的病毒 RNA 中，从而抑制甲型和乙型流感病毒的复制。该药物还可用于治疗具有 RNA 聚合酶的其他病毒感染，如埃博拉病毒等。③RdRp 帽依赖性核酸内切酶（PA）抑制剂：如玛巴洛沙韦（baloxavir marboxil），是一种前药，口服后在体内转化成巴洛沙韦酸（baloxavir acid），后者可抑制流感病毒 PA 活性,从而抑制病毒增殖。某些中草药及其制剂对流感治疗也有一定疗效。

M2 蛋白抑制剂如金刚烷胺和金刚乙胺,曾用于甲型流感的预防及早期治疗。流感病毒对这类药物已形成较广泛的耐药性。

第三节   副 黏 病 毒

副黏病毒科(*Paramyxoviridae*)是与正黏病毒生物学性状相似的一组病毒,但基因结构、致病性和免疫性不同,两者间的主要性状比较见表 23-4。副黏病毒的主要特征有:①**基因组不分节段**,变异频率相对较低。②包膜表面**刺突主要为血凝素/神经氨酸酶(HN)和融合蛋白(F)**,在不同病毒间有所差别(图 23-9 和表 23-4)。③种类相对**较多**,可引起人类感染的副黏病毒主要有麻疹病毒(measles virus)、腮腺炎病毒(mumps virus)、副流感病毒(parainfluenza virus),以及近年新发现的亨德拉病毒(Hendra virus)和尼帕病毒(Nipah virus);④**致病力相对较弱**,感染的对象以婴幼儿和儿童为主,但其中也有部分病毒的传染性和致病性较强。

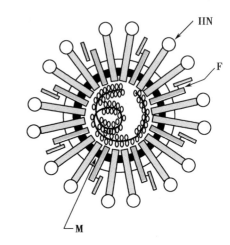

M—膜蛋白;F—融合蛋白;HN—血凝素/神经氨酸酶。

图 23-9   副黏病毒主要结构蛋白示意图

表 23-4   正黏病毒与副黏病毒的主要性状比较

生物学特性	正黏病毒	副黏病毒
病毒形态	球形或丝形,直径 80~120nm,有包膜	多形态性,直径 150~300nm,有包膜
病毒基因组	负单链 RNA,13.6kb,分节段,变异频率高	负单链 RNA,16~20kb,不分节段,变异频率低
核衣壳形成部位	细胞核	细胞质
凝血作用	有	有
溶血作用	无	有
唾液酸受体	亲和	亲和
刺突	HA 和 NA	F 为副黏病毒共有,其他成分各异
鸡胚培养特性	生长良好	多数生长不佳

一、麻疹病毒

麻疹病毒(measles virus)属于副黏病毒科、正副黏病毒亚科(*Orthoparamyxovirinae*)、麻疹病毒属(*Morbillivirus*),是麻疹(measles)的病原体。麻疹是儿童常见的急性传染病,其传染性很强,是发展中国家儿童死亡的重要原因。自 20 世纪 60 年代初开始使用麻疹减毒活疫苗以来,麻疹发病率显著下降。WHO 已将消灭麻疹列为消灭脊髓灰质炎后的下一个目标。

(一)生物学性状

1. 形态结构   麻疹病毒为球形或丝形,直径约 120~250nm,有包膜。核衣壳呈螺旋对称,核心为不分节段的负单链 RNA(-ssRNA),基因组全长近 16kb,从 3' 端开始依次为 N、P、M、F、HA 和 L 六个基因,分别编码核蛋白(nucleoprotein,N)、磷蛋白(phosphoprotein,P)、膜蛋白(membrane protein,M)、融合蛋白(fusion protein,F)、血凝素(hemagglutinin,HA)和 RNA 依赖的 RNA 聚合酶(large polymerase,L）等 8 种结构蛋白和功能蛋白。

麻疹病毒包膜表面有两种刺突，即 HA 和溶血素（hemolysin,HL）。HA 和 HL 均为糖蛋白,有抗原性,刺激机体产生中和抗体。HA 参与病毒吸附,能与宿主细胞表面的麻疹病毒受体结合;可凝集猴红细胞。HL 具有溶血作用,并可使感染细胞融合形成多核巨细胞。

2. 培养特性　麻疹病毒能在人胚肾、人羊膜等原代或传代细胞中增殖并导致细胞融合,形成多核巨细胞,可在受染细胞质和细胞核内出现嗜酸性包涵体。

3. 抗原性　麻疹病毒的抗原性稳定,目前只有一个血清型,存在麻疹病毒抗原和遗传物质小幅度变异。根据麻疹病毒核蛋白基因 C 末端高变区或 HA 全基因序列,将麻疹病毒分为 A~H 8 个基因群（genetic group）,包含 23 个基因型（genotype）。

4. 抵抗力　麻疹病毒对理化因素的抵抗力较弱,加热 56℃ 30 分钟即被灭活,对脂溶剂和一般消毒剂敏感,日光和紫外线也能使其灭活。

（二）致病性与免疫性

1. 致病性　人是麻疹病毒唯一的自然宿主,传染源是急性期患者,主要经飞沫传播,也可经玩具、用具或密切接触传播。**易感者为 6 个月到 5 岁的儿童,接触病毒后几乎全部发病**。麻疹病毒的受体为 CD46 分子和信号淋巴细胞活化分子（signaling lymphocyte activation molecule,SLAM）,广泛分布于除人红细胞以外的大多数组织细胞。麻疹的发病过程中有两次病毒血症:麻疹病毒经 HA 与呼吸道黏膜上皮细胞表面的 CD46 分子结合,病毒穿入上皮细胞并进行复制,扩散至淋巴结中增殖后进入血液形成第一次病毒血症。病毒随血液到达全身淋巴组织和单核吞噬细胞系统,大量增殖后再次

释放入血,形成第二次病毒血症。此时患者的表现有发热、畏光、鼻炎、眼结膜炎和咳嗽等上呼吸道卡他症状。麻疹病毒还可在真皮层内增殖,并在口腔两颊内侧黏膜出现针尖大小、中心灰白、周围红色的特征性 Koplik 斑（Koplik spots）,是临床**早期诊断麻疹的重要依据**。此阶段也是麻疹传染性最强的时期,病理改变为多核巨细胞和包涵体的形成。在随后的 1~2 天,患者全身皮肤相继出现红色斑丘疹,出疹的顺序依次为颈部、躯干和四肢,此阶段是麻疹病情最严重的时期。麻疹患儿在皮疹出齐后进入恢复期,一般在 24 小时后体温就开始下降,一周左右呼吸道症状消退,皮疹变暗,有色素沉着。典型麻疹的潜伏期 9~11 天,前驱期 2~4 天,出疹期 5~6 天,其感染的自然过程见图 23-10。

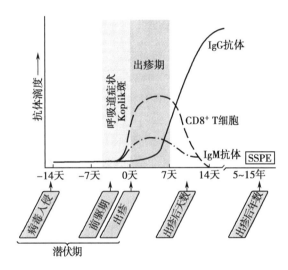

图 23-10　麻疹病毒感染的自然过程示意图

麻疹一般可以自愈或治愈,但如果患儿抵抗力低下或处理不当,可出现严重的并发症,最常见的并发症是细菌感染,如细菌性肺炎、支气管炎和中耳炎等;最严重的并发症是脑炎。免疫缺陷儿童感染麻疹病毒后,常不出现皮疹,但可发生严重的致死性麻疹巨细胞肺炎。

麻疹病毒感染后,大约有 0.1% 的患者在病愈一周后发生迟发型超敏反应性疾病,引起脑脊髓炎,患者常伴有永久性后遗症,病死率达 15%。约有百万分之一的患者在病愈后 5~15 年发生急性病毒感染的迟发并发症——**亚急性硬化性全脑炎**（subacute sclerosing panencephalitis,SSPE）,即渐进性大脑衰退,病程一般在 1~2 年,最终导致昏迷死亡。SSPE 的发病机制目前尚不完全清楚,在患者血液和脑脊液中可检测到高效价的抗麻疹病毒抗体（IgG 或 IgM）,神经元与神经胶质细胞质及细胞核内均可查见包涵体,但不易分离出麻疹病毒。因此认为患者脑组织中的麻疹病毒为缺陷病毒,主要因 M 基因的变异而导致 M 蛋白不能合成或表达低下,麻疹病毒不能进行正常的装配和释放。如果将 SSPE 尸检的脑组织与麻疹病毒易感的 HeLa 或 Vero 等细胞共培养,可以分离出完整的麻疹病毒。

2. 免疫性　麻疹病后可获得持久而**牢固的免疫力**,包括体液免疫和细胞免疫。感染后机体产生的抗 HA 和抗 HL 抗体均具有中和病毒的作用,HL 抗体还能阻止麻疹病毒在细胞间的扩散。细胞免疫有很强的保护作用,在麻疹恢复中起主导作用。细胞免疫正常但免疫球蛋白缺陷的麻疹患者也能痊愈并抵抗再感染,但细胞免疫缺陷的感染者会出现进行性麻疹脑炎,容易导致患者死亡。

（三）微生物学检查与防治原则

1. 微生物学检查　根据典型的麻疹患者的临床症状即可作出诊断,仅轻症患者和不典型的感染者需要进行微生物学检查。由于病毒分离和鉴定比较复杂、费时,因而常用的是血清学诊断。

（1）**病毒分离与鉴定**:取患者发病早期咽漱液、咽拭子或血液标本,接种人羊膜等细胞,培养 7~10 天后可出现多核巨细胞、胞内和核内出现嗜酸性包涵体等典型病变;鉴定常用免疫荧光技术检测病变细胞中麻疹病毒抗原。

（2）**血清学诊断**:取患者急性期和恢复期双份血清标本,检测血清中抗麻疹病毒抗体,如恢复期抗体效价增高 4 倍及以上即具诊断意义。也可用 ELISA 方法检测 IgM 抗体辅助早期诊断。

（3）**快速诊断**:取患者前驱期或卡他期咽漱液标本,检测感染细胞中的病毒核酸;也可用免疫荧光方法检测感染细胞中的麻疹病毒抗原。

2. 防治原则　预防麻疹的主要措施是隔离患者,减少传染源;对儿童接种麻疹减毒活疫苗或 MMR 三联疫苗,可显著降低麻疹的发病率。对接触麻疹患儿的易感者,紧急应用人丙种球蛋白进行被动免疫有一定预防效果。

二、腮腺炎病毒

腮腺炎病毒（mumps virus）归属于副黏病毒科、腮腺炎病毒亚科（*Rubulavirinae*）、正腮腺炎病毒属（*Orthorubulavirus*）,是流行性腮腺炎（epidemic parotitis）的病原体。病毒呈球形,直径 100~200nm,核衣壳呈螺旋对称,核酸为非分节段的负单链 RNA,编码 7 种结构蛋白,包括核蛋白（NP）、磷蛋白（P）、基质蛋白（M）、融合蛋白（F）、血凝素/神经氨酸酶（HN）、小疏水蛋白（small hydrophobic protein,SH）和 RdRp（L）。腮腺炎病毒只有一个血清型,目前根据 SH 基因序列的差异可分为 A~H 11 个基因型。腮腺炎病毒可用鸡胚羊膜腔或猴肾细胞进行培养,病毒增殖后可引起细胞融合和形成多核巨细胞等病变。

人是腮腺炎病毒的唯一宿主,主要通过飞沫传播。5~14 岁儿童为易感者,潜伏期为 7~25 天,发病前一周和后一周为病毒排放高峰期,传染性强。病毒侵入人体后先在鼻或呼吸道黏膜上皮细胞、面部局部淋巴结内增殖,随后入血引起病毒血症,并扩散至腮腺和其他器官,如睾丸、卵巢、肾脏、胰腺和中枢神经系统等。主要临床表现为**一侧或双侧腮腺肿大**,疼痛和触痛明显,颌下腺及舌下腺亦可累及;伴有发热、肌痛和乏力等症状。青春期的腮腺炎病毒感染者易出现睾丸炎、卵巢炎等并发症。流行性腮腺炎病后可获得牢固免疫力,婴儿可从母体获得被动免疫,故 6 个月以内的婴儿很少患腮腺炎。

根据腮腺炎病例典型的临床表现,无须做微生物学检查即可对患者作出诊断。对症状不典型的可疑患者应取唾液或脑脊液做病毒分离培养或血清学诊断。也可用 RT-PCR 检测腮腺炎病毒核酸。对腮腺炎患者应及时隔离,疫苗接种是最有效的预防措施。目前腮腺炎疫苗主要是减毒活疫苗或 MMR,均有较好的免疫保护效果。尚无治疗腮腺炎的特效药物,中草药有一定治疗效果。

三、副流感病毒

人副流感病毒（human parainfluenza virus,hPIV）是副黏病毒科（*Paramyxoviridae*）、呼吸道病毒属（*Respirovirus*）的病毒,是引起婴幼儿严重呼吸道感染的主要病原体之一。病毒呈球形,直径为 125~250nm,核衣壳呈螺旋对称,核酸为不分节段的负单链 RNA,主要编码融合蛋白（F）、血凝素/神经氨酸酶（HN）、基质蛋白（M）、核蛋白（N）、聚合酶复合物（P+C）、RNA 依赖的 RNA 聚合酶（L）。包膜上有 HN 和 F 两种刺突，HN 蛋白兼有 HA 和 NA 的作用，F 蛋白具有使细胞融合和溶解红细胞的作用。感染人类的主要型别是 hPIV 1、3 型。

副流感病毒主要通过气溶胶或飞沫传播，也可通过人-人之间接触传播。病毒侵入人体后仅局限在呼吸道上皮细胞增殖，一般不引起病毒血症。发生在鼻咽部位的感染引起普通感冒的症状，发生在咽喉部和上呼吸道的感染引起小儿哮喘和细支气管炎；病毒也可向呼吸道深部扩散并导致肺炎和细支气管炎。

微生物学检查可取鼻咽部分泌物或脱落细胞标本进行核酸检测，ELISA 或免疫荧光方法快速检测病毒抗原。目前尚无有效的预防疫苗和治疗药物。

四、亨德拉病毒和尼帕病毒

亨德拉病毒（Hendra virus）和尼帕病毒（Nipah virus）属于副黏病毒科、正副黏病毒亚科（*Orthoparamyxovirinae*）、亨尼帕病毒属（*Henipavirus*），均为人兽共患病的病原体。

亨德拉病毒最初于 1994 年首次从澳大利亚亨德拉镇（Hendra）暴发的一种严重的、致人和马死亡的呼吸道感染疾病中分离发现。病毒体大小不均，直径为 38~600nm，表面有长度为 15nm 和 18nm 的双绒毛纤突。亨德拉病毒的自然宿主是蝙蝠，果蝠是主要的中间宿主。亨德拉病毒主要通过接触传播，并有一定的地域性。感染后导致严重的呼吸困难，病死率较高。目前尚无有效的预防疫苗和治疗药物。

尼帕病毒是 1999 年首次从马来西亚尼帕镇（Nipah）脑炎患者的脑脊液中分离发现。该病毒的形态具有多样性，大小为 120~500nm。基因组为负单链 RNA，含 6 种主要的结构蛋白（N、P、M、F、G 和 L）。尼帕病毒主要的中间宿主是果蝠，主要传染源是猪。被感染的猪可通过体液或气溶胶传播给人，主要导致尼帕病毒脑炎。该病的潜伏期为 4~18 天，初期临床症状轻微，类似流感症状，病死率高。至少 80% 的患者为成人男性。至今尚无有效的防治方法。

第四节　肺　病　毒

一、呼吸道合胞病毒

呼吸道合胞病毒（respiratory syncytial virus，RSV）曾归属副黏病毒科，2016 年被重新分类为肺病毒科（*Pneumoviridae*）正肺病毒属（*Orthopneumovirus*），**是引起婴幼儿和儿童下呼吸道感染的主要病原体。**

RSV 呈球形，直径为 120~200nm，有包膜。核酸为不分节段的负单链 RNA。病毒基因组可编码 10 种蛋白质，包括 3 种包膜蛋白（F、G、SH）、2 种基质蛋白（M1、M2）、3 种核衣壳蛋白（N、P、L）和 2 种非结构蛋白（NS1、NS2）。目前分为 2 个血清型。病毒包膜上有 G 蛋白和 F 蛋白形成的刺突，但无 HA、NA 和 HL，不能凝集红细胞。RSV 可在 HeLa、Hep-2 等细胞中缓慢生长，约 10 天才出现 CPE，其特点是形成多核巨细胞和胞质内嗜酸性包涵体。

人呼吸道合胞病毒（human respiratory syncytial virus，hRSV）主要经飞沫传播，也可经接触污染的手或物品传播，传染性较强，是**医院感染的主要病原体之一**。婴幼儿和儿童普遍易感，能引起婴幼儿（特别是 2~6 个月婴幼儿）严重的呼吸道疾病，如细支气管炎和肺炎。

hRSV 所致疾病与其他病毒和细菌感染所致的呼吸道疾病难区别，需进行微生物学检查才能确诊。目前常用的方法是采用免疫荧光试验检查鼻咽部脱落细胞中的 hRSV 抗原，以及用 RT-PCR 方法检查病毒核酸进行快速辅助诊断。目前已有多款疫苗和治疗性药物上市。

二、人偏肺病毒

人偏肺病毒(human metapneumovirus,hMPV)归属肺病毒科偏肺病毒属(*Metapneumovirus*),是偏肺病毒属中的第一个人类病毒,具有与副黏病毒相似的电镜形态和生物学特性。

hMPV 主要经呼吸道传播,**儿童普遍易感**。低龄儿童、老年人、免疫功能不全的人群中发病率较高,并可引起致死性感染。hMPV 感染后的临床表现与呼吸道合胞病毒感染相似,但病情较缓和,病程略短。目前尚无有效的抗 hMPV 治疗药物和疫苗。

第五节 其他呼吸道病毒

一、腺病毒

腺病毒归属于腺病毒科(*Adenoviridae*)。人腺病毒(human adenovirus,HAdV)为腺病毒科的哺乳动物腺病毒属成员之一。截至 2023 年 12 月,ICTV 已记载有 7 个种(*Species A~G*),种内有多个不同的血清型,已知有 51 个人类腺病毒血清型。

腺病毒呈球形,直径 60~90nm,无包膜。核心为双链 DNA,核衣壳为典型的二十面体立体对称(图 23-11、图 23-12)。衣壳由 252 个壳粒组成,其中 240 个壳粒位于面上,为六邻体(hexon),含有组特异性的 α 抗原;12 个壳粒位于二十面体顶端,为五邻体(penton)。五邻体包括基底部分和一根纤突(fiber),基底部分有组特异性的 β 抗原和毒素样活性,与病毒所致的细胞病变有关。纤突长度为9~33nm,其末端膨大呈小球状。纤突蛋白含有型特异性的 γ 抗原,与腺病毒的吸附和凝集动物红细胞有关。各型腺病毒均可在原代人胚肾细胞及传代细胞中增殖,引起典型的细胞病变。腺病毒对理化因素的抵抗力比较强,对酸和温度耐受范围较大,紫外线照射 30 分钟、56℃ 30 分钟可被灭活。

腺病毒感染的传染源为病人或无症状的病毒携带者。**主要通过呼吸道传播,也可经粪-口途径传播,以及密切接触传播,**通过手、污染的毛巾、眼科器械等也可传播腺病毒,消毒不彻底的游泳池水可引起腺病毒的暴发流行。腺病毒所致的疾病分为以下四大类:**①呼吸道疾病:**包括急性发热性咽炎、

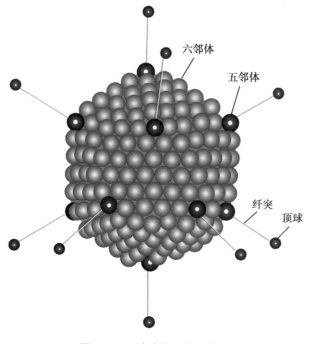

图 23-11 腺病毒形态示意图

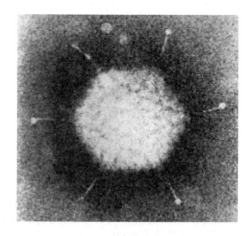

图 23-12 腺病毒电镜照片

咽结膜热、急性呼吸道感染和肺炎等。其中咽结膜热常有暴发流行倾向，腺病毒所致肺炎占病毒性肺炎的 20%~30%，多数发生在 6 个月到 2 岁的婴幼儿。②**胃肠道疾病**：主要指小儿胃肠炎与腹泻，约占小儿病毒性胃肠炎的 5%~15%。此外还可引起婴幼儿肠套叠。③**眼部疾病**：主要包括流行性角膜结膜炎（epidemic keratoconjunctivitis，EKC）和滤泡性结膜炎，前者传染性强，后者多为自限性疾病。④**其他疾病**：包括儿童急性出血性膀胱炎、女性宫颈炎和男性尿道炎等。

腺病毒感染的微生物学检查可采用病毒分离和鉴定的方法，但耗时较长，达不到早期诊断的目的。可用 PCR 等方法检测腺病毒核酸，ELISA 和免疫荧光等方法检测腺病毒感染者血清中的特异性抗体。目前尚无特异疫苗预防。

二、风疹病毒

风疹病毒（rubella virus，RV）属于风疹病毒科（*Matonaviridae*）风疹病毒属（*Rubivirus*）。风疹病毒是风疹的病原体，除引起儿童和成人风疹外，还可引起胎儿的流产、死胎和先天性风疹综合征（congenital rubella syndrome，CRS），对胎儿的危害极大。

风疹病毒直径 60~70nm，核酸为正单链 RNA，核衣壳为二十面体立体对称，有包膜且包膜表面有微小刺突。基因组全长 9.7kb，含两个 ORF。5' 端的 ORF1 编码非结构蛋白（NSP），3' 端的 ORF2 编码一条分子量为 230kDa 的多聚蛋白前体，经酶切加工后形成 3 种结构蛋白，即衣壳蛋白（C）、包膜糖蛋白 E1 和 E2。E1 蛋白具有血凝素活性，可通过血凝抑制试验检测抗风疹病毒的特异性抗体。风疹病毒只有一个血清型，能在细胞中增殖，不耐热，56℃ 30 分钟可被失活，对脂溶剂和紫外线敏感。

人是风疹病毒唯一的自然宿主，儿童是主要的易感者。风疹病毒通过呼吸道传播，在呼吸道局部淋巴结增殖后经病毒血症播散至全身引起风疹，主要表现为发热、斑点状皮疹、伴耳后和枕骨下淋巴结的肿大等症状。成人感染风疹病毒后症状较重，除出现皮疹外，还有关节炎和关节疼痛、血小板减少、出疹后脑炎等，病后大多预后良好。**风疹病毒感染最严重的危害是通过垂直传播引起胎儿先天性感染**，特别是孕 20 周内的孕妇发生的感染，对胎儿的危害最大。风疹病毒感染胎儿后，可影响胎儿细胞的生长、有丝分裂和染色体结构，导致流产或死胎以及先天性风疹综合征，即胎儿在出生后表现为先天性心脏病、先天性耳聋、白内障等畸形，以及黄疸性肝炎、肺炎、脑膜脑炎等疾患。人体感染风疹病毒后可获得持久免疫力。95% 以上正常人血清中含有抗风疹病毒的保护性抗体，孕妇血清中的抗体具有保护胎儿免受风疹病毒感染的作用。

风疹病毒感染的早期诊断很重要，尤其是对感染风疹病毒的孕妇，早期诊断可以减少胎儿畸形的发生。常用的检查方法有：①用 ELISA 等血清学的方法检测孕妇血清中抗风疹病毒的特异性 IgM 抗体，阳性则可认为是近期感染。②取胎儿羊水或绒毛膜检测风疹病毒抗原或核酸，可对风疹病毒感染作出早期诊断。③取胎儿羊水或绒毛膜进行风疹病毒分离培养和鉴定，但比较烦琐，不常使用。风疹减毒活疫苗接种是预防风疹的有效措施，目前使用的三联疫苗 MMR 可使 95% 的接种者获得高水平的保护性抗体，免疫力可维持 7~10 年以上甚至终生。

三、鼻病毒和肠道病毒 D68

鼻病毒（rhinovirus）和肠道病毒 D68（enterovirus D68，EV-D68）均属于小 RNA 病毒科（*Picornaviridae*）、肠道病毒属（*Enterovirus*）。鼻病毒为肠道病毒属下的甲型鼻病毒种（*Rhinovirus A*）、乙型鼻病毒种（*Rhinovirus B*）和丙型鼻病毒种（*Rhinovirus C*）成员，现已发现 169 个型（type）。EV-D68 曾属于人鼻病毒 87 型，现属于肠道病毒属丁型肠道病毒种（*Enterovirus D*）成员。

鼻病毒呈球形，直径 28~30nm，无包膜。核酸为正单链 RNA，衣壳由 VP1~VP4 蛋白组成，呈二十面立体对称排列。鼻病毒的受体是细胞表面的细胞间黏附分子-1（intercellular cell adhesion molecule-1，ICAM-1），即 CD54，可在人胚肾细胞中增殖，最适温度为 33℃。鼻病毒对酸敏感，pH 3.0 时迅速失活，据此特征能与其他肠道病毒区别。**鼻病毒是普通感冒常见的病原体**，引起的普通感冒占

30%~50%，也可引起婴幼儿和慢性呼吸道疾病患者的支气管炎和支气管肺炎。主要通过手接触传播，其次是飞沫传播。引起的疾病多为自限性疾病。由于鼻病毒型别多，感染后免疫保护作用短暂，因此再感染极为常见。目前尚无特异预防和治疗方法。

EV-D68 的形态结构、培养特性及传播方式与鼻病毒相似。该病毒自 1962 年在美国加州发现，主要导致感冒样轻度上呼吸道感染。2014 年美国报道了 1 000 多例感染者，其中部分重症患儿出现肺炎和急性弛缓性脊髓炎等呼吸系统和神经系统症状。我国自 2006 年起不断有 EV-D68 散发病例报告。有研究表明，EV-D68 是继肠道病毒 A71（enterovirus A71，EV-A71）之后，导致严重呼吸系统和神经系统疾病的重要肠道病毒。目前尚无特异预防和治疗方法。

四、呼肠病毒

呼肠病毒（reovirus）属于刺突呼肠病毒科（*Spinareoviridae*）正呼肠病毒属（*Orthoreovirus*），与属于平滑呼肠病毒科（*Sedoreoviridae*）的轮状病毒共同归类于呼肠病毒目（*Reovirales*）。呼肠病毒呈球形，直径 60~80nm，无包膜。核酸为双链 RNA，分 10 个片段，**双层蛋白质衣壳**为二十面立体对称。呼肠病毒有 3 个血清型，其中共有的抗原是补体结合抗原。呼肠病毒含有血凝素，能凝集人 O 型红细胞和牛红细胞。呼肠病毒在自然界中广泛存在，宿主范围广，大多数人在儿童时期已被感染，多呈隐性感染。显性感染包括轻度上呼吸道疾病、胃肠道疾病和神经系统疾病等。

思考题：

1. 从 SARS-CoV-2 的生物学与致病特征方面来阐述对 COVID-19 的预防策略和措施。
2. 阐述甲型流感病毒为什么易引起世界性大流行。
3. 简述人类对流感病毒和麻疹病毒的免疫力有何区别。
4. 呼吸道病毒中对胎儿危害较大的病毒是哪种？应怎样预防？

（汤 华　彭宜红）

第二十四章
消化道感染病毒

扫码获取
数字内容

要点:

1. 肠道病毒属是一群生物学性状相似的无包膜 RNA 病毒,多以消化道为侵入途径,引发脊髓灰质炎、无菌性脑膜炎、心肌炎、手足口病等肠道外感染。

2. 轮状病毒、诺如病毒和星状病毒都可引起急性胃肠炎,但其生物学性状差异大,致病特点如易感人群、传播环节和防治原则也不同。

消化道感染病毒**不是病毒分类学名称**,而是指一类通过胃肠道感染与传播的病毒。根据生物学特征和致病特点,可分为两大类:①**小 RNA 病毒科的肠道病毒属**:感染人类的主要包括脊髓灰质炎病毒、柯萨奇病毒、埃可病毒和后续发现的其他肠道病毒,引起脊髓灰质炎、心肌炎、脑炎和无菌性脑膜炎、手足口病、急性出血性结膜炎等疾病。此外,肠道病毒属还包括引起人类普通感冒的鼻病毒。②**引起急性胃肠炎**(acute gastroenteritis)**的病毒**:包括轮状病毒、杯状病毒、星状病毒和肠道腺病毒等,主要引起病毒性胃肠炎,表现为腹泻、呕吐等。

第一节 肠 道 病 毒

肠道病毒属归属于小 RNA 病毒科(*Picornaviridae*),也可称为小核糖核酸病毒科,病毒呈球形,直径约 27~32nm,二十面体立体对称结构,无包膜(图 24-1)。因其形态微小,基因组为+ssRNA,故得名。小 RNA 病毒科下分 68 个属,已知对人致病的有 7 个属:肠道病毒属(*Enterovirus*)、副埃可病毒属(*Parechovirus*)、心病毒属(*Cardiovirus*)、肝病毒属(*Hepatovirus*)、嵴病毒属(*Kobuvirus*)以及新近发现的 2 个病毒属(*Cosavirus*、*Salivirus*)。

肠道病毒属的分类及命名:20 世纪 50 年代,依据对人类和实验动物的致病性、首次发现的地点、体外培养引起的细胞病变效应等,将肠道病毒(enterovirus, EV)分为脊髓灰质炎病毒(poliovirus, PV)、A 组和 B 组柯萨奇病毒(coxsackievirus A, CVA; coxsackievirus B, CVB)、埃可病毒(enteric cytopathopenic human orphan virus, echovirus)等。至 1968 年,肠道病毒血清型总数为 67 个,由于新型肠道病毒不断发现,故将新发现的肠道病毒以 "EV" 后缀发现的顺序编号命名,如 EV68、EV69 等。甲型肝炎病毒(hepatitis A virus)曾称为 EV72,现归属于小 RNA 病毒科肝病毒属。鼻病毒(rhinovirus, RV)原为小

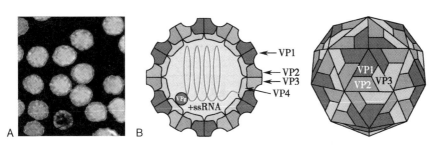

图 24-1　肠道病毒形态与结构模式图
A.肠道病毒电镜图(×450 000,程志提供);B.脊髓灰质炎病毒结构示意图。

287

RNA 病毒科中独立的鼻病毒属,2008 年,ICTV 根据鼻病毒衣壳蛋白 VP1 核酸序列和部分生物学特性与肠道病毒属的相似性,将其纳入肠道病毒属。根据 2017 年 ICTV 的分类情况,肠道病毒属有 15 个种(species),包括 12 个肠道病毒种(EV-A~L)、3 个鼻病毒种(RV-A~C)。其中感染人类的主要有 7 个种,即甲(A)~丁(D)型肠道病毒种(表 24-1)和甲(A)~丙(C)型鼻病毒种。此外 ICTV 自 EV68 起,在 "EV" 与后缀的数字序号之间加上 "种" 的英文字母(A、B、C、D),如 EV68 变更为 EV-D68,EV69 变更为 EV-B69,EV71 变更为 EV-A71(enterovirus A71,EV-A71)。而 EV-D68 之前的病毒血清型名称(现均称为 virus type)保持不变。基于中和实验,目前肠道病毒属已确认 175 个血清型(serotype),其中包括鼻病毒的 100 种血清型。

表 24-1　感染人类的肠道病毒

病毒种(species)	病毒	病毒型别
甲型肠道病毒种(*Enterovirus A*)	A 组柯萨奇病毒	CVA2-8、10、12、14、16
	肠道病毒	EV-A71、76、89-92、114、119-121
乙型肠道病毒种(*Enterovirus B*)	A 组柯萨奇病毒	CVA9
	B 组柯萨奇病毒	CVB1-6
	埃可病毒	E1-7、9、11-21、24-27、29-33
	肠道病毒	EV-B69、73-75、77-88、93、97-98、100-101、106-107、110-113
丙型肠道病毒种(*Enterovirus C*)	脊髓灰质炎病毒	PV1-3
	A 组柯萨奇病毒	CVA1、11、13、17、19-22、24
	肠道病毒	EV-C95-96、99、102、104-105、109、113、116-118
丁型肠道病毒种(*Enterovirus D*)	肠道病毒	EV-D68、70、94、111、120

* 部分型别是灵长类动物病毒。鼻病毒未列出。

肠道病毒属的共同特性

1. 基因组结构与编码蛋白　肠道病毒属基因组约为 6.9~7.4kb,其结构及功能高度保守。病毒基因组由 5′ UTR、可读框、3′ UTR 三部分组成(图 24-2),5′ UTR 较长,约占全基因组长度 10%,其部分序列高度折叠形成二级结构,可与核糖体 40S 亚基结合,称为内部核糖体进入位点(internal ribosome entry site,IRES),介导病毒的 IRES 依赖的翻译起始功能;可读框编码一个大前体蛋白(polyprotein);3′ UTR 较短,末端具有 poly(A)序列。病毒基因组类似 mRNA,进入细胞后可直接进行蛋白质翻译,

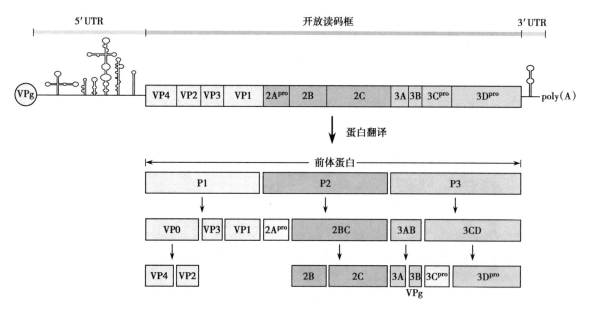

图 24-2　肠道病毒的基因结构与病毒蛋白生成过程

故具有感染性。将纯化的病毒 RNA 导入细胞即可引起感染并产生了代病毒,故肠道病毒基因组是感染性核酸(infectious RNA)。

以柯萨奇病毒为例,其基因组为 7.4kb 的+ssRNA,ORF 编码一个大前体蛋白,长约 2 200 个氨基酸,由 $2A^{pro}$、$3C^{pro}$ 蛋白酶逐级切割,生成病毒的结构蛋白(VP1~VP4)和非结构蛋白($2A^{pro}$、2B、2C、3A、3B、$3C^{pro}$、$3D^{pol}$)。在病毒蛋白成熟过程中,还会产生 2BC、3AB、3CD 等中间产物,也有生物学活性。

肠道病毒属的**病毒衣壳**由 4 个结构蛋白(VP1~VP4)组成,VP1~VP3 位于衣壳外侧,VP4 在衣壳内侧。**VP1 与病毒吸附宿主细胞有关**,是病毒的主要中和抗原。肠道病毒编码 7 个非结构蛋白,即 $2A^{pro}$、2B、2C、3A、3B、$3C^{pro}$ 和 $3D^{pol}$。其中 $3D^{pol}$ 是 RNA 依赖的 RNA 聚合酶(RdRp),负责子代病毒 RNA 基因组的转录。3B 可共价键结合于病毒基因组 RNA 的 5′ 端,又称为 VPg(viral genome-linked protein),在病毒 RNA 转录复制时充当引物。

$2A^{pro}$ 和 $3C^{pro}$ 都是半胱氨酸蛋白酶(cysteine protease)。$2A^{pro}$ 首先将病毒基因编码的前体蛋白切割为结构蛋白(P1)和功能蛋白(P2-P3)两大部分,随后 $3C^{pro}$ 在特定位点进一步切割,形成成熟的病毒结构蛋白和功能蛋白(图 24-2),因此,$2A^{pro}$、$3C^{pro}$ 是病毒蛋白成熟所必需的关键酶。$2A^{pro}$、$3C^{pro}$ 不仅切割病毒蛋白,也切割细胞蛋白,是病毒复制及致病的重要机制之一。研究显示 $2A^{pro}$、$3C^{pro}$ 和 $3D^{pol}$ 抑制剂可有效抑制病毒的复制与感染,因此,$2A^{pro}$、$3C^{pro}$ 和 $3D^{pol}$ 是研发抗肠道病毒药物的重要靶点。

2. 病毒复制 肠道病毒的复制周期是在细胞质内完成。首先病毒体与细胞膜表面特异性受体结合,触发病毒体构型改变,释放病毒 RNA 进入细胞质。病毒 RNA 在胞质中首先合成子代病毒蛋白,然后合成子代病毒 RNA,装配和释放子代病毒,整个复制周期需 5~10 小时。

肠道病毒复制过程中可选择性关闭宿主蛋白合成,其机制是病毒 $2A^{pro}$、$3C^{pro}$ 可切割细胞蛋白翻译起始因子 eIF4G,肠道病毒的蛋白翻译无须完整 eIF4G 参与,因此不影响病毒蛋白合成。肠道病毒蛋白酶也可破坏细胞 RNA 转录调控分子,从而抑制宿主细胞 RNA 合成。

细胞通过 Toll 样受体(TLR)识别病原相关分子模式(PAMP),例如病毒 RNA,诱导干扰素表达,阻止病毒入侵。但是,肠道病毒 $3C^{pro}$、$2A^{pro}$ 可破坏干扰素信号通路的多个关键分子,导致细胞不能有效启动天然免疫机制,有利于病毒的感染。

多数肠道病毒可以感染传代细胞系,例如,柯萨奇病毒、EV-A71 可感染宫颈癌细胞 HeLa 和横纹肌肉瘤细胞 RD,出现明显细胞病变。

3. 致病性 肠道病毒无包膜,对环境理化因素的抵抗力较强,对破坏包膜的乙醚和去污剂不敏感。在胃肠道能耐受胃酸、蛋白酶、胆汁的作用,但鼻病毒不耐酸。

肠道病毒属主要经**粪-口途径**传播,90% 以上的肠道病毒感染为**隐性感染**,少数出现临床症状,健康病毒携带者不多见。肠道病毒虽然通过肠道感染进入机体,**其主要危害是损伤肠道外的重要器官**,包括中枢神经系统(脑和脊髓)、心肌、胰腺、骨骼肌等,引起脊髓灰质炎、无菌性脑膜炎、脑膜脑炎、心肌炎、心周炎和手足口病等。肠道病毒型别众多,利用细胞表面的受体不同,致病性也不同;一个型别可致多种疾病或病征,而一种疾病又可由不同型别引起(表 24-2)。

表 24-2 肠道病毒相关的疾病

组织与器官	疾病与症状	脊髓灰质炎病毒	A 组柯萨奇病毒	B 组柯萨奇病毒	埃可病毒	肠道病毒 D68-A121 型
神经系统疾病	无菌性脑膜炎	1~3	多型	1-6	多型	68,71
	弛缓性麻痹	1~3	7,9	2~5	2,4,6,9,11,30	68,70,71
	无菌性脑炎		2,5~7,9	1~5	2,6,9,19	68,70,71
皮肤与黏膜	疱疹性咽峡炎		2~6,8,10			71
	手足口病		5,10,16	1		71
	皮疹		多型	5	2,4,6,9,11,16,18	

续表

组织与器官	疾病与症状	脊髓灰质炎病毒	A 组柯萨奇病毒	B 组柯萨奇病毒	埃可病毒	肠道病毒D68-A121 型
心脏与肌肉	流行性胸痛			1~5	1,6,9	
	心肌炎与心包炎			1~5	1,6,9,19	
眼部	急性出血性结膜炎		24			70
呼吸道	感冒		21,24	1,3~5	4,9,11,20,25	68
	肺炎		9,16	4,5		68
	肺水肿					71
消化道	腹泻		18,20~22,24		多型	
	肝炎		4,9	5	4,9	
其他	病毒感染后疲劳综合征	1~3		1~6		
	新生儿全身感染			1~5	11	
	糖尿病			3,4		

一、脊髓灰质炎病毒

脊髓灰质炎（poliomyelitis）曾是一种广泛传播的急性传染病，常累及中枢神经系统，损害脊髓前角运动神经细胞，导致肢体松弛性麻痹并可持续终身，多见于儿童，故又称为小儿麻痹症（infantile paralysis）。公元前 1500—公元前 1300 年埃及浮雕中有单腿萎缩的祭司画像，是至今发现最早有记载的人类病毒性传染病。1840 年德国 Jacob von Heine 医生首次描述该病，推测与脊髓受损有关。1909 年奥地利 Karl Landsteiner 和 Erwin Popper 医生确认脊髓灰质炎病毒是导致脊髓灰质炎的病原体。1971 年 ICTV 会将该病毒归类为小 RNA 病毒科肠道病毒属，2008 年将其归类为丙型肠道病毒种（EV-C）。

脊髓灰质炎通过接种疫苗可有效预防，WHO 于 2015 年和 2019 年宣布 2 型和 3 型脊髓灰质炎病毒野病毒已被消灭，目前只有 1 型脊髓灰质炎病毒野病毒尚在传播，主要分布在南亚以及南部非洲的少数国家。

（一）生物学性状

脊髓灰质炎病毒（polivirus PV）具有典型的肠道病毒形态和结构，病毒颗粒为直径 28nm 的球形颗粒，无包膜（图 24-1），基因组与其他肠道病毒的同源性高。PV 依据抗原差异分为 1、2、3 三个型，各型间无交叉免疫反应。

病毒对环境因素有较强抵抗力。在污水和粪便中可存活数月。在胃肠道能耐受胃酸、蛋白酶和胆汁的作用。在 pH 3.0~9.0 时稳定，对热、去污剂均有一定抗性，室温可存活数日，但 50℃可迅速灭活病毒。1mol/L $MgCl_2$ 或其他二价阳离子，能显著提高病毒对热抵抗力。

（二）致病性与免疫性

PV 主要经粪-口途径传播，患者和无症状携带者是传染源，85% 的病例由 1 型 PV 所致。潜伏期约 1~2 周。

PV 在细胞表面的受体是细胞黏附分子 CD155，属免疫球蛋白超家族，称为脊髓灰质炎病毒受体（poliovirus receptor，PVR）。CD155 只在脊髓前角细胞、背根神经节细胞、运动神经元、骨骼肌细胞和淋巴细胞等处分布，这些细胞是 PV 感染的靶细胞。

病毒首先在口咽、消化道局部黏膜和扁桃体、咽壁淋巴组织以及肠道集合淋巴结中增殖，经过病毒血症传播至全身,绝大多数是隐性感染,有1%~2%感染者,病毒突破血脑屏障侵犯到中枢神经系统,引起类脊髓灰质炎、无菌性脑膜炎,其中约0.1%感染者发展为脊髓灰质炎,表现为肢体**弛缓性麻痹**(flaccid paralysis),以下肢多见。极少数患者可因延髓麻痹而导致死亡。

由于国家免疫规划的实施,目前野毒株感染病例已经罕见。只有1型脊髓灰质炎病毒感染的病例报道。

PV感染可刺激机体产生保护性抗体,包括咽喉和肠道黏膜表面的SIgA抗体和血清中和抗体,对同型病毒有持久的免疫力,可阻止病毒自肠道感染和经血液播散,IgG类抗体可通过胎盘,对6个月以内婴儿具有保护作用。

（三）微生物学检查

1. 核酸检测 提取粪便或脑脊液样本中的RNA,用RT-PCR可特异、敏感的快速检测PV基因组。必要时应将扩增片段进行核酸测序,以鉴别是野毒株还是疫苗株。

2. 病毒培养 粪便标本加抗生素处理后,接种原代猴肾或人胚肾细胞,置37℃培养7~10天,若出现细胞病变,用中和试验进一步鉴定病毒型别。

3. 抗体检测 用发病早期和恢复期双份血清进行中和试验,若血清中和抗体滴度有4倍或以上增高,则有诊断意义。可检测其IgM抗体进行快速诊断。

（四）防治原则

脊髓灰质炎可通过人工主动免疫有效预防,脊髓灰质炎疫苗是各国扩大免疫规划（Expanded Program on Immunization,EPI）的规定项目。脊髓灰质炎疫苗包括灭活脊髓灰质炎疫苗（inactivated polio vaccine,IPV）,或Salk疫苗和口服减毒活疫苗（live oral polio vaccine,OPV）,或Sabin疫苗。IPV和OPV有三价疫苗（trivalent IPV,tIPV;trivalent OPV,tOPV）,即由3个不同型别的脊髓灰质炎病毒混合制成,免疫后可获得针对3个型别脊髓灰质炎病毒的特异性保护抗体。目前我国国家免疫规划项目中采用的二价减毒活疫苗bOPV（bivalent OPV）是由1型和3型脊髓灰质炎减毒活疫苗组成。

口服OPV类似自然感染,可刺激机体产生SIgA,免疫效果好,但有毒力变异的危险,可能引起疫苗相关麻痹型脊髓灰质炎（vaccine associated paralytic poliomyelitis,VAPP）。口服OPV后可在咽部黏膜感染1~2周,并从消化道排出,造成疫苗毒力变异株的传播。由减毒活疫苗相关脊髓灰质炎病毒（vaccine-associated poliovirus,VAPV）和疫苗衍生脊髓灰质炎病毒（vaccine-derived poliovirus,VDPV）所致的病例在世界各地时有发生,为此,部分发达国家已经停用减毒活疫苗,只用灭活疫苗。我国自2020年1月起实施新的脊髓灰质炎疫苗免疫策略,即常规免疫程序为2剂IPV加2剂bOPV。

在脊髓灰质炎流行期间,对与患者有过密切接触的易感者可进行人工被动免疫,即给予丙种球蛋白注射紧急预防。

二、柯萨奇病毒、埃可病毒

柯萨奇病毒（Coxsackie virus,CV）包括A、B两组。A组柯萨奇病毒有21个血清型,其中A2-8、A10、A12、A14、A16现归类为甲型肠道病毒种（EV-A）,A9归类为乙型肠道病毒种（EV-B）,A组中其他血清型则归类为丙型肠道病毒种（EV-C）;B组柯萨奇病毒有6个血清型,均归类为乙型肠道病毒种（EV-B）。埃可病毒（enteric cytopathogenic human orphan virus,echovirus）亦称人肠道致细胞病变孤儿病毒,因发现时不清楚其致病性而得名,有28个血清型,均归类为乙型肠道病毒种（EV-B）（表24-1）。

（一）生物学性状

柯萨奇病毒、埃可病毒的形态、结构和基因组及其理化性状等与脊髓灰质炎病毒相似。A组柯萨奇病毒感染乳鼠引起广泛性骨骼肌炎,导致弛缓性麻痹;B组柯萨奇病毒感染乳鼠引起局灶性肌炎,导致痉挛性麻痹（spastic paralysis）,并常伴有心肌炎、脑炎和棕色脂肪坏死等。不同类型肠道病毒在致细胞病变以及对乳鼠或猴的致病性等方面各具特点（表24-3）

表 24-3　肠道病毒致细胞病变和对动物致病性的特点

致病性	脊髓灰质炎病毒	A 组柯萨奇病毒 *	B 组柯萨奇病毒	埃可病毒	EV-D68~C116 型 **
致细胞病变	+	+/-	+	+	+
对乳鼠致病性	-	+	+	-	+/-
对猴致病性	+	+/-	-	-	-

*A 组柯萨奇病毒 7、9、16、24 型有致细胞病变作用,而 7 和 14 型对猴有致病性。**EV-A71 对乳鼠有致病性。

（二）致病性与免疫性

柯萨奇病毒和埃可病毒型别多,分布广泛,感染机会多。病人与无症状携带者是传染源,主要通过粪-口途径传播,也可以通过呼吸道或眼部黏膜感染。柯萨奇病毒和埃可病毒可引起中枢神经系统、心、肺、胰、皮肤、黏膜等多种组织的感染（表 24-2）。

1. 病毒性心肌炎（viral myocarditis）与扩张型心肌病（dilated cardiomyopathy）　分子流行病学研究显示,在心肌炎和扩张型心肌病患者心肌组织中经常能检测到 B 组柯萨奇病毒基因组 RNA。B 组柯萨奇病毒攻击实验小鼠常引起心肌炎。肌养蛋白（dystrophin）是细胞骨架成分,肌养蛋白缺陷是家族性先天性扩张型心肌病的病因。B 组柯萨奇病毒 $2A^{pro}$ 可破坏肌养蛋白,表达 $2A^{pro}$ 的转基因小鼠会发展为扩张型心肌病。因此,B 组柯萨奇病毒是病毒性心肌炎、扩张型心肌病的主要病因之一,其引起儿童和成人的原发性心肌病,约占心脏病的 5%。研究显示 A 组柯萨奇病毒、埃可病毒也可引起心肌感染。

2. 手足口病（hand-foot-mouth disease, HFMD）　手足口病是一种急性传染病,多见于 6 个月至 5 岁以下的婴幼儿,突然发病,主要表现为发热,1~2 天后手、足、臀部皮肤出现皮疹,伴有口腔黏膜溃疡。少数患者可并发无菌性脑膜炎、脑干脑炎、急性弛缓性麻痹和心肌炎等,病后可出现一过性或终生后遗症。重症患儿病情进展快,可因心肺衰竭及急性呼吸道水肿而死亡。手足口病可由 20 多种肠道病毒所致,其中 EV-A71 和 CVA16 最为常见。流行病学资料显示,重症手足口病及死亡病例多由 EV-A71 引起。CVA16 引起的手足口病通常症状较轻。手足口病呈区域流行,长期观察发现东南亚地区每 3 年出现流行疫情。2008 年我国南方出现区域流行疫情,此后的流行病学调查显示全国大部分省市都有规模不等的流行。我国于 2008 年 5 月将手足口病列为丙类传染病。

3. 无菌性脑膜炎（aseptic meningitis）　A 组柯萨奇病毒、B 组柯萨奇病毒和埃可病毒均能引起无菌性脑膜炎,临床早期症状为发热、头痛、全身不适、呕吐、腹痛和轻度麻痹,1~2 天后出现颈强直、脑膜刺激症状等。

4. 疱疹性咽峡炎（herpetic angina）　由 A 组柯萨奇病毒 2~6、8、10 型引起。典型症状是在软腭、悬雍垂周围出现水疱性溃疡损伤。

5. 婴儿全身感染性疾病　是严重的多器官感染性疾病,包括心脏、肝脏和脑。由 B 组柯萨奇病毒和埃可病毒某些型别引起,病毒经胎盘或接触传播引起,感染的婴儿表现为嗜睡、吮乳困难和呕吐等症状,进一步发展为心肌炎或心包炎,甚至死亡。

此外,柯萨奇病毒、埃可病毒还可引起呼吸道感染、胃肠道疾病、胸肌痛等疾病。B 组柯萨奇病毒在小鼠可引起胰腺病变,可能与 1 型糖尿病的发生有关。

柯萨奇病毒和埃可病毒感染可以刺激机体产生特异性抗体,并形成针对同型病毒的持久免疫力。

（三）微生物学检查与预防原则

由于柯萨奇病毒和埃可病毒型别多,临床表现多样,所以微生物学检查对确定病因尤为重要。通常采集咽拭子、粪便和脑脊液等标本,通过接种猴肾细胞或乳鼠进行病毒分离,再用病毒特异性组合及单价血清做中和试验,进行病毒型别鉴定,或者根据乳鼠病理学损伤和免疫学分析进行病毒型别鉴定。用 ELISA 法检测病毒抗体或 RT-PCR 法检测病毒核酸,可以辅助诊断病毒感染。目前尚无特异性治疗药物和预防疫苗。

三、其他肠道病毒

肠道病毒 D68~C116 型可引起多种人类疾病（表 24-2），如手足口病、急性出血性结膜炎、肺炎和脑炎等。

（一）肠道病毒 A71

肠道病毒 A71 于 1969 年首次在美国加利福尼亚的病毒性脑炎患儿中发现，此后在世界范围内出现多次 EV-A71 引起的手足口病流行，尤其在东南亚呈周期性流行。近年我国也出现手足口病疫情，流行病学调查显示主要由 EV-A71 和 CVA16 引起，其中重症致死病例主要是 EV-A71 感染造成。

1. 生物学性状　EV-A71 具有典型的肠道病毒形态和基因组结构。EV-A71 只感染一周龄左右的乳鼠，成年鼠对 EV-A71 不敏感。实验室常用横纹肌肉瘤细胞 RD 和非洲绿猴肾细胞 Vero 传代EV-A71。EV-A71 已知的细胞入侵受体有：P-选择素糖蛋白配体-1（P-selectin glycoprotein ligand-1，PSGL-1）、B 类清道夫受体 II（scavenger receptor class B member 2，SCARB2）；黏附受体有膜联蛋白Annexin II、硫酸乙酰肝素（heparan sulfate）、波形蛋白（vimentin）和唾液酸。小鼠不表达人 SCARB2和人 PSGL-1，可能是成年小鼠对 EV-A71 不敏感的原因之一，通过基因敲入（gene knock-in）方法建立的表达人 SCARB2 或人 PSGL-1 的小鼠，EV-A71 可感染其成年鼠并引起典型症状。SCARB2 和PSGL-1 也是 CVA16 的受体，EV-A71 和 CVA16 均可引起人类手足口病。

EV-A71 根据病毒衣壳蛋白 VP1 编码序列的差异，可分为 A、B、C 三个基因型，各型之间至少存在 15% 核苷酸序列的差异。A 型仅有 BrCr 株，是 EV-A71 的模式株（prototype），流行于美国；B 型和 C 型又可进一步分为 B1~B5 以及 C1~C5 亚型，在世界范围内广泛传播，我国流行的主要是 C4亚型。

EV-A71 抵抗力较强，能够耐受胃酸、胆汁，在室温下可存活数天。能抵抗有机溶剂（例如乙醚和氯仿），还能抵抗 70% 乙醇和 5% 甲酚皂溶液等常见的消毒剂，但是对 56℃以上高温、氯化消毒、甲醛和紫外线的抵抗力较差。

2. 致病性　病人和无症状病毒携带者是 EV-A71 感染的传染源，经粪-口途径、呼吸道飞沫或直接接触传播，**隐性感染常见**。病毒侵入后在淋巴组织中增殖入血形成第一次病毒血症，可在靶器官和组织繁殖，再次入血导致第二次病毒血症，引起严重病变。EV-A71 主要引起疱疹性咽峡炎、手足口病、无菌性脑炎、脑膜炎以及类脊髓灰质炎等多种疾病，严重感染可引起死亡。

EV-A71 对脊髓前角神经元有组织嗜性，是最常见的引起急性弛缓性麻痹的非脊髓灰质炎病毒。

3. 免疫性　病毒感染后可形成抗 VP1 的中和抗体，小于 6 个月的婴儿因携带有从母亲体内获得的 IgG 抗体，对 EV-A71 的感染具有一定的免疫力。

4. 微生物学检查和防治原则　EV-A71 的病原学诊断方法包括：①病毒分离和鉴定：采集病人粪便或者疱疹液标本，用易感细胞分离鉴定病毒；②病毒核酸检测：RT-PCR 检测病毒基因能快速诊断；③血清学诊断：对已知病毒血清型可用发病早期和恢复期双份血清进行中和试验，若血清抗体有 4 倍或以上增长，有诊断意义。检测 IgM 抗体可发现新近感染。

EV-A71 灭活疫苗是由我国自主研发、全球唯一上市的预防手足口病的疫苗。目前尚无特异抗EV-A71 药物。

（二）肠道病毒 D68、B69、D70 型

肠道病毒 D68（EV-D68）是从呼吸道感染的儿童分离获得，主要与毛细支气管炎和肺炎的发生有关。2014 年秋北美出现 EV-D68 流行疫情，受到广泛关注。

肠道病毒 B69（EV-B69）在健康儿童的直肠标本分离获得，其致病性尚不清楚。

肠道病毒 D70（EV-D70）可以直接感染眼结膜，但不能感染肠道黏膜细胞，是人类急性出血性结膜炎（acute hemorrhagic conjunctivitis）最主要的病原体。病毒复制的最适温度是 33~35℃，在疾病早期易从结膜中分离获得。急性出血性结膜炎俗称"红眼病"，最早在非洲和东南亚等地发生流行，现

在世界各地均有报道。该病以点状或片状的突发性结膜下出血为特征,主要通过接触传播,传染性强,成人患者多见。潜伏期为 1~2 天,临床病程约 1~2 周。治疗以对症处理为主,外用干扰素滴眼液有良好效果。

第二节　急性胃肠炎病毒

急性胃肠炎病毒包括轮状病毒、杯状病毒、星状病毒和肠道腺病毒等(表 24-4),是引起以腹泻、呕吐为主要症状的病毒性胃肠炎的病原。

表 24-4　急性胃肠炎病毒的种类与疾病

科	主要种类	分组或分型	基因组	致病特点
平滑呼肠病毒科	轮状病毒	A 组	分节段、双链 RNA	婴幼儿腹泻
		B 组		成人腹泻
		C 组		散发性儿童腹泻
杯状病毒科	诺如病毒		正单链 RNA	群体腹泻
星状病毒科	星形病毒		正单链 RNA	散发性婴幼儿和儿童腹泻
腺病毒科	腺病毒	40、41 型	双链 DNA	流行性婴幼儿严重腹泻

一、轮状病毒

1973 年 Ruth Bishop 等在澳大利亚墨尔本的一名急性腹泻患儿的十二指肠黏膜组织超薄切片中发现形状呈"车轮状"的病毒颗粒,称为轮状病毒(rotavirus,RV),其基因组是分节段的双链 RNA,根据 2022 年 ICTV 分类,轮状病毒归类为呼肠病毒目(*Reovirales*)平滑呼肠病毒科(*Sedoreoviridae*)轮状病毒属(*Rotavirus*)。

轮状病毒是人类腹泻的主要病原之一。流行病学调查显示,全球每年约有 1.14 亿婴幼儿轮状病毒感染病例,29%~45% 的腹泻住院患者是轮状病毒感染,轮状病毒感染主要发生于发展中国家,每年死于轮状病毒感染的儿童达 50 万。1983 年我国学者发现导致成人腹泻的轮状病毒,称为成人腹泻轮状病毒(adult diarrhea rotavirus)。

(一)生物学性状

轮状病毒为 70nm 的球形颗粒,无包膜,电镜下呈"车轮状"(图 24-3A)。病毒基因组由 11 个节段的双股 RNA 组成,在聚丙烯酰胺凝胶电泳(polyacrylamide gel electrophoresis,PAGE)中病毒基因组 RNA 片段的迁移率不同,形成的特征性的电泳图形可对轮状病毒初步分组。

病毒基因组编码 11 种病毒蛋白质,包括 6 个结构蛋白(VP1~VP4、VP6、VP7)和 5 个非结构蛋白(NSP1~NSP5)(图 24-3B)。其中,结构蛋白构成病毒颗粒的二十面体对称排列的三层衣壳结构:①核心层(core layer):由 VP1、VP2、VP3 和病毒基因组组成。VP1 为 RNA 依赖的 RNA 聚合酶(RdRp)。VP3 为鸟苷酸转移酶,指导病毒基因组的复制与转录。VP2 是核心层结构的主要蛋白,VP1 和 VP3 均附着于 VP2 上。②中间层(intermediate layer)或内衣壳(inner capsid):由 260 个 VP6 三聚体构成,VP6 是病毒分组的特异性抗原。③外层或外衣壳(outer capsid):由 260 个 VP7 三聚体和 60 个刺突状的 VP4 二聚体构成。VP4 是位于病毒表面的刺突,决定轮状病毒的血清型与感染性,VP4 经蛋白酶切割成 VP5 和 VP8 后病毒的感染性显著增强。VP7 为病毒外衣壳蛋白,与宿主细胞结合并介导病毒进入细胞。VP4 和 VP7 作为中和抗原,可诱导中和抗体和辅助鉴定病毒血清型。

病毒基因组的 5、7、8、10、11 片段分别编码非结构蛋白 NSP1~NSP6,其中 NSP1、NSP2 是 RNA 结合蛋白质,NSP3 参与阻断细胞蛋白质合成,NSP4 是病毒**肠毒素**(enterotoxin),可引起腹泻症状,NSP5、

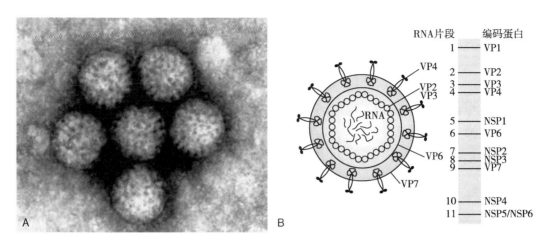

图 24-3 轮状病毒形态与结构
A.免疫电镜下轮状病毒的形态；B.病毒结构及其 RNA 片段与编码蛋白。

NSP6 调控病毒的复制与装配。

轮状病毒属目前下分 9 个种（A~D、F~J），依据是：①VP6 抗原性；②保守基因片段序列，如片段 1 和 6；③宿主种属。不同种间病毒的基因片段一般不发生重配（reassortment），因此一个毒种的基因相对稳定，代表一个独立的基因库（gene pool）。能引起人类疾病的病毒种有 A、B 和 C。根据外衣壳 VP4、VP7 的抗原性，病毒再分血清型，A 组 5 个血清型（G1~G4、G9）是主要致病型别。

轮状病毒可感染非洲绿猴肾细胞 MA-104，但需要用胰蛋白酶预处理，使 VP4 蛋白裂解成 VP5 和 VP8，才能保证病毒的感染性。轮状病毒借助细胞内吞（endocytosis）方式进入细胞，被溶酶体酶处理脱衣壳。生物合成过程中发生于细胞质中，常在核周形成由大量病毒蛋白组成的病毒质（viroplasm），可能是病毒复制与装配的场所，轮状病毒以裂解细胞方式释放。

由于轮状病毒基因组是分节段的双股 RNA，在装配过程中可能发生不同毒株的基因片段互换，导致基因重配，从而出现新型或亚型毒株，是轮状病毒变异的原因之一。

（二）致病性与免疫性

感染人类的主要是 A 种轮状病毒，全球分布，主要引起**婴幼儿腹泻**，是发展中国家婴幼儿死亡的重要原因之一。B 种在我国和东南亚曾引起成人腹泻，以 15~45 岁青壮年为主，多为自限性感染，病死率低。C 种感染少见，多散发，偶见暴发流行。

轮状病毒腹泻的发生具有一定的季节性，**以秋冬寒冷季节多见**，故又称为"秋季腹泻"，但在**热带地区的季节性不明显**。病人和无症状携带者是传染源，主要通过粪-口途径传播。病毒感染后经过 1~2 天潜伏期后出现急性胃肠炎，症状包括水样便、呕吐、脱水、发热等，持续 3~8 天左右，免疫健全患者通常为自限性感染，而免疫缺陷儿童可发生严重腹泻、脱水或转为慢性腹泻。50%的感染者无症状，表现为隐性感染。

轮状病毒腹泻的发生机制是：①轮状病毒感染小肠绒毛顶端的细胞，破坏细胞的转运机制与绒毛结构，造成小肠吸收障碍。②病毒 NSP4 蛋白发挥病毒肠毒素的作用，直接激活细胞内信号通路诱导小肠细胞过度分泌。致死病例的发生主要是由于严重脱水与电解质紊乱所致。

轮状病毒感染后可获持久免疫力，主要由型特异抗体和肠道局部 SIgA 发挥保护性作用，但不同型别无交叉保护，仍可再次感染。

（三）微生物学检查与防治原则

轮状病毒感染的微生物学检查方法主要包括：①**核酸检测**：RT-PCR 可从粪便样品中快速、敏感检出轮状病毒核酸。PAGE 电泳常用于检测轮状病毒分节段 dsRNA 基因组，根据 dsRNA 片段的迁移模式可区分轮状病毒的组别。②**病毒颗粒与抗原检测**：用轮状病毒免疫血清作用于粪便样本，通过抗原-抗体的凝集作用可提高免疫电镜的检出率。ELISA 和乳胶凝集试验可简便、快速、特异性检测粪便标本中的病毒抗原,常用于临床诊断。③**病毒分离**:轮状病毒需用旋转细胞管的方式来分离培养,常用细胞系是 MA104、Caco-2 等,须经胰酶消化处理样本以提高阳性率。由于病毒培养易感性低、无明显细胞病变等,故很少用于临床诊断。

目前尚无特异性治疗手段,以对症治疗为主,给予口服脱水补充液或输液治疗,防止脱水和酸中毒。国外有单价、五价减毒活疫苗用于预防轮状病毒感染。

二、杯状病毒

杯状病毒科(*Caliciviridae*)是一群 27~40nm 球形、无包膜的正单链 RNA 病毒,衣壳表面有杯状凹槽。杯状病毒(calicivirus)一词来源于拉丁语"calyx",意即"杯子"。杯状病毒科根据基因组特征分为 11 个属,由于有严格的种属特异性,其中仅诺如病毒属(*Norovirus*)和札如病毒属(*Sapovirus*)的病毒可感染人和黑猩猩,是除轮状病毒外最常引起人类腹泻的病毒,其余的杯状病毒只感染动物。

(一)诺如病毒

诺如病毒(norovirus,NoV)是 1968 年在美国俄亥俄州诺瓦克镇(Norwalk)一所小学发生急性胃肠炎流行时被发现,曾命名为诺瓦克病毒(Norwalk virus)。根据电镜下病毒形态,也曾称之为小圆结构病毒(small round structured virus,SRSV),后明确为杯状病毒。

1. 生物学特点　诺如病毒衣壳呈二十面体立体对称,27~40nm,无包膜,电镜下可见病毒表面有 32 个特征性的杯状凹陷。诺如病毒基因组长约 7.5kb,为**正单链 RNA**,5′ 端和 3′ 端各有一个小的非编码区,中间是 3 个可读框。ORF1 编码一个前体蛋白,经病毒自身蛋白酶的切割,形成病毒的非结构蛋白,包括 RNA 聚合酶;ORF2 编码结构蛋白 VP1,构成病毒衣壳;ORF3 最小,编码的蛋白功能未知。

诺如病毒在细胞质中复制,感染细胞的受体是**组织相容性血型抗原**(histocompatibility blood group antigen),表达于消化道的黏膜上皮细胞。诺如病毒尚未在传代细胞系中培养成功,有研究报道诺如病毒可以感染干细胞诱导分化而来的肠细胞,胆汁有利于感染。

诺如病毒属下仅有一个种。由于**常规方法无法培养**,诺如病毒分类主要靠基因分型。根据 VP1 编码序列的差异,可分为 10 个基因群(genogroup),用 G 加罗马数字表示(GI-GX)。基因群下再分基因型(genotype),GI 有 9 个基因型,GII 有 27 个基因型。同一基因群的毒株序列差异小于 45%,同一基因型的毒株序列差异小于 15%,序列的差异主要来源于病毒的基因重组。GI、GII 两群可感染人类,其中 **GII 群 4 型(GII.4)是人类感染最常见的型别**。

2. 致病性与免疫性　诺如病毒主要**经粪-口途径传播**,也可以经飞沫传播,进入体内后引起空肠黏膜绒毛上皮细胞肿胀和萎缩,导致脂肪和碳水化合物的吸收障碍。临床症状主要是呕吐和水样腹泻,有时伴有恶心、腹痛、寒战、发热等。潜伏期为 1~2 天,感染表现为自限性,症状通常持续 1~3 天,但在婴幼儿和老年患者症状可持续 4~6 天,严重者可能因为脱水或吸入呕吐物等并发症而死亡。

诺如病毒可感染各年龄段。诺如病毒抗体可经胎盘传至胎儿,研究显示超过 90% 的新生儿血清携带诺如病毒抗体,6 个月后血清抗体滴度逐渐下降,之后诺如病毒感染率开始升高。**2 岁以内儿童的胃肠炎最常见是轮状病毒感染,其次是诺如病毒,而大于 5 岁人群的病毒性胃肠炎最常见的就是诺如病毒感染**。50%~98% 的成年人抗诺如病毒抗体阳性,说明诺如病毒在人群中普遍感染。

诺如病毒感染全年均可发生,**冬季发病率更高**。诺如病毒具有**极强传染性**,在发达和发展中国家都是流行性胃肠炎的主要病因。一般在家庭、社区、医院和学校范围内暴发流行,往往与饮用水或游泳池水污染、食用未烹制或未煮熟的食品(海鲜、冷饮、凉菜等)有关。诺如病毒常污染贝类和牡蛎等海产品,是**旅行者腹泻的常见病因之一**。

3. 微生物学检查与防治原则　RT-PCR 可快速、敏感和特异地检测病毒核酸,是检测诺如病毒感染的主要方法,常用于粪便、食品和环境样品的检测。放射免疫法、ELISA 也常用于检测粪便、血清等样品中的病毒抗原和抗体。

诺如病毒对氯化物消毒剂有强抵抗力,乙醇和季铵盐不能有效灭活诺如病毒核酸。经常用肥皂洗手、彻底清洗水果蔬菜和煮制食品可有效减少诺如病毒的传播。如果有患者呕吐或腹泻,应立即用医用消毒剂或 5.25% 的家用漂白粉消毒污染物体表面,污染衣物可用去污剂清洗。

目前尚无疫苗。由于症状轻且呈自限性,一般无须要住院治疗,患者可通过口服补液或静脉输液防止脱水和酸中毒。

(二)札如病毒

札如病毒(sapovirus,SV)是 1977 年在日本札幌(Sapporo)某托儿所的腹泻暴发人群中被发现的,曾被称为札幌病毒或沙坡病毒,主要引起 5 岁以下儿童腹泻,发病率较低,临床症状类似轮状病毒感染,不需要住院治疗,目前无疫苗。

三、星状病毒

根据 2021 年 ICTV 分类,星状病毒科(*Astroviridae*)有两个属,即哺乳动物星状病毒属(*Mamastrovirus*)和禽星状病毒属(*Avastrovirus*),主要引起哺乳动物和鸟类腹泻。1975 年在婴儿腹泻粪便中通过电镜首次发现星状病毒(astrovirus,AstV),1981 年利用原代细胞成功分离该病毒。

星状病毒直径 28~30nm,二十面体球形颗粒,无包膜。在电镜下呈特征性的星状结构,具有光滑和略微内凹的外壳和五六个星状结构突起,故得名。基因组为+ssRNA,长约 6.2~7.7kb,两端为非编码区,中间有 3 个略有重叠的可读框(ORF1a、ORF1b、ORF2),编码 3 个结构蛋白(VP25、VP27 和 VP35)和 4 个非结构蛋白(p20、p20、p26 和 p57)。人类星状病毒(human astrovirus,HAstV)属于哺乳动物星状病毒属,现有 8 个血清型。

HAstV 是引起儿童病毒性腹泻三种最常见的病毒之一,其感染呈世界性分布,全年散发。借助食物和饮水,通过人与人之间的密切接触传播,**主要引起儿童和老年人腹泻**,潜伏期为 24~36 小时,病程 1~4 天。临床表现为非特异性、持续性的呕吐、腹泻、发热和腹痛,表现为自限性,无须住院治疗。

HAstV 感染的免疫性特点尚不清楚。由于 HAstV 主要感染儿童和老人,推测成人对其有抵抗力。

用电镜结合酶免疫实验直接检查粪便标本中病毒,可以辅助诊断 HAstV 引起的急性胃肠炎。尚无有效的治疗药物与预防疫苗。

四、肠道腺病毒

肠道腺病毒(enteric adenovirus)是指主要引起急性胃肠炎的腺病毒 40 和 41 型,以区别于主要引起呼吸道感染性疾病的腺病毒。

肠道腺病毒具有腺病毒的典型形态与结构,中等大小(90~100nm)、呈二十面体立体对称,无包膜,基因组为双链 DNA。对理化因素有抵抗力,在体外可以长期存活。

肠道腺病毒主要经粪-口途径传播,引起散发或流行性急性胃肠炎,以儿童感染多见,表现为腹泻、呕吐等临床表现。通过检查病毒抗原、核酸以及病毒分离和血清学检查可以辅助诊断肠道腺病毒感染。目前尚无有效的预防疫苗和治疗药物,主要采取对症治疗。

思考题:

1. 肠道病毒属有哪些共同特性?主要引起哪些疾病?
2. 为什么肠道病毒属病毒的生物学性状相似但致病性差异大?
3. 如何预防脊髓灰质炎?
4. 轮状病毒和诺如病毒都引起急性胃肠炎,两者致病有何差异?

(钟照华)

扫码获取
数字内容

第二十五章

肝炎病毒

要点:

1. 目前公认的人类肝炎病毒有甲、乙、丙、丁、戊型5种,其复制方式、传播途径和致病特点各有不同。

2. 甲型肝炎病毒和戊型肝炎病毒为RNA病毒,引起甲型肝炎和戊型肝炎,主要为急性发病。

3. 乙型肝炎病毒为嗜肝DNA病毒,其基因组复制具有逆转录过程,在肝细胞核中形成的共价闭合环状DNA难以从体内彻底清除。

4. 丙型肝炎病毒是一种有包膜的RNA病毒。丁型肝炎病毒为一种缺陷病毒,通常与乙型肝炎病毒合并感染。

5. 乙型和丙型肝炎病毒主要经血液、母婴和性途径传播,引起的乙型肝炎和丙型肝炎易迁延成慢性,并可发展为肝硬化、肝癌。

肝炎病毒(hepatitis viruses)是指以侵害肝脏为主并引起病毒性肝炎的一组不同种属的病毒。目前公认的人类肝炎病毒有**甲型肝炎病毒**(hepatitis A virus,HAV)、**乙型肝炎病毒**(hepatitis B virus,HBV)、**丙型肝炎病毒**(hepatitis C virus,HCV)、**丁型肝炎病毒**(hepatitis D virus,HDV)和**戊型肝炎病毒**(hepatitis E virus,HEV),在分类学上各归属于不同的病毒科和属,其理化特性、基因组结构、传播途径及致病特点也各不相同(表25-1)。

除公认的甲、乙、丙、丁和戊型肝炎外,目前仍然约有10%~20%的各类病毒性肝炎的病因不明,统称为非甲~戊型肝炎(non A to E hepatitis)。在研究这类未知肝炎的病原时曾发现一些新病毒,如

表25-1　人类肝炎病毒的主要特点及致病性

病毒	HAV	HBV	HCV	HDV	HEV
分类	小RNA病毒科 嗜肝病毒属	嗜肝DNA病毒科 正嗜肝DNA病毒属	黄病毒科 丙型肝炎病毒属	三角病毒科 Delta病毒属	戊型肝炎病毒科 帕斯拉戊型肝炎病毒属
病毒颗粒	27~32nm,球形	42nm,球形	50nm,球形	36~43nm,球形	27~34nm,球形
包膜	无	有,嵌有HBsAg	有	有,嵌有HBsAg	无
基因组及大小	+ssRNA,7.5kb	dsDNA,3.2kb	+ssRNA,9.6kb	环状-ssRNA,1.7kb	+ssRNA,7.2kb
抵抗力	耐热,耐酸碱	对酸、乙醚敏感	对酸、乙醚敏感	对酸、乙醚敏感	耐热
传播途径	粪-口传播	血源、垂直、性途径传播	血源、垂直、性途径传播	血源、垂直、性途径传播	主要以粪-口途径传播、也可经血液、母婴和密切接触等途径传播
急性重型肝炎	罕见	罕见	罕见	常见	常见于孕妇
转为慢性化	否	多	多	多	免疫低下者可有
致癌性	否	是	是	不明确	否

GB 病毒-C/庚型肝炎病毒（GBV-C/HGV）、TT 病毒、SEN 病毒等,但致病性尚不明确。此外,还有一些其他种类的病毒,如黄热病毒、巨细胞病毒、EB 病毒、风疹病毒等,虽也可引起肝脏功能损坏,但肝脏不是这类病毒主要的复制器官,故未列入肝炎病毒范畴。

WHO 提出"2030 年消除病毒性肝炎作为公共卫生危害",将相关工作列为传染病防控的一个重要目标。

第一节　甲型肝炎病毒

甲型肝炎病毒（HAV）主要经过**粪-口途径传播**,引起的人类甲型肝炎过去曾称为传染性肝炎（infectious hepatitis）。HAV 引起的急性甲型肝炎可造成暴发或散发流行,潜伏期短,发病较急,预后良好,一般为自限性疾病,**不发展成慢性肝炎和慢性携带者**。

1983 年,ICTV 将 HAV 归类为小 RNA 病毒科肠道病毒属 72 型。后发现 HAV 的生物学性状与小 RNA 病毒科肠道病毒属病毒存在差别,如①两者 RNA 基因组的核苷酸序列和 GC 含量有较大的差异;②HAV 缺少或仅含少量 VP4;③HAV 在细胞内增殖迟缓,产量低,不易引起细胞病变;④HAV 耐热耐酸;⑤HAV 有明显的嗜肝性等。1993 年 HAV 被 ICTV 单列为**小 RNA 病毒科**（*Picornaviridae*）**嗜肝病毒属**（*Hepatovirus*）。

一、生物学性状

1. 形态与结构　HAV 颗粒的直径为 27~32nm,呈球形,衣壳为二十面体立体对称,无包膜（图25-1）。在急性甲型肝炎患者血清或粪便中,用电镜可观察到 HAV 有实心颗粒和空心颗粒。实心颗粒为完整成熟的病毒体,有感染性;空心颗粒为缺乏病毒核酸的空心衣壳,无感染性但有抗原性。一般以前者为主。

2. 基因结构与功能　HAV 基因组为+ssRNA,长约7 500 个核苷酸。基因组由 5′UTR、ORF、3′UTR 及 poly（A）尾构成（图 25-2）。

基因组 5′UTR 全长 734bp,是基因组中最保守的序列,该区域对决定病毒感染的宿主细胞种类有着至关重要的作用。此外,该区域内含有**内部核糖体进入位点**（IRES）,可与细胞核糖体 40S 小亚基结合,在 HAV 蛋白的翻译过程中具有重要作用。编码区只有一个可读框（ORF）,分为 P1、P2、P3 三个功能区,编码约为 2 200 个氨基酸的前体蛋白。P1 区编码 VP1、VP2、VP3 及 VP4 4 种多肽,其中 VP1、VP2 和 VP3 为病毒衣壳蛋白的主要成分,具有免疫原性,可诱生中和抗体。而衣壳蛋白中 VP4 多

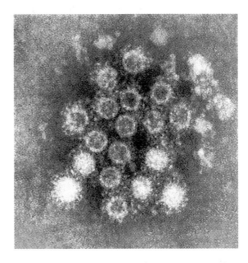

图 25-1　HAV 电镜图（×400 000 倍）
图中可见完整成熟的病毒体（实心颗粒）和不成熟病毒颗粒（空心衣壳）同时存在。

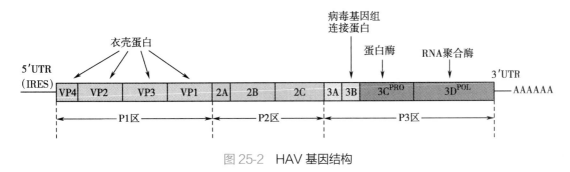

图 25-2　HAV 基因结构

肽缺失或很少,一般检测不到。P2 区编码 2A、2B 及 2C 蛋白,其中 2A 与 VP1 以 VP1-2A 形式产生,在病毒形态发生的后期,VP1-2A 被加工为成熟的 VP1 衣壳蛋白;2B 及 2C 的功能目前不完全清楚。P3 区编码 3A、3B、3C 及 3D,其中 3B 蛋白即 VPg,与病毒基因组的 5′UTR 的 5′端结合,启动病毒 RNA 复制和保护病毒核酸稳定性;3C 蛋白(3C^{pro})是蛋白酶,将 HAV 编码的单一的前体蛋白加工成各个结构和非结构蛋白;3D 蛋白(3D^{pol})是 RNA 依赖的 RNA 聚合酶(RdRp),决定病毒复制。HAV 的 3′UTR 不同株间变化较大,序列差异可达 20%,其功能可能与病毒的 RNA 合成调控有关。基因组末端为 poly(A)尾,可能与 HAV RNA 稳定性有关。

3. **血清型与基因型**　HAV 只有一个血清型,从世界各地分离的 HAV 毒株抗原性稳定,主要抗原表位位于 VP1 中,VP2 和 VP3 上也存在中和位点。根据 HAV VP1 区的序列差异,将来自世界不同地区的 HAV 毒株分为 5 个基因型(Ⅰ~Ⅴ),感染人的 HAV 主要有Ⅰ、Ⅱ和Ⅲ型,其还可以各分为 2 个亚型,即ⅠA 和ⅠB,ⅡA 和ⅡB,ⅢA 和ⅢB。

4. **动物模型与细胞培养**　HAV 的主要自然宿主是人类,以及黑猩猩、狨猴、猕猴、恒河猴等灵长类动物。我国学者毛江森等最早建立了短尾猴 HAV 感染动物模型。1979 年 Provost 在体外用 FRhk6 细胞首次成功分离培养 HAV 后,目前多种原代及传代细胞株均可用于 HAV 的分离培养,如非洲绿猴肾细胞(Vero)、传代恒河猴肾细胞(FRhk4 和 FRhk6)、人胚肾细胞以及人肝癌细胞系(PLC/PRF/5)等。但 HAV 在体外细胞中增殖缓慢且一般不引起细胞病变,故不能直接识别细胞是否被感染。用临床标本分离培养 HAV 较困难。

5. **抵抗力**　HAV 耐酸碱(在 pH 2.0~10.0 稳定)及有机溶剂。HAV 对热不敏感,98~100℃ 5 分钟方可完全灭活病毒。Mg^{2+}或 Ca^{2+}可增强 HAV 对热的抵抗力。HAV 在水源、海水、土壤以及毛蚶类水产品中可存活数天至数月。HAV 经高压蒸汽灭菌 20 分钟、煮沸 5 分钟、干热 180℃ 60 分钟、UV(1.1W/1min)、1∶4 000 甲醛 37℃ 3 天、10~15ppm 氯处理 30 分钟,以及 1∶100 倍稀释漂白粉等处理均可被灭活。

二、致病性与免疫性

1. **传染源与传播途径**　甲型肝炎的传染源为患者和隐性感染者。黑猩猩等易感动物在自然条件下虽然也可感染 HAV,但作为传染源的意义不大。HAV 主要通过**粪-口途径传播**,患者在潜伏期后期和急性期的粪便有传染性,含病毒的粪便经污染食物、水源、海产品(如毛蚶)及食具等传播而引起暴发或散发性流行。1988 年春季上海曾发生因生食被 HAV 污染的毛蚶而暴发甲型肝炎流行,发病多达 30 余万例,死亡 47 例。HAV 病毒血症时间短暂,故经输血或注射传播的可能性极小。

2. **致病机制**　HAV 主要侵犯儿童和青少年,潜伏期平均 30 天(15~45 天),大多数不出现明显的症状和体征。典型的甲型肝炎发病急,多出现发热、肝大、疼痛等症状,黄疸多见,伴有血清转氨酶,如血清丙氨酸转氨酶(alanine aminotransferase,ALT)和/或天冬氨酸转氨酶(aspartate aminotransferase,AST)升高。发病后 2 周血清和肠道中出现抗-HAV,随后患者粪便中的病毒逐渐消失。显性与隐性感染均可使机体产生抗-HAV,我国成人血清中抗-HAV 阳性率达 70%~90%。甲型肝炎为自限性疾病,通常不转为慢性肝炎和慢性携带者。

HAV 经口侵入人体后首先在口咽部或唾液腺中增殖。HAV 进入消化道和肝细胞的机制尚不清楚,但已明确 HAV 是在肝细胞中增殖而导致疾病。HAV 在细胞内增殖非常缓慢,并**不直接造成明显肝细胞损害**。当肝细胞内 HAV 复制高峰期过后,患者才出现明显的肝损伤。而黄疸出现时,血液和粪便中病毒量却明显减少,同时体内出现抗体,提示 HAV 引起的肝脏损伤与机体免疫应答过程有关。甲型肝炎预后良好,至今未发现 HAV 对细胞有转化作用。

3. **免疫性**　HAV 感染早期血清中出现抗-HAV IgM,感染 4~6 周达高峰,3 个月后降至检测水平以下。恢复期出现抗-HAV IgG,并可持续多年;在 IgM 出现的同时,从粪便中可检出抗-HAV SIgA。在恢复期还可出现病毒的适应性细胞免疫应答。显性和隐性感染后对 HAV 均可产生持久免疫力。

三、微生物学检查

1. 血清学检查　HAV 的实验室诊断以血清学检查为主,常用酶联免疫法(ELISA)检测患者**血清抗-HAV IgM,可作为 HAV 早期感染的指标**,是目前最常用的特异性诊断方法;抗-HAV IgG 检测仅用于流行病学调查;检查粪便中抗-HAV SIgA 也有助于诊断。

病毒及其抗原检测在潜伏期末期和急性期早期,可以采取咽拭子或粪便上清液接种敏感细胞进行病毒分离培养和鉴定,也可用免疫电镜检测粪便中的 HAV 颗粒;用 ELISA 法可检测培养细胞或粪便中 HAV 抗原。病毒及其抗原检测一般不作为常规诊断用。甲型肝炎 HAV 和抗-HAV 的消长情况见图 25-3。

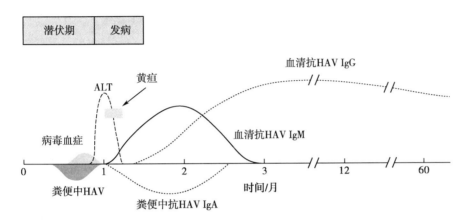

图 25-3　甲型肝炎病毒感染的临床与血清学过程

2. 病毒核酸检测　应用 cDNA-RNA 核酸杂交技术及 RT-PCR 技术检测标本中 HAV RNA。PCR 引物多依据 5′UTR 中的保守序列设计合成。

四、防治原则

1. 一般措施　采取以切断传播途径为主的综合性预防措施,主要是加强卫生宣传、做好环境的消杀和卫生处理,如水源保护、饮水消毒、食品卫生、食具消毒、加强个人卫生、粪便管理等,防止病从口入。对甲型肝炎病人应进行住院/居家隔离治疗和管理。

2. 特异性预防　接种疫苗是目前最有效的特异性预防措施,主要用于学龄前和学龄儿童,也可用于其他易感人群。现有减毒活疫苗和灭活疫苗两种疫苗。我国上市的甲型肝炎减毒活疫苗(H2株或 L1 株)分别是从杭州和黑龙江患者粪便中分离到的 HAV,经在人胚肺二倍体细胞中连续传代减毒而制成;还有 2 种国外灭活疫苗在我国获批使用。2008 年我国将甲型肝炎疫苗纳入国家免疫规划项目。

3. 人工被动免疫　可注射丙种球蛋白,用于 HAV 感染应急预防。在潜伏期,肌内注射丙种球蛋白可减轻临床症状。

目前尚无有效的抗病毒药物用于甲型肝炎的治疗,临床以对症治疗和支持疗法为主。

第二节　乙型肝炎病毒

乙型肝炎病毒(HBV)属于嗜肝 DNA 病毒科(*Hepadnaviridae*)、正嗜肝 DNA 病毒属(*Orthohepadnavirus*)、乙型肝炎病毒种(*Hepatitis B virus*),是人乙型肝炎(hepatitis B)的病原体。1963 年,布隆伯格(Baruch S. Blumberg)发现 2 位血友病患者的血清和一位澳大利亚原住民的血清能发生凝聚反应,他将后者血清中能发生凝集的物质称为"澳大利亚抗原"（Australia antigen,简称"澳抗"）,后来证实"澳抗"就是乙型肝炎病毒表面抗原（hepatitis B surface antigen,HBsAg）,布隆伯格因该项工作 1976 年获诺贝尔生理学或医学奖。1970 年,Dane 在电镜下观察到乙型肝炎患者血清中的 HBV 颗粒,被称为 **Dane 颗粒**（Dane particle）。1979 年,HBV 全基因组序列被克隆。HBV 感染后临床表现呈多样性,可表现为重症肝炎、急性肝炎、慢性肝炎或无症状携带者,其中部分慢性肝炎可演变成肝硬化或肝癌。2019 年 WHO 估计,全球 HBV 感染者约 2.96 亿,每年新增 150 万。2002 年起,我国将乙型肝炎疫苗纳入儿童国家免疫规划项目,人群 HBV 感染率呈逐年下降趋势。根据《慢性乙型肝炎防治指南（2019 年版）》资料显示,目前我国一般人群 HBsAg 流行率为 5%~6%,慢性 HBV 感染者约 7 000 万例。

　　嗜肝 DNA 病毒科有 5 个属,包括感染哺乳动物的正嗜肝 DNA 病毒属和感染禽类的禽嗜肝 DNA 病毒属（Avihepadnavirus）,前者主要包括 HBV、土拨鼠肝炎病毒（woodchuck hepatitis virus,WHV）、地松鼠肝炎病毒（ground squirrel hepatitis virus,GSHV）及毛猴乙型肝炎病毒（woolly monkey hepatitis B virus,WMHBV）等;后者主要包括鸭乙型肝炎病毒（duck hepatitis B virus,DHBV）及苍鹭乙型肝炎病毒（heron hepatitis B virus,HHBV）等。

一、生物学性状

（一）形态与结构

　　通过电镜观察,可在 HBV 感染者血清中看到 3 种不同形态的 HBV 颗粒,即大球形颗粒、小球形颗粒和管形颗粒（图 25-4）,HBV 形态与结构见图 25-5A。

　　1. 大球形颗粒（large spherical particle）即 Dane 颗粒,是**具有感染性的完整成熟的 HBV 颗粒**,呈球形,直径 42nm,血清中的浓度可高达 10^9/mL。HBV 病毒体外层有 7nm 厚的包膜,由来源于宿主细胞的脂质双层与病毒编码的**表面蛋白**（HB surface protein,HBs）组成（图 25-5B）。内层核心（core）为电子密度较大的核衣壳（nucleocapsid）结构,绝大多数的核心直径约为 36nm,其衣壳呈二十面体立体对称,由乙型肝炎核心蛋白

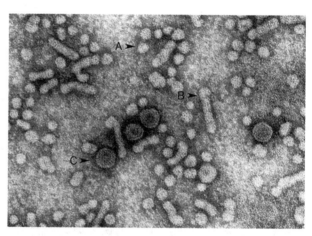

图 25-4　HBV 电镜照片（×400 000）

图中可见小球形颗粒（A）、管形颗粒（B）和呈大球形的 Dane 颗粒（C）。

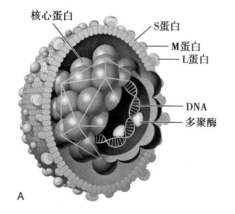
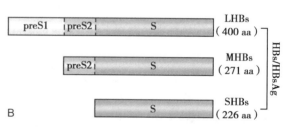

图 25-5　HBV 形态与结构示意图

A. 病毒体形态与结构;B. 病毒表面蛋白。

（hepatitis B core protein，HBc）组成，HBV 核心内部有**基因组 DNA 和 DNA 聚合酶**（DNA polymerase，DNA Pol）。

2. 小球形颗粒（small spherical particle） 直径 22nm，由 HBV 在肝细胞内复制时产生过剩的表面蛋白装配而成，不含 HBV DNA 和 DNA 聚合酶，无感染性。小球形颗粒的表面蛋白基本为 S 蛋白（small HB surface protein，SHBs），也被称为小 S 蛋白，S 蛋白在乙型肝炎患者血液中大量存在，约为 10^{13}/mL。

3. 管形颗粒（tubular particle） 直径 22nm，长约 50~500nm，是由小球形颗粒"串联"而成，无感染性。

小球形颗粒和管形颗粒无 HBV 核心结构，故又称为空心的亚病毒颗粒（subviral particle，SVP）。

（二）基因结构与功能

HBV 基因组为**部分双链的松弛环状 DNA**（relaxed circular DNA，rcDNA），由长链和短链组成（图 25-6）。长链为负链，具有固定的长度，约 3 200 个核苷酸；短链为正链，长度可变，约为长链的 50%~99%。长链和短链的 5′端固定，以 250~300 个互补碱基对形成并维持 HBV DNA 分子的环状结构，该配对区域称为黏性末端（cohesive end）。在黏性末端两侧各有 11bp 组成的直接重复（direct repeat，DR）序列，分别为 DR1 和 DR2 区，是病毒 DNA 成环与复制的关键序列。负链 DNA 的 5′末端与 HBV DNA 聚合酶的末端蛋白（terminal protein，TP）共价结合；正链 5′末端则有一段短的核苷酸序列，为引导 DNA 合成的引物。

HBV 基因组**至少有 4 个 ORF**，分别称为 S、C、P 和 X 区（图 25-6），其中 P 区分别与 S、C 和 X 区相互重叠。

1. S 区及其编码产物 S 区由 preS1、preS2 和 S 基因组成，编码 HBV 包膜蛋白，称为乙型肝炎表面蛋白（hepatitis B surface protein，HBs），即 HBsAg。S 区受 SP1 和 SP2 启动子调控，分别合成 2 种长度的转录本，编码 3 种 HBs（图 25-5B）。由 **SP1 调控** preS1、preS2 和 S 基因形成的转录本为 2.4kb mRNA，编码一个约 400 个氨基酸残基的大表面蛋白（large surface protein，LHBs），简称大蛋白（L protein）；由 **SP2 调控** preS2 和 S 基因形成的转录本为 2.1kb mRNA，编码 2 种 HBs：①中表面蛋白

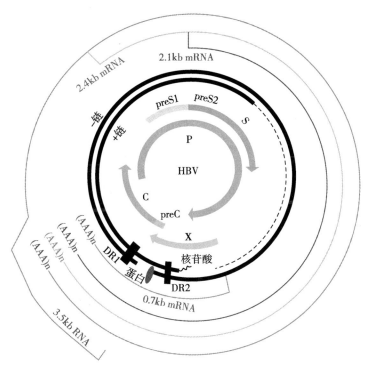

图 25-6 HBV 基因组模式图

（middle surface protein，或 MHBs），简称中蛋白（M protein），约为 271 个氨基酸残基；②小表面蛋白即 SHBs，简称 S 蛋白（S protein），约有 226 个氨基酸残基，是 HBV 包膜蛋白的主要成分，故又称为主蛋白（major protein）。

HBV 包膜蛋白 LHBs、MHBs 和 SHBs 均存在于 Dane 颗粒上，而小球形颗粒的表面蛋白几乎为 SHBs。HBs 或 HBsAg 具有免疫原性，其中 S 蛋白第 124~147 位氨基酸以及 LHBs、MHBs 的相应区域具有强免疫原性，称为 a 抗原表位，能刺激机体产生保护性抗体，即抗-HBs，因此 HBsAg 是制备疫苗的最主要成分。

根据 S 蛋白抗原性差异，HBV 可分为 adr、adw、ayr、ayw 4 种主要血清型。各血清型除具有共同的抗原表位 a 外，还有两组相互排斥的抗原表位 d、y 和 r、w。HBV 血清型分布有明显的地区差异，并与种族有关，如欧美主要是 adw 型，我国汉族以 adr 为多见，而新疆、西藏、内蒙古等少数民族以 ayw 为主。

2. C 区及其编码产物　由前 C（preC）基因和 C 基因组成，分别编码乙型肝炎 e 抗原（hepatitis Beantigen，HBeAg）和乙型肝炎核心蛋白（HBc），即乙型肝炎核心抗原（hepatitis B core antigen，HBcAg）。

HBeAg 前体翻译开始于 preC 基因第 1 个密码子，大小为 210 个氨基酸（包括 preC 基因编码的 29 个氨基酸及 C 基因编码的 181 个氨基酸），该前体经切除 N 端 19 个氨基酸以及 C 端 34 个富含精氨酸的肽段后形成分泌性 HBeAg。血清 HBeAg 水平的消长与病毒颗粒及病毒 DNA 聚合酶的消长基本一致，故可作为 HBV 复制及具有强传染性的指标之一。HBeAg 具有免疫原性，能刺激机体产生抗-HBe。

HBcAg 由 C 基因编码产生，为 HBV 衣壳蛋白，通过自我包装形成衣壳颗粒。衣壳颗粒中包裹着病毒核酸及病毒 DNA 聚合酶。HBcAg 存在于 Dane 颗粒核衣壳表面，也分布于感染的肝细胞核、胞质和胞膜上。因 HBcAg 外面包裹 HBsAg，一般不易游离于血循环中，故不易从患者血清中检出。HBcAg 抗原性很强，能刺激机体产生非保护性抗-HBc，并诱导宿主 CTL 反应。

3. P 区　P 基因编码 DNA 聚合酶（DNA Pol），大小为 845 个氨基酸。该酶含 4 个功能区域，分别为末端蛋白区（TP）、间隔区（spacer）、**聚合酶/逆转录酶区**（polymerase/reverse transcriptase，Pol/RT）及 RNA 酶 H 区（RNase H）。

HBV DNA 聚合酶具有多种活性，在 HBV 复制的不同阶段起作用，包括引物酶活性（合成复制所需引物）、DNA 依赖的 DNA 聚合酶（合成正链 DNA 及修补双链缺口）、RNA 依赖的 DNA 聚合酶（**即逆转录酶，RT，将前基因组 RNA 逆转录成负链 DNA**）以及 RNA 酶 H 活性（降解 RNA-DNA 杂交体）。近年研究表明，该酶相关功能区段还参与拮抗 α 干扰素的抗病毒作用。

4. X 区　X 区基因转录产物为 0.7kb mRNA，编码的 X 蛋白（hepatitis B x protein，HBx）是一种多功能蛋白，不仅具有广泛的反式激活功能，而且可通过许多复杂机制参与细胞的凋亡、DNA 修复的调控、与 p53 相互作用以及促进细胞周期进程、肝癌的发生及发展，维持 HBV 转录等重要过程。

（三）HBV 复制

HBV 的复制过程（图 25-7）大致如下：①HBV 感染肝细胞，通过病毒胞膜蛋白与肝细胞表面受体特异吸附、结合并穿入肝细胞内，在胞质中脱去衣壳。近年发现**钠离子-牛磺胆酸共转运多肽**（sodium taurocholate cotransporting polypeptide，NTCP）是 HBV 的功能性受体，是否还存在其他辅助受体以及 HBV 入胞细节仍需进一步阐明；②rcDNA 进入核内，在 HBV DNA 聚合酶和宿主来源因子作用下补全基因组 DNA 双链缺口，形成**超螺旋的共价闭合环状 DNA**（covalently closed circular DNA，cccDNA），此 DNA 结构稳定且难以从体内彻底清除，在病毒的慢性感染中起重要作用；③在核内细胞 RNA 聚合酶 II 作用下，以负链 DNA 为模板转录形成 0.7kb、2.1kb、2.4kb 的三种亚基因组 RNA，以及 3.5kb 的**前基因组 RNA**（pregenomic RNA，pgRNA）和 preC-RNA；④在胞质中，0.7kb mRNA 编码 HBx 蛋白；2.1kb mRNA 编码 M 蛋白及 S 蛋白；2.4kb mRNA 编码 L 蛋白；3.5kb mRNA 为 pgRNA，**编码 DNA Pol 和 HBcAg 以及作为合成子代病毒基因组 DNA 的模板**；preC-RNA 编码 HBeAg 前体蛋白；⑤在胞浆

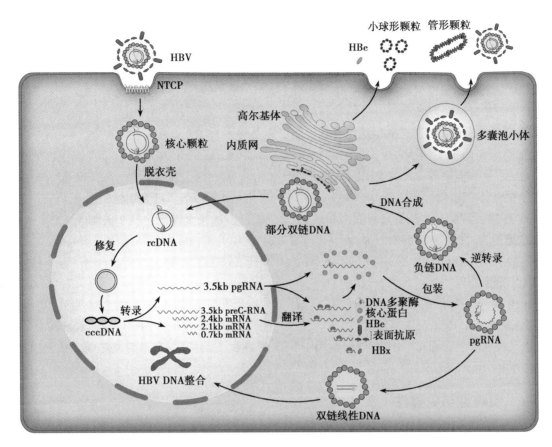

图 25-7　HBV 复制过程示意图

中,衣壳蛋白 HBcAg 与 pgRNA 和 DNA Pol 包装成不成熟的核心,DNA Pol 以 pgRNA 为模板逆转录
合成全长 HBV 负链 DNA,同时在该酶作用下,pgRNA 被分段水解。正链 DNA 以新合成的负链 DNA
为模板,其引物为 5′ 端残余的 pgRNA,该引物转位至负链 DR2 区并向负链 5′ 端延伸至末尾,再转位
至负链 3′ 末端继续延伸,形成正链不完整的子代 rcDNA;少部分引物原位起始,形成双链线性 DNA
(double-stranded linear DNA,dslDNA),这是 HBV DNA 整合的主要分子;⑥部分子代 rcDNA 可进入细
胞核内,经修复后补充 cccDNA 池。核衣壳颗粒进入内质网,在获得包膜蛋白后形成完整的病毒颗粒,
以依赖多囊泡小体(multivesicular bodies)的芽生(budding)方式释放到肝细胞外,可再感染其他肝
细胞。

(四) HBV 基因型

按全基因组核苷酸序列差异≥8% 为不同基因型的判断标准,HBV 可至少分为 A~I 共 9 个基因
型。HBV 基因型的分布具有地域性特征,我国以 B 和 C 两种基因型为主。研究提示,不同基因型
HBV 在病毒复制、致病性及对药物敏感性等方面存在一定差异。

(五) HBV 变异

HBV DNA 聚合酶缺乏校正功能,不能纠正病毒复制中产生的变异,较易发生变异。HBV 基因变
异可影响病毒的生物学行为和机体对病毒的反应。HBV 变异可见于各个基因区,特别是前 S/S 基因、
前 C/C 基因较易突变。最有意义的 S 基因变异是编码 HBsAg "a" 决定簇的基因变异。已发现 S 基
因中第 145 位密码子突变导致氨基酸替代变化从而严重影响 HBsAg"a" 决定簇的结构与功能。此外,
前 C 基因 1 896 位核苷酸点突变由 A 替代 G,使该区编码的第 28 位氨基酸由色氨酸(TGG)变为终
止密码(TAG),表现为 HBeAg 阴性。C 基因启动子 1 762/1 764 核苷酸发生变异,可使 HBeAg 表达受限。

(六) 易感动物和细胞培养

黑猩猩是对 HBV 易感性最高的动物。此外,嗜肝 DNA 病毒科的其他成员如鸭乙型肝炎病毒、土

拨鼠肝炎病毒及地松鼠肝炎病毒等可在其相应的天然宿主中引起类似人类乙型肝炎的感染,因此可用于免疫耐受机制和抗病毒策略等研究。目前应用较广的是 HBV 小鼠模型,包括转基因小鼠模型、基于尾静脉高压水动力注射 HBV 复制质粒或 cccDNA 样微环的转染小鼠模型、基于 AAV-HBV 重组病毒载体的转导小鼠模型和基于人肝嵌合鼠的感染小鼠模型等,这些模型可用于 HBV 病毒学、免疫学和药物评价等不同方面。

　　HBV 严格的宿主特异性和组织特异性限制了高效易用的体外细胞模型的建立。目前用于体外 HBV 感染研究的主要包括人原代肝细胞(primary human hepatocyte,PHH)、HepaRG 细胞以及 NTCP 过表达的肝癌细胞系等。其中,PHH 来源有限,且在体外易去分化,我国学者研究发现通过添加小分子化合物组合实现体外 PHH 延长培养可支持 HBV 感染至 4 周以上。肝癌细胞系过表达 NTCP 可实现 HBV 感染,但其 HBV 感染复制效率相较 PHH 仍偏低。采用全基因组、1.2 倍体或 1.3 倍体 HBV DNA 或重组 cccDNA 转染肝癌细胞,可表达所有 HBV 抗原并支持病毒复制,但缺乏感染环节。这些细胞模型系统可用于 HBV 复制机制的研究和抗 HBV 药物筛选评估等。

　　(七) 抵抗力

　　HBV 对理化因素抵抗力很强,对低温、干燥、紫外线均有抵抗性,不被 70% 乙醇灭活。高压蒸汽灭菌 20 分钟、100℃ 10 分钟等可灭活 HBV。0.5% 过氧乙酸、5% 次氯酸钠、3% 漂白粉液、0.2% 苯扎溴铵以及环氧乙烷等可破坏 HBV 包膜,常用于 HBV 的消毒。上述化学消毒剂可使 HBV 失去感染性,但仍可保持 HBsAg 抗原性。

二、致病性与免疫性

(一) 传染源和传播途径

　　主要传染源是乙型肝炎患者及无症状 HBsAg 携带者,后者多为慢性携带者,作为传染源危险性更大。HBV 可经母婴、血液(包括皮肤和黏膜微小创伤)和性接触传播。

　　1. 血液、血制品等医源性传播　被污染的血制品如白蛋白、血小板或血液输给受血者,会造成 HBV 传播。由于对献血员实施严格的 HBsAg 筛查,经输血或血制品引起的 HBV 感染已较少发生。经破损皮肤黏膜传播主要发生于使用未经严格消毒的医疗器械、注射器、侵入性诊疗操作和手术,以及静脉内滥用毒品等。其他如修足、文身、扎耳环孔、医务人员工作中的意外暴露等也可造成 HBV 传播。控制医源性传播和避免不安全行为可降低乙型肝炎的发病率。

　　2. 母婴传播　即受染的母亲将 HBV 传给胎儿和/或婴儿的过程。HBV 母婴传播主要是围生期感染,即分娩时,来自母体的病毒通过新生儿的微小伤口侵入婴儿体内感染所致;新生儿在出生 12 小时内接种乙型肝炎疫苗和乙型肝炎免疫球蛋白(HBIG)后,可接受 HBsAg 阳性母亲的哺乳。HBsAg 和/或 HBeAg 阳性的孕妇所生新生儿如不及时接种乙型肝炎疫苗,其婴儿被感染的机会大。

　　3. 性传播　从 HBV 感染者的精液和阴道分泌物中可检出 HBV,配偶为 HBsAg 阳性者较家庭中其他成员更易感染 HBV,这些均支持 HBV 可以经性途径传播感染(sexually transmitted infection,STI)。

　　4. 生活密切接触传播　HBV 感染呈明显家庭聚集性。日常工作或生活接触,如共用计算机等办公用品、握手、拥抱、同住一宿舍、同一餐厅用餐和共用厕所等无血液暴露接触,一般不会传染 HBV。有报道指 HBV 感染者的唾液中可检出 HBsAg 和病毒核酸,但尚无确凿证据表明其具有传染性。

　　(二) 致病机制

　　HBV 感染可致急、慢性肝炎,并可引起急性重型肝炎、肝硬化及肝细胞癌等严重肝脏疾病。HBV 的致病机制十分复杂,除 HBV 感染复制给肝细胞带来的直接影响外,主要是通过宿主免疫应答、病毒与宿主间的相互作用引起肝细胞的病理改变所致。

　　1. 细胞介导的免疫病理损伤　乙型肝炎抗原特异性 CTL 是导致肝细胞免疫损伤的主要效应细胞,而 CTL 针对的靶抗原主要是 HBcAg。当 CTL 识别受染的肝细胞表面 HBcAg 后,可产生穿孔素

(perforin)和颗粒酶(granzyme),使肝细胞膜受损破坏、死亡;或 CTL 通过表达 Fas 配体(Fas ligand, FasL),与感染 HBV 的肝细胞表面 Fas 结合,引发肝细胞凋亡。此外,乙型肝炎患者血清中 Th 细胞等免疫活性细胞可产生 IFN-γ、IL-1、IL-6、TNF-α 等炎性细胞因子,加重肝细胞受损。

免疫介导的细胞杀伤实际上是机体清除 HBV 的一种防御机制。但若病毒感染细胞数量多,引起细胞免疫应答超过正常范围时,会迅速引起大量细胞坏死,表现为重症肝炎;此外,若机体免疫不足以清除含病毒的靶细胞而免疫炎症反应持续,将导致慢性肝炎,进而促进纤维细胞增生和肝硬化。

2. 体液免疫所致的免疫损伤　在急、慢性乙型肝炎患者血循环中,可检出 HBsAg 及抗-HBs 或 HBeAg 及抗-HBe 的抗原抗体复合物。这类复合物如沉积于周围组织的小血管壁,可引起Ⅲ型超敏反应,临床可出现相关肝外症状,主要表现为短暂发热、膜性肾小球肾炎、皮疹、多发性关节炎及小动脉炎等,其中以肾小球肾炎最被重视。如果免疫复合物于肝内大量沉积,引起毛细血管栓塞,可诱导 TNF 产生而导致暴发性肝衰竭,临床表现为重症肝炎。

3. 自身免疫所致的损伤　HBV 感染肝细胞后,在肝细胞表面不仅有病毒的特异性抗原表达,还会引起肝细胞表面自身抗原的改变,暴露出膜上肝特异性脂蛋白抗原(liver specific protein,LSP)和肝细胞膜抗原(liver cell membrane antigen,LMAg)。LSP 和 LMAg 可作为自身抗原诱导机体产生自身抗体,通过 NK 细胞介导的 ADCC 效应引起自身免疫应答,或通过 CTL 的杀伤作用等损害肝细胞。慢性乙型肝炎患者血清中常可测到 LSP 的抗体或抗核抗体、抗平滑肌抗体等自身抗体。

（三）抗病毒免疫

一般认为,宿主固有免疫和适应性免疫系统都参与了 HBV 感染的控制和清除,其中有效激活的 CD4+ 和 CD8+ T 细胞应答在清除 HBV 过程中扮演关键角色,B 细胞所产生的特异性中和抗体对阻断病毒感染等起重要作用。关于慢性 HBV 感染形成和宿主免疫应答无法清除病毒的机制尚不完全清楚。研究表明,该过程中宿主抗病毒免疫应答减弱或失调,HBV 编码蛋白如 HBsAg、HBeAg、DNA Pol 和 HBx 具有减弱宿主免疫细胞功能或拮抗细胞抗病毒相关信号通路的作用,而病毒复制水平和病程持续时间与宿主免疫系统的削弱程度具有相关性。

（四）HBV 与原发性肝癌

HBV 感染与**原发性肝细胞癌**(hepatocellular carcinoma,HCC)的发生有密切关系,其依据是:①流行病学调查表明,乙型肝炎患者及 HBsAg 携带者的 HCC 发生率明显高于未感染人群。感染人群比未感染人群发生肝癌的危险性高 217 倍;②HBV 编码的 HBx 具有广泛的反式激活功能及其他生物学活性,过表达 HBx 可致肝细胞的细胞周期、凋亡及侵袭力等变化;③绝大部分肝癌组织基因组有 HBV DNA 整合。HBV DNA 整合可导致细胞 DNA 的不稳定,还可促进邻近的细胞原癌基因的转录,促进肿瘤发生;另一方面,整合的 HBV DNA 片段可编码 3′端缺失的 HBx 和表面抗原中蛋白,具有很强的反式激活功能;④新生土拨鼠感染土拨鼠肝炎病毒后,经 3 年饲养 100% 可发生肝癌,而未感染鼠则无一发生肝癌,提示嗜肝 DNA 病毒可致相应宿主肝癌。

三、微生物学检查

对乙型肝炎进行实验室诊断,最常采用血清学方法检测患者血清 HBV 标志物,也采用 PCR 技术进行病毒学检测和研究。

（一）HBV 抗原、抗体的检测

目前常用的检测 HBV 抗原、抗体的方法是酶联免疫法,主要检测 HBsAg 和抗-HBs、HBeAg 和抗-HBe、抗-HBc(IgM 和 IgG)(表 25-2)。必要时可检测 preS1 和 preS2 的抗原和抗体。

1. HBsAg 和抗-HBs　血中检出 HBsAg 为机体感染 HBV 的重要标志物之一。HBsAg 阳性多见于:①急性乙型肝炎的潜伏期和急性期,检出率约 70%;②慢性乙型肝炎、慢性乙型肝炎肝硬化、慢性 HBsAg 无症状携带者,以及某些原发性肝癌患者中 HBsAg 可持续阳性。在抗 HBV 的各种特异性抗体中,抗-HBs 出现最晚。抗-HBs 阳性为 HBV 感染恢复的标志,表示患者获得对 HBV 特异性免疫力,

表 25-2　HBV 感染血清标志物及其临床意义

HBsAg	HBeAg	抗-HBc		抗-HBe	抗-HBs	结果分析（需结合肝功能情况）
		IgM	IgG			
+	−	−	−	−	−	HBV 感染/携带
+	+	−	−	−	−	急性乙型肝炎潜伏期
+	+	+	−	−	−	急性乙型肝炎早期
+	+/−	+	+	−	−	急性乙型肝炎后期
+	+/−	−	+	−	−	慢性乙型肝炎,HBV 复制活跃
+	−	−	+	+	−	慢性乙型肝炎,HBV 复制低
−	−	−	+	+	+	乙型肝炎恢复期
−	−	−	−	−	+	接种过乙型肝炎疫苗,有免疫力

预后良好；若为乙型肝炎疫苗接种者则标志对 HBV 产生了免疫力。

2. HBcAg 和抗-HBc　HBcAg 存在于 HBV 核衣壳表面,或位于感染的肝细胞中,血中不易检测到,传统上不用于 HBV 标志物的常规检查。

抗-HBc 包括抗-HBc IgM 和抗-HBc IgG 抗体。抗-HBc IgM 阳性表示体内有病毒复制,可出现于急性乙型肝炎和慢性乙型肝炎急性发作期。前者血清中抗-HBc IgM 滴度很高,后者则血清抗-HBc IgM 滴度较低。抗-HBc IgG 出现较抗-HBc IgM 晚,但在血中持续时间很长,表示感染呈慢性过程或感染过 HBV。因此,根据抗-HBc IgM 滴度的高低以及血清中抗-HBc IgG 检出情况,可区别急性乙型肝炎和慢性乙型肝炎急性发作。检出高效价抗-HBc,特别是抗-HBc IgM 则表示 HBV 在肝内处于复制状态。

3. HBeAg 和抗-HBe　HBeAg 在 HBV 感染的早期出现,常与 HBsAg 和 Dane 颗粒同时出现,且与 HBV DNA 在血中的动态消长也基本一致,因此,HBeAg 可作为 HBV 复制及血液有传染性的标志。感染者在 HBeAg 逐渐阴转的同时抗-HBe 开始出现,表明获得一定免疫力,预后良好,但出现变异株者例外。如 HBV 前 C 区或 C 区启动子变异,HBeAg 不能表达或表达量极度降低,虽然可出现 HBeAg 阴性以及抗-HBe 阳性,但血清中 HBV DNA 阳性,表明病毒在体内复制。抗-HBe 亦见于 HBsAg 携带者及慢性乙型肝炎患者血清中。

4. preS1、preS2 和抗-preS1、抗-preS2　由于 preS1 和 preS2 先于 HBV DNA 出现,且与 HBsAg、HBeAg、HBV DNA 及 HBV DNA 聚合酶呈正相关,因此可作为 HBV 新近感染的标志,表示有 HBV 复制及血液有传染性。preS1 和 preS2 的免疫原性比 HBsAg 更强,因此抗-preS1、抗-preS2 是 HBV 感染后最早出现的抗体,与抗-HBs 一样亦为中和抗体,提示机体开始清除病毒,推测添加前 S 蛋白可增加现有乙型肝炎疫苗的免疫效果。

（二）血清 HBV DNA 检测

血清 HBV DNA 是 HBV 感染、复制、血液有传染性的直接标志。定量 PCR 能测出 DNA 拷贝数量,不仅可用于乙型肝炎的诊断,还可观察血清 HBV DNA 的动态变化,可作为药物疗效的考核指标之一。

此外,近年有研究提出血清 HBV RNA 和 HBc 相关抗原（HBcrAg）等新型 HBV 标志物与肝内cccDNA 的含量和活性存在一定相关性,在评估抗病毒疗效方面有潜在价值。因受限于需做有创性肝穿刺及定量方法特异性,临床常规不检测 cccDNA。近年来建立的原位杂交技术检测 cccDNA 及 HBV核酸,可用于肝组织水平病毒成分的分布定位观察和研究。

急性 HBV 感染过程中,抗原、抗体在感染机体内消长情况与临床表现相关情况见图 25-8。慢性HBV 感染的形成与感染年龄密切相关：约 95% 的成年人在感染 HBV 后表现为自限性肝炎,仅有约5% 会转为慢性 HBV 感染；而在通过母婴传播及水平传播感染 HBV 的婴幼儿中,约 90% 会发展为慢

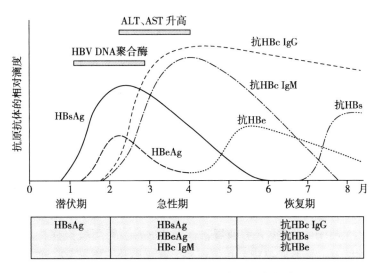

图 25-8　急性乙型肝炎的临床及血清学过程

性 HBV 感染,提示机体免疫系统的成熟度是 HBV 感染转为慢性化与否的重要因素。

四、防治原则

1. 一般措施　严格管理传染源和切断传播途径,对乙型肝炎患者及携带者的血液、分泌物和用具等要严格消毒灭菌;严格筛选献血员,加强对血液和血制品的管理;防止医源性传播,提倡使用一次性注射器及输液器;**若性伴侣为 HBsAg 阳性者,或性伴侣的健康状况不明,性交时应使用安全套预防。**

2. 主动免疫　接种乙型肝炎疫苗是最有效的预防措施,接种对象主要是新生儿,其次为婴幼儿、15 岁以下未免疫人群和成年高危人群。血源疫苗为第一代乙型肝炎疫苗,是从血中提纯的 HBsAg,经甲醛灭活制成,具有良好免疫原性,但由于来源及安全问题,已停止生产和使用。第二代乙型肝炎疫苗为基因工程疫苗,我国是利用重组酿酒酵母或重组中国仓鼠卵巢(Chinese hamster ovary,CHO)细胞高效表达 HBsAg,经纯化制成的疫苗。基因工程疫苗免疫原性好,可大量制备且成本低,还能排除血源疫苗的来源困难和存在未知病毒的潜在风险,目前在世界各国普遍使用。我国目前规定新生儿和易感人群全面开展 HBsAg 疫苗接种。新生儿应用此疫苗免疫 3 次(出生后第 0、1、6 个月)后,抗-HBs 阳性率达 90% 以上;用疫苗免疫 HBsAg 阳性母亲的婴儿,保护率可达 80% 以上。

3. 被动免疫　HBIG 是由含有高效价抗-HBs 人血清提纯而成,可用于紧急预防。主要用于以下情况:①医务人员或皮肤损伤被 HBsAg 阳性者的血液污染伤口者;②母亲为 HBsAg 阳性或不详的新生儿;③发现误用 HBsAg 阳性的血液或血制品者;④暴露于 HBsAg、HBeAg 阳性者的性伴侣,需根据情况酌情处理。

4. 药物治疗　目前治疗乙型肝炎的药物主要包括核苷(酸)类似物和 α-干扰素(interferon α,IFN-α)及其聚乙二醇化修饰物(PEG-IFN)。核苷(酸)类似物包括拉米夫定、阿德福韦酯、恩替卡韦和替诺福韦酯等,通过抑制 DNA 聚合酶抑制 HBV 复制。由于此类药物不直接靶向 HBV cccDNA,需长期乃至终身治疗,停药易复发。部分耐药基因屏障较低的药物如拉米夫定治疗时易产生耐药病毒株,已不作为一线治疗药物。IFN-α 兼具抗病毒效应和免疫调节效应,具有治疗周期短、无针对性耐药、停止治疗后个体对药物的持续反应时间长等优点,但总体抗病毒应答率较低。

慢性乙型肝炎治疗目标是**最大限度地长期抑制 HBV 复制**,减轻肝细胞炎症坏死及肝脏纤维组织增生,延缓和减少肝功能衰竭、肝硬化失代偿、HCC 和其他并发症的发生,提高患者生命质量,延长生存时间。病毒学意义上,慢性乙型肝炎治愈需彻底清除 cccDNA,但鉴于 cccDNA 诸多特性决定了其很难被根除,因此近年来提出**"功能性治愈"或"临床治愈"的概念**,即停止治疗后肝内 cccDNA 含量低且长期处于非活动转录状态,血中 HBV DNA 和 HBsAg 保持阴性,这种情况下,虽然 cccDNA 仍少量存在,但功能上已接近治愈。

第三节　丙型肝炎病毒

丙型肝炎病毒(hepatitis C virus,HCV)是能够引起丙型肝炎的有包膜的正单链 RNA 病毒。1975 年,美国科学家 Harvey J. Alter 发现输血后发生的肝炎中有近 80% 的病例不是甲型或乙型肝炎,将其命名为肠道外传播的非甲非乙型肝炎(parenterally transmitted non-A non-B hepatitis,PT-NANBH)。1989 年,英国科学家 Michael Houghton 从 PT-NANBH 的黑猩猩血浆中克隆并鉴定到与人 PT-NANBH 相关的病毒基因组序列,将其命名为 HCV。美国科学家 Charles Rice 在此基础上建立 HCV 细胞感染模型。1991 年 ICTV 将 HCV 归类为**黄病毒科**(*Flaviviridae*)**丙型肝炎病毒属**(*Hepacivirus*)。经过二十余年的努力,利用 HCV 细胞感染模型筛选到多个有效小分子化学药物,使 HCV 感染从难治性疾病成为仅有的少数可治愈的病毒性疾病。上述三人因在"发现丙型肝炎病毒"方面作出突出贡献,获 2020 年诺贝尔生理学或医学奖。

一、生物学性状

1. **形态结构**　HCV 颗粒大致呈球形,直径约 50nm。HCV 是一种包膜病毒,在其核衣壳外包绕脂质包膜,包膜上有刺突。病毒核心为球形,直径约 30nm。HCV 的结构尚未完全确定。

2. **基因结构**　HCV 基因组为 +ssRNA,长约 9.6kb,由 5'UTR、编码区及 3'UTR 组成(图 25-9)。5'UTR 核苷酸序列是 HCV 基因组中最保守的序列,还含有 HCV 翻译起始必需的 IRES。HCV 基因组 3'UTR 核苷酸序列变异较大。基因组两端非编码区之间为编码区,占基因组全长的 95%,为单一的 ORF,编码大小为 3 010~3 033 个氨基酸的多聚蛋白前体,能在病毒蛋白酶及宿主信号肽酶的作用下,切割为结构蛋白和非结构蛋白。

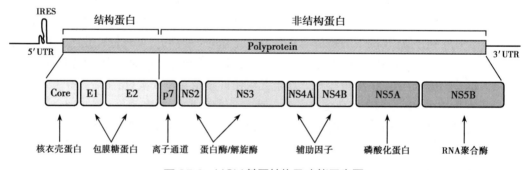

图 25-9　HCV 基因结构及功能示意图

HCV 的结构蛋白至少有 3 个:核衣壳蛋白(core protein)和两种包膜糖蛋白,E1 蛋白(gp31)和 E2 蛋白(gp70)。非结构蛋白包括 p7、NS2、NS3、NS4A、NS4B、NS5A 和 NS5B。p7 具有离子通道功能,与病毒装配过程有关;NS2 和 NS3 具有蛋白酶活性,参与病毒多聚蛋白前体的切割;NS3 蛋白具有解旋酶活性;NS4B 参与诱导内质网上病毒的膜复制复合体(membranous replication complex)形成;NS5A 是一种丝氨酸磷酸蛋白,在病毒的复制及组装中起重要作用;NS5B 是 RdRp,介导基因组复制。

3. **复制过程**　与其他黄病毒相似,HCV 复制周期包括(图 25-10):①吸附与穿入:HCV 在**硫酸肝素蛋白聚糖**(heparan sulfate proteoglycan,HSPG)、**低密度脂蛋白受体**(low-density lipoprotein receptor,LDLR)、**清道夫受体** B1(scavenger receptor class B1,SCARB1)等因子辅助下,病毒颗粒黏附于宿主细胞表面,病毒编码的糖蛋白 E2 与宿主细胞表面的 CD81 等受体分子结合,通过激活网格蛋白介导的细胞内吞作用(clathrin-mediated endocytosis)进入胞质并释放基因组 RNA;②合成蛋白质:HCV 基因

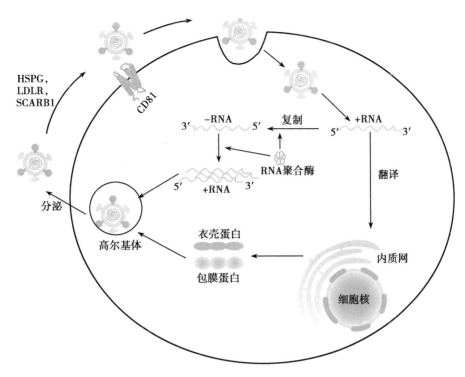

图 25-10 HCV 复制过程示意图

为+ssRNA,具有 mRNA 活性,在胞质中率先翻译出前体蛋白并裂解为结构蛋白和非结构蛋白,病毒蛋白锚定在内质网上形成膜复制复合物;③基因组复制:以 HCV 基因组 +ssRNA 为模板,在病毒 RdRp 等非结构蛋白参与下合成-ssRNA,再复制出子代+ssRNA 基因组;④组装:病毒组装是在核衣壳 C 蛋白诱导下在脂滴(lipid droplet)上进行,新合成的基因组 RNA 与病毒蛋白组装成子代病毒颗粒;⑤成熟释放:子代病毒进入高尔基体中成熟后,通过囊泡途径以 HCV 脂质病毒颗粒(HCV lipoviroparticle)形式分泌到胞外。

4. 基因分型和准种 HCV 基因组变异性高,不同 HCV 分离株的核苷酸及氨基酸同源性有较大的差异。**HCV 变异性主要表现在基因型、亚型、准种及株等 4 个层面**。HCV 基因分型是根据其核苷酸序列的同源性(homology)以及彼此间的进化关系(phylogenesis)确定的。1993 年 Simmonds 等基于 NS5 区序列及其进化关系将 HCV 分为 6 个基因型,型内再分亚型,2014 年在中非地区发现了 HCV 的第 7 基因型。不同的基因型在区域分布、疾病严重程度、对治疗的应答及疾病的预后等方面存在差异,3 型容易导致肝脏脂肪变性,1、4 型对干扰素应答较差,我国 HCV 感染人群中 1b 型者最多(约 56%)。

HCV 基因组中 E1/E2 区易发生变异。E2 区内有 2 个高变区(hypervariable region,HVR),与 HCV 的免疫逃逸、感染慢性化和疫苗研制困难密切相关。由于基因组变异频繁,同一感染者体内同时存在同一基因亚型的不同变异株,即准种(quasispecies)。

5. 易感动物及细胞模型 HCV 可感染黑猩猩,并可在其体内连续传代,曾常用黑猩猩进行动物实验。HCV 可感染灵长类动物树鼩,但感染率低,极少形成持续性感染。目前广泛使用的 HCV **体外复制细胞模型是 JFH-1/HCVcc**(HCV cell culture),该细胞株是通过构建 HCV JFH-1 株(2a 基因型)基因组 cDNA 重组质粒,经体外转录获得 HCV 基因组 RNA,再转染到 Huh7.5 细胞产生感染性病毒颗粒。

6. 抵抗力 HCV 对各种理化因素的抵抗力较弱,对酸、热均不稳定,对氯仿、乙醚等有机溶剂敏感,紫外线照射、100℃煮沸 5 分钟、20% 次氯酸、甲醛溶液(1∶6 000)和 2% 戊二醛等处理均可使 HCV 失活。血液或血液制品经 60℃处理 30 小时后可完全灭活 HCV。

二、致病性和免疫性

HCV 感染呈全球性分布,HCV 主要经血传播,因此丙型肝炎过去称为输血后肝炎。丙型肝炎患者和 HCV 阳性血制品为主要传染源。同性恋者、静脉药物依赖者以及接受血液透析的患者为高危人群。HCV 也可通过性传播、母婴传播和家庭内接触传播。丙型肝炎的潜伏期为 2~17 周,平均 10 周,但由输血或血制品引起的丙型肝炎潜伏期较短,大多数患者感染时无症状或症状较轻,发病时已呈慢性过程。慢性丙型肝炎症状轻重不一,约有 20% 的患者逐渐发展为肝硬化或肝癌。HCV 的致病机制包括病毒对肝细胞的直接损害、宿主的免疫病理反应以及细胞凋亡导致肝细胞破坏等三个方面。

HCV 感染后,患者体内先后出现抗-HCV 的 IgM 和 IgG 抗体。由于在同一个体内 HCV 感染存在并不断出现大量的 HCV 准种,即不断出现 HCV 的免疫逃逸株,故抗-HCV 的保护作用不强。在免疫力低下人群中,HBV 和 HCV 可同时感染,常导致疾病加重。

三、微生物学检查

目前 HCV 的临床检测包括 HCV 抗体的检测、HCV 抗原的检测以及 HCV RNA 的定性和定量检测。HCV 抗体的检测是诊断 HCV 感染最常用的实验室方法,用于**筛选献血员**、诊断丙型肝炎以及评价治疗效果。**抗-HCV IgM 阳性可对 HCV 感染进行早期诊断**。

四、防治原则

控制输血传播是目前预防丙型肝炎最主要的措施。通过检测血清抗-HCV、ALT 和 HCV RNA 严格筛选献血人员,并加强血制品的管理。由于 HCV 高度变异性以及包膜蛋白免疫原性弱,导致目前尚无有效疫苗进行特异性主动免疫。

近年,有多个**直接作用抗病毒药物**(direct-acting antiviral agents,DAA)用于丙型肝炎治疗,患者接受 DAA 治疗三月后可获得持续病毒性应答(sustained virological response,SVR),不会复发,即被视为治愈,大幅提高了丙型肝炎的临床治愈率。DAA 主要包括 NS3/4A 蛋白酶抑制剂(格卡瑞韦)、NS5A 复制酶抑制剂(哌仑他韦、维帕他韦)、NS5B 聚合酶抑制剂(索非布韦)等,有泛基因型方案与全基因型治疗方案。索非布韦联合维帕他韦的泛基因型方案总体治愈率高达 98%,我国 1、2、6 型慢性丙型肝炎患者的治愈率接近 100%,并且不受肝纤维化、肝硬化影响,肝硬化失代偿期加用利巴韦林疗效也可达 94%。全基因型方案包括索非布韦/维帕他韦、格卡瑞韦/哌仑他韦,可以在未知基因型和亚型的情况下启动治疗,治愈率均较高。

第四节　丁型肝炎病毒

丁型肝炎病毒(hepatitis delta virus,HDV)为三角病毒科(*Kolmioviridae*)、Delta 病毒属(*Deltavirus*)、丁型肝炎病毒种(*hepatitis delta virus*)中唯一成员,是一种有包膜的环状负单链 RNA 病毒。HDV 是不能独立复制的**缺陷病毒**(defective virus),需要**辅助病毒**嗜肝 DNA 病毒协助完成病毒颗粒的组装和释放,如 HBV、土拨鼠肝炎病毒(woodchuck hepatitis virus,WHV)和鸭乙型肝炎病毒(duck HBV,DHBV)等。1977 年意大利 Rizzetto 在 HBV 感染者肝组织切片中检测到一种新的抗原,将其命名为 δ 抗原,1984 年正式命名为 HDV。

一、生物学性状

1. 形态与结构　HDV 颗粒近似球形,直径 36~43nm,包膜是 HBV 的包膜,镶嵌有大蛋白、中蛋白、主蛋白,起保护 HDV RNA 的作用,并在 HDV 感染中发挥重要作用。内层核糖核蛋白为 HDV 编码的丁型肝炎病毒抗原(HDAg)(图 25-11)。

HDV 基因组为闭合环状负单链 RNA（circular negative-sense single-stranded RNA，circular-ss RNA）。在感染的肝细胞核中形成的与 HDV 基因组互补的 RNA，称为反基因组（antigenome）。HDV 基因组与反基因组上存在数个 ORF，但迄今只发现位于反基因组上的 ORF 可编码 HDAg。HDV 基因组有 4 个特征：①基因组小，仅 1.7kb，是已知动物病毒中最小的基因组；②基因组呈环状；③利用宿主细胞的 RNA 多聚酶Ⅱ进行滚环状复制；④基因组 RNA 和反基因组 RNA 的内部含有核酶活性区域，能进行自我切割和连接。

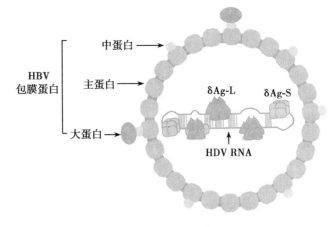

图 25-11　HDV 模式图

HDAg 是 HDV 编码的唯一的蛋白，存在两种形式：L-HDAg（p27）又称为大 δ 抗原（δAg-L，分子量 27kDa）；S-HDAg（p24）也称为小 δ 抗原（δAg-S，分子量 24kDa）；其中 S-HDAg 是 HDV 复制所必需的，而 L-HDAg 是 HDV 包装所必需的。大约 70 个 L-HDAg 与一个 HDV RNA 结合，构成 HDV 核衣壳。

2. 血清型和基因型　**HDV 只有一个血清型**，HDAg 主要存在于肝细胞内，在血清中出现早，维持时间短，故不易检出。近来，HDV 根据基因序列差异被分为 8 型，不同基因型之间的序列变异可占全基因组的 40% 以及氨基酸序列的 35%。HDV 基因型具有不同的地理分布和相关的疾病谱。

3. 易感动物　黑猩猩、东方土拨鼠、北京鸭和美洲旱獭等为 HDV 易感动物，可作为 HDV 研究的动物模型。

4. 抵抗力　因为 HDV 核衣壳外包绕着 HBV 的包膜，故灭活 HBV 的方法也可灭活 HDV，100℃ 10 分钟或高压蒸汽灭菌法均可破坏 HDV。

二、致病性和免疫性

1. 致病性　HDV 感染呈世界性分布，但各国及地区流行的程度不同。HDV 的传染源为感染 HBV/HDV 的病人，特别是慢性感染者。HDV 传播方式与 HBV 基本相同，主要经输血和共用注射器（例如：有注射毒品史）传播。

HDV 感染有 2 种形式：①**同时感染**（coinfection）：同一时间感染 HDV 和 HBV，即同时发生急性乙型肝炎和急性丁型肝炎。急性乙型肝炎时 HBV 的复制呈一过性，因此也限制了 HDV 的复制，故大多数同时感染患者的病程为自限性的，临床特征和发展成慢性肝炎的危险性类似于单纯的急性乙型肝炎。但有时 HBV 和 HDV 同时感染可表现为重型肝炎，多见于药物依赖者。此外，同时感染者中发展成慢性的患者病情严重，可在较短时间内形成肝硬化。②**重叠感染**（superinfection）：在慢性乙型肝炎或 HBsAg 携带者基础上再感染 HDV。大多数重叠感染者可发展为慢性肝炎，或使原肝脏病变及临床病程恶化，如导致急性重型肝炎，甚至死亡。

HDV 致病作用主要是病毒对肝细胞的直接损伤，肝脏损伤程度与 HDV RNA 消长呈正相关，此外免疫机制也参与了其致病过程。

2. 免疫性　HDV 感染后可刺激机体产生特异性抗体，先是 IgM，然后是 IgG，但不具有保护作用。

三、微生物学检查

用 ELISA 检测血清中 HDAg、抗-HDV 是常用的诊断 HDV 感染的方法。**HDAg 检测是诊断 HDV 感染的直接证据**。抗-HDV IgM 于急性感染的第 4~5 周检出率高，有早期诊断意义。抗-HDV IgG 水平持续增高见于慢性丁型肝炎，为慢性 HDV 感染诊断的依据。检测核酸可采集血或肝组织标本，用斑点杂交法或原位杂交,或 RT-PCR 法检测 HDV RNA。

四、防治原则

丁型肝炎预防原则与乙型肝炎相同。**接种乙型肝炎疫苗可预防丁型肝炎。**严格筛选献血员和血制品,可防止医源性感染。HDV 是缺陷病毒,抑制 HBV 增殖的药物也能控制 HDV 的复制,对慢性丁型肝炎用 α-干扰素与核苷酸类似物治疗,但抗病毒治疗效果较差。

第五节　戊型肝炎病毒

戊型肝炎病毒(hepatitis E virus,HEV)是一种无包膜的正单链 RNA 病毒,曾被称为肠道传播的非甲非乙型肝炎(enterically-transmitted non-A,non-B hepatitis,ET-NANBH)病毒。1983 年,苏联学者 Balayan 等用免疫电镜技术自 1 名志愿感染者粪便中检测到 HEV 颗粒。1989 年,美国学者 Reye 等成功地克隆了 HEV 的基因组并将其正式命名。人感染 HEV 后,表现为亚临床感染到暴发性肝炎不等,在免疫功能低下者中可形成慢性感染。我国各地均有戊型肝炎散发病例,该传染病被认为是一种人兽共患病。

一、生物学性状

1. 形态与结构　HEV 呈圆球状,衣壳为 20 面体立体对称,直径为 27~34nm,表面结构有突起(spikes)和刻缺(indentations),形如杯状。HEV 有空心和实心两种颗粒:实心颗粒内部致密,为完整的 HEV 结构;空心颗粒内部含电荷透亮区,为有缺陷的、含不完整 HEV 基因的病毒颗粒(图 25-12)。

2. 基因结构　HEV 基因组为+ssRNA,长约 7.2kb,由编码区和非编码区两部分组成(图 25-13)。编码区包括 5'端非结构区(nonstructure region,NS)和 3'端结构区(structure region,S),共有 3 个部分重叠的 ORF。非编码区,即 HEV 的非翻译区(UTR)较短,位于编码区的两侧,分别称为 5'UTR 和 3'UTR。5'UTR 具有帽状结构,3'UTR 末端有一个 150~300 个腺苷酸残基组成的 poly(A)尾。

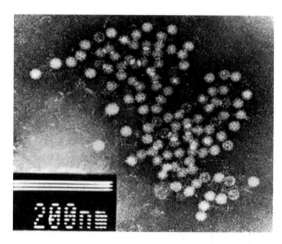

图 25-12　HEV 透射电镜图(负染)

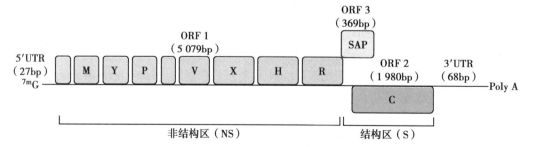

M—甲基转移酶;Y—Y 区;P—木瓜蛋白酶样酶;V—脯氨酸富集铰链区;X—X 区;H—RNA 解链酶;R—RNA 多聚酶;C—衣壳蛋白;SAP—细胞骨架相关的磷酸化蛋白。

图 25-13　**戊型肝炎病毒基因结构示意图**

HEV 的 ORF1 最大,约 5kb,编码病毒复制所需非结构多聚蛋白,包括 RNA 依赖的 RNA 多聚酶、甲基转移酶、木瓜蛋白酶样半胱氨酸蛋白酶、RNA 解旋酶等非结构蛋白;ORF2 长约 2kb,编码病毒结构蛋白衣壳及一种分泌型蛋白;ORF3 仅 300 多个核苷酸,与 ORF1 和 ORF2 部分区域相互重叠,编码细胞骨架相关的小磷酸化蛋白,其在病毒颗粒组装和出胞等过程中发挥重要作用。

3. 分类和分型　ICTV 将 HEV 归属于戊型肝炎病毒科(*Hepeviridae*),正戊型肝炎病毒亚科(*Orthohepevirinae*)、帕斯拉戊型肝炎病毒属(*Paslahepevirus*)。该属病毒可感染人类和某些哺乳类动物(如猪及野猪、牛、鹿、兔、骆驼等),其中感染人类的 HEV 主要分布于巴扬尼种(*Balayani*)。该病毒种目前有 8 个基因型,人类主要感染 1~4 型;已知 1 型和 2 型只感染人;3 型和 4 型可感染人和多种动物。HEV 各基因型有一定的地域性分布规律。目前从我国感染人群中分离的 HEV 主要为 4 型,其次为 1 型。

4. 理化特性　经蔗糖密度梯度离心可获得部分纯化的 HEV。HEV 不稳定;对高盐、氯化铯、氯仿敏感。4℃或-20℃下易被破坏,4~8℃下超过 3~5 天会自动降解,反复冻融可导致活性下降,在液氮中能长期保存。在酸性和弱碱性环境中较稳定,Mg^{2+} 和 Mn^{2+} 的存在对其完整性有一定保护作用,可存在于肝内胆汁和胆囊内胆汁中。

5. 动物模型与细胞培养　用 HEV 感染灵长类动物(如食蟹猴、黑猩猩)和家畜(如猪等)均获成功。我国有用戊型肝炎患者粪便提取液感染国产猕猴成功的报道。HEV 的细胞培养虽有报道,但方法有待进一步完善。

二、致病性与免疫性

1. 致病性　戊型肝炎病毒(HEV)感染多在亚洲、非洲和墨西哥等热带和亚热带国家流行,但抗体流行研究表明该病毒在全球范围内分布。HEV 可导致人暴发性和散发性急性戊型肝炎,后者多为自限性疾病,属于人兽共患病。

HEV 主要经粪-口途径传播,此外血液、母婴和密切接触等途径也可传播,其中以水源被粪便污染的水型流行较为多见,多发生在雨季或洪水季节。粪-口途径的传染源主要是潜伏期末期和急性期早期的戊型肝炎病人。人感染 HEV 后,潜伏期约 10~60 天,平均为 40 天。病毒经胃肠道进入血液,在肝内复制后释放到血液和胆汁中,并随粪便排出体外,污染水源、食物和周围环境而发生传播。

人感染 HEV 后,由于病毒对肝细胞的直接损伤和免疫病理作用,引起肝细胞的炎症或坏死,可表现为临床型和亚临床型。成人感染后以临床型多见,儿童则多为亚临床型。其中临床型表现为急性戊型肝炎(包括黄疸型和无黄疸型)、重症肝炎以及胆汁淤积性肝炎。戊型肝炎为自限性疾病,多数患者于病后 6 周即好转痊愈。但重症戊型肝炎的病死率较高,一般为 1%~2%,最高达 12%,尤以孕妇严重,妊娠最后 3 个月患者病死率可高达 10%~20%。一些无法依靠自身免疫短期内清除体内 HEV 患者,如器官移植受者、血液肿瘤患者等易发展为慢性戊型肝炎,HEV RNA 持续阳性 3 个月以上。大多数慢性 HEV 感染者为无症状或轻微临床症状,但存在肝功能持续异常,部分在 2~3 年会快速进展为肝硬化。

2. 免疫性　HEV 感染后可产生特异性抗体,在感染 2~6 周后先出现 IgM,持续时间短,后出现长期存在的 IgG。戊型肝炎病后有一定免疫力,可获得保护性中和抗体,但免疫力持续时间较短,因此多数人虽然在儿童期感染过 HEV,至青壮年后仍可再次感染。

三、微生物学检查

急性期戊型肝炎要与甲型肝炎区别,最常用的方法是血清学诊断。HEV 感染症状出现约 1~4 周内,抗-HEV IgM 阳性率高达 90%。抗-HEV IgG 在症状出现后 2~4 周升高,6~10 周达到高峰,也可以作为诊断标志。抗-HEV IgG 在 1~2 个月内快速降低至较低水平,可持续阳性达数年至数十年。通常急性 HEV 感染患者的 ALT 和 AST 都升高,在慢性 HEV 感染患者中两者可持续或间歇异常。

也可用 RT-PCR 法检测患者血清、粪便中的 HEV 基因组 RNA,用免疫电镜检测患者粪便中的 HEV 颗粒,或用免疫荧光法检测肝穿刺组织中的 HEV 抗原,但这些方法技术复杂,需特殊的设备条件,不作为 HEV 常规的实验室诊断措施。

四、防治原则

戊型肝炎的预防主要采取以切断传播途径为主的综合性预防措施,包括保证安全用水、防止水源被粪便污染、加强食品卫生管理和教育、保持个人和环境卫生。普通免疫球蛋白预防戊型肝炎无效。我国研制的以 I 型 HEV ORF2 为抗原的大肠埃希菌基因工程重组戊型肝炎疫苗已上市使用,临床试验显示接种该疫苗后 1 年内有效率为 100%。

思考题:

1. 请用思维导图的形式总结本章节的重要概念和重点内容。
2. 结合甲型肝炎病毒的传染源与传播途径,简述如何有效预防甲型肝炎暴发流行。
3. 简述乙型肝炎病毒有哪些生物学特性与乙型肝炎难治愈相关。
4. 简述丙型肝炎病毒导致肝脏损伤的机制。
5. 如何有效地避免丁型肝炎病毒重叠感染所致的重症肝炎?
6. 结合戊型肝炎疫苗的研制过程,思考在疫苗研制时应该考虑哪些因素。

(袁正宏　陈婉南)

第二十六章
虫 媒 病 毒

扫码获取
数字内容

要点:

1. 虫媒病毒是一大类通过吸血节肢动物叮咬而传播的病毒。

2. 登革病毒为正单链 RNA 病毒,主要由埃及伊蚊和白纹伊蚊叮咬传播后引发登革热和登革出血热。

3. 乙脑病毒为正单链 RNA 病毒,主要经三带喙库蚊叮咬后传播引发流行性乙型脑炎。

4. 寨卡病毒为正单链 RNA 病毒主要经伊蚊叮咬传播,也可经性途径和垂直传播,引起寨卡热和先天性寨卡综合征。

5. 大别班达病毒为分节段负单链 RNA 病毒,经蜱叮咬传播后引起发热伴血小板减少综合征。

虫媒病毒(arbovirus)是指通过吸血节肢动物叮咬而传播的病毒,不是一个分类学名称,包括不同的病毒科或属的病毒。目前已证实能作为虫媒病毒传播媒介的节肢动物有 580 多种,其中**蚊和蜱是最重要的传播媒介**。鸟类、蝙蝠、灵长类和家畜是最重要的脊椎动物宿主。虫媒病毒能在节肢动物体内增殖,并可经卵传代,因此节肢动物既是病毒的传播媒介,又是储存宿主。带毒的节肢动物媒介通过叮咬自然界易感的脊椎动物而在动物与动物之间传播,并维持病毒在自然界的循环,带毒的节肢动物若叮咬人类则可能会引起人类感染。因此,大多数虫媒病毒病既是自然疫源性疾病,也是**人兽共患病**。由于节肢动物的分布、消长和活动与自然环境和季节密切相关,所以虫媒病毒病具有明显的地方性和季节性。

虫媒病毒在全球分布广泛,种类繁多,已知有 100 余种对人畜致病。在全球流行的虫媒病毒病主要有黄热病、登革热、流行性乙型脑炎、圣路易脑炎、西方马脑炎、东方马脑炎、森林脑炎、基孔肯雅热、西尼罗热和白蛉热等。我国主要流行的是流行性乙型脑炎、登革热、森林脑炎、基孔肯雅热,以及新近在我国发现并流行的发热伴血小板减少综合征等。重要的虫媒病毒及所致疾病见表 26-1。

表 26-1　重要的虫媒病毒及其所致疾病

病毒科	属	种	传播媒介	储存宿主	所致疾病	主要分布
黄病毒科	正黄病毒属	登革病毒	蚊	猴	登革热,登革出血热	热带,亚热带
		寨卡病毒	蚊	灵长类	寨卡病毒病	非洲、美洲、亚洲
		乙型脑炎病毒	蚊	猪、鸟类	流行性乙型脑炎	亚洲
		森林脑炎病毒 *	蜱	啮齿类、鸟类	森林脑炎	俄罗斯、中国
		西尼罗病毒 *	蚊	鸟类	西尼罗热、西尼罗脑炎	非洲、欧洲、中亚、北美
		黄热病毒 *	蚊	猴	黄热病	中南美、非洲
		科萨努尔森林热病毒 *	蜱	猴	科萨努尔森林热	印度

续表

病毒科	属	种	传播媒介	储存宿主	所致疾病	主要分布
黄病毒科	正黄病毒属	墨累谷脑炎病毒*	蚊	鸟类	墨累谷脑炎	澳大利亚,新几内亚
		圣路易脑炎病毒*	蚊	鸟类	圣路易斯脑炎	北美、加勒比地区
披膜病毒科	甲病毒属	基孔肯雅病毒*	蚊	人、猴	基孔肯雅热	非洲、亚洲
		东方马脑炎病毒*	蚊	马、鸟类	东方马脑炎	北美、南美、加勒比地区
		西方马脑炎病毒*	蚊	马、鸟类	西方马脑炎	北美、南美
		委内瑞拉马脑炎病毒*	蚊	马、驴	委内瑞拉脑炎	美洲
		辛德毕斯病毒	蚊	鸟类	发热、皮疹、关节炎	非洲、澳大利亚、亚洲
白蛉纤细病毒科	班达病毒属	大别班达病毒*	蜱		发热伴血小板减少综合征	中国

*:病毒培养需要生物安全三级实验室。

第一节　登革病毒

登革病毒(dengue virus,DENV)是登革热(dengue fever,DF)的病原体,主要由埃及伊蚊和白纹伊蚊叮咬传播,人和灵长类动物是自然宿主。登革热广泛存在于热带、亚热带地区,以东南亚及美洲流行最为严重。我国广东、广西、云南、台湾等省份均有流行。

一、生物学性状

(一)形态与结构

登革病毒属于黄病毒科(*Flaviviridae*)、正黄病毒属(*Orthoflavivirus*)。成熟的病毒颗粒呈球形,直径约50nm;有包膜,其上有包膜蛋白(E蛋白)和膜蛋白(M蛋白)。核衣壳为二十面体立体对称结构(图26-1)。**登革病毒按抗原性分为4个血清型(DENV1~DENV4)。**

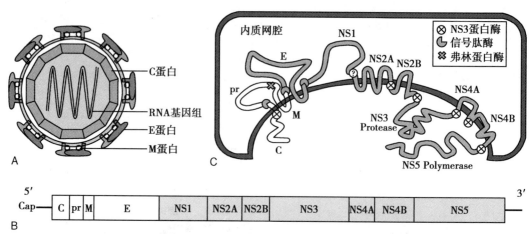

图 26-1　登革病毒形态及基因组结构、蛋白翻译加工示意图
A. 病毒结构;B. 基因组结构;C. 蛋白翻译加工。

（二）基因结构与功能

登革病毒的基因组为正单链 RNA，长度约 11kb。两端有 5′ UTR 和 3′ UTR，参与病毒复制和翻译的调节。中间为编码区，其基因排列顺序为：5′-C-PreME-E-NS1-NS2a-NS2b-NS3-NS4a-NS4b-NS5-3′，初始翻译产物为完整的多聚蛋白前体，翻译后会被宿主的信号肽酶和病毒蛋白酶（NS3 蛋白酶）共同切割为病毒结构蛋白及非结构蛋白（图 26-1）。

登革病毒的结构蛋白包括衣壳蛋白（C 蛋白）、prM/M 蛋白和 E 蛋白。C 蛋白能结合病毒 RNA 基因组，在核衣壳装配过程中起重要作用。PrM 蛋白（前膜蛋白）类似分子伴侣，在内质网帮助 E 蛋白正确折叠，之后在高尔基体被宿主弗林蛋白酶（furin）切割为 M 蛋白。**切割可增强登革病毒感染性，是病毒成熟的重要环节。**E 蛋白是决定病毒致病性及免疫原性的主要因子，在成熟病毒颗粒表面以二聚体形式存在。

登革病毒的非结构蛋白包括 NS1、NS2a、NS2b、NS3、NS4a、NS4b 和 NS5，与病毒的复制、蛋白切割及病毒装配密切相关。NS1 是糖基化蛋白，可分泌至细胞外，具有诊断病毒感染的价值。NS2 蛋白包括 NS2a 和 NS2b，其中 NS2b 对 NS3 的蛋白酶活性可能有协同作用。NS3 具有蛋白酶和 RNA 解旋酶活性，在病毒的复制和成熟过程中起作用。NS4a 与 NS4b 的功能尚不清楚。NS5 具有 RNA 聚合酶和甲基转移酶的活性，可能参与 RNA 帽的形成。

（三）培养特性

乳鼠对登革病毒最易感，可用乳鼠脑内接种法分离培养登革病毒。非人灵长类动物对登革病毒易感，并可诱导特异性免疫应答，可以作为疫苗研究的动物模型。

白纹伊蚊 C6/36 等细胞常用于病毒扩增。仓鼠肾细胞 BHK-21、猴肾细胞 LLC-MK2 及 Vero 细胞感染后可产生蚀斑，可用于病毒毒力鉴定。

二、流行病学特征

（一）传染源

自然界的灵长类动物对登革病毒易感，是丛林型登革热的主要传染源。蚊子通过叮咬带毒动物而形成自然界中的原始循环，人类若进入疫源地，可被带毒蚊子叮咬而感染。在城市和乡村，患者和隐性感染者是主要传染源，感染者在发病前 24 小时到发病后 5 天内出现病毒血症，在此期间病毒可通过蚊子叮咬而传播，形成人-蚊-人循环。

（二）传播媒介

登革病毒的主要传播媒介是埃及伊蚊和白纹伊蚊。埃及伊蚊为家栖蚊种，主要滋生于室内或房屋周围的小型积水中，可以频繁叮咬人类，是登革病毒最有效的传播媒介。白纹伊蚊为半家栖蚊种，主要滋生于室外小型积水中，但也可滋生于室内的积水物体内，是太平洋岛屿与我国广东及江南地区登革热的主要传播媒介。

蚊子感染后可终生带毒，蚊卵亦可带毒越冬，因此伊蚊不仅是登革病毒的传播媒介，也是储存宿主。

（三）流行特征

登革病毒广泛分布在热带和亚热带 100 多个国家和地区，东南亚是世界最重要的登革病毒疫源地。20 世纪初我国曾有登革热流行。1978 年登革热在我国重新出现，此后在我国南方多个城市多次流行。登革热的流行有明显季节性，多见于 5~11 月，但因地域不同而有差别。

三、致病性与免疫性

登革病毒可感染人体多种细胞，其中单核巨噬细胞是主要靶细胞。登革病毒经蚊叮咬进入人体后，首先感染皮肤树突状细胞或朗格汉斯细胞，然后扩散到血液，在毛细血管内皮细胞和单核巨噬细胞中增殖，再经血流播散至淋巴结、肝、脾等单核巨噬细胞系统，引起全身性的病理过程。

人群对登革病毒普遍易感。潜伏期通常为4~7天。**病毒感染可表现为隐性感染、登革热和重症登革**（包括**登革出血热/登革休克综合征**，dengue hemorrhagic fever/dengue shock syndrome，DHF/DSS）等不同临床类型。隐性感染约占80%。典型的登革热为自限性疾病，病程约7~10天，以发热、疼痛和皮疹为主要临床特征。起病急，常为突起发热，体温高达39~40℃，在发热初期即可有头痛、肌肉痛和骨关节痛等。皮疹多在病程的4~6天出现，表现为充血性皮疹或出血性皮疹（出血点），一般维持3~5天。25%~50%的病例可有不同程度鼻腔、牙龈、消化道、皮肤或子宫出血。患者还常有白细胞减少及血小板减少等表现。DHF/DSS多见于儿童，早期临床表现与典型登革热类似，但在发病3~5天时病情会突然加重并发生严重的出血现象，患者可在1~2天内因出血性休克或中枢性呼吸衰竭而死亡。主要病理改变为全身血管通透性增高、血浆渗漏而导致广泛的出血和休克。人感染登革病毒后可获得对同种血清型的免疫力。

DSS/DHF的发病机制尚未完全清楚，目前存在**抗体依赖的增强作用**（antibody-dependent enhancement，ADE）**假说**、免疫病理反应假说及病毒毒力变异假说等，其中ADE假说获得较多流行病学和实验室研究结果支持。该假说认为，当感染过某种血清型登革病毒的患者再次感染异种血清型登革病毒时，体内已有的非中和或亚中和浓度的IgG抗体可与病毒结合，形成病毒-抗体复合物，并通过单核巨噬细胞表面的Fc受体，促进病毒感染这些细胞。

四、微生物学检查

（一）病毒的分离培养

登革病毒血症出现在发病第1~5天，采集此期间患者血清，利用C6/36细胞培养、乳鼠脑内接种等方法可分离登革病毒。一般不作为临床诊断用。

（二）血清学检查

登革热早期快速诊断最常用ELISA或免疫层析法检测血清特异性IgM抗体。此外检测血清特异性IgG抗体也广泛用于登革热诊断。

（三）登革病毒NS1抗原检测

登革病毒NS1抗原可分泌至外周血，在发病1~9天内可在血清中检出，因此用ELISA检测患者血清中NS1抗原，可对登革热进行早期快速诊断。

（四）病毒核酸检测

应用逆转录聚合酶链反应（RT-PCR）技术检测病毒核酸，可用于登革病毒的快速诊断及分型。

五、防治原则

防蚊、灭蚊是预防登革热的主要手段。四价减毒活疫苗Dengvaxia是最早获批的登革热疫苗，可用于9岁以上人群四种血清型登革病毒感染的预防。此外，TDV、TV003/TV005等新型减毒活疫苗也已获批即将投入使用。目前尚无登革热的特效治疗方法，临床上主要以支持疗法为主。

第二节　寨　卡　病　毒

寨卡病毒（Zika virus，ZIKV）是寨卡病毒病的病原体，1947年首次在非洲乌干达寨卡森林中发现。寨卡病毒在2007年前只有少数散发病例，之后开始在太平洋岛国、南美和拉丁美洲等多个国家暴发流行，2016年曾被WHO宣布为"国际关注突发公共卫生事件"。

一、生物学性状

寨卡病毒为正黄病毒属成员，**该属病毒具有相似的形态及结构**。分为亚洲型和非洲型两个基因型，亚洲型又按出现顺序及流行地区分为东南亚进化枝、太平洋进化枝和美洲进化枝。

　　寨卡病毒的动物模型和培养特性与登革病毒类似。病毒抵抗力较弱,不耐酸、不耐热,60℃30分钟可灭活,70%乙醇、1%次氯酸钠、脂溶剂、过氧乙酸等消毒剂及紫外线照射均可灭活。

二、流行病学特征

　　寨卡病毒主要通过蚊虫叮咬传播,埃及伊蚊和白纹伊蚊是主要传播媒介。野生灵长类动物是本病的自然宿主。寨卡病毒存在丛林循环和城市循环。前者通过伊蚊在灵长类动物间传播,人类若被带毒伊蚊叮咬可引起感染;后者是指在疫情暴发时,人作为主要传染源,病毒在人-蚊-人之间传播。寨卡病毒也可**通过胎盘屏障**,导致从孕妇到胎儿的垂直传播,还可以通过血睾屏障进入精液,在人与人之间发生性途径传播(图 26-2)。

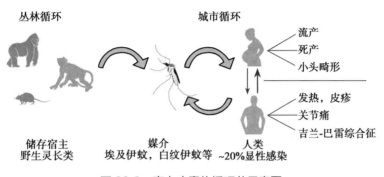

图 26-2　寨卡病毒传播环节示意图

　　本病目前在南美洲、北美洲和亚洲 80 多个国家流行。我国以输入病例为主,尚无本土病例报道。

三、致病性与免疫性

　　人群对寨卡病毒普遍易感,多数感染者为隐性感染,仅少数出现临床症状。寨卡病毒通过蚊虫叮咬感染人后,首先在感染部位的皮肤成纤维细胞及巨噬细胞内扩增,然后进入血液形成病毒血症。体内多种组织器官的单核巨噬细胞都可能是寨卡病毒的靶细胞。寨卡病毒通过胎盘屏障后,可感染胎儿神经前体细胞并引起其凋亡,影响胎儿脑组织发育。寨卡病毒还可以在感染者精液内存在较长时间。

　　寨卡病毒病潜伏期为 3~14 天,主要表现为发热、皮疹(多为斑丘疹)、头痛、疲乏、结膜炎及关节痛等,多数可自愈。男性患者可出现血精、精液中带毒或精子减少。部分病例可出现**吉兰-巴雷综合征**(Guillain-Barré syndrome)。孕妇在孕早期感染可导致胎儿出现**小头畸形**,或者新生儿发生认知及发育障碍,统称为**先天性寨卡综合征**。

　　寨卡病毒和登革病毒存在一定**交叉免疫**,对疾病诊断和流行均有重要影响。

四、微生物学检查

　　急性期患者的血液或尿液可用于病毒分离,寨卡病毒可在 C6/36 细胞及 Vero 细胞中增殖并产生病变。利用 RT-PCR 法检测血液、尿液或唾液中的病毒核酸是确诊的重要依据。用全血代替血清可提高核酸检测的阳性率。

　　寨卡病毒 NS1 的抗体具有较高的特异性,IgM 抗体可用于早期诊断。病毒特异性中和抗体可用病毒空斑减少中和试验检测,恢复期血清中和抗体阳转或者滴度较急性期升高 4 倍以上,具有诊断价值。

五、防治原则

　　目前,寨卡病毒尚无疫苗和特效治疗药物。灭蚊、避免蚊虫叮咬是主要的防控手段。

第三节　流行性乙型脑炎病毒

流行性乙型脑炎病毒简称乙脑病毒,1935 年由日本学者首先从脑炎死者体内分离得到,故国际上又称为日本脑炎病毒(Japanese encephalitis virus,JEV)。乙脑病毒的主要传播媒介是库蚊,感染人后可引起流行性乙型脑炎,简称乙脑。**病毒主要侵犯中枢神经系统**,临床表现轻重不一,严重者死亡率高,幸存者常留下神经系统后遗症。

一、生物学性状

乙脑病毒为正黄病毒属成员,其形态与结构与同属其他病毒相似。乙脑病毒分为 5 个基因型,各基因型的分布有一定区域性。我国流行的基因型主要为 I 型和 III 型。

乙脑病毒可在 C6/36 细胞、Vero 细胞等多种细胞中增殖并引起细胞病变,其中 C6/36 细胞因易感性较高而广泛用于乙脑病毒的分离培养。小鼠和金黄地鼠对乙脑病毒易感,鼠龄越小易感性越高,接种病毒 3~5 天后发病,出现兴奋性增高、肢体痉挛等症状,严重者死亡。病毒在培养细胞和鼠脑内连续传代可使毒力下降。

乙脑病毒对酸、乙醚和氯仿等脂溶剂敏感,不耐热,56℃ 30 分钟、100℃ 2 分钟均可使之灭活。对化学消毒剂也较敏感,多种消毒剂可使之灭活。

二、流行病学特征

(一)传染源

猪、家禽及各种野生鸟类感染乙脑病毒后可出现持续数天的病毒血症,是乙脑的主要传染源。幼猪经过流行季节后感染率可达 100%。蝙蝠感染后病毒血症可持续 6 天甚至带毒越冬,可能也是乙脑病毒的传染源和长期宿主。人感染乙脑病毒后病毒血症时间短、滴度低,所以感染者不是主要传染源。

(二)传播媒介

乙脑病毒的主要传播媒介是蚊子。我国有 20 多种蚊子可传播乙脑病毒,其中**三带喙库蚊是最主要传播媒介**。除蚊子外,在蠛蠓、尖蠓及库蠓中也曾分离到乙脑病毒,这些昆虫也可能是乙脑病毒的传播媒介。病毒通过蚊子在蚊-动物-蚊中不断循环,其间带毒蚊子若叮咬人类,则可引起人类感染。

(三)流行特征

乙脑主要在东亚、东南亚和南亚国家流行。俄罗斯远东海滨地区、太平洋的一些岛屿和澳大利亚也有本病流行。WHO 估计全球每年的乙脑病例约 5 万人,死亡 1 万人,有神经系统后遗症者 1.5 万人。我国曾是乙脑流行严重的国家之一,随着疫苗接种的普及,目前发病率显著降低,但全国每年仍有数百名散发病例,偶尔还有小规模暴发。乙脑的流行有明显季节性,以夏、秋季为主,一般在 4~5 月份开始,9~10 月份结束。

人群对乙脑病毒普遍易感,但感染后多表现为隐性感染及顿挫感染。在乙脑流行的地区,患者多为儿童,尤以 2~9 岁年龄组发病率最高。**近年来由于儿童普遍接种疫苗,因此成年人和老年人的发病率相对增高。**

三、致病性与免疫性

病毒经带毒蚊子叮咬进入人体后,先在皮肤毛细血管内皮细胞和局部淋巴结等处增殖,随后经毛细血管和淋巴管进入血流,引起第一次病毒血症。病毒随血流播散到肝、脾等处的单核巨噬细胞中,继续大量增殖,再次入血,引起第二次病毒血症,出现发热、寒战、全身不适等前驱症状。绝大多数感染者病情不再继续发展,成为顿挫感染。在少数感染者体内,病毒可突破血-脑屏障侵犯中枢神经系统,在神经细胞内增殖,引起脑实质和脑膜炎症,出现严重的中枢神经系统症状,表现为高热、头痛、呕吐、惊厥、抽搐、脑膜刺激征等,并可进一步发展为昏迷、中枢性呼吸衰竭或脑疝,病死率 10%~30%。约 5%~20% 的幸存者可留下不同程度的后遗症,表现为痴呆、失语、瘫痪等。孕妇在妊娠早期感染乙脑病毒可出现死胎和流产。

乙脑病毒感染后免疫力稳定而持久,隐性感染也可获得牢固的免疫力。

四、微生物学检查

(一)病原学检测

采集发病初期患者的脑脊液或尸检脑组织悬液,用细胞培养法或乳鼠脑内接种法可分离培养乙脑病毒。C6/36 细胞、BHK-21 细胞或 Vero 细胞均可支持病毒复制。采集患者的脑脊液或血清,用 RT-PCR 技术可检测乙脑病毒特异性核酸片段。**由于乙脑患者病毒血症持续时间短,病毒分离及核酸检测结果常为阴性,诊断时需注意。**

(二)血清学检测

检测患者血清或脑脊液中特异性 IgM 抗体阳性率可达 90% 以上,是早期快速诊断的重要方法。检测乙脑病毒特异性 IgG 抗体,通常需检测急性期和恢复期双份血清,当恢复期血清抗体效价比急性期升高 4 倍或 4 倍以上时具有诊断价值。中和试验特异性及敏感性均较高,但操作复杂,故不用于临床诊断,一般仅用于流行病学调查或新分离病毒的鉴定。

五、防治原则

目前对乙型脑炎尚无特效的治疗方法。预防乙型脑炎的关键措施包括疫苗接种、防蚊灭蚊和动物宿主管理。

乙脑疫苗有灭活疫苗和减毒活疫苗两类。我国使用的乙脑疫苗是 1968 年自主研制的**乙脑 SA14-14-2 株减毒活疫苗**。该疫苗具有很好的安全性和免疫保护效果,完成全程免疫后可获得持久的免疫力。

猪是乙脑病毒的主要传染源和中间宿主。在我国农村地区,人和猪接触较多,因此必须做好猪的管理工作,有条件时可给幼猪接种疫苗,减少幼猪感染乙脑病毒,从而降低人群乙脑的发病率。

第四节　大别班达病毒

大别班达病毒(*Dabie bandavirus*)是引起**发热伴血小板减少综合征**的病原体,2009 年在我国首次发现,俗称为发热伴血小板减少综合征布尼亚病毒(severe fever with thrombocytopenia syndrome Bunyavirus,SFTSV),流行地区主要在我国华北、华东等省份。

一、生物学性状

大别班达病毒属于白蛉纤细病毒科(*Phenuiviridae*)、班达病毒属(*Bandavirus*)、大别班达病毒种。病毒颗粒呈**球形**,直径 80~100nm,**有包膜**,包膜刺突蛋白为 Gn 和 Gc。基因组为**负单链 RNA**,包含小(S)、中(M)、大(L)**3 条片段**,与核蛋白 C 相结合。三条 RNA 片段长度各为 1 744,3 378 和 6 369 个核苷酸,分别编码核蛋白 C 和非结构蛋白,膜蛋白的前体蛋白,以及 RdRp。病毒抵抗力较弱,不耐酸,易被热、乙醚、去氧胆酸钠和常用消毒剂及紫外线照射等迅速灭活。

二、流行病学特征

本病主要经蜱叮咬传播,家畜和啮齿类可能为本病自然宿主。接触急性期患者的血液或者其他分泌物也可被感染。**本病多见于山区和丘陵地带的农村,散发为主,不过有明显的地区聚集性和季节性,春夏多见。我国华北、华东等 20 余省均有报道。日本、韩国和美国也出现病例及疑似病例。

三、致病性与免疫性

人群对本病普遍易感,从事野外作业和户外活动的人群感染风险较高。本病潜伏期 5~14 天。起病急,以发热为主要临床表现,体温多在 38℃以上,伴乏力、食欲缺乏、恶心、呕吐,部分病例有头痛、肌肉酸痛、腹泻等。发热持续 5~11 天后可逐渐自愈。绝大多数患者预后良好。但少数病例病情危重,出现意识障碍、皮肤瘀斑、消化道出血、肺出血等症状,可因休克、呼吸衰竭、弥散性血管内凝血等多脏器功能衰竭死亡。病死率约为 10%,个别地区可达 30%。

四、微生物学检查

病原分离及核酸检测需在起病 1~6 天内取样,此时血液病毒滴度较高。病原分离需要生物安全三级实验室,Vero 等细胞可用于病毒分离及培养。血清 IgM 在发病 1 周出现,4 个月内消失,IgG 可存在 5 年以上。用 ELISA 可检查血清中该病毒 IgM 或 IgG 抗体。

五、防治原则

本病尚无疫苗。预防须加强对疫区户外人员的宣传防护工作;做好对病人的血液、分泌物、排泄物及被其污染的环境和物品的消毒处理。必要时采取灭杀蜱等措施,降低生产、生活环境中蜱等传播媒介的密度。

治疗以对症和支持疗法为主,多数患者预后良好。

第五节　其他重要虫媒病毒

一、森林脑炎病毒

森林脑炎病毒又称为蜱传脑炎病毒(tick-borne encephalitis virus,TBEV),可引起以中枢神经系统病变为特征的森林脑炎。本病主要流行于俄罗斯等地,又称为俄罗斯春夏脑炎。**我国东北和西北林区也有流行。**

森林脑炎病毒为正黄病毒属成员,其生物学性状与同属其他病毒相似。该病毒分为欧洲亚型、远东亚型和西伯利亚亚型等三种亚型。不同来源的毒株毒力差异较大,但抗原性较为一致。

蜱是森林脑炎病毒的传播媒介,病毒不仅能在蜱体内增殖,能经卵传代,并能在蜱体越冬,因此蜱既是传播媒介又是储存宿主。在野外,病毒通过蜱叮咬野生动物和鸟类而在自然界循环。蝙蝠、松鼠、刺猬等野生动物以及牛、马、羊等家畜均可感染。小鼠对森林脑炎病毒易感性高,可用于实验研究。家畜感染后可经乳汁排出病毒,因此病毒亦可通过消化道传播。

人类多因进入**自然疫源地**被带毒蜱叮咬而受感染,少数人则因饮用生奶而被感染。此外,实验室工作者和与受感染动物密切接触者还可通过吸入气溶胶感染。

人感染后多数为隐性感染,少数感染者经 7~14 天的潜伏期后突然发病,出现高热、头痛、呕吐,颈项强直、昏睡等症状。重症患者可出现发音困难、吞咽困难、呼吸及循环衰竭等延髓麻痹症状,死亡率可高达 30%。感染后可获得持久的免疫力。

森林脑炎患者病毒血症时间短,脑炎症状出现后血中病毒含量已很低,故病毒分离的阳性率较低。血清学试验可用 ELISA、血凝抑制试验、中和试验及补体结合试验等检测血清或脑脊液中的 IgM 和 IgG 抗体,若恢复期血清 IgG 抗体水平呈 4 倍以上升高则有诊断价值。

目前尚无对森林脑炎特异性的治疗方法。在感染早期,大剂量丙种球蛋白或免疫血清可能有一定疗效。**疫苗接种是控制森林脑炎的重要措施。**

二、基孔肯雅病毒

基孔肯雅病毒（chikungunya virus，CHIKV）属于**披膜病毒科**（*Togaviridae*）、**甲病毒属**（*Alphavirus*），是**基孔肯雅热**的病原体。

基孔肯雅病毒颗粒呈**球形**，直径 42nm，有**包膜**及包膜蛋白 E1 和 E2。E2 蛋白含有受体结合位点和抗原中和表位。病毒基因组为**正单链 RNA**，长约 11kb，包括两个可读框，各自编码一个多聚蛋白体。其中一个经酶切后形成 nsP1、nsP2、nsP3 和 nsP4 等 4 种非结构蛋白，另一个经酶切后形成 C、E1 和 E2 等 3 种结构蛋白。基孔肯雅病毒只有 1 种血清型。

白纹伊蚊和埃及伊蚊是基孔肯雅病毒的主要传播媒介。多种灵长类、啮齿类和家畜均可被感染。基孔肯雅热在热带地区一年四季均可流行，夏秋多见。本病主要分布于非洲，2004 年后快速蔓延至亚洲、非洲、欧洲以及美洲的 60 多个国家。我国于 2010 年在广东东莞首次出现近 200 人规模的疫情，2019 在云南再次出现 121 人规模的疫情，并有**垂直传播**病例报道。

人群对基孔肯雅病毒普遍易感。临床主要表现为发热、皮疹和严重的关节疼痛。**关节疼痛常持续较长时间**。极少数患者可出现脑膜脑炎、肝功能损伤、心肌炎及皮肤黏膜出血，死亡病例少见。

病毒分离需采集发病 2 天内患者血清，用 Vero 细胞、C6/36 细胞、BHK-21 细胞、HeLa 细胞等敏感细胞进行分离培养。可用 ELISA 检测血清特异性 IgM 或 IgG 抗体，或用 RT-PCR 方法检测病毒核酸。

本病目前无特异性治疗手段及疫苗，临床主要采取对症和支持疗法。

三、西尼罗病毒

西尼罗病毒（West Nile virus，WNV）为正黄病毒属成员，1937 年首次发现于乌干达西尼罗地区，其生物学特征与其他黄病毒相似。西尼罗病毒有两个基因型，其中基因型 1 致病性强，基因型 2 无明显的致病性。

人类及多种动物对西尼罗病毒易感。患者、隐性感染者和带毒动物为主要传染源，其中**鸟类是最重要的传染源**。伊蚊和库蚊是主要传播媒介。

1999 年以前，西尼罗病毒主要分布于非洲、西亚及欧洲等地，临床表现主要为西尼罗热。1999 年夏天，本病传至北美洲，并开始引起为脑膜炎或脑膜脑炎。我国目前尚无本病流行，但具备西尼罗病毒传播的气候条件和传播媒介，因此，必须重视对其的监测和研究。

西尼罗病毒感染引起西尼罗热和西尼罗脑炎两种临床类型。前者以急性发热、头痛、皮疹为主要特征，可伴有肌肉、关节疼痛及全身淋巴结肿大等症状，预后良好。后者起病急骤，体温可达 39℃以上，同时出现头痛、恶心、呕吐、嗜睡，伴颈项强直、深浅反射异常等神经系统症状和体征，重症患者出现惊厥、昏迷及呼吸衰竭，病死率高。西尼罗病毒只有一种血清型，感染后可获得持久免疫力。

多数西尼罗热患者可在发病第一天分离出病毒。西尼罗病毒可在多种细胞系中生长。小鼠和豚鼠对病毒脑内接种高度敏感。利用 ELISA 检测急性期和恢复期患者血清中病毒特异性抗体有助于诊断。需注意少数患者感染 1 年后血清中仍存在病毒特异性 IgM。利用 RT-PCR 可在血液或脑脊液中检测病毒 RNA。中和实验有助于区分其他黄病毒的交叉反应抗体。

治疗以支持治疗为主，尚无特异性药物和疫苗。

四、黄热病毒

黄热病毒（yellow fever virus，YFV）是正黄病毒属的原型病毒（prototype virus），由伊蚊传播，感染人后可以引起以发热、黄疸、出血以及多器官衰竭为特征的黄热病，是第一个被发现的人类病毒。

黄热病毒的形态及结构与同属其他病毒相似。恒河猴和猕猴对黄热病毒易感，感染后可表现出与人相似的黄疸等内脏损伤症状。**野生灵长类是本病的自然宿主**。伊蚊是主要传播媒介，也是储存宿主。黄热病毒在非洲依然存在猴-蚊-猴的丛林循环，非洲伊蚊是主要传播媒介。当病毒发生人-蚊-

人的城市循环时,埃及伊蚊是主要传播媒介。本病目前在非洲和南美洲 44 个国家仍有流行,每年约 20 万人感染,3 万人死亡。我国近年也出现多起输入病例。

人感染黄热病毒后出现**不同程度的临床症状**,有隐性感染、轻度发热、严重内脏损伤等临床类型。本病潜伏期 3~6 天,起病急,表现为发热、寒战、头痛、肌肉痛。急性期有病毒血症,是重要的传染源。多数患者发热 3 天后逐渐进入恢复期,**约 15% 的患者则发生恶化,发热等症状加重并伴有呕吐、上腹痛和黄疸**。随着病程进展,患者可发展为以严重肝炎、肾衰竭、出血、休克和多器官衰竭为特征的出血热疾病。严重患者病死率约 20%~50%。感染后可获得长期免疫力。

黄热病毒分离培养须在生物安全三级实验室进行操作。在发热初期采集的血液和死后获得的肝组织样本可用于黄热病毒分离。黄热病的病毒血症持续时间较长,可通过 RT-PCR 在血清、尿液等多种样品中检测病毒核酸。血清学诊断标准是黄热病毒 IgM 抗体阳性,或者恢复期样品中黄热病毒 IgG 抗体效价增加超过 4 倍。

预防本病须加强宣传和监管,赴疫区旅游或者工作的人群均须接种疫苗。目前使用的**黄热病疫苗为减毒活疫苗** 17D,保护效果长达 10 年甚至终身免疫。

思考题：

1. 对人类健康有重要影响的虫媒病毒有哪些？各自的传播媒介是什么？引起哪些疾病？

2. 什么是 ADE？与重症登革发生的关联及可能机制是什么？它对登革热疫苗研发有何影响？

3. 与其他虫媒病毒比较,寨卡病毒在传播和致病上有何特点？

（安　静）

第二十七章

出血热病毒

扫码获取
数字内容

要点：

1. 出血热病毒是指引起出血热症状、体征的一大群病毒的总称，不是病毒科或病毒属的名称。

2. 汉坦病毒、克里米亚-刚果出血热病毒和埃博拉病毒的主要特点包括生物学性状、流行病学特征、致病性以及免疫性。

出血热病毒（hemorrhagic fever viruse）是指由节肢动物或啮齿类动物传播，引起病毒性出血热的一大类病毒。病毒性出血热（viral hemorrhagic fever）以"3H"症状，即 hyperpyrexia（高热）、hemorrhage（出血）、hypotension（低血压）和较高的死亡率为主要临床特征。出血热病毒成员众多，分别属于 7 个病毒科的不同病毒（表 27-1）。节肢动物或啮齿类动物为出血热病毒的自然宿主（natural reservoir）。病毒通过带毒动物在自然界传播，人类在接触带毒动物时被感染，因此，病毒性出血热是一种自然疫源性疾病。目前我国已发现有 3 种出血热病毒流行，分别是啮齿类动物传播的汉坦病毒、蜱媒传播的克里米亚-刚果出血热病毒和蚊媒传播的登革病毒，其中以汉坦病毒和登革病毒的流行和危害最为严重。近年来，出现在美洲等地的汉坦病毒肺综合征以及在非洲地区的埃博拉出血热，以其发病快、传播迅速、死亡率高而引起世界的广泛关注。

表 27-1 人类出血热病毒及其所致疾病

病毒类属	病毒	主要媒介	所致疾病	主要分布
汉坦病毒科	汉坦病毒	啮齿类动物	肾综合征出血热 汉坦病毒肺综合征	亚洲、欧洲、非洲、美洲 美洲、欧洲
内罗病毒科	克里米亚-刚果出血热病毒	蜱	克里米亚-刚果出血热	非洲、中亚、中国新疆
白蛉纤细病毒科	裂谷热病毒	蚊	Rift 山谷热	非洲
	大别班达病毒（发热伴血小板减少综合征病毒）	蜱	发热伴血小板减少综合征	东亚
黄病毒科	登革病毒	蚊	登革热	亚洲、南美
	黄热病毒	蚊	黄热病	非洲、南美
	基萨那森林热病毒	蜱	基萨那森林热	印度
	鄂木斯克出血热病毒	蜱	鄂木斯克出血热	俄罗斯
披膜病毒科	基孔肯雅病毒	蚊	基孔肯雅热	亚洲、非洲
沙粒病毒科	鸠宁病毒	啮齿动物	阿根廷出血热	南美
	马丘波病毒	啮齿动物	玻利维亚出血热	南美
	拉沙病毒	啮齿动物	拉沙热	非洲
	萨比亚病毒	啮齿动物	巴西出血热	南美
	瓜纳里托病毒	啮齿动物	委内瑞拉出血热	南美
丝状病毒科	埃博拉病毒	未确定	埃博拉出血热	非洲、美洲
	马尔堡病毒	未确定	马尔堡出血热	非洲、欧洲

第一节　汉坦病毒

汉坦病毒属于布尼亚病毒目（*Bunyavirales*）、汉坦病毒科（*Hantaviridae*）、正汉坦病毒属（*Orthohantavirus*）。该病毒是由韩国学者李镐汪等于1978年从韩国的汉滩河流域的黑线姬鼠肺组织中分离得到的，其名称即来自正汉坦病毒属的原型病毒汉滩病毒（Hantaan virus，HTNV）。为避免在区分该病毒属及种（型）的名称时发生混乱，在中文译名用字上加以区别：将 Hantavirus 统一译为汉坦病毒，Hantaan virus 统一译为汉滩病毒。因此，在中文文献中使用"汉坦病毒"（Hantavirus）时一般是泛指，既表示汉坦病毒这一科、属，也泛指这一科、属的所有病毒；而用"汉滩病毒"时则特指正汉坦病毒属中的一个型别——汉滩型。汉坦病毒主要型别、所致疾病、主要的宿主动物及分布地区见表27-2。

表27-2　汉坦病毒的主要型别及所致疾病

病毒（英文简称）	主要宿主	所致疾病	主要分布地区
汉滩病毒（HTNV）	黑线姬鼠	HFRS	中国、俄罗斯、韩国、朝鲜、日本
汉城病毒（SEOV）	褐家鼠	HFRS	全球分布
多布拉伐病毒（DOBV）	黄喉姬鼠	HFRS	巴尔干
普马拉病毒（PUUV）	棕背䶄	HFRS	欧洲、俄罗斯、斯堪的纳维亚
泰国病毒（THAIV）	板齿鼠	HFRS	泰国
辛诺柏病毒（SNV）	鹿鼠	HPS	美国、加拿大
黑港渠病毒（BCCV）	棉鼠	HPS	美国
长沼病毒（BAYV）	米鼠	HPS	美国
安第斯病毒（ANDV）	长尾米鼠	HPS	阿根廷
希望山病毒（PHV）	草原田鼠	不详	美国、加拿大
哈巴罗夫斯克病毒（KHB）	东方田鼠	不详	俄罗斯
索塔帕拉雅病毒（TPMV）	臭鼩	不详	印度
图拉病毒（TULV）	普通田鼠	不详	欧洲
El Moro Canyon（ELMCV）	西方巢鼠	不详	美国、墨西哥

汉坦病毒在临床上主要引起两种类型的急性传染病，一种是以发热、出血、急性肾功能损害和免疫功能紊乱为突出表现的**肾综合征出血热**（hemorrhagic fever with renal syndrome，HFRS），另一种是以肺浸润及肺间质水肿，迅速发展为呼吸窘迫、衰竭为特征的汉坦病毒肺综合征（hantavirus pulmonary syndrome，HPS）。

中国是目前世界上 HFRS 疫情比较严重的国家之一，流行范围广（除新疆外，其余各省、自治区、直辖市均有病例报告），发病人数多，病死率较高。迄今为止，我国尚无 HPS 的病例报道，在动物体内亦未分离或检出引起 HPS 的汉坦病毒。

一、生物学性状

（一）形态与结构

成熟的汉坦病毒颗粒多数呈圆形或卵圆形，直径在75~210nm之间，平均直径120nm。汉坦病毒的这种多形性在新分离的病毒中表现得尤为明显,而连续体外传代培养后形态及大小趋于一致(图 27-1)。

汉坦病毒颗粒由核心和包膜组成,病毒的包膜为典型的脂质双层膜结构,其表面有由糖蛋白组成的突起;包膜内有疏松的带有粗颗粒的丝状内含物,是由病毒核衣壳蛋白、RNA 聚合酶和病毒核酸组成的核衣壳。

(二)基因组及结构蛋白

汉坦病毒的基因组为负单链 RNA,分为大(L)、中(M)、小(S)三个片段,分别编码病毒的 RNA 聚合酶、包膜糖蛋白(Gn 和 Gc)和核衣壳蛋白(nucleocapsid protein, NP)(图 27-2)。汉坦病毒的全基因组大小从 HTNV 的 11 845 个核苷酸到 SNV 的 12 317 个核苷酸不等。不同型别汉坦病毒的 S、M、L 三个节段的末端 14 个核苷酸序列高度保守,3' 端为 AUCAUCAUCUGAGG,5' 末端为 UAGUAGUAG(G/A)CUCC。

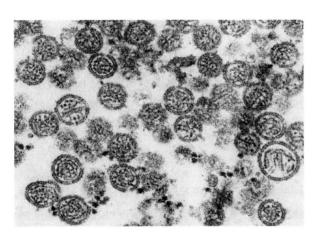

图 27-1　汉坦病毒的电镜照片

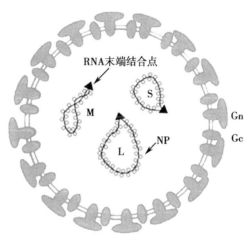

图 27-2　汉坦病毒结构模式示意图

1. L 基因片段及 RNA 聚合酶　汉坦病毒 L 基因片段长约 6.3~6.5kb,含有一个可读框,编码 2 150~2 156 个氨基酸形成的蛋白,分子量约为 250kDa。L 片段只编码一种蛋白质即 RNA 聚合酶;RNA 聚合酶可以介导病毒基因组的转录和复制。

2. M 基因片段及 Gn、Gc 糖蛋白　汉坦病毒的 M 基因片段全长在 3.6~3.7kb 之间,只有一个可读框,可编码一个长度为 1 132~1 184 个氨基酸的前体大蛋白,可被水解为 Gn 和 Gc 糖蛋白。Gn 和 Gc 都有独立的起始密码子,汉坦病毒 M 基因的 mRNA 的蛋白质编码顺序为 5'-Gn-Gc-3'。

汉坦病毒的 M 基因片段的变异最为显著。汉坦病毒糖蛋白上不仅存在一些保守的糖基化位点、中和抗原表位和血凝抗原表位,可诱导机体产生特异性中和抗体,还含有 CD8[+] T 淋巴细胞(CTL)表位,可直接诱导细胞毒作用,促进细胞内病毒的清除,因此在细胞介导的保护性免疫中也起着重要作用。

3. S 基因片段及 NP　汉坦病毒 S 基因片段全长在 1.6~2.0kb,其 3' 端近 1/3 长的序列是非编码区,不同型别汉坦病毒 S 片段的差异主要在此非编码区,其功能尚不清楚。其编码区含有一个长的可读框,编码分子量接近 50kDa 的 NP。汉坦病毒 S 基因片段的变异程度介于 M 基因片段与 L 基因片段之间,不同型别的汉坦病毒 S 片段序列的同源性在 50%~80% 之间。

NP 为非糖基化蛋白,羧基端具有高度保守序列,可识别 RNA 的非编码区并与之结合形成复合体,再与 RNA 聚合酶一起组成病毒的核衣壳,因此 NP 的主要功能是包裹 RNA 片段,在病毒的装配过程中起着重要作用。NP 具有极强的免疫原性,其刺激产生的特异性抗体出现早,滴度高,维持时间长。在汉坦病毒 NP 上存在多个 CTL 表位,因此其在刺激细胞免疫应答中也起着重要作用。

(三)培养特性

汉坦病毒对多种传代、原代及二倍体细胞敏感,如非洲绿猴肾细胞(Vero-E6)、人肺癌传代细胞系(A549)等。汉坦病毒在培养的细胞内增殖较为缓慢,病毒滴度一般在接种病毒后的 7~14 天后才达高峰。病毒感染细胞后无明显的致细胞病变效应(CPE),因此通常需采用免疫学方法来检测证实病毒在细胞内的增殖。

汉坦病毒的易感动物有多种,如黑线姬鼠、长爪沙鼠、小白鼠及大白鼠等,但除了小白鼠乳鼠感染后可发病及致死外,其余均无明显症状。

(四)抵抗力

汉坦病毒为有包膜病毒,脂溶剂和消毒剂如氯仿、丙酮、β-丙内酯、乙醚、酸(pH<3.0)、苯酚、甲醛等均易将其灭活;此外,60℃加热 30 分钟,100℃煮沸 5 分钟,^{60}Co 照射(>10^{5}拉德)以及紫外线照射(50cm、30 分钟)也可将其灭活。

二、流行病学特征

(一)传染源和宿主动物

迄今为止,已报道分属于哺乳纲、鸟纲、爬行纲和两栖纲在内的 200 余种或亚种动物可以自然感染或携带汉坦病毒,其中我国已检出的约有 70 种。该病毒的主要宿主动物和传染源均为啮齿动物,在啮齿动物中又主要是鼠科中的姬鼠属(Apodemus)、家鼠属(Rattus)和仓鼠科中的林䶄属(Clethrionomys)、白足鼠属(Peromyscus)等。汉坦病毒有着较严格的宿主特异性,不同型别的汉坦病毒有不同的啮齿动物宿主,因此,不同型别汉坦病毒的分布主要是由宿主动物的分布不同所决定。动物感染汉坦病毒后一般无明显症状,但可通过唾液、尿和粪便等排泄物排出病毒导致感染。

(二)传播途径

汉坦病毒具有多途径传播的特征,目前认为其可能的传播途径有 3 类 5 种,即动物源性传播(包括经呼吸道、消化道和伤口途径)、虫媒(螨媒)传播和垂直(胎盘)传播。其中动物源性传播是主要途径。虽然能从 HFRS 患者的血液和/或尿液中分离到汉坦病毒,但尚未见在人-人之间水平传播的报道,而在 HPS 中已经证明存在有人-人之间的水平传播。

(三)易感人群

人类对汉坦病毒普遍易感,但多呈隐性感染,仅少数人发病;感染后发病与否与感染病毒的型别及机体的免疫状况等有关。汉城病毒(SEOV)的隐性感染率要高于汉滩病毒(HTNV)。HFRS 多见于青壮年,男性病人多于女性病人。

(四)流行地区和季节

汉坦病毒的自然疫源地遍布五大洲的近 80 多个国家和地区,其中 HFRS 的疫源地至少在 62 个国家中存在(主要分布于亚洲和欧洲大陆),55 个国家有 HFRS 病例报告;HPS 的疫源地和疫区主要分布于美洲大陆。

HFRS 的发生和流行具有明显的地区性和季节性,这种地区性和季节性与宿主动物(主要是鼠类)的分布与活动密切相关。在我国,汉坦病毒的主要宿主动物和 HFRS 的感染源是黑线姬鼠(Apodemus agrarius)和褐家鼠(Rattus norvegicus),主要存在着姬鼠型疫区、家鼠型疫区和混合型疫区。姬鼠型疫区的 HFRS 流行高峰主要在 11~12 月间(6~7 月间还有一小高峰),家鼠型疫区的流行高峰在 3~5 月间,而混合型疫区在冬、春季均可出现流行高峰。

三、致病性与免疫性

汉坦病毒主要可以引起 HFRS 和 HPS,这两种疾病的临床表现差异很大,发病机制也不尽相同。

(一)致病机制

汉坦病毒的致病机制尚未完全明了,目前认为可能与病毒的直接损伤作用和免疫病理反应有关。

1. 病毒的直接损伤作用　汉坦病毒具有泛嗜性,可感染体内多种组织细胞,如血管内皮细胞,淋巴细胞、单核巨噬细胞、肾小球系膜细胞和脑胶质细胞等,但主要的靶细胞是血管内皮细胞,病毒在血管内皮细胞内增殖,引起内皮细胞肿胀、细胞间隙形成和通透性增加。在 HFRS 患者的肾脏和 HPS 患者的肺组织中,可发现病毒颗粒和病毒的抗原成分,提示病毒有直接致病作用。

关于汉坦病毒致血管内皮细胞通透性增加的机制,主要是血管内皮生长因子(VEGF)R2-Src 通路在病毒致内皮细胞通透性增加的过程中起到了重要作用。此外,汉坦病毒感染还可造成血小板的损伤并直接引起细胞凋亡,这些都与病毒的直接损伤相关。

2. 免疫病理损伤　汉坦病毒诱导的机体免疫具有双重作用,既参与机体对病毒的清除,又可介导对机体的免疫损伤,参与病毒的致病过程。①Ⅲ型超敏反应:在 HFRS 的发病早期,患者血中即出现高滴度的特异性抗体,在血清中可检出循环抗原-抗体复合物,肾小球基底膜有抗原-抗体复合物沉积,提示Ⅲ型超敏反应可能参与 HFRS 的致病过程;②Ⅰ型超敏反应:HFRS 早期患者血中 IgE 和组胺水平升高,毛细血管周围有肥大细胞浸润和脱颗粒,说明 HFRS 患者存在Ⅰ型超敏反应;③细胞免疫应答:HFRS 和 HPS 急性期外周血特异性 CD8$^+$ T 淋巴细胞、NK 细胞活性增强,抑制性 T 细胞功能低下,CTL 细胞功能相对增高,提示细胞免疫可能在汉坦病毒的致病过程中起重要作用。

(二) HFRS 和 HPS 的临床特征

HFRS 典型的临床表现为发热、出血和急性肾功能损害。在发病初期患者眼结膜、咽部、软腭等处充血,软腭、腋下、前胸等处有出血点,常伴有"三痛"(头痛、眼眶痛、腰痛)和"三红"(面、颈、上胸部潮红);几天后病情加重,可表现为多脏器出血及肾衰竭。我国 HFRS 的病死率依据型别不同差别较大,从 1%~10% 不等,HTNV 感染者死亡率较高,SEOV 感染者较低。

HPS 以发热、肺浸润及肺间质水肿,并迅速发展为呼吸窘迫、呼吸衰竭为主要特征,一般没有严重的出血现象,表现为急骤发病,发病初期有畏寒、发热、肌肉疼痛、头痛等非特异性症状,2~3 天后迅速出现咳嗽、气促和呼吸窘迫,继而发生呼吸衰竭,病死率高达 30% 以上。

(三) 免疫性

汉坦病毒感染可诱发机体强烈的免疫应答。HFRS 患者病后可获得对同型病毒稳定而持久的免疫力,二次发病者极为罕见;但隐性感染产生的免疫力却多不能持久。

机体抗汉坦病毒感染的适应性体液免疫应答出现很早,且应答强烈。HFRS 患者在发热 1~2 天即可检测出 IgM 抗体,第 7~10 天达高峰,第 2~3 天可检测出 IgG 抗体,第 14~20 天达高峰。HFRS 病后可获得对同型病毒的持久免疫力,IgG 抗体在体内可持续存在 30 余年。机体抗汉坦病毒感染的适应性细胞免疫应答主要包括 CD8$^+$ T 细胞和 CD4$^+$T 细胞免疫应答。

四、微生物学检查

(一) 病毒分离

取患者急性期血液(或死者脏器组织)或感染动物肺、肾等组织接种于 Vero-E6 细胞,培养 7~14 天,由于病毒在细胞内生长并不引起明显的病变,因此可用免疫荧光染色法或夹心 ELISA 法检查细胞内是否有病毒抗原。也可取检材通过脑内接种小白鼠乳鼠,逐日观察动物有无发病或死亡,并定期取动物脑、肺等组织,用上述方法检查是否有病毒抗原。细胞或动物分离培养阴性者应继续盲传,连续三代阴性者方能肯定为阴性。

(二) 病毒核酸检测

用 RT-PCR 可检测标本中的汉坦病毒核酸片段,并可对病毒进行型别鉴定;原位杂交技术可检测组织细胞内的汉坦病毒核酸成分,这些方法目前已广泛用于汉坦病毒的研究和检测。

(三) 血清学检查

1. 检测特异性 IgM 抗体　特异性 IgM 抗体在发病后 1~2 天即可检出,早期阳性率可达 95% 以上,具有早期诊断价值。检测方法有间接免疫荧光法和 ELISA 法,后者又可分为 IgM 捕捉法和间接法,其中以 IgM 捕捉法的敏感性和特异性为最好。

2. 检测特异性 IgG 抗体　发病后特异性 IgG 抗体维持时间很长,需检测双份血清(间隔至少一周),第二份血清抗体滴度升高 4 倍或以上方可确诊。常用检测方法为间接免疫荧光法和间接 ELISA 法。

3. 检测血凝抑制抗体　采用血凝抑制试验检测患者血清中的特异性血凝抑制抗体,在辅助诊断和流行病学调查中也较常用。

五、防治原则

(一) 预防

1. 一般预防　一般预防主要采取防鼠、灭鼠、灭虫、消毒和个人防护措施。

2. 疫苗预防

(1) HFRS 疫苗:迄今为止国内已研制成功三类 HFRS 疫苗,即纯化乳鼠脑灭活疫苗(汉滩型)、细胞培养灭活单价疫苗(汉滩型或汉城型)和细胞培养灭活双价疫苗(汉滩型和汉城型)。灭活疫苗在接种人体后均表明其对预防 HFRS 有较好效果。

(2) HPS 疫苗:HPS 主要流行于美国、加拿大、巴西、阿根廷等美洲国家,目前尚没有美国 FDA 批准的 HPS 疫苗。

(二) 治疗

对于 HFRS 的早期患者,一般均采用卧床休息,以及以"液体疗法"(输液调节水与电解质平衡)为主的综合对症治疗措施,利巴韦林治疗具有一定疗效。

第二节　克里米亚-刚果出血热病毒

克里米亚-刚果出血热病毒(Crimean-Congo hemorrhagic fever virus,CCHFV)引起以发热、出血、高病死率为主要特征的克里米亚-刚果出血热(Crimean-Congo hemorrhagic fever,CCHF)。该病是一种人兽共患病,1944 年首先发现于苏联的克里米亚半岛,1967 年从患者及疫区捕获的硬蜱中分离到病毒,并证实该病毒与 1956 年从刚果的一名发热儿童血液中分离到的病毒相同,遂命名为 CCHFV。1965 年,我国新疆部分地区发生了一种以急性发热伴严重出血为特征的急性传染病,该病与国内其他地区流行的出血热不同,故定名为新疆出血热,后来经形态学和血清学等研究证实,该病毒与已知的 CCHFV 相同。因此,新疆出血热实际上是 CCHF 在新疆地区的流行。

一、生物学性状

(一) 形态与结构

CCHFV 属于布尼亚病毒目(*Bunyavirales*)、内罗病毒科(*Nairoviridae*)、正内罗病毒属(*Orthonairovirus*),该病毒的形态、结构、培养特性和抵抗力等与汉坦病毒相似,但抗原性、传播方式、致病性以及部分储存宿主却不相同。病毒颗粒呈球形,直径 90~120nm,有包膜,表面有刺突。基因组为负单链 RNA,含 L、M、S 三个节段,分别编码病毒的 RNA 多聚酶、包膜糖蛋白和核衣壳蛋白。

(二) 分离培养

分离培养病毒常用 Vero-E6 或 LLC-MK2 细胞,病毒在细胞内增殖并形成空斑。乳鼠对该病毒敏感,1~2 日龄乳鼠脑内接种病毒后,5~6 天开始发病死亡。新生地鼠和大鼠也能作为实验动物,感染病毒后可发病死亡。

(三) 抵抗力

病毒对乙醚、氯仿、去氧胆酸等脂溶剂和去污剂敏感,能被低浓度的甲醛灭活,紫外线照射 3 分钟、56℃ 30 分钟能使其感染性完全丧失,75% 的乙醇亦可使之灭活。

二、流行病学特征

(一) 传染源和储存宿主

CCHFV 的主要储存宿主是啮齿类动物,牛、羊、马、骆驼等家畜及野兔、刺猬和狐狸等。硬蜱特别是亚洲璃眼蜱(Hyalomma asiaticum)既是该病毒的传播媒介,也因病毒在蜱体内可经卵传代而成为储存宿主。

(二) 传播途径

CCHF 的传播途径包括虫媒传播、动物源性传播和人-人传播。虫媒传播是主要的传播途径,通过带毒硬蜱叮咬而感染;动物源性传播主要指与带毒动物直接接触或与带毒动物的血液、排泄物接触传播;人-人传播主要是通过接触患者的血液、呼吸道分泌物、排泄物和气溶胶而引起感染,并可造成医院内暴发流行。

(三) 流行地区和季节

CCHF 是一种自然疫源性疾病,流行范围广,主要分布在俄罗斯南部、欧洲东部及南部、非洲大部及亚洲部分地区的生态学完全不同的 30 多个国家和地区。我国新疆、青海、云南、四川、内蒙古和海南等省区的人群和动物亦有特异性抗体阳性的报道。人群对该病毒普遍易感,但以青壮年发病率较高。发病有明显的季节性,4~5 月份为发病的高峰期,6 月份以后病例较少,这与蜱在自然界的消长情况及牧区活动的繁忙季节相一致。

三、致病性与免疫性

(一) 致病性

CCHF 的潜伏期为 5~7 天。急骤起病,以高热、出血为主要临床特征。初期表现为高热、剧烈头痛和肌痛等全身中毒症状,病程 3~5 天后开始发生大面积出血现象,皮肤、黏膜、胃肠道和泌尿生殖道广泛出血,严重者因大出血、休克、广泛弥散性血管内凝血(DIC)而死亡,死亡率 20%~70%。

CCHFV 的致病机制尚不清楚,目前认为可能与病毒的直接损害作用有关。血管内皮细胞、单核巨噬细胞和肝细胞是病毒感染的主要靶细胞,病毒在细胞内增殖,引起靶细胞的损伤。此外,免疫病理损伤可能也参与病毒的致病过程。

(二) 免疫性

发病后一周左右血清中出现中和抗体,两周左右达高峰,并可持续多年。病后免疫力持久。

四、微生物学检查

(一) 病毒的分离培养和鉴定

采取急性期患者的血清、血液、尸检样本或动物、蜱的样本经脑内接种小白鼠乳鼠分离病毒,4~10 天后小鼠发病死亡,脑组织存在高滴度病毒。亦可采用敏感细胞分离培养病毒。

(二) 病毒核酸检测

采用核酸杂交技术、RT-PCR 技术检测标本中病毒的核酸片段,是快速、敏感、特异的诊断方法,目前已得到较广泛的应用。

(三) 血清学检查

常用间接免疫荧光试验、酶联免疫吸附试验(ELISA)、反向被动血凝抑制试验等检测特异性 IgG 和 IgM,IgM 检测可用于早期快速诊断。

五、防治原则

目前对克里米亚-刚果出血热没有可供使用的疫苗,也没有特效的治疗方法,加强个人防护、避免与传染源和传播媒介接触、控制和消灭传播媒介及啮齿类动物是主要的预防手段。对患者应进行严格隔离;医护人员必须进行严密的防护以防止人-人传播。

第三节　埃博拉病毒

埃博拉病毒（Ebola virus）以首先发现患者的地点（扎伊尔北部的埃博拉河流域）而得名，可引起高致死性的出血热，以高热、全身疼痛及广泛性出血、多器官功能障碍和休克为主要特征。该病主要流行于非洲，自 1976 年以来已在非洲暴发流行十余次，致死率约为 50%~90%，是人类迄今为止所发现的致死率最高的病毒之一。自 2013 年 12 月开始，几内亚、利比里亚、塞拉利昂和尼日利亚等西非国家相继发生埃博拉出血热的再次暴发流行，是有史以来规模最大的一起埃博拉出血热疫情。

鉴于埃博拉病毒具有高度的传染性和致死率，涉及该病毒的操作必须在生物安全四级实验室（biosafety level 4 laboratory, BSL-4）中进行。目前对于埃博拉病毒的认识，很多是基于反向遗传学和体外重组表达系统而获得的。

一、生物学性状

（一）形态与结构

埃博拉病毒属于丝状病毒科（*Filoviridae*）、埃博拉病毒属（*Ebolavirus*）。病毒颗粒为多形性的细长丝状，长短不一，最长可达 14μm，直径约 80nm。病毒颗粒有类脂包膜，其中镶嵌了由病毒糖蛋白组成的三聚体刺突，长约 7nm。病毒体中央是螺旋对称的核衣壳，由病毒基因组及其外面包裹的衣壳蛋白（NP）组成。

（二）基因组及编码蛋白

埃博拉病毒基因组为不分节段的负单链 RNA，长约 19kb，由 7 个可读框组成，依次为 5′-L-VP24-VP30-GP-VP40-VP35-N-3′，基因之间有重叠。每一种病毒蛋白由一种单独的 mRNA 所编码，3′ 端和 5′ 端都有较长的非编码区域。

根据埃博拉病毒基因组和抗原的不同，可将其分为六个种：①扎伊尔型（Zaire Ebolavirus, EBOV）：对人致病性最强，曾多次引起暴发流行；②苏丹型（Sudan Ebolavirus, SUDV）：对人致病性次于扎伊尔型，也曾多次引起暴发流行；③本迪布焦型（Bundibugyo Ebolavirus, BDBV）：对人致病性更次，曾引起过两次暴发流行；④塔伊森林型（Tai Forest Ebolavirus, TAFV）：也称科特迪瓦型，对黑猩猩致病性强，对人致病性较弱；⑤莱斯顿型（Reston Ebolavirus, RESTV）：至今尚无引起人类疾病的相关报道；⑥邦巴利型（Bombali Ebolavirus, BOMV）：在蝙蝠中分离到，致病性不详。

（三）培养特性

最常用的培养细胞为 Vero 细胞、MA-104、SW-13 及人脐静脉内皮细胞等。病毒在胞质内增殖，以出芽方式释放。埃博拉病毒可在多种培养细胞中生长，病毒接种后 7 天可出现典型的细胞病变，并出现嗜酸性包涵体。

埃博拉病毒可感染猴、乳鼠、田鼠和豚鼠，引起动物死亡。在恒河猴和非洲绿猴的实验性感染中，潜伏期 4~16 天，病毒在肝、脾、淋巴结和肺中高度增殖，引起器官严重坏死性损伤，以肝脏最为严重，并伴有间质性出血，以胃肠道出血最为明显。

（四）抵抗力

埃博拉病毒在常温和液体中较为稳定，能够耐受反复的冻融，对化学药品敏感，乙醚、次氯酸钠、福尔马林、苯酚、β-丙内脂、去氧胆酸钠等均可完全灭活病毒；钴 60 和 γ 射线照射、60℃加热 60 分钟和 100℃ 5 分钟也均可使病毒灭活。

二、流行病学特征

（一）传染源和储存宿主

目前对埃博拉病毒的自然储存宿主还不十分清楚，狐蝠科的果蝠被认为是最有可能的自然宿主，但其在自然界的循环方式尚不清楚。目前认为人类和大猩猩、黑猩猩、猕猴等非人灵长类是埃博拉病毒的终末宿主和最重要的传染源。

（二）传播途径

埃博拉病毒可经感染的人和非人灵长类传播，也可经携带病毒的果蝠叮咬传播。传播途径主要有：①密切接触：接触患者的血液、体液、排泄物或死亡患者的尸体是产生感染病例的最重要原因。②注射传播：使用受到污染、未经消毒的注射器和针头可造成埃博拉出血热的传播；③空气传播：猕猴中埃博拉出血热的传播可因气溶胶引起，但该途径在人类埃博拉出血热传播中的作用尚有待证实。④性传播和母乳传播。有证据表明在埃博拉病毒感染的男性患者的精液及女性患者的阴道拭子和母乳中检出了埃博拉病毒 RNA，提示存在埃博拉经性传播和母乳传播的风险。

三、致病性和免疫性

（一）致病性

埃博拉出血热是一种具有高度传染性的疾病，人群普遍易感。埃博拉病毒感染机体的特点是免疫抑制和全身炎症反应引起的血管、免疫系统损伤和凝血功能障碍，导致多器官功能衰竭和休克。病毒通过皮肤黏膜侵入宿主，主要在肝内增殖，亦可在血管内皮细胞、单核巨噬细胞及肾上腺皮质细胞等处增殖，导致血管内皮细胞损伤、组织细胞溶解、器官坏死和严重的病毒血症。

埃博拉出血热的潜伏期为 2~21 天，一般为 5~12 天。临床特征是突发起病，开始表现为发热、头疼、肌痛、乏力等非特异症状，随后病情迅速进展，呈进行性加重并出现呕吐、腹痛、腹泻等。发病 4~5 天后，可发生出血现象，表现为呕血、黑便、瘀斑、黏膜出血及静脉穿刺处流血不止，病死率约为 50%~90%。

（二）免疫性

患者发病 3~10 天后出现特异性 IgM、IgG 抗体，IgM 抗体可维持 3 个月，IgG 抗体可维持更长时间；难以检出具有中和活性的抗体。

四、微生物学检查

埃博拉病毒传染性极强，因此，及时准确地检出埃博拉病毒，对控制埃博拉出血热的流行和临床治疗具有重要意义。标本的采集和处理必须在严格安全防护的实验室内进行。

（一）标本采集及处理

疑似含埃博拉病毒的临床标本的采集必须在生物安全四级实验室（BSL-4/ ABSL-4）内进行，且应由经过生物安全防护培训的人员采集。

（二）病毒的分离培养

采取适宜的标本进行细胞培养或动物接种以分离病毒。患者急性期标本（特别是血清标本）的病毒分离阳性率很高，恢复期标本也有较高的阳性率。

（三）病毒抗原与核酸检测

1. 病毒抗原检测　由于埃博拉出血热在病程中有持续的高滴度病毒血症，可采用 ELISA 等方法检测血清中的病毒抗原。

2. 病毒核酸检测　可采用 RT-PCR 等方法进行检测，一般在发病后一周内的病人血清中均可检测到病毒核酸。

（四）血清学检查

1. 特异性 IgM 抗体检测　多采用 ELISA（IgM 捕捉法）进行检测。病人血清中特异性 IgM 抗体最早可于发病后 3 天左右出现，持续约 3 个月，是近期感染的标志。

2. 特异性 IgG 抗体检测　可采用 ELISA、免疫荧光等方法进行检测。病人血清中特异性 IgG 抗体最早可于发病后 7 天左右出现，在体内存留很长时间。

五、防治原则

主要采取综合性措施预防,包括发现可疑患者应立即隔离,严格消毒患者接触过的物品及其分泌物、排泄物和血液等,尸体应立即深埋或火化。目前已有上市的基因工程疫苗对埃博拉出血热进行特异性预防,主要为 VSV 载体疫苗和腺病毒载体疫苗,例如美国的 rVSV-ZEBOV、Zabdeno,俄国的 GamEvac-Combi 和中国的 Ad5-EBOV 等等。建立屏障治疗和常规护理,使用高效层流装置防止气溶胶感染及避免肠道外感染等。加强医护人员的防护,加强送院感染的控制。此外,应加强对进口灵长类动物的检疫。目前只有对埃博拉出血热有效的抗体治疗药物,主要采用强化支持疗法。

思考题:

1. 简述 HFRS 的流行病学特点。
2. 请用思维导图的形式总结出血热病毒的内容要点。

(吴兴安)

第二十八章

逆转录病毒

要点：

1. 逆转录病毒含有双倍体 RNA 基因组，携带逆转录酶；病毒复制具有逆转录过程，并以病毒前基因组（DNA）形式整合到宿主细胞染色体中。

2. HIV 是艾滋病的病原体，基因组含有 3 个结构基因（*gag*、*pol*、*env*）和 6 个调节基因；包膜刺突糖蛋白 gp120 通过与细胞 CD4 分子以及辅助受体 CCR5 和/或 CXCR4 结合，主要感染 $CD4^+$ 细胞并造成其大量死亡，导致免疫功能受损，易合并机会性感染及肿瘤发生。

3. 人类嗜 T 细胞病毒是逆转录病毒，可引起成人 T 细胞白血病。

4. 人内源性逆转录病毒具有重要的生理功能，也与疾病发生相关。

逆转录病毒（retroviruses）分类上属于逆转录病毒科（*Retroviridae*），是一组编码逆转录酶（reverse transcriptase，RT）的 RNA 病毒，基因组为两条相同的+ssRNA，除有 *gag*、*pol* 和 *env* 3 个结构基因外，有的还有数量不等的调节基因。逆转录病毒科分 2 个亚科，11 个属（表 28-1），对人致病的主要是人类免疫缺陷病毒（human immunodeficiency virus，HIV）和人类嗜 T 细胞病毒（human T-lymphotropic virus，HTLV）。

表 28-1　逆转录病毒科的分类

病毒亚科	属	代表病毒
正逆转录病毒亚科 （*Orthoretrovirinae*）	α 逆转录病毒属 （*Alpharetrovirus*）	Rous 肉瘤病毒（Rous sarcoma virus）
	β 逆转录病毒属 （*Betaretrovirus*）	鼠乳腺肿瘤病毒（mouse mammary tumor virus，MMTV）
	γ 逆转录病毒属 （*Gammaretrovirus*）	鼠白血病病毒（murine leukemia virus，MLV）、Moloney 鼠肉瘤病毒（Moloney murine sarcoma virus，Mo-MSV）
	δ 逆转录病毒属 （*Deltaretrovirus*）	人类嗜 T 淋巴细胞病毒（HTLV）、牛白血病病毒（bovine leukemia virus，BLV）
	ε 逆转录病毒属 （*Epsilonretrovirus*）	大眼狮鲈皮肤肉瘤病毒（walleye dermal sarcoma virus，WDSW）
	慢病毒属 （*Lentivirus*）	人类免疫缺陷病毒（HIV）、猴免疫缺陷病毒（simian immunodeficiency virus，SIV）、马传染性贫血病毒（equine infectious anemia virus，EIAV）
泡沫逆转录病毒亚科 （*Spumaretrovirinae*）	牛泡沫病毒属 （*Bovispumavirus*）	印度野牛泡沫病毒 （bovine foamy virus，BFV）
	猫泡沫病毒属 （*Felispumavirus*）	猫泡沫病毒 （feline foamy virus，FFV）
	马泡沫病毒属 （*Equispumavirus*）	马泡沫病毒 （equine foamy virus，EFV）
	猴泡沫病毒属 （*Simiispumavirus*）	恒河猴泡沫病毒 （Rhesus macaque simian foamy virus，RmSFV）
	原猴亚目猴泡沫病毒属 （*Prosimiispumavirus*）	棕色大婴猴泡沫病毒 （brown greater galago prosimian foamy virus，BGGPFV）

第一节　逆转录病毒的生物学特性

逆转录病毒可以感染几乎所有的脊椎动物,多数病毒仅感染单一种属的动物,仅少数可以跨种属自然感染。

一、形态与结构

病毒体直径约 80~120nm,球形;包膜表面有糖蛋白突起;核衣壳的外层为二十面体立体对称的衣壳蛋白,内部为螺旋对称的核衣壳蛋白,包绕病毒基因组,两者整体呈现为**圆锥体或胶囊状**。

病毒核心由基因组、RT 及整合酶构成。两条相同的+ssRNA 基因组长约 5~11kb,在 5′ 端通过部分碱基互补联结,构成线性双倍体。DNA 基因组 5′ 和 3′ 末端均含有部分长末端重复序列(long terminal repeat, LTR),前病毒(provirus)DNA 中具有完整的 LTR;**3 个结构基因顺序为 5′-*gag-pol-env*-3′**,其中 *gag* 编码核心蛋白 Gag(组特异性抗原),*pol* 编码 RT、蛋白酶(protease, PR)、RNA 酶 H(RNase H)以及整合酶(integrase, IN),*env* 编码包膜糖蛋白 Env(型或亚型特异性抗原);其中 α、β、γ 逆转录病毒一般仅含有 LTR 和 3 个结构基因,无调节基因(regulatory genes),而 δ、ε 逆转录病毒属、慢病毒属和泡沫病毒除结构基因外,还具有数量不等的调节基因,可调控病毒的基因转录和表达。

二、复制

逆转录病毒的复制要经过**一个独特的逆转录过程**,病毒基因组 RNA 先被逆转录成双链 DNA,然后**以前病毒的形式整合到细胞染色体 DNA 中**,并作为子代病毒复制的模板(图 28-1)。

病毒吸附、穿入后,病毒 RNA 进入到细胞质内,经过一个复杂的过程,逆转录酶以病毒 RNA 为模板合成双链 DNA,其 5′ 末端的 U 序列(unique sequence, U5)及 3′ 末端的 U3 序列交换连接到 DNA 对应的 R 区(repeat region, R)末端,构成**长末端重复序列(LTR)**(图 28-2),完整的 LTR 只出现在前病毒 DNA 中。

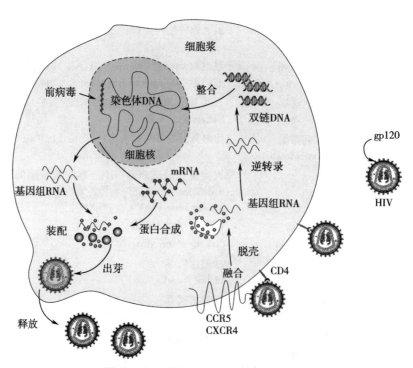

图 28-1　人类免疫缺陷病毒的复制过程

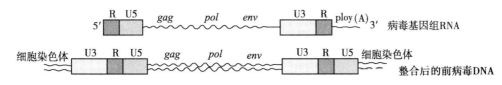

图 28-2　逆转录病毒 LTR 结构

三、整合

新合成的病毒 DNA 整合到宿主细胞染色体 DNA 中,此时称为前病毒。整合位点可以不同,但前病毒的结构保持稳定。子代病毒基因组由前病毒转录而来,LTR 的 U3 序列含有启动子(promoter)和增强子(enhancer),转录由细胞的 RNA 聚合酶Ⅱ负责,前病毒如同细胞的一组基因,其表达受到细胞基因组的调控,前病毒的激活及表达与其整合的位置以及细胞转录因子的参与密切相关。

前病毒的全长转录本将作为子代病毒基因组。另一些转录本被剪接后作为 mRNA 用于翻译病毒前体蛋白,再经过酶切、修饰后成为病毒成熟蛋白;后者与病毒基因组装配成子代病毒,并以出芽方式释放,最终形成具有感染性的子代病毒,可进行下一轮感染。

四、宿主与传播

逆转录病毒宿主范围主要取决于宿主细胞表面的病毒受体,此外能够阻止病毒复制的宿主限制因子也会发挥作用。**逆转录病毒一般宿主范围较窄**,具有种属特异性或只感染近缘物种,如 HIV 只感染人和黑猩猩,不感染其他哺乳动物。

逆转录病毒传播一般需要感染细胞或含病毒的体液与被感染细胞的直接接触,常见传播途径是母婴垂直传播、体液交换如输血以及性交传播。

五、感染与致癌

在逆转录病毒中,只有慢病毒属可以裂解细胞,其余均为非杀细胞性病毒,其中具有致病性的非杀细胞性逆转录病毒主要表现为引起肿瘤。

感染人的逆转录病毒(如 HIV 和 HTLV)不含癌基因(oncogene),但有一些逆转录病毒基因组中含有癌基因,例如 Rous 肉瘤病毒含 *src*,Mo-MSV 含 *mos*,Ab-MLV 含 *abl*。病毒癌基因来源于宿主细胞,细胞的这段基因称为原癌基因(proto-oncogene)。含有癌基因的逆转录病毒均有高度致癌性,在体内只要经过很短潜伏期就能引起肿瘤,在体外也能迅速引起细胞转化,其致瘤机制是病毒癌基因被激活和高水平表达,而细胞的原癌基因通常处于精确控制,仅低水平表达。

不带癌基因的逆转录病毒致癌的能力很低,体外不造成培养细胞的转化,但在体内可能具有转化造血干细胞的能力,一般需要很长的潜伏期,其机制是病毒的一个启动子或者增强子插入到细胞原癌基因附近,导致该基因大量表达。

第二节　人类免疫缺陷病毒

人类免疫缺陷病毒(HIV)是获得性免疫缺陷综合征(acquired immunodeficiency syndrome,AIDS),即艾滋病的病原,是逆转录病毒科慢病毒属成员。

一、生物学性状

(一)病毒结构与编码基因

病毒颗粒为球形,直径 100~120nm,有包膜,表面有糖蛋白刺突,每个刺突由 gp120 即表面糖蛋白(surface subunit,SU)和 gp41 即跨膜糖蛋白(transmembrane protein,TM)的三聚体构成,包膜内侧为

p17 即基质蛋白。圆锥形的病毒核心由 p24 即衣壳蛋白（capsid，CA）和 p7 即核衣壳蛋白形成，内部含两条相同的+ssRNA、逆转录酶、整合酶、蛋白酶等（图 28-3）。

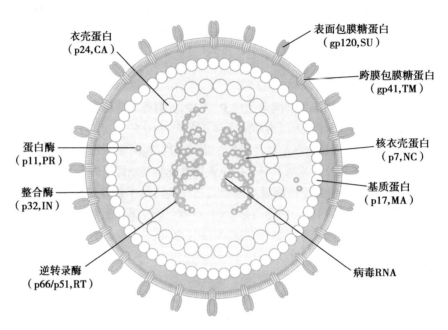

图 28-3　人类免疫缺陷病毒的结构示意图

　　HIV 有两种类型，即 HIV-1 和 HIV-2。HIV-1 基因组 RNA 长约 9.2kb，前病毒 DNA 外侧附加 LTR 序列，总长 9.8kb；HIV-2 基因组长约 10.3kb。**HIV 基因结构比其他逆转录病毒复杂**，含有 3 个结构基因（*gag*、*pol*、*env*）和 6 个调节基因（*tat*、*nef*、*vif*、*rev*、*vpr*、*vpu*）（图 28-4）；其中 HIV-2 没有 *vpu*，取而代之的是 *vpx* 基因。*gag*、*pol*、*env*、*vpr*、*vpu*、*vif* 为晚期基因，其对应的转录本 mRNA 需要 Rev 蛋白帮助胞质定位和表达；而 *tat*、*rev*、*nef* 为早期基因，其对应的转录本 mRNA 表达不依赖于 Rev 蛋白。

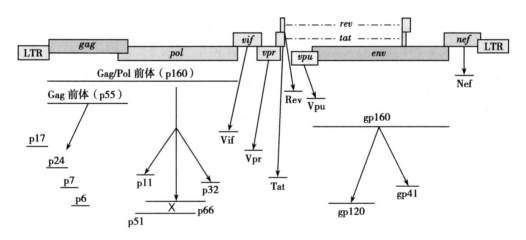

图 28-4　HIV 的基因组结构及其编码蛋白

　　HIV 的结构蛋白均由前体蛋白切割而来：①*gag* 编码相对分子量约为 55kDa 的 Gag 蛋白 p55，故 *gag* 也称 p55 基因。p55 由全长 mRNA 翻译，合成后与细胞膜相连，募集 2 个基因组 RNA 分子和其他蛋白形成芽（bud），然后被病毒编码的蛋白酶切割成基质蛋白 p17（MA）、衣壳蛋白 p24（CA）、核衣壳蛋白 p7（NC）、p6 四个成熟结构蛋白。②*pol* 编码 Pol 蛋白，通常由全长 mRNA 翻译合成 Gag-Pol 前体蛋白（p160），病毒成熟时由病毒蛋白酶从 Gag-Pol 切下 Pol 多肽，再进一步切割为蛋白酶 p11、整合酶

p32（IN）、RNA 酶 H（p15）和逆转录酶（p51）。由于切割不彻底，约有 50% 的 RT 蛋白和 RNA 酶 H 仍连在一起，形成 p66，称为 p66/p51，具有双酶活性。RT 不具备校正功能（proof-reading），转录时错配发生率高。蛋白酶 p11 为天冬氨酰蛋白酶（aspartyl protease），以二聚体形式存在，负责切割 Gag 和 Gag-Pol 多聚蛋白，是 HIV 复制必不可少的关键酶。整合酶 p32 具有 DNA 外切酶、双链内切酶、连接酶等3 种酶活性，可帮助 HIV 前病毒 DNA 插入感染细胞的基因组。③env 编码的 160kDa 糖蛋白（gp160），在内质网合成后转移至高尔基体并糖基化，再由宿主细胞的蛋白酶将其裂解为 gp41 和 gp120。gp41为跨膜糖蛋白（TM），介导病毒包膜与感染细胞膜融合；gp120 为包膜表面刺突糖蛋白（SU），与靶细胞表面受体结合，决定病毒的亲嗜性，同时也携带中和抗原表位诱导中和抗体的产生。

6 个调控基因控制着病毒基因表达，并在致病中具有重要作用：①tat 编码 Tat 蛋白（p14），是 RNA 结合蛋白，为 HIV 复制必需的反式激活转录因子，与 LTR 结合后，可以增强 HIV 基因的转录；②rev 编码 Rev 蛋白（p19）也是 RNA 结合蛋白，功能是将完整的病毒转录本从胞核运输到胞浆中，使 HIV 从早期基因表达转向晚期基因表达；Rev 是 HIV 复制所必需的，缺乏 Rev 时前病毒仍活跃转录但病毒晚期基因却不能表达，无法产生子代病毒体；③nef、vpr、vpu 和 vif 的编码产物在体外实验证实不是病毒复制所必需的，但在体内会影响病毒毒力。Nef蛋白是HIV感染后第一个可被检出的病毒蛋白，可诱导趋化因子表达，激活 T 细胞，Nef 蛋白还同时下调 CD4 和 MHC I 类分子的表达。Vpr 蛋白促进病毒的整合前复合物从胞质运往核内，还可将细胞周期停留在 G2 期。Vif 蛋白可促进宿主细胞限制因子如 APOBEC3 的降解，从而提高病毒的感染性。HIV 各基因编码的蛋白及其功能见表 28-2。

表 28-2　HIV 的基因结构与功能

分类	基因	编码蛋白	表达时间	编码蛋白的功能
结构基因	gag	p55	晚期	经蛋白酶裂解后形成内膜蛋白（p17）、衣壳蛋白（p24）、核衣壳蛋白（p9 和 p7）
	pol	p160	晚期	蛋白酶（p11）、整合酶（p32）、RNA 酶 H（p15）、逆转录酶（p51）
	env	gp160	晚期	裂解为 SU/gp120、TM/gp41，构成病毒表面糖蛋白突起
调节基因	tat	p14	早期	反式激活转录因子，抑制 MHC I 类分子的表达，与 LTR 结合后促进病毒基因的转录，增强病毒 mRNA 翻译
	rev	Rev（p19）	早期	是病毒结构蛋白表达所必需的，可促进未剪接或不完全剪接的病毒 mRNA 从胞核运往胞浆
	nef	Nef（p27）	早期并持续到晚期	下调细胞 CD4 分子、MHC I 和 MHC II 类分子表达，拮抗宿主的免疫应答；促进 T 细胞激活、增强病毒复制及感染性；抑制感染细胞凋亡
	vif	Vif（p23）	晚期	抑制细胞限制因子的功能，拮抗宿主蛋白 APOBEC3，促进病毒感染
	vpu	Vpu（p16）	晚期	促进 CD4 分子降解，促进病毒释放，拮抗宿主蛋白 tetherin
	vpr	Vpr（p15）	晚期	促进病毒整合复合体运输到细胞核内，并使细胞周期停留在 G2 期

注：gag：group-specific antigen gene；pol：polymerase；env：envelope；tat：trans-activator of transcription；rev：regulator of viral gene expression；nef：negative factor；vif：viral infectivity factor；vpu：viral protein U；vpr：viral protein R。

（二）病毒受体

HIV 的复制过程与其他逆转录病毒相似（图 28-1）。病毒首先与宿主细胞吸附，所有灵长类动物的慢病毒都以细胞 CD4 分子作为病毒的受体。CD4 分子主要表达于 T 淋巴细胞表面，在单核巨噬细胞和其他一些细胞表面也有少量表达。HIV-1 除了 CD4 受体外，还需要辅助受体（coreceptor）才能进入细胞。根据 HIV 对辅助受体利用的特性将 HIV **分为 X4 和 R5 毒株**。R5 型病毒通常只利用 CCR5 受体,而 X4 型病毒常同时利用 CXCR4、CCR5 和 CCR3 受体。病毒包膜刺突糖蛋白 gp120 首先与 CD4 受体结合,随后与辅助受体结合,导致病毒包膜构象改变,激活 gp41 融合多肽,触发膜融合。

体外细胞研究发现,有 12 个趋化因子受体具有 HIV 辅助受体作用,如 CXCR4、CCR5、CCR2 和 CCR3 等,但在体内仅有 CCR5 和 CXCR4 可作为辅助受体。趋化因子 SDF-1 的受体 CXCR4 是嗜胸腺细胞性(thymocyte-tropic,T-tropic)HIV 的辅助受体;趋化因子 RANTES、MIP-1α、MIP-1β 的受体 CCR5 是嗜巨噬细胞性(macrophage-tropic,M-tropic)HIV 的辅助受体。也有双嗜性(dual-tropic)HIV,其辅助受体可是 CCR5 也可以是 CXCR4。CCR5 和 CXCR4 表达于淋巴细胞、巨噬细胞、胸腺细胞、神经元、直肠和宫颈细胞。HIV **感染早期**主要是**嗜巨噬细胞性** HIV 株,以后逐渐以**嗜 T 细胞性** HIV 株为主,造成 $CD4^+$ T 细胞大量破坏。

CCR5 基因可发生变异,并影响 HIV-1 感染。约 13% 高加索人的 CCR5 等位基因存在 32bp 的序列缺失,导致 CCR5 不能表达于细胞表面,称为 CCR5-delta32 突变,高加索人中约有 1% 是该突变的纯合子,故能够抵抗 HIV 感染。CCR5 基因的启动子也可发生突变,并导致 HIV 感染进程迟缓。辅助受体也是**抗 HIV 药物的靶点**,如马拉维若(maraviroc)可与 CCR5 结合,故可抑制病毒与该受体的结合,由此阻断 HIV 包膜与细胞膜融合。

(三)型别与变异

HIV 分为两种类型,即 HIV-1 和 HIV-2,其核酸序列差异超过 40%,分型依据是病毒基因序列以及与其他灵长类动物慢病毒之间的进化关系。HIV-1 引起全球流行,而 HIV-2 主要在西非呈地域性流行。

HIV 基因组变异频繁,同一感染者体内存在大量基因变异的 HIV 准种(quasispecies),这是逆转录酶在逆转录过程中高度错配的结果。其中 *env* 变异最频繁,突变率约为 1‰。*env* 编码的 **gp120 含有与 CD4 分子和辅助受体结合的位点**,决定 HIV 对淋巴细胞和巨噬细胞的亲嗜性,也携带着中和抗原决定簇。gp120 有 5 个变异区(variable region,V),均位于其表面,其中 V3 是重要的中和抗原决定簇。包膜蛋白的变异使得 HIV 疫苗难以稳定发挥作用。根据 *env* 序列可将 HIV-1 分为 M、O、N 和 P 共 4 个组 12 个亚型。M 组包括 9 个亚型(A-K,没有 E 和 I),O、N 和 P 组各 1 个亚型;HIV-2 已发现 9 个亚型(A-I),主要流行的是 A 和 B 亚型。重组型(circulating recombinant form,CRF)为不同亚型之间重组形成的。HIV 的基因型与血清型之间没有对应关系,也没有证据说明不同基因亚型在生物表型和致病上有区别。全球流行的主要是 M 组 HIV-1,但是亚型分布不同,美国、欧洲、澳大利亚主要是 B 亚型,亚洲(包括中国)为 B、C、CRF01-AE(原称 E)、CRF07-BC 亚型。

(四)培养特征

HIV 仅感染表面有 CD4 分子的细胞,只能在激活细胞中才能形成产毒性感染,因此实验室常用外周血 T 淋巴细胞经有丝分裂原(如 PHA)激活后,与疑有 HIV 感染的淋巴细胞混合,培养 2~4 周以分离培养病毒。

(五)抵抗力

HIV 对理化因素抵抗力较弱。常用 0.5% 次氯酸钠、10% 漂白粉、70% 乙醇、35% 异丙醇、0.3% H_2O_2、0.5% 多聚甲醛、5% 甲酚皂溶液等消毒剂室温消毒 10 分钟,可完全灭活 HIV。加热 56℃ 10 分钟可灭活液体或 10% 血清中的 HIV。冻干血液制品必须加热 68℃ 72 小时才能彻底灭活 HIV。

二、致病性与免疫性

(一)传染源和传播途径

HIV 携带者和艾滋病(AIDS)患者是 HIV 感染的传染源。HIV 主要存在于传染源的血液、精液、阴道分泌物、脑脊液、唾液、腹水、乳汁、羊水、脑脊液等体液中。HIV 感染的主要传播途径有:

1. 性传播   是 HIV 的主要传播方式,包括不安全的同性、异性和双性性接触。高风险人群主要有男-男同性恋、静脉注射毒品者、与 HIV/AIDS 患者有性接触者、多性伴人群、性传播感染（sexually transmitted infection,STI）者。

AIDS 是重要的性传播疾病（STD）。虽然同性性行为被认为是 AIDS 的主要危险因素，但世界范围内，HIV 感染高发地区（非洲、东南亚）的主要传播是通过异性的性行为传播，约为所有 HIV 性接触传播的 70%，危险程度与性伴侣的数目成比例增高。最新调查显示，性传播正成为我国 HIV 传播的主要途径，HIV 流行正从高危人群向一般人群扩散。

2. 血液传播　接受含 HIV 的血液、血液制品（如凝血因子Ⅷ）、不安全不规范的介入性医疗操作、器官或组织移植物等，或使用被 HIV 污染的注射器和针头，用含 HIV 的精液进行人工授精，均可能发生 HIV 感染。流行病学资料显示，因静脉吸毒共用注射器而感染 HIV，曾经是 HIV 在我国蔓延的重要传播途径。

3. 垂直传播　包括经胎盘、产道或哺乳等方式传播。在未经抗逆转录病毒治疗的 HIV 衣壳蛋白（p24）血清阳性孕妇中，通过母婴传播的概率为 13%~40%。哺乳传播的危险性高于胎盘传播。使用抗逆转录病毒治疗，垂直传播机会可减少 50% 以上。

与 HIV 感染者的日常接触、昆虫媒介叮咬等不会导致 HIV 传播。

（二）临床表现

艾滋病可以分为三期，**分别为急性期、无症状期和艾滋病期**。未经治疗的 HIV 感染持续约十年，进入 AIDS 后大于 2 年内死亡。

1. 急性期　通常发生在初次感染 HIV 的 6 个月内。临床表现以发热最为常见，可伴有咽痛、盗汗、恶心、呕吐、腹泻、皮疹、关节疼痛、淋巴结肿大和神经系统症状。大多数患者临床症状轻微，持续 1~3 周后自行缓解。

此期在血液中可检测到 HIV RNA 和 p24 抗原，$CD4^+ T$ 细胞计数一过性减少，$CD4^+/CD8^+ T$ 细胞计数比值倒置。

2. 无症状期　可从急性期进入此期，或无明显的急性期症状而直接进入此期。持续时间一般为 4~8 年。其时间长短与感染病毒的数量及型别、感染途径、机体免疫状况、营养条件及生活习惯等因素有关。在无症状期，由于 HIV 在感染者体内不断复制，免疫系统受损，$CD4^+ T$ 细胞计数逐渐下降。可出现淋巴结肿大等症状或体征。

3. 艾滋病期　为感染 HIV 后的终末阶段。患者 $CD4^+ T$ 细胞计数多<200/μL。此期主要临床表现为 HIV 相关症状、体征及各种机会性感染和肿瘤。**常见机会性感染:**寄生虫感染，如弓形虫脑病等;真菌感染，常见**肺孢子菌肺炎**（pneumocystis pneumonia,PCP）、念珠菌和新生隐球菌感染，也可见马尔尼菲篮状菌感染;细菌感染，如结核分枝杆菌和非结核分枝杆菌（主要为鸟分枝杆菌感染）感染;病毒感染，如 CMV、HSV 和 VZV 感染。**常见肿瘤**有卡波西肉瘤（Kaposi sarcoma,KS）、恶性淋巴瘤等。卡波西肉瘤由疱疹病毒 8 型（HHV8）引起，在健康人群中罕见，AIDS 患者发生 Kaposi 肉瘤的危险性比普通人群高出 20 000 倍。AIDS 患者发生恶性淋巴瘤的概率也比普通人群高 1 000 倍。此外，40%~90% AIDS 患者还可见神经系统表现，包括无菌性脑膜炎、亚急性脑炎、空泡性脊髓病（vacuolar myelopathy）、AIDS 痴呆综合征（AIDS dementia complex）。

新生儿对 HIV 感染的反应与成人不同，因为免疫系统仍不完善，新生儿对 HIV 的破坏作用尤其敏感，围生期感染 HIV 的儿童如不经治疗，一般在 2 岁左右出现症状，并于 2 年内死亡。

（三）致病机制

HIV 感染进入潜伏期后，病毒可持续高水平复制，每天约有 100 亿病毒产生和消失。由于大量复制及酶固有的错配频率，病毒每天都在变异，感染晚期的毒株毒力通常比感染初期的毒株要强，发展到 AIDS 阶段，通常以嗜 T 淋巴细胞性毒株为主。

1. $CD4^+ T$ 淋巴细胞和记忆细胞　HIV 感染最重要的特点是 $CD4^+ T$ **辅助细胞（Th）的损耗。** HIV 通过多种机制破坏 $CD4^+ T$ 细胞:①细胞表面的 HIV 抗原激活 CTL 的直接杀伤作用，或者由抗

HIV 抗体介导的 ADCC 作用,破坏携带 HIV 的 CD4⁺ T 细胞;②嗜 T 淋巴细胞性 HIV 毒株感染 CD4⁺ T 细胞,通常诱导细胞融合并形成多核巨细胞,导致细胞死亡;③HIV 复制以及非整合的病毒 DNA 在细胞大量聚集,抑制细胞正常的生物合成;④镶嵌于细胞膜的 gp120 与 CD4 分子发生自融合,破坏细胞膜的完整性和通透性。病毒出芽释放也导致细胞膜大量丢失;⑤诱导 CD4⁺ T 细胞凋亡;⑥gp41 与细胞膜上 MHCⅡ类分子有同源性,诱导产生具有交叉反应的自身抗体,致使 T 细胞损伤。

少数感染 HIV 的 CD4⁺ T 细胞可以恢复为静止记忆细胞,在这些细胞内没有或只有极低的病毒基因表达。记忆细胞衰减非常缓慢,半衰期约为 43 个月,构成了持续稳定的 **HIV 潜伏病毒库**。当再次接触 HIV 抗原,记忆细胞被激活并释放子代病毒。如果体内有 100 万感染 HIV 的记忆细胞,利用抗逆转录病毒药物治疗清除这个细胞库至少需要 70 年时间,所以,HIV 感染后就很难彻底清除。

2. 单核巨噬细胞 机体内除 Th 细胞表达 CD4 分子,还有其他细胞表面也少量表达 CD4 分子,如单核巨噬细胞、树突状细胞、神经胶质细胞(主要为小胶质细胞)、肠道黏膜的杯状、柱状上皮细胞及嗜铬细胞等,HIV 也能感染这些细胞。单核巨噬细胞表面的辅助受体是 CCR5。不同于 CD4⁺ T 细胞,单核巨噬细胞对 HIV 的细胞病变效应的抵抗力强,HIV 可潜伏于这些细胞,随之播散至全身,并可长期产毒,因此,单核巨噬细胞是体内另一个 HIV 潜伏病毒库。

单核巨噬细胞在 HIV 致病中起重要作用。肺泡巨噬细胞感染导致 AIDS 患者的间质性肺炎。HIV 极少感染神经元、少突胶质细胞和星形胶质细胞等神经系统细胞,AIDS 晚期的神经系统疾病主要是由感染 HIV 的单核细胞和巨噬细胞所致。感染 HIV 的单核细胞进入中枢神经系统后,释放细胞因子和趋化因子,这些细胞因子对神经元具有毒性,趋化因子导致脑部炎性细胞浸润。

3. 淋巴器官 淋巴器官在 HIV 感染中起着核心作用。人体 98% 淋巴细胞聚集在淋巴器官,仅有 2% 分布于外周血。特异性免疫应答在淋巴器官中发生,淋巴结微环境很适合 HIV 感染和播散,淋巴结有大量 CD4⁺ T 细胞激活,这些激活 T 细胞对 HIV 高度易感。当 HIV 感染发展到晚期,淋巴结的组织结构也被破坏。

(四)机体对 HIV 的免疫应答

感染 HIV 后,机体细胞免疫和体液免疫均对 HIV 产生应答。CTL、NK 的清除作用以及 ADCC 等是机体抗 HIV 的主要机制。

1. 细胞免疫 细胞免疫应答直接针对 HIV 蛋白。CTL 识别 *env*、*pol*、*gag* 等基因的编码产物,这种应答由受 MHC 限制的 CD8⁺T 细胞介导。CTL 可通过多种机制清除 HIV:①CTL 与结合于 HLA 的病毒多肽黏附,由穿孔素(perforin)导致细胞膜穿孔,进而破坏细胞;②CTL 表达 FasL,与感染细胞表面的 Fas(CD95)结合,诱导细胞凋亡;③CTL 表达趋化因子如 MIP-1α、MIP-1β 和 Rantes,这些分子可结合并屏蔽 CCR5,阻止 HIV 穿入靶细胞;CTL 细胞还分泌 IFN-γ 等多种抗病毒因子,使邻近细胞进入抗病毒感染状态。在 HIV 感染初期,CTL 应答迅速出现,血液中 HIV 载量暂时下降,CTL 应答强度与机体控制 HIV 感染能力正相关,但是,HIV 可通过包膜糖蛋白抗原变异、下调细胞 MHC 表达等机制逃避 CTL 的杀伤作用。NK 细胞也具有抗 HIV-1 gp120 活性。细胞免疫应答可见于所有的 HIV 感染者,但随着病程发展会减弱。

2. 体液免疫 HIV 感染 1~3 个月后机体即可检出 HIV 抗体,包括 gp120 的中和抗体(图 28-5)。中和抗体虽然具有保护作用,但仅能中和血清中的病毒,或作用于表达病毒抗原的感染细胞,而对整合于细胞内的前病毒无效。由于 HIV 包膜蛋白持续变异,或因高度糖基化导致抗原决定簇的隐蔽,中和抗体无法长期稳定发挥作用。

HIV 感染者的体液免疫系统存在高度激活和低免疫反应性的矛盾。高度激活表现为显著的多克隆高蛋白血症(polyclonal hyperglobulinemia)、骨髓浆细胞增多症(bone marrow plasmacytosis)、循环血中 B 淋巴细胞的活性分子高表达、出现自身反应性抗体和自身免疫症状。低免疫反应性表现为 B 细胞对抗原刺激的反应性降低,HIV 感染者在蛋白或多糖疫苗接种之后,常常是无法产生具有免疫性反应的抗体。

HIV 感染过程中病毒载量、抗原、抗体、CD4⁺ T 细胞及 CTL 变化见图 28-5。

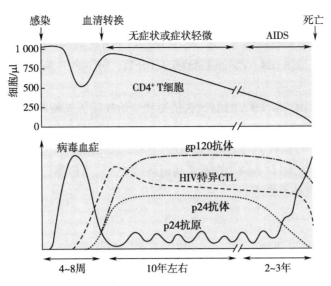

图 28-5　HIV 感染过程中病毒载量、抗原、抗体、CD4⁺ T 细胞及 CTL 变化

三、微生物学检查

HIV 感染的病原及免疫学证据包括：①血清特异性抗体检测；②病毒核酸或蛋白检测；③病毒分离鉴定。

(一)检测抗体

HIV 感染之后血清中可检出病毒抗原，一旦抗体产生之后，抗原则在很长时期检测不到，这种现象称为**血清转换**（seroconversion），从 HIV 感染到血清转换的平均时间是 3~4 周。多数感染者在 6~12 周之内可检出抗体，6 个月后所有感染者**均抗体阳性**。临床多采用酶联免疫（EIA）检测 HIV 抗体，其检出率超过 98%。由于 HIV 和其他逆转录病毒有交叉抗原，因此 EIA 只能用于 HIV 感染的筛查，阳性者必须另行确认试验，以排除 EIA 可能的假阳性。常用的确认试验是蛋白印迹（western blot），此法可检出针对 HIV 特定抗原的相应抗体，包括抗 p24、抗 gp41、抗 gp120、抗 gp160 等。

随着感染进程发展，抗体应答模式会发生改变。抗包膜糖蛋白（gp41、gp120、gp160）的抗体一直持续下去，但抗 Gag 蛋白（p17、p24、p55）的抗体后期会降低，其中，抗 p24 抗体水平降低通常是出现临床症状的先兆（图 28-5）。

(二)检测抗原

常用 ELISA 检测衣壳蛋白 p24（图 28-5）。p24 抗原在感染之后很快就可在血浆中检测到。一旦抗体产生，因为 p24 和抗-p24 形成了复合物，p24 通常就不能检出。但 p24 抗原在感染后期还可再检出，这意味着预后不良。因此，p24 阳性可能是 HIV 早期感染，或者已经发展到 AIDS 阶段。

(三)检测核酸

核酸杂交、PCR 均可用于检测细胞中前病毒 DNA；RT-PCR 法用于血液标本的 HIV RNA 检测，目前常用定量 RT-PCR 检测血浆标本中病毒 RNA 的拷贝数，亦称病毒载量（viral load），以对数值（log）/mL 来表示，用于监测 HIV 感染者病情发展及评价药效。

HIV RNA 检测可用于新生儿的 HIV 感染早期诊断，因为新生儿体内有母体来的抗体，血清学检测结果具有很大的不确定性。

(四)病毒分离鉴定

HIV 可以利用外周血淋巴细胞培养，从患者标本分离 HIV 大约需 4~6 周，多用于研究目的。方法是将标本细胞与经有丝分裂原刺激的外周血单核细胞混合培养。首先分离正常人淋巴细胞（或传代 T 细胞株 H9、CEM），用 PHA 刺激并培养 3~4 天后，接种患者的单核细胞、骨髓细胞、血浆或脑脊液等标本,经定期换培养液及补加 PHA 激活的正常人淋巴细胞、培养 2~4 周后,如出现不同程度病变,尤其是多核巨细胞,则说明有病毒增殖。进一步可通过以下方法对感染的病毒定量:①逆转录酶活性检测;②间接免疫荧光法检测 p24,计算感染细胞的百分数;③RT-PCR 测定 HIV 核酸。

(五)耐药性检测

由于基因突变频繁,HIV 易于产生耐药性,抗逆转录治疗需依靠耐药性检测以选择敏感药物,方法有基因检测和表型检测两种。基因检测(genetic assay)是确定 HIV 逆转录酶、蛋白酶基因突变,通过数据库比对预测毒株对药物的耐药性。表型检测(phenotypic assay)则与细菌的药物敏感性检测方法类似,将病毒接种于细胞,培养液中含有系列稀释的抗逆转录病毒药物,检测病毒对细胞的感染。基因型检测便捷、快速,临床更常用。

四、防治原则

目前尚无临床有效的 HIV 疫苗。多种候选疫苗处于研发和测试中,这些基于 HIV 表面糖蛋白的基因重组疫苗,从临床试验看效果均不理想。**HIV 疫苗研发困难的原因是**:①HIV 突变频繁;②HIV 潜伏库的存在;③机体的免疫应答不能完全消除病毒;④没有合适的动物模型。黑猩猩(chimpanzee)是仅有的 HIV 易感染动物,但黑猩猩来源缺乏,且感染 HIV 后只产生病毒血症和抗体,并不出现免疫缺陷。

(一)预防措施

由于尚无 HIV 疫苗,防止 HIV 感染的首要对策就是洁身自好,保持良好的生活习惯,将 HIV 感染的危险因素降低到最低限度。**预防和控制 HIV 感染的非药物干预措施**包括:①广泛的 AIDS 预防教育宣传:这是现阶段最重要、最有效的措施,发达国家疫情得到稳定控制与此有关;②安全性行为:是防止 HIV 流行的关键措施,流行病学调查显示,使用安全套避免 HIV 感染的有效率高达 69% 之上。因此国际上提出 **ABC 原则**,即节欲(Abstinence)、忠诚于伴侣(Be faithful)与使用避孕套(Condom);③取缔暗娼、打击吸毒行为;④志愿献血制度:据 WHO 调查,无偿志愿献血者远比有偿献血者安全。献血者应做 HIV 抗体检测,确保血液采集、输血和血液制品的安全;⑤全球和地区性 HIV 感染的监测网络,及时掌握疫情蔓延趋势,国境检疫。

预防或控制 HIV 感染的药物干预措施,即**暴露后预防**(post exposure prophylaxis,PEP),是指尚未感染 HIV 的人群,在暴露于高感染风险后,如与 HIV 感染者或者感染状态不明者发生明确的体液交换行为,尽早(尽可能 2 小时内,不超过 72 小时)服用特定的抗 HIV 药物,是**降低 HIV 感染风险**的有效方法。

(二)药物治疗

目前的抗逆转录病毒药物主要针对 HIV 复制周期四个环节:

1. **抑制病毒逆转录酶** 包括两类药物:①核苷类逆转录酶抑制剂,如叠氮胸苷(azidothymidine,AZT,即齐多夫定,zidovudine)、2′,3′-双脱氧肌苷(ddI,即地达诺新,didanosine)、2′,3′-双脱氧胞苷(ddC)、拉米呋啶(lamivudine)、司他夫定(stavudine)等;②非核苷类逆转录酶抑制剂,如奈韦拉平(nevirapine)、地拉韦定(delavirdine)和依非韦伦(efavirenz)。这些药物能干扰前病毒 DNA 合成,抑制病毒在体内的增殖。

2. **抑制病毒蛋白酶** 蛋白酶抑制剂如沙奎那韦(saquinavir)、利托那韦(ritonavir)、印地那韦(indinavir)和奈非那韦(nelfinavir)等均抑制 HIV 蛋白酶功能,使 HIV 大分子前体蛋白不能被蛋白酶裂解为成熟蛋白。

3. **抑制病毒进入细胞** 膜融合抑制剂(fusion inhibitor),如基于 HIV-1 多肽 T-20 研发的恩夫韦肽(enfuvirtide)能与 gp41 结合,从而阻断 HIV 包膜与细胞膜融合;HIV 受体抑制剂,如马拉韦若(maraviroc)通过抑制 HIV 辅助受体 CCR5 发挥作用。

4. **抑制病毒整合酶** 雷特格韦(raltegravir)作用于 HIV 的整合酶,抑制病毒基因组整合至细染色体。

　　由于 HIV 基因突变频繁,其逆转录酶、蛋白酶极易变异,临床上抗逆转录病毒药物不能单独使用,否则极易产生耐药毒株。联合应用多种药物的**高效抗逆转录病毒治疗**(highly active antiretroviral therapy,HAART,俗称**鸡尾酒疗法**),通常是联合使用 2 种逆转录酶抑制剂和 1 种蛋白酶抑制剂的三联治疗,可将血浆病毒载量降到低于可检测水平,机体免疫系统因而得到恢复。但是,HAART 不能根除 HIV 感染,因为 HIV 持续潜伏于静止的记忆 CD4$^+$ T 细胞和单核巨噬细胞中,停止 HAART 后病毒载量会迅速反弹。**有效的 HAART 治疗可以使 HIV 感染者寿命延长** 30 年以上,**甚至达到一般人群平均寿命。**

(三) 治疗新措施

　　由于潜伏病毒库的存在,药物治疗并不能清除病毒,需要终生服药。近年来科学家正在研究多种**功能性治愈**(functional cure)策略,包括:①**"激活与杀灭"**("shock and kill")策略,先使用潜伏逆转剂激活潜伏病毒,再进行 HAART 治疗;②**"阻断与锁定"**("block and lock")策略,即阻断潜伏病毒复制和新的感染;③**基因治疗**,即通过对造血干细胞或免疫细胞的遗传改造,使之获得 HIV 抗性,逐步达到免疫重建和病毒清除的效果;④**干细胞或骨髓移植**。目前世界上有多例被认为达到治愈的艾滋病人,包括德国"柏林病人"(称为"Berlin patient")和英国"伦敦病人",其为艾滋病和骨髓性白血病双重患者,其骨髓移植的提供者正好是辅助受体 CCR5-delta32 突变纯合子,移植后停止服药多年,仍然检测不到 HIV。前三种治疗策略仍处在研究阶段,到实际临床应用尚有不少距离。方案④虽然有成功先例,但由于骨髓来源等限制,目前无法常规应用。

第三节　人类嗜 T 细胞病毒

　　人类嗜 T 细胞病毒(HTLV)是首个被发现的人类逆转录病毒。之后又从毛细胞白血病(hairy cell leukemia)患者外周血中分离到第二种人类逆转录病毒,两者基因组有 65% 同源性,故前者命名为 HTLV-1,后者为 HTLV-2。

一、生物学性状

　　HTLV 属于 δ 逆转录病毒属,直径约 100nm,包膜表面有糖蛋白刺突,能与靶细胞表面的 CD4 分子结合,衣壳含有 p24、p19 和 p15 三种蛋白。基因组长约 9.0kb,两端为 LTR,含 4 个结构基因(*gag*、*pro*、*pol*、*env*)和 2 个调节基因(*tax*、*rex*),基因组无癌基因序列。*gag* 基因编码的前体蛋白被蛋白酶切割为 p24、p19、p15,组成病毒的衣壳或核衣壳,3 种蛋白均有抗原性,在感染者血清中可出现相应抗体。*env* 编码 gp46、gp21 两种糖基化蛋白,其中 gp46 位于细胞表面,p21 为跨膜蛋白(图 28-6)。

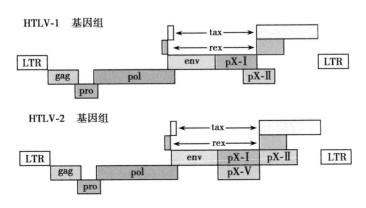

图 28-6　HTLV 的基因组结构及其编码蛋白

两个调节基因与 HTLV 的致病性有关。*tax* 基因编码的 TAX(p40)分布于感染细胞核内,具有两种活性:①活化病毒 LTR,反式激活前病毒 DNA 转录,促进病毒 mRNA 合成;②诱导 NF-κB 表达,进一步刺激 IL-2 受体(IL-2R)和 IL-2 表达。*rex* 基因编码 p27,为磷酸化蛋白,分布于细胞核内,协助病毒 mRNA 从细胞核运输到细胞质。

二、致病性和免疫性

HTLV-1 型与 HTLV-2 型是引起人类肿瘤的逆转录病毒,其传染源是 HTLV 感染者。HTLV-1 的感染主要通过性接触、输血、注射等方式水平传播,以及通过胎盘、产道和哺乳等途径垂直传播。HTLV-1 呈明显地区性流行,日本九州、非洲的某些地区和加勒比海一些岛屿可以检出很高的阳性率,而世界其他地区血清阳性率极低,表现为散发感染。

HTLV-1 是成人 T 细胞白血病(adult T-cell leukemia,ATL)的病原体。ATL 常见于 40 岁以上成人。HTLV 感染潜伏期长,多无临床症状,约有 1/20 感染者发生急性和慢性成人 T 细胞白血病。急性 ATL 主要表现为白细胞增多,淋巴结及肝脾肿大,并出现红斑、皮疹等皮肤及神经系统损伤等症状,预后不良。慢性 ATL 除白细胞数增多和皮肤症状外,仅少数病例有淋巴结、肝脾肿大症状。此外临床症状还分隐匿型和淋巴瘤型。HTLV-1 还引起脊髓病(HTLV-1 associated myelopathy,HAM)及热带痉挛性下肢轻瘫(tropical spastic paraparesis,TSP),因两者相似,故总称 HAM/TSP。患者以女性居多,主要症状为慢性进行性步行障碍与排尿困难,有时伴有感觉障碍。HTLV-2 的致病尚无确切结论。

HTLV 诱发白血病的机制与其他 RNA 肿瘤病毒(如 Rous 肉瘤病毒)不同,HTLV 没有癌基因,其致病与 Tax 和 Rex 两个调节蛋白有关:①当 HTLV 进入 CD4+ T 细胞后,Tax 激活 NF-κB,进而激活 IL-2 受体基因,使 CD4+ T 细胞的细胞膜出现 IL-2 受体。Tax 激活 HTLV-1 前病毒转录时也激活 IL-2 基因,导致 IL-2 过量表达。IL-2 与 IL-2 受体结合,导致 CD4+ T 细胞大量增殖;②Tax 还能激活细胞原癌基因,进一步促进细胞转化和增殖;③HTLV 前病毒整合到细胞染色体上,可能导致细胞基因突变。

机体被 HTLV-1 感染后,血清中可出现 HTLV-1 抗体,如抗 p24、p21、gp46 抗体等,但抗体出现后,病毒抗原表达减少,影响细胞免疫清除感染细胞。

三、微生物学检查

实验室诊断 HTLV 感染主要是**检测 HTLV 特异性抗体**。HTLV-1 和 HTLV-2 血清交叉反应强烈,常规血清学方法不能区分。常用方法:①ELISA:用 HTLV-1 病毒裂解物或重组 p21 蛋白作抗原,与患者血清反应,以检测 HTLV-1/2 抗体;②间接免疫荧光:以 HTLV-1/2 感染的 T 细胞株作靶细胞抗原制成细胞涂片,加患者血清反应后再加荧光标记的抗人 IgG,荧光显微镜下观察荧光阳性细胞。阳性血清需经蛋白印迹试验确认。**HTLV 的血清学检测与 HIV 血清学检测无交叉反应**。

PCR 用于检测外周血单核细胞中前病毒 DNA,以及 HTLV 的型别诊断,敏感性最高。

病毒分离可将患者外周血淋巴细胞经 PHA 激活后,加入含有 IL-2 的营养液培养 3~6 周,检测细胞培养液上清逆转录酶活性,阳性标本电镜观察细胞中病毒颗粒,并用抗 HTLV 免疫血清或单抗进行病毒鉴定。

四、防治原则

目前对 HTLV 感染尚无特异的防治措施,可以采用 IFN-α 和逆转录酶抑制剂等药物进行治疗。

第四节   人类内源性逆转录病毒

逆转录病毒可分为**外源性逆转录病毒**(exogenous retrovirus,XRV)和**内源性逆转录病毒**(endogenous retrovirus,ERV)两类。前者具有感染性,能够进行水平传播和垂直传播。而 ERV 以前病毒 DNA 形式存在于宿主细胞中，多数有基因组功能缺陷，一般不会形成病毒颗粒，仅作为基因组 DNA，通过生殖细胞从亲代传给子代。

完整的 ERV 前病毒基因组结构与外源性逆转录病毒相似，有 *gag-pol-env* 基因，两侧是长末端重复序列（LTR）。**人类内源性逆转录病毒（HERV）占到人类基因组约 8% 的序列**，至少可以被分为 31 种或组，有些仅几个拷贝，有些则多达上万个拷贝。根据系统发育关系 HERV 可以分为三大类（Class）：Class I 对应 γ 逆转录病毒属，代表成员有 HERV-W、HERV-T、HERV-I、HERV-H、ERV9、HERV-R；Class II 对应 β 逆转录病毒属，又称为 HERV-K 超家族；Class III 对应泡沫病毒，成员主要是 HERV-L、HERV-S。**大部分的 HERV 失去了编码蛋白的能力，90% 以上仅以 LTR 形式存在。**少部分的 HERV 可以转录 RNA，但是 ORF 被破坏，只能以长非编码 RNA 的形式存在。极少数的 HERV 还保留了部分完整的 ORF，可以编码有功能的病毒蛋白，如包膜蛋白。HERV-K 是人基因组中最年轻的 HERV，其中 HERV-K113 和 HERV-K115 保留了完整的前病毒结构，在特定的细胞内有可能产生病毒样颗粒。

HERV 过去被认为是基因组中残存的"垃圾"DNA，但后来的研究表明 HERV 在人类基因组进化中起到了重要作用，并参与正常生理功能或疾病形成过程。①**ERV 的生理功能**。HERV 编码的合胞素蛋白（syncytin）包括 syncytin-1 和 syncytin-2，分别来自 HERV-W 和 HERV-FRD 的 *env* 基因。**合胞素蛋白参与了胎盘的形成与发育**，负责介导合胞体滋养层细胞的融合，从而介导母体和胎儿之间的营养、激素和气体交换。ERV 还可以通过多种机制协助细胞**抵御病毒感染**，如小鼠胚胎干细胞中 ERV 编码的逆转录酶介导一种抗 RNA 病毒机制，被称为 ERASE（endogenous RTase/RNase H-mediated antiviral system），与 RNAi 和 CRISPR 同属基于病毒核酸识别和降解的抗病毒机制。②**HERV 的病理作用**。HERV 受基因组表达的严格调控，一般处于沉默状态；其不正常的激活或基因表达可能产生细胞功能异常并导致疾病。研究表明，HERV 的异常表达可能与多种人类疾病有关，包括精神障碍或精神病（如精神分裂症）、多发性硬化（MS）、肌萎缩性侧束硬化症（ALS）、自身免疫性疾病和某些恶性肿瘤。但 HERV 与疾病的关系及其致病机制，尚需进一步的深入研究。

思考题：

1. 简述逆转录病毒的基本生物学特点以及与其他病毒的不同之处。
2. 简述 HIV 基因组的基本结构和主要基因的功能。
3. 简述 HIV 感染致病的特点与主要预防措施。
4. 简述内源性逆转录病毒的特点与功能。

（郭德银）

第二十九章

疱疹病毒

要点:

1. 人疱疹病毒具有相似的形态结构、增殖性周期和潜伏感染特征。
2. 单纯疱疹病毒1型和2型具有序列同源性,但潜伏部位、传播途径和所致疾病不同。
3. 水痘-带状疱疹病毒在初次感染时引起水痘,再激活引起带状疱疹。
4. 人巨细胞病毒是引起先天性畸形的最常见病原体之一。
5. EB病毒与多种人类癌症有关,如伯基特(Burkitt)淋巴瘤和鼻咽癌。

疱疹病毒科(*Herpesviridae*)成员是一类中等大小具有包膜的双链DNA病毒。迄今已发现100多种,分为α、β、γ三个亚科,能感染人和多种动物。与人感染相关的疱疹病毒称为**人疱疹病毒**(human herpes virus, HHV),目前已发现9种:α亚科有单纯疱疹病毒1型(herpes simplex virus type 1, HSV-1)、单纯疱疹病毒2型(herpes simplex virus type 2, HSV-2)、水痘-带状疱疹病毒(varicella-zoster virus, VZV),均潜伏于神经节;β亚科有人巨细胞病毒(human cytomegalovirus, HCMV)、人疱疹病毒6A型(human herpesvirus 6A, HHV-6A)、人疱疹病毒6B型(human herpesvirus 6B, HHV-6B)、人疱疹病毒7型(human herpesvirus 7, HHV-7),可潜伏在分泌性腺体、肾组织、淋巴细胞中;γ亚科有EB病毒(Epstein-Barr virus, EBV)和人疱疹病毒8型(human herpesvirus 8, HHV-8),主要潜伏于淋巴细胞和内皮细胞。此外,猴疱疹B病毒(herpes B virus of monkeys)偶可感染人类,引起神经系统症状或致死性脑脊髓炎。人疱疹病毒的主要生物学特性及所致疾病见表29-1。

表 29-1　人疱疹病毒的主要生物学特征及所致疾病

亚科	正式命名	常用名	宿主范围	病毒复制与细胞病变	潜伏部位	所致疾病
α亚科	人α疱疹病毒1型(HHV-1)	单纯疱疹病毒1型(HSV-1)	较广,上皮细胞和成纤维细胞等	迅速,溶细胞性感染	三叉神经节、颈上神经节	唇疱疹、角膜炎、脑炎/脑膜脑炎
	人α疱疹病毒2型(HHV-2)	单纯疱疹病毒2型(HSV-2)	较广,上皮细胞和成纤维细胞等	迅速,溶细胞性感染	骶神经节	生殖器疱疹、新生儿疱疹
	人α疱疹病毒3型(HHV-3)	水痘-带状疱疹病毒(VZV)	较窄,主要感染上皮细胞和成纤维细胞	迅速,溶细胞性感染	脊髓后根神经节或脑神经感觉神经节	水痘、带状疱疹
β亚科	人β疱疹病毒5型(HHV-5)	人巨细胞病毒(HCMV)	较窄,主要感染白细胞、上皮细胞和成纤维细胞	缓慢,形成巨大细胞病变	髓系前体细胞、分泌性腺体、肾脏、白细胞等	间质性肺炎、巨细胞病毒性肝炎、脑炎/脑膜脑炎、输血后单核细胞增多症

续表

亚科	正式命名	常用名	宿主范围	病毒复制与细胞病变	潜伏部位	所致疾病
β 亚科	人 β 疱疹病毒 6A 型（HHV-6A）	人疱疹病毒 6A 型（HHV-6A）	较窄,主要感染淋巴细胞	周期长,出现气球样病变	淋巴组织、唾液腺	未明确
	人 β 疱疹病毒 6B 型（HHV-6B）	人疱疹病毒 6B 型（HHV-6B）	较窄,主要感染淋巴细胞	周期长,出现气球样病变	淋巴组织、唾液腺	婴幼儿急疹
	人 β 疱疹病毒 7 型（HHV-7）	人疱疹病毒 7 型（HHV-7）	窄,只感染 CD4$^+$ T 细胞	周期长,出现气球样病变	唾液腺	未明确
γ 亚科	人 γ 疱疹病毒 4 型（HHV-4）	EB病毒（EBV）	窄,主要感染 B 细胞	周期长,少见明显的细胞病变,具有细胞转化能力	B 细胞、淋巴组织	传染性单核细胞增多症、Burkitt 淋巴瘤、鼻咽癌
	人 γ 疱疹病毒 8 型（HHV-8）	卡波西肉瘤相关疱疹病毒（KSHV）	窄,主要感染 B 细胞和内皮细胞	周期长,少见明显的细胞病变,具有细胞转化能力	B 细胞、内皮细胞等	卡波西肉瘤、原发性渗出性淋巴瘤、多中心 Castleman 病

疱疹病毒具有相似的生物学特性、复制方式和感染类型:

1. 生物学特性 ①形态结构:病毒体呈球形,直径约 150~200nm。核衣壳外围绕一层均质的被膜(tegument),其外层为脂质包膜,包膜上有病毒糖蛋白(图 29-1);②基因组:核心为线性 dsDNA,长约 120~240kb。多数由长独特序列(unique long,UL)和短独特序列(unique short,US)共价连接组成,基因组中间与两端分别有内部重复序列(internal repeat,IR)和末端重复序列(terminal repeat,TR)。重复序列与某些疱疹病毒基因组重组形成异构体(isomer)以及病毒 DNA 环化有

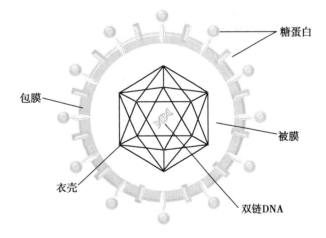

图 29-1 疱疹病毒结构示意图

关;③培养特性:多数 HHV 能在人二倍体细胞中增殖,产生细胞肿胀、变圆、多核巨细胞等细胞病变效应(CPE),形成核内嗜酸性包涵体。

2. 病毒复制 病毒与细胞受体结合后,病毒包膜与细胞膜融合,核衣壳进入细胞并与核膜相连,经脱壳将病毒基因组释放入细胞核内,细胞 DNA 修复酶将病毒线性 DNA 环化,环化的基因组 DNA 潜伏在细胞内,仅能产生潜伏相关转录体。当病毒处于增殖期时,其基因组级联表达即刻早期蛋白(α 蛋白)、早期蛋白(β 蛋白)和晚期蛋白(γ 蛋白):①即刻早期蛋白为 DNA 结合蛋白,可促进早期蛋白和晚期蛋白的合成,并抑制细胞 DNA 修复酶,维持病毒基因组线性化;②早期蛋白主要是转录因子和胸苷激酶(thymidine kinase,TK)、DNA 聚合酶等,参与病毒 DNA 复制、转录和蛋白质合成,也可抑制细胞的大分子生物合成;③晚期蛋白主要是结构蛋白,于病毒基因组复制后产生,对 α 和 β 蛋白有

反馈抑制作用。DNA 复制和装配均在细胞核内进行,核衣壳通过出芽方式释放。病毒也可通过细胞融合方式直接扩散。

3. 感染类型　①**原发感染**(primary infection):多为隐性感染,少数因病毒大量增殖出现临床症状,主要见于婴幼儿和免疫功能低下者;②**潜伏感染**(latent infection):**是疱疹病毒感染的最重要特征**。原发感染后,少数病毒不能被彻底清除,以非增殖状态潜伏于体内特定部位,不破坏细胞,与宿主保持相对平衡。在内外因素刺激下病毒被再激活(reactivation)并大量增殖,引起显性复发感染。不同疱疹病毒在体内潜伏部位不同;③**整合感染**(integrated infection):某些疱疹病毒(如 EBV、HCMV 等)的基因组可整合于宿主细胞染色体上,导致细胞转化,与肿瘤形成密切相关;④**先天性感染**(congenital infection):某些疱疹病毒(如 HCMV、HSV)可经胎盘感染胎儿,引起先天性畸形。也可通过产道、母乳引发围生期感染。

第一节　单纯疱疹病毒

单纯疱疹病毒(HSV)属 α 疱疹病毒亚科,有 HSV-1 和 HSV-2 两种血清型,即 HHV-1 和 HHV-2。HSV 的宿主范围广泛,可感染人和多种动物(如家兔、小鼠、豚鼠等),导致角膜结膜炎、生殖道疱疹和新生儿疱疹等多种疾病,在感觉神经节中建立潜伏感染。

一、生物学性状

1. 基因组结构　HSV 直径约 150~200nm,基因组长约 152kb,编码至少 90 种转录本以及 70 多种蛋白,其中病毒编码的酶类可作为潜在的抗病毒药物靶标。长独特片段(UL)和短独特片段(US)以不同方向相连,构成 4 种异构体。

2. 糖蛋白　HSV 编码至少 11 种包膜糖蛋白,包括 gB、gC、gD、gE、gG、gH、gI、gJ、gL、gK 和 gM。gD 是免疫原性最强的中和抗原,已用于亚单位疫苗的研制;gH 具有介导病毒与宿主细胞融合及促进病毒释放的功能;gC、gE 和 gI 为结构糖蛋白,具有免疫逃逸功能;gC 为补体 C3b 受体;gE/gI 复合物可作为 IgG Fc 受体,阻止抗体的抗病毒作用;gG 为型特异性糖蛋白,是区分 HSV-1 和 HSV-2 血清型的依据。

3. 分型　两种血清型的 HSV 核酸序列约 50% 同源,可通过 gG 型特异性单抗结合试验和病毒 DNA 限制性内切酶谱分析等区分。

4. 培养特性　常用人胚肺成纤维细胞、人胚肾细胞等分离培养。HSV 的复制增殖周期短,感染后引起溶细胞性感染,多在 48 小时内出现细胞肿胀、变圆、核内嗜酸性包涵体等 CPE 特征。常用小鼠、豚鼠和家兔等作为 HSV 动物模型。

二、致病性与免疫性

HSV 在人群中普遍感染,原发感染后约 80%~90% 呈隐性感染,少数呈显性感染。**传染源为患者和病毒携带者,密切接触和性接触为主要传播途径**。病毒经破损皮肤和黏膜进入人体,常表现为溶细胞性感染。**典型的皮肤黏膜病理损伤为水疱**,浆液中充满病毒颗粒和细胞碎片,在水疱基底部有典型的多核巨细胞。

HSV-1 和 HSV-2 的传播途径及所致疾病不同。HSV-1 通过密切接触传播,引起腰部以上皮肤和黏膜(如口腔、眼结膜、唇)以及神经系统感染;HSV-2 通过性接触传播,引起腰部以下(如生殖器)感染。HSV-1 和 HSV-2 的感染途径及其分布可交叉重叠,均可经胎盘或产道垂直传播。

1. 原发感染　HSV-1 原发感染多发生于 6 个月到 2 岁,约 10%~15% 表现为显性感染,常见为疱疹性龈口炎。成人的原发感染常会引起咽炎、扁桃体炎、局部淋巴结肿大和以角膜溃疡或眼睑水疱为主的疱疹性角膜结膜炎,也可引起皮肤疱疹性湿疹和疱疹性脑炎等。全身感染少见,免疫力低下人群(如器官移植、艾滋病、血液病患者）由于无法限制病毒复制，可导致呼吸道、食管、肠道黏膜等器官广泛受累。

HSV-2 原发感染多发生于性生活后，主要引起**生殖器疱疹**（genital herpes），属于性传播疾病（STD）之一。80% 原发性生殖器疱疹由 HSV-2 引起，病程约 3 周，表现为阴茎、宫颈、外阴、阴道和会阴部的水疱性溃疡性病变，有剧痛，伴发热、排尿困难和腹股沟淋巴结肿大。

2. **潜伏感染**　原发感染后，机体特异性免疫将大部分 HSV 清除而使症状消失。仅有少数病毒由感觉轴突神经上行至感觉神经节，以非复制状态潜伏在神经细胞内，只表达极少数病毒基因，不表现临床症状，持续终生。**HSV-1 主要潜伏于三叉神经节和颈上神经节，HSV-2 潜伏于骶神经节**。处于潜伏状态的 HSV 不复制，故对抗病毒药物不敏感。

3. **复发性感染**　当机体受到各种非特异性刺激，如发热、寒冷、月经期、疲劳、情绪紧张、轴突损伤或其他微生物感染等，**潜伏的病毒被激活后重新增殖，沿感觉神经纤维轴索下行，在末梢支配的皮肤或黏膜上皮细胞内继续复制，引起同一部位复发性局部疱疹**。例如，严重复发的疱疹性角膜炎可导致角膜溃疡、瘢痕、失明。由于机体免疫应答的存在，复发性感染病程短、病损程度轻、感染范围局限。

4. **先天性感染**　包括宫内、产道以及产后接触感染，其中产道感染最为常见，约占 75%。**HSV-2 主要经产道感染**。患急性期生殖器疱疹的孕妇在分娩时通过产道接触，导致新生儿皮肤、眼和口等暴露部位发生局部疱疹，重症患儿表现为疱疹性脑炎或播散性感染，称为**新生儿疱疹**。患儿预后差，病死率达 80%，幸存者常伴有永久性神经损伤。

当妊娠期妇女原发感染 HSV-1 或潜伏病毒再激活时，病毒可通过胎盘或经宫颈逆行感染胎儿，引起流产、早产、死胎或先天性畸形。

5. **免疫性**　抗 HSV 感染主要依靠特异性 CTL、单核巨噬细胞和 NK 细胞。抗 HSV 中和抗体在原发感染和复发性感染中发挥阻断游离病毒感染的作用，但不能阻止病毒向神经组织移行，也不能中和潜伏病毒，故体液免疫应答与 HSV 的复发频率无关。经胎盘获得的母源抗体不能完全预防新生儿感染，但可以减轻临床症状。

三、微生物学检查

1. **病毒分离与鉴定**　采集水疱液、唾液、角膜拭子或角膜刮取物、阴道拭子和脑脊液等标本，常规处理后接种于人胚肾细胞等易感细胞进行分离培养，2~3 天后根据是否出现 CPE 初步判定，结合中和试验、DNA 酶切电泳分析及免疫荧光试验等进一步分型鉴定。

2. **快速诊断**　HSV 感染的早期诊断有助于及时抗病毒治疗，特别是对疱疹性脑炎和疱疹性角膜炎患者。常用免疫荧光或免疫酶技术检查 HSV 特异性抗原，也可用原位杂交或 PCR 方法检测 HSV 核酸。脑脊液标本中 HSV 核酸的 PCR 检测是诊断疱疹性脑炎的标准方法。

3. **血清学诊断**　常用 ELISA 和 IFA 检测 HSV 特异性抗体。

四、防治原则

HSV 糖蛋白亚单位疫苗尚处研制阶段。平时应避免与活动期 HSV 感染者密切接触。孕妇产道有 HSV 感染时建议采用剖宫产，新生儿出生后应注射丙种球蛋白进行紧急预防。

抗病毒药**阿昔洛韦**（acyclovir，ACV，又称无环鸟苷）和**更昔洛韦**（ganciclovir，GCV，又称丙氧鸟苷）可用于治疗生殖器疱疹、疱疹性角膜炎等；静脉给药可治疗全身性疱疹或疱疹性脑炎；**但不能防止复发性感染和清除潜伏状态的病毒**。

第二节　水痘-带状疱疹病毒

水痘-带状疱疹病毒（varicella-zoster virus，VZV）即为 HHV-3。在儿童时期原发感染引起**水痘**

（varicella），病愈后潜伏于体内，潜伏病毒再激活引起**带状疱疹**（zoster），故而得名。

一、生物学性状

VZV 属 α 疱疹病毒亚科，只有一个血清型，无动物储存宿主。主要生物学性状包括：①VZV 直径约 200nm，为**基因组最小的 HHV**，长 120~130kb，编码约 70 种蛋白；②能在人或猴成纤维细胞或人上皮细胞中增殖，形成核内嗜酸性包涵体和多核巨细胞，CPE 出现较慢；③编码胸苷激酶（TK），对抗病毒药物敏感；④**潜伏于脊髓后根神经节或脑神经的感觉神经节中**；⑤**皮肤损伤以水疱为主要特征**。

二、致病性与免疫性

人是 VZV 唯一宿主，皮肤为其主要感染部位。VZV 传染性极强，多在冬春季流行。**传染源主要是患者**，水痘患者急性期水疱内容物、上呼吸道分泌物或带状疱疹患者水疱内容物中都含有高滴度病毒，带状疱疹患者可能是儿童水痘的传染源。**病毒通过飞沫经呼吸道传播或接触传播**。儿童普遍易感，好发年龄为 3~9 岁，易感人群中发病率高达 90%。

1. 原发感染　所致疾病称为水痘。病毒经飞沫传播或接触传播感染机体后，先在局部淋巴结增殖并进入血流，到达单核巨噬细胞系统内大量增殖，病毒再次进入血流形成第二次病毒血症，随血流播散至全身，最终定位于皮肤。潜伏期约 10~21 天，以全身乏力和发热为早期症状，随后全身皮肤出现广泛斑丘疹、水疱疹、脓疱疹。**皮疹呈向心性分布，以躯干较多**。数天后结痂，无继发感染者脱痂后不留瘢痕。

儿童水痘一般为自限性疾病，病情较轻。偶发并发症，如水痘性脑炎，可致永久性后遗症。新生儿水痘感染常为播散性，死亡率较高。在细胞免疫缺陷、白血病或长期使用免疫抑制剂的儿童中可表现为重症水痘，病死率较高。20%~30% 成人水痘会并发病毒性肺炎，病死率高。孕妇患水痘可引起胎儿畸形、流产或死胎。

2. 复发性感染　多表现为带状疱疹。原发感染康复后，少量病毒潜伏于脊髓后根神经节或脑神经的感觉神经节中。在青春期或成年后，少数人在机体免疫力下降或某些因素（如药物、X 射线、器官移植等）刺激下，体内潜伏的病毒被激活，沿感觉神经轴突到达所支配的皮肤细胞内增殖，引起疱疹。因疱疹沿感觉神经支配的皮肤分布，串联呈带状，故称带状疱疹。**带状疱疹常发生于身体的一侧，好发于胸部、腹部或头颈部，疼痛剧烈**。带状疱疹仅见于有水痘病史的患者，各种年龄的人群均有发生，60 岁以上的老年人常见。

3. 免疫性　感染后机体产生持久的特异性细胞免疫和体液免疫，极少再患水痘。机体产生的中和抗体能限制病毒经血流播散，但不能清除神经节中的病毒，故不能阻止带状疱疹的发生。

三、微生物学检查

水痘和带状疱疹的临床表现典型，一般不需要实验室诊断。必要时可取疱疹基底部标本、皮肤刮取物、水疱液、脑脊液等作 HE 染色，检查核内嗜酸性包涵体和多核巨细胞。采用直接免疫荧光法检测病毒抗原，用 ELISA、IFA 和微量中和试验检测特异性 IgM 抗体，也可用 PCR 检测病毒核酸进行快速诊断。

四、防治原则

一岁以上健康的易感儿童接种 **VZV 减毒活疫苗**可特异性预防感染或减轻感染后症状。带状疱疹减毒活疫苗和重组蛋白疫苗用于降低带状疱疹的发生机会和减轻严重程度，接种人群为患有慢性疾病和 60 岁以上的老年人。水痘-带状疱疹免疫球蛋白（varicella-zoster virus immunoglobulin, VZV Ig）对预防感染或减轻症状有一定效果，对免疫抑制患者尤为重要。

正常儿童患水痘一般不需要药物治疗，对成人水痘、免疫抑制患儿的水痘、带状疱疹需用抗病毒药物治疗，如阿昔洛韦、阿糖腺苷和干扰素等。

第三节　人巨细胞病毒

人巨细胞病毒（human cytomegalovirus，HCMV）即为 HHV-5，属 β 亚科疱疹病毒，因感染后导致细胞变大、肿胀、折光性增强，**呈现"巨大细胞"的 CPE 特征**而得名。

HCMV 在世界范围广泛流行，原发感染多为隐性感染，严重的 HCMV 感染常见于免疫力低下的个体，如 AIDS 患者或接受免疫抑制治疗的人群，导致严重的终末器官疾病，如 HCMV 肺炎、溃疡性结肠炎等。HCMV 是引起先天性畸形的最常见病原体之一。

一、生物学性状

1. 形态与结构　HCMV 直径约 180~250nm，其包膜糖蛋白具有 Fc 受体的功能。HCMV 为**基因组最大的 HHV**，长约 240kb，编码超过 200 种蛋白。病毒核酸由长独特片段（UL）和短独特片段（US）组成，根据片段连接处不同的方向排列形成四种同分异构体。HCMV 整个基因组均可发生变异，其中 UL 片段的末端变异率最高。

2. 培养特性　HCMV 具有严格的种属特异性，人是唯一宿主，体内可感染成纤维细胞、内皮细胞、上皮细胞及神经细胞等多种细胞，体外仅能在人成纤维细胞中增殖。病毒在细胞中增殖缓慢，通常需 1~2 周才能出现细胞变圆、肿胀、核变大及形成巨大细胞等特征性 CPE，尤其可**在核内观察到有一轮"晕"的大型嗜酸性包涵体**（图 29-2）。目前尚无 HCMV 感染动物模型。

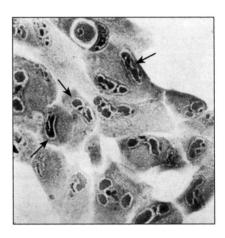

图 29-2　人巨细胞病毒感染人胚成纤维细胞

（箭头所指为核内包涵体；×400）

二、致病性与免疫性

HCMV 在人群中的感染极为普遍，我国成人的 HCMV 抗体阳性率达 60%~90%。原发感染多发生在 2 岁以下，以隐性感染为主，仅少数人出现临床症状。机体免疫功能低下时病毒可侵袭多个器官和系统造成严重疾病。感染后大多数人群可长期带毒成为传染源，病毒主要潜伏在唾液腺、乳腺、肾脏及外周血单核细胞和淋巴细胞。

HCMV 的传染源为患者和无症状感染者。病毒可持续或间歇地从感染者的唾液、乳汁、尿液、宫颈分泌物、精液、泪液等处排出。病毒水平传播的方式有：①**接触传播**，经手-口等途径接触带毒分泌物或物品发生感染；②**性传播**；③**医源性传播**，发生于输血或器官移植时。此外，HCMV 也可发生垂直传播，即经胎盘传给胎儿（先天性感染），也可经产道或母乳传播给新生儿（围生期感染）。

1. 先天性感染　孕妇在妊娠期 3 个月内发生原发感染或潜伏病毒再激活时，HCMV 可通过胎盘或经宫颈上行感染胎儿，引起胎儿原发感染，导致流产、死胎或先天性疾病。先天性感染率约为 0.5%~2.5%，其中 5%~10% 的新生儿出现临床症状，表现为发育迟缓、肝脾肿大、黄疸、血小板减少性紫癜、溶血性贫血及神经系统损伤，死亡率约 20%；少数在 2 年内出现先天性畸形，约 10% 患儿在出生后数月或数年出现智力低下和先天性感觉神经性耳聋等临床症状。

2. 围生期感染　新生儿可经产道和母乳感染病毒。由于母源抗体的存在，感染后一般多无明显临床症状。少数表现为短期的间质性肺炎、肝脾肿大和黄疸，多数患儿预后良好。

3. 原发感染　HCMV 原发感染后，经过 4~8 周潜伏期引起全身感染，并可从肺、肝、结肠、肾、单核细胞以及淋巴细胞中分离出病毒，但通常呈隐性感染。少数感染者出现临床症状，表现为巨细胞病毒性单核细胞增多症，伴有发热、疲劳、肌痛等症状，偶尔并发肺炎、肝炎等。多数人长期带毒，建立终生潜伏感染,可长期或间歇性排出病毒。受某些诱因影响,病毒再激活引起复发性感染。

4. 免疫缺陷人群的感染　免疫功能低下者(如器官移植、白血病、AIDS 患者或长期使用免疫抑制剂者)是 HCMV 感染的高危人群,原发感染或潜伏再激活均能引起严重疾病,如 HCMV 肺炎、肝炎、结肠炎、脑膜炎等,预后较差,病死率高。

5. 免疫性　HCMV 包膜糖蛋白 gB 和 gD 能够诱导机体产生中和抗体,但该抗体不能清除潜伏的病毒。母源抗体不能阻断 HCMV 宫内感染或围生期感染,但可减轻症状。细胞免疫在限制 HCMV 播散和潜伏病毒再激活中起重要作用,因此细胞免疫缺陷患者是 HCMV 感染的高危人群。

三、微生物学检查

1. 病毒分离培养　将中段晨尿、血液、咽部或宫颈分泌物等标本接种于人胚肺成纤维细胞,培养 4~6 周后观察 CPE,或经吉姆萨染色镜检观察特征性巨大细胞及嗜酸性包涵体。

2. 病毒抗原检测　临床快速诊断常采用间接免疫荧光或化学发光免疫酶法等检测病毒抗原。外周血白细胞中 HCMV pp65 抗原的出现较特异性 IgM 抗体早,且不受患者免疫水平的影响,因此是 HCMV 活动性感染诊断的可靠指标。

3. 血清学诊断　常用 ELISA 法检测血清中 HCMV 抗体。由于 HCMV IgM 抗体不能经胎盘传给胎儿,故若从新生儿血清中检出 IgM 抗体,表明胎儿有宫内感染。

4. 病毒核酸检测　可采用原位杂交法检测组织切片中 HCMV DNA,荧光定量 PCR 法检测病毒 DNA。

四、防治原则

目前尚无安全有效的 HCMV 疫苗。减毒活疫苗具有致潜伏感染和致癌的风险,故尚未广泛应用,但在高危人群中使用展现出一定的保护作用。更昔洛韦、缬更昔洛韦、西多福韦和膦甲酸可用于治疗免疫抑制患者发生的严重 HCMV 感染,以及 AIDS 患者并发的 HCMV 活动性感染、器官移植病人的预防性用药。高效价抗 HCMV 免疫球蛋白具有治疗作用。

第四节　EB 病毒

EB 病毒(Epstein-Barr virus,EBV)即为 HHV-4,属 γ 亚科疱疹病毒。1964 年由 Epstein 及 Barr 等从非洲儿童恶性淋巴瘤(又称伯基特淋巴瘤/Burkitt 淋巴瘤)细胞培养物中首次发现并得名。EBV 在人群中广泛存在,人是其唯一天然宿主,与传染性单核细胞增多症、鼻咽癌、Burkitt 淋巴瘤和霍奇金病等恶性肿瘤密切相关,是**一种重要的人类肿瘤病毒**。

一、生物学性状

1. 形态结构　直径为 180nm,基因组长约 172kb,含有多个重复序列。长独特片段(UL)和短独特片段(US)无倒置排列,故无异构体。不同毒株的重复序列数目不同,可用于鉴别。

2. 病毒抗原　基因组编码至少 80 种病毒蛋白,其中 gp85 为融合性糖蛋白,gp350/gp220 为黏附性糖蛋白,可与 B 淋巴细胞表面 C3d 补体受体分子(CD21 或 CR2)结合,因此,其靶细胞主要是 B 细胞。EBV 能感染口咽部、腮腺和宫颈上皮细胞,随后直接进入潜伏状态,仅表达有限的病毒蛋白,一定条件下可被激活增殖。在不同感染状态下表达不同的病毒蛋白,具有临床诊断意义。

EBV 基因组在潜伏期以环状附加体形式存在于细胞内,致 B 细胞发生永生化(immortalization)或细胞转化(transformation)。病毒在潜伏期选择性表达部分潜伏期抗原,主要包括 EBV 核抗原(EB nuclear antigen,EBNA)、潜伏膜蛋白(latent membrane protein,LMP)。增殖性感染期表达的病毒抗原主要有早期抗原(early antigen,EA)、衣壳抗原(viral capsid antigen,VCA)、膜抗原(membrane antigen,MA)。

3. 培养特性 常规方法尚不能体外培养 EBV,一般采用人脐血淋巴细胞或用含 EBV 基因组的类淋巴母细胞进行培养。EBV 具有严格的种属特异性,在棉顶狨猴模型中的持续性感染常发展为恶性淋巴瘤。

二、致病性与免疫性

EBV 在人群中的感染率很高,我国 3 岁左右儿童的 EBV 抗体阳性率达 90% 以上。原发感染后多数无明显症状,少数表现为轻度咽炎和上呼吸道感染症状。**约 50% 青少年和成人初次感染表现为传染性单核细胞增多症。病毒潜伏于感染者体内,终生携带病毒(1 个/$10^5 \sim 10^6$ B 细胞),并间接性释放。EBV 传染源为患者和隐性感染者,主要经唾液传播,也可经性接触传播。**

(一)致病机制

EBV 在口咽部或唾液腺上皮细胞中增殖,释放后感染局部淋巴组织中的 B 细胞,随后入血导致全身性感染。EBV 是 B 细胞有丝分裂原,可激活多克隆 B 淋巴细胞,产生特异性免疫球蛋白和异嗜性抗体。EBV 感染的 B 细胞能刺激 T 细胞增殖,形成的非典型淋巴细胞具有细胞毒作用,可杀伤 EBV 感染的细胞。

EBV 基因组表达的 IL-10 类似物(BCRF-1)能抑制 Th1 细胞,阻止 IFN-γ 的释放和 T 细胞免疫应答,但能促进 B 细胞生长。B 细胞的连续增殖和其他协同因子共同作用可诱发淋巴瘤。

(二)所致疾病

1. 传染性单核细胞增多症(infectious mononucleosis) 为急性全身性淋巴细胞增生性疾病,常发生于青春期或成年后初次感染大量 EBV 时。潜伏期约 30~50 天,典型的临床表现为头痛、发热、咽炎、颈淋巴结炎、肝脾肿大、外周血单核细胞和异形淋巴细胞增多。为自限性疾病,病程持续 2~4 周,预后较好。急性患者口腔黏膜的上皮细胞内出现大量病毒,由唾液排出病毒可持续 6 个月之久。严重免疫缺陷的儿童、AIDS 患者和器官移植者病死率较高。

2. 伯基特淋巴瘤(Burkitt lymphoma) 为低分化的单克隆 B 淋巴细胞瘤,发生在中非、新几内亚和南美洲等温热带地区,呈地方性流行。多见于 5~8 岁儿童,好发部位为颜面、腭部。在 Burkitt 淋巴瘤发生前,患者的血清 EBV 抗体均为阳性,且 80% 以上患者的抗体效价高于正常人;90% 以上肿瘤组织中存在 EBV 核酸以及 EBNA-1 抗原。

3. 鼻咽癌(nasopharyngeal carcinoma,NPC) 主要发生在东南亚、北非和北美洲北部地区,我国东南沿海地区为高发区,多见于 40 岁以上中老年人。EBV 感染与鼻咽癌密切相关,主要依据是:①从 NPC 活检组织中可以检出 EBV 核酸和抗原;②NPC 患者血清中 EBV 抗体的效价高于正常人,有时抗体出现在鼻咽黏膜发生病变前。NPC 仅在某些特定的地区和人群中高发,因此 EBV 不是诱导 NPC 发生的唯一因素。

4. 淋巴组织增生性疾病 EBV 感染免疫缺陷患者或移植患者常诱发淋巴组织增生性疾病,如恶性单克隆 B 淋巴细胞瘤、AIDS 患者易患的 EBV 相关淋巴瘤、舌毛状白斑。中枢神经系统非霍奇金淋巴瘤几乎都与 EBV 相关,约 50%~70% 霍奇金病患者可检出 EBV 核酸。

(三)免疫性

EBV 原发感染后首先出现抗 VCA、MA 和 EA 抗体。随着感染细胞裂解和疾病恢复,机体产生抗 EBNA 抗体,表明机体已建立细胞免疫应答。介导细胞免疫的 CTL 在限制原发感染和减轻临床症状方面发挥重要作用。特异性中和抗体可防止外源性 EBV 再感染,但不能清除细胞内潜伏的 EBV。

三、微生物学检查

1. 病毒分离培养 EBV 分离培养较为困难,一般采集唾液、咽漱液、外周血和淋巴组织等作为标本,接种至新鲜的 B 细胞或脐血淋巴细胞培养物中,6~8 周后可通过免疫荧光法检查 EBV 抗原来鉴定病毒。

2. 病毒抗原及核酸检测　常用原位核酸杂交法或 PCR 法检测 EBV DNA,用于监测器官移植患者移植后淋巴组织增生性疾病的早期发展;或用免疫荧光法检查 EBV 抗原。

3. 血清学诊断

（1）特异性抗体检测:采用 ELISA、免疫印迹试验或间接免疫荧光法检测抗 VCA 或 EA 特异性抗体。VCA-IgA 和 EA-IgA 抗体效价持续升高,对鼻咽癌有辅助诊断意义。

（2）异嗜性抗体（heterophile antibody）检测:**主要用于 EBV 急性感染或传染性单核细胞增多症的辅助诊断**。异嗜性抗体是 EBV 感染后非特异性活化 B 淋巴细胞产生的抗体。在发病早期,患者血清中出现能非特异性凝集绵羊红细胞的抗体,且效价在发病 3~4 周内达高峰,效价超过 12:24 有诊断意义,恢复期逐渐下降直至消失。

四、防治原则

约 95% 传染性单核细胞增多症患者可恢复,仅少数患者发生脾破裂,因此患者在急性期应避免剧烈活动。测定 EBV VCA-IgA 或 EA-IgA 抗体可用于鼻咽癌的早期诊断。gp350/220 是 EBV 亚单位疫苗设计的候选抗原之一,但目前尚处于研究阶段。

第五节　其他疱疹病毒

一、人疱疹病毒 6 型

人疱疹病毒 6 型（human herpesvirus 6,HHV-6）**在分类上属于两种病毒,即 HHV-6A 和 HHV-6B**,属于疱疹病毒 β 亚科,直径约 160~200nm,核酸序列同源性大于 90%。HHV-6 在人群中广泛存在,1 岁以上人群中的血清抗体阳性率约为 60%~90%。原发感染多发生于 6 个月至 2 岁,健康带毒者为主要传染源,**主要经唾液传播**,也可通过输血、器官移植传播。

根据抗原性差异可将 HHV-6 分为 HHV-6A 和 HHV-6B 两个病毒种。HHV-6B 的感染谱较广泛,感染后多数为隐性感染,少数发生**婴幼儿急疹**（exanthem subitum）。潜伏期为 4~7 天,患儿常突发高热,热退后在颈部及躯干出现淡红色斑丘疹。预后良好,偶见脑炎、肺炎、肝炎、热性惊厥等并发症。HHV-6A 在中枢神经系统感染、AIDS 及淋巴增生性疾病患者中的检出率较高。

HHV-6 嗜 CD4$^+$T 淋巴细胞,也可感染单核巨噬细胞、内皮细胞和成纤维细胞等。HHV-6A 的受体为 CD46 分子,HHV-6B 的受体为 CD134 分子。HHV-6 原发感染后可长期潜伏于唾液腺等组织,不引起临床症状。

采集患儿唾液或外周血单核细胞进行病毒分离。通过 IFA 检测 IgM 抗体,或采用荧光定量 PCR 检测唾液、血液或脑脊液中病毒 DNA 用于 HHV-6 的快速诊断。目前尚无有效 HHV-6 疫苗用于特异性预防。

二、人疱疹病毒 7 型

人疱疹病毒 7 型（human herpesvirus 7,HHV-7）与 HHV-6 同属疱疹病毒 β 亚科,直径约 160~200nm,基因组长约 145kb,序列与 HHV-6 约 50% 同源,同样亲嗜 CD4$^+$T 细胞。对 HHV-7 原发感染与疾病的关联性尚有争议,目前认为 HHV-7 感染可能与婴幼儿急疹、神经损害和器官移植并发症有关。

HHV-7 在人群中感染普遍存在,健康成人的抗体阳性率高达 90% 以上。原发感染多发生在 1 岁左右,随后在外周血单核细胞和唾液腺中建立潜伏感染,唾液传播为其主要传播途径。

HHV-7 的快速鉴定可用核酸杂交、定量 PCR、限制性内切酶图谱分析等方法,以及免疫荧光、免疫印迹等血清学方法。目前尚无特异性预防措施。

三、人疱疹病毒 8 型

人疱疹病毒 8 型（human herpesvirus 8, HHV-8）是 1994 年在 AIDS 患者卡波西肉瘤（Kaposi sarcoma, KS）病损组织中首次发现，故又名卡波西肉瘤相关疱疹病毒（KS-associated herpesvirus, KSHV）。**KS 是 AIDS 患者晚期最常伴发的恶性血管肉瘤**。此外，HHV-8 感染还与原发性渗出性淋巴瘤、多中心 Castleman 病密切相关。

HHV-8 属 γ 疱疹病毒亚科，基因组长约 165kb，**主要潜伏于 B 淋巴细胞**，可在宿主免疫抑制时感染皮肤真皮层血管内皮细胞或淋巴管内皮细胞。HIV 可通过其编码的可溶性蛋白或诱生的细胞因子调控 HHV-8 复制。唾液、性接触、血液、垂直等方式均可传播 HHV-8。病毒分离培养方法尚未建立，可用定量 PCR 法检测病毒核酸，也可采用间接免疫荧光法和 ELISA 法检测血清。

目前尚无特异性预防措施。更昔洛韦和西多福韦可用于预防 KS 发生，但对已发生的 KS 无效。

思考题：

1. 潜伏期在疱疹病毒的致病过程中具有什么意义？

2. EBV 等疱疹病毒是重要的人类肿瘤病毒。哪些疱疹病毒可以作为溶瘤病毒？它们如何发挥抗肿瘤作用？

（卢　春）

第三十章
其他重要病毒

要点:

1. 弹状病毒科狂犬病病毒引发的狂犬病是一种病毒性脑炎,一旦出现症状死亡率几乎为100%。

2. HPV的结构及基因组功能是决定其仅感染增殖期上皮细胞的物质基础。HPV感染型别、自然感染史与致病性特点是制定HPV感染及其相关疾病防控原则的依据。

3. 痘病毒是已知最大的人类DNA病毒,其中天花病毒是被人类消灭的第一种烈性传染病病原体。

4. 细小病毒科是已知最小的DNA病毒。人类细小病毒B19是唯一对人类致病的细小病毒,引起儿童传染性红斑。

按照病毒学分类,本章介绍的病毒不属于同一类别,因此在生物学性状及致病性等方面差异较大。相同的是,本章所述的病毒均能引起人类重要疾病,如引起中枢神经系统疾病的狂犬病病毒、引起皮肤病变的人类细小病毒B19和痘病毒、引起皮肤黏膜病变的人乳头瘤病毒等。

第一节 狂犬病病毒

狂犬病病毒(Rabies virus,RABV)为负单链RNA病毒,归属于**弹状病毒科**(*Rhabdoviridae*)、狂犬病毒属(*Lyssavirus*)。根据国际病毒分类委员会最新的分类结果,狂犬病毒属有狂犬病病毒等17种。狂犬病病毒引起的狂犬病属于人兽共患病,是一种急性致死性中枢神经系统传染性疾病。在世界范围内每年至少有5.9万人死于狂犬病。狂犬病患者多见于亚洲和非洲,主要由患狂犬病的动物抓伤或咬伤引起;北美地区的狂犬病多发生于野生动物,如蝙蝠、浣熊、臭鼬和狐狸等,偶见人感染的病例。目前尚无针对狂犬病的有效治疗方法,因此控制狂犬病最有效的手段是预防。

一、生物学性状

1. 形态与结构 狂犬病病毒颗粒外形呈**子弹形状**,大小约75nm×180nm;**有包膜**,表面分布的**糖蛋白刺突**长约10nm;内部病毒核蛋白(N)包裹病毒负链RNA基因组构成**核糖核蛋白**(ribonucleoprotein,RNP)复合物(图30-1)。

狂犬病病毒的负链RNA基因组有5个基因,依次为3′-*N-P-M-G-L*-5′。基因间由长短不同的非编码区分隔,每个基因均有独立的3′端转录起始信号及5′端转录终止信号(图30-2)。狂犬病病毒基因的转录以负链基因组RNA为模板,以3′至5′方向转录形成mRNA,编码核蛋白(nucleoprotein,N)、磷蛋白(phosphoprotein,P)、基质蛋白(matrix protein,M)、糖蛋白(glycoprotein,G)以及大转录酶蛋白(large transcriptase protein,L)。

(1)核蛋白(N):N蛋白与病毒基因组RNA紧密相连并使其衣壳化,是形成病毒核糖核蛋白(RNP)复合物的主要成分之一。**N基因是最为保守和高效表达的狂犬病病毒基因**,因此被广泛应用于**狂犬病的诊断与检测**。N蛋白免疫原性强,是诱导机体体液免疫的主要成分,但不能刺激机体产生中和抗体。

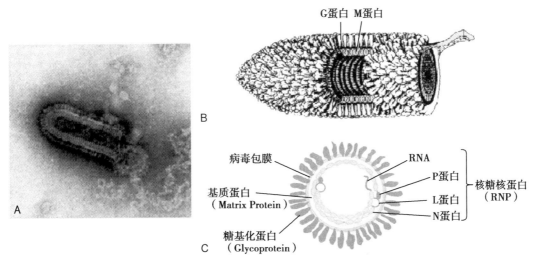

图 30-1　狂犬病病毒电镜观察与结构模式图
A. 电镜图；B. 结构模式图；C. 横截面模式图。

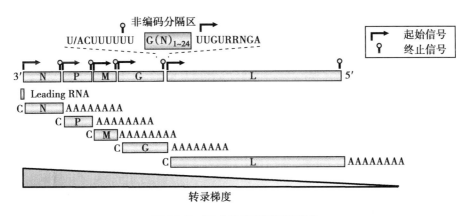

图 30-2　狂犬病病毒基因组结构

（2）磷蛋白（P）：P 蛋白与 L 蛋白结合后形成完整的**病毒 RNA 聚合酶复合物**，调控病毒的转录与复制。

（3）大转录酶蛋白（L）：最大的狂犬病病毒蛋白，在病毒基因的转录与复制过程中发挥关键的催化作用。

（4）基质蛋白（M）：最小的狂犬病病毒结构蛋白，连接病毒核衣壳和包膜，并与病毒的出芽与 mRNA 转录密切相关。

（5）糖蛋白（G）：构成病毒包膜表面刺突的糖基化蛋白，作为主要的表面抗原可刺激机体产生中和抗体和细胞免疫应答；介导狂犬病病毒与细胞受体结合；是病毒的主要保护性抗原，与病毒的致病性及免疫性密切相关。

2. 病毒的复制

（1）狂犬病病毒的复制周期可分为三个阶段：第一阶段是病毒与细胞受体结合，经内吞进入受染细胞，随后与内体膜发生融合，并将病毒基因组释放到细胞质，此过程也被称作脱壳（图 30-3）。尽管狂犬病病毒可经血液播散到中枢神经系统，但典型的野生型狂犬病病毒最有可能首先侵入神经肌肉交界处的运动神经元末梢。狂犬病病毒颗粒通过受染末梢神经元轴索逆行至中枢神经系统，一旦与神经元细胞接触，标志着第二感染阶段开始，即通过转录、复制及蛋白合成获得病毒的组成成分。狂犬病病毒复制周期最后阶段主要是完整病毒颗粒的组装，并运输到芽生位置，并向胞外释放成熟的病毒颗粒，同时启动新一轮感染。

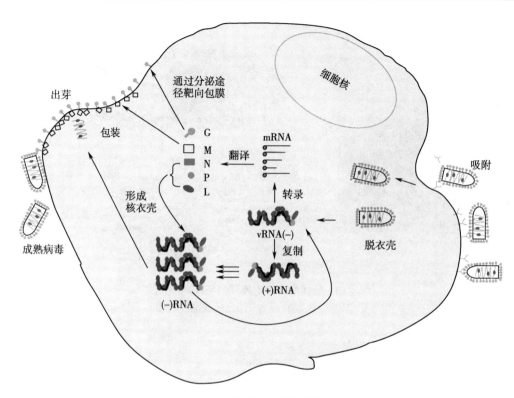

图 30-3　狂犬病病毒复制过程

（2）病毒的转录与复制：狂犬病病毒合成的病毒正链 RNA 必须再复制成负链 RNA 才能完成病毒的增殖（图 30-3）。目前对聚合酶复合物如何进入到病毒 RNA 转录过程尚不清楚，一般认为聚合酶复合物需要识别狂犬病病毒基因组 3' 末端的启动子序列，并以"终止-启动"机制向 5' 方向转录，产生 6 个连续的转录本：首先产生前导 RNA 转录本以及其后面 5 个连续的 mRNA，分别编码 N、P、M、G 和 L 蛋白。前导 RNA 不存在 5' 帽子结构以及 3' 多聚腺苷酸尾巴结构，但其他 5 种病毒 mRNA 均可被聚合酶复合物帽子化及多聚腺苷酸化。目前认为，聚合酶复合物在遇到终止信号后即从 RNA 模板解离，随即启动下个转录信号，直至聚合酶复合物抵达 L 基因，由此依据病毒基因顺序形成递减的 mRNA 浓度梯度，即前导 RNA>N 基因>P 基因>M 基因>G 基因>L 基因。

狂犬病病毒复制时需要持续提供新生的 N 蛋白，以便包裹新合成的病毒 RNA 形成核衣壳。核衣壳内两个相邻的 N 蛋白与 P 蛋白相互作用，促进 P-L 聚合酶复合物形成。P-L 聚合酶复合物参与病毒转录与复制，形成与病毒全基因组互补的 RNA 链。互补 RNA 经 N 蛋白包裹与 P-L 聚合酶复合物结合，并作为模板合成子代病毒负链 RNA。狂犬病基因组复制呈非对称性，通常复制产生的病毒基因组数比反向基因组多 50 倍。

3. 培养特性　狂犬病病毒可在多种细胞包括原代细胞、传代细胞和二倍体细胞株（如鸡胚、地鼠肾细胞、人二倍体成纤维细胞）中增殖，在非洲绿猴肾细胞（Vero 细胞）中生长良好。病毒的复制周期短且量大，目前已应用于灭活疫苗生产。狂犬病病毒在易感动物或人的中枢神经细胞，主要是大脑海马回的锥体细胞中增殖时，可在胞质内形成一个或多个圆形或椭圆形、直径 20~30nm 的嗜酸性包涵体，称为**内氏小体**（Negri body）（图 30-4）。在动物或人脑组织标本中检测内氏小体的存在，可作为**狂犬病的辅助诊断**。

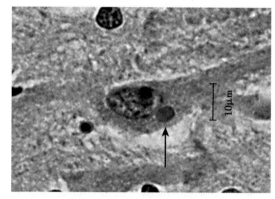

图 30-4　狂犬病病毒内氏小体

4. 遗传与变异　从自然感染动物体内分离到的狂犬病病毒称为**野毒株**（wild strain）或**街毒株**（street strain），其感染的特点是潜伏期长，毒力强，脑外途径接种后易侵入脑组织和唾液腺。野毒株在家兔脑内连续传代后，对家兔致病的潜伏期随传代次数增加而缩短，这种毒力变异的病毒株称为**固定毒株**（fixed strain），对人或犬的致病性明显减弱，由脑外途径接种犬时不能侵入脑神经组织引起狂犬病。1885 年，法国科学家巴斯德第一次以疫苗接种方式，用兔脑制备的减毒狂犬病疫苗成功救治了一例被狂犬所伤的儿童，从此开辟了人类预防免疫治疗的新纪元。

5. 抵抗力　病毒对热、紫外线、日光和干燥环境比较敏感。对热敏感性强，加热 60℃ 30 秒或 100℃ 2 秒即可灭活病毒。对室温（25℃）以下温度有一定抵抗力，室温可存活 1~2 周，4℃ 静置 5~6 周丧失感染性。易被强酸、强碱、甲醛、碘酒、10% 氯仿、20% 乙醚、肥皂水、氧化剂及离子型和非离子型去污剂灭活。病毒在 4℃ 冷冻干燥条件下可保持活性数月；在 -20℃ 50% 甘油磷酸盐缓冲液中可保存至少 5 年。

二、致病性与免疫性

1. 致病性　狂犬病潜伏期长短不一，短则一周，少数超过半年，平均 2~3 个月。狂犬病的临床表现主要有两种类型：80% 为狂躁型，20% 为麻痹型。狂躁型的主要特点是**恐水症**（hydrophobia），表现为在饮水或听到流水声时，恐惧、激动并伴有呼吸肌及咽喉痉挛等，幻觉与兴奋为常见的临床症状。麻痹型的主要特点是身体虚弱及松弛性瘫痪，常因临床症状不明显而误诊。症状发生后，狂犬病患者的生存时间一般不超过七天。

狂犬病病毒 G 蛋白可与广泛分布于肌细胞和神经细胞膜的**烟碱型乙酰胆碱受体**（nicotinic acetylcholine receptor，nAChR）、神经细胞黏附分子（NCAM）、神经营养因子 p75 受体（p75NTR）等分子结合，从而决定了狂犬病病毒的嗜神经性。人被患狂犬病的动物如犬咬伤后，狂犬病病毒通过皮下伤口进入人体。**肌细胞是狂犬病病毒的靶细胞**，病毒首先在横纹肌细胞及结缔组织内复制。选择性在神经-肌肉接头处与 nAChR 结合，通过神经肌肉接头进入外周神经组织的运动神经元末梢。一旦进入神经细胞，狂犬病病毒就不易被免疫系统干预，可通过神经膜细胞内膜沿神经元轴索逆向扩散到中枢神经系统，在神经细胞内增殖并引起中枢神经系统损伤，随后又沿传出神经扩散到唾液腺及其他组织，包括泪腺、视网膜、角膜、鼻黏膜、舌味蕾、皮脂腺、毛囊、心肌、骨骼肌、肺、肝和肾上腺等。迷走神经核、舌咽神经核和舌下神经核受损时，可发生呼吸肌、吞咽肌痉挛；迷走神经节、交感神经节和心脏神经节受损时，可发生心血管系统功能紊乱或猝死。

2. 免疫性　狂犬病病毒的包膜糖蛋白及核蛋白均含有保护性抗原和 T 细胞免疫表位，可以诱导机体产生中和抗体（仅糖蛋白有此作用）、CD4$^+$ T 细胞和 CD8$^+$ T 细胞。中和抗体具有治疗性作用，可中和游离状态的病毒，阻断病毒进入神经细胞，但对已进入神经细胞内的病毒难以发挥作用，同时也可能引发免疫病理反应而加重病情。细胞免疫在机体抗狂犬病病毒保护性免疫中具有重要作用。

三、微生物学检查

狂犬病的临床诊断过程主要包括：询问流行病学史，患者有无被犬、猫及蝙蝠等动物咬伤、抓伤的病史；观察患者是否有典型的临床症状。必要时结合临床样本的实验室检查结果进行诊断。

1. 病毒的分离与鉴定　小鼠脑组织对狂犬病病毒的敏感性强，因此常用小鼠进行病毒的分离与培养。将待检的临床标本，如脑组织、脑脊液、唾液和眼角膜组织等通过颅内注射接种小鼠，感染数天后分离脑组织进行进一步鉴定。

2. 血清学诊断　常采用中和试验检测抗狂犬病病毒的中和抗体滴度，如快速荧光灶抑制试验及荧光抗体病毒中和试验。对于没有接种狂犬病疫苗的个体，如果在血清或脑脊液中检测出高滴度的中和抗体，可间接说明已被狂犬病病毒感染。也可采用 ELISA（竞争法和间接法）试验等方法检测抗体。

3. 快速诊断　①直接免疫荧光法检测:用荧光素标记的单克隆抗体直接检测脑脊液、脑组织和唾液等标本中的狂犬病病毒抗原;②巢式 RT-PCR 方法:检测病毒 RNA,可用于狂犬病病毒感染的早期诊断。

四、防治原则

我国养犬数量增加而免疫接种率低是狂犬病发生的主要原因,因此加强动物的免疫预防是预防狂犬病的主要措施。人被可疑动物咬伤后,进行规范的狂犬病暴露后预防(post exposure prophylaxis,PEP)处置可几乎 100% 预防发病,包括尽早进行伤口局部处理、尽早进行狂犬病疫苗接种、必要时尽早使用狂犬病被动免疫制剂。

1. 隔离动物　对于咬过人的犬、猫等动物需及时捕获,圈养观察至少十天,由兽医检查确认没有问题后再放养。

2. 伤口处理　立即用大量清水冲洗伤口,有条件时可同时用肥皂水及 0.1% 苯扎溴铵反复冲洗伤口,再用 70% 乙醇及碘酒涂擦伤口,避免缝合与包扎。

3. 被动免疫　以 20IU/kg 抗狂犬病病毒抗体,即人或马狂犬病免疫球蛋白(rabies immunoglobin,RIG)接种伤口,使其渗透到伤口及其周围组织。

4. 主动免疫　人被患病动物咬伤后应尽快注射狂犬病疫苗。我国目前应用的主要是细胞生产的灭活疫苗。自 2010 年美国推荐使用新的 CDC 疗法,即使用四剂肌内注射取代原五剂注射疗法:在暴露后第 0、3、7 和 14 天分别行肌肉内注射,取消第 28 天注射,注射部位为成人三角肌或儿童大腿内外侧,避免臀部肌内注射。对于有接触狂犬病病毒危险的人员,如兽医、动物管理员和野外工作者等,也应接种疫苗进行暴露前预防。

(王国庆)

第二节　人乳头瘤病毒

乳头瘤病毒(papillomavirus)是一组**无包膜**的**小 DNA 病毒**,属于乳头瘤病毒科(*Papillomaviridae*),可以感染人和脊椎动物**皮肤及黏膜上皮组织**,诱发各种**良性**和**恶性**病变。乳头瘤病毒感染具有种属特异性及上皮组织特异性,不同种属病毒的命名需加上宿主名,如人乳头瘤病毒(human papillomavirus,HPV)、牛乳头瘤病毒(bovine papillomavirus,BPV)等。德国科学家 Harald zur Hausen 提出 **HPV 感染与宫颈癌的发生密切相关**,从生殖道增生病变中克隆出 HPV-6、-16 和 -18 病毒亚型,并证实了高危型 HPV 可诱发包括宫颈癌在内的多种恶性肿瘤,直接促进了宫颈癌筛查快速检测方法的建立以及 HPV 预防性疫苗的问世,因此获得了 2008 年诺贝尔生理学或医学奖。

一、生物学性状

(一)病毒形态与结构

HPV 为 T=7 的正二十面体,直径为 52~60nm,**无包膜**;衣壳包含 2 种蛋白:**主要衣壳蛋白(L1)和次要衣壳蛋白(L2)**。5 个 L1 蛋白聚合形成五聚体,又称壳粒,72 个壳粒组装成病毒外壳,外壳中含有五邻体和六邻体的排列结构(图 30-5)。L2 蛋白含量较少,仅氨基端部分暴露于表面,羧基端与病毒基因组作用,参与病毒基因组的包装。核心为病毒的基因组,为单拷贝闭环双链 DNA(circular dsDNA)。

(二)基因组结构及功能

HPV 基因组长度为 7 200~8 000bp(图 30-6),分为编码区和非编码区。**编码区**包括早期区(early region)和晚期区(late region),分别在病毒生命周期(virus life cycle)或复制周期(replication)的早期及晚期表达,表达的蛋白分别称为早期蛋白(E)和晚期蛋白(L);**E 蛋白**包括:参与病毒基因组复制及

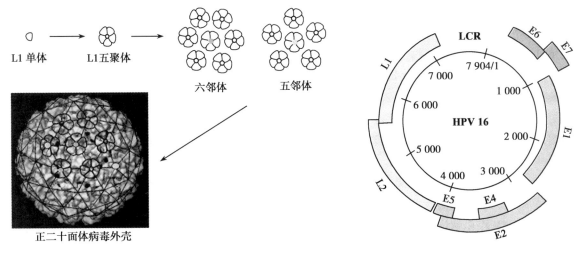

| 图 30-5　HPV 衣壳结构示意图 | 图 30-6　HPV 基因组结构示意图 |

其转录调节的 E1 和 E2 蛋白；参与感染细胞转化的 E5、E6 和 E7 蛋白，又称转化蛋白，具有干扰细胞周期调控、抑制细胞凋亡促进细胞永生化及诱导细胞恶性转化等作用；位于早期区的 E4 基因在病毒生命周期晚期表达，参与病毒的释放。晚期区基因编码**衣壳蛋白 L1 及 L2**。非编码区又称上游调控区，也称为长控区（long control region，LCR），含有 E1/E2 蛋白的结合位点、转录因子结合序列、核基质结合位点及病毒复制起点等。

（三）病毒分类及分型

2018 年，ICTV 根据乳头瘤病毒 L1 ORF 核苷酸序列的一致性（sequence identity），将乳头瘤病毒科分为第一乳头瘤病毒亚科（*First papillomavirinae*）和第二乳头瘤病毒亚科（*Second papillomavirinae*），共 53 个属和 133 个种。HPV 型别众多，主要分布在第一乳头瘤病毒亚科的 α、β、γ、μ 和 η 五个属。

HPV 基因组相对保守，其中 L1 的 ORF 最为保守，可根据 L1 基因的同源性进行分型（type），同型 HPV L1 基因的序列同源性≥90%，目前已鉴定出 220 多型。此外，根据感染部位不同可将 HPV 分为**黏膜型和皮肤型**。黏膜型有 40 多型，主要感染泌尿生殖器、肛周及口咽部的黏膜及其周围皮肤的上皮组织。根据诱发病变的性质不同，黏膜型还可分为**诱发恶性增生的致癌型**（oncogenic type）和**诱发良性增生的低危型**（low-risk type）。致癌型 HPV 有 20 多种型别，其中 12 种（HPV-16、-18、-31、-33、-35、-39、-45、-51、-52、-56、-58、-59）在宫颈癌组织中十分常见，又称**高危型**（high-risk type），累计诱发 95.2%~96.5% 的宫颈癌；其余型别（HPV-26、-30、-34、-53、-66、-67、-68、-69、-70、-73、-82）在宫颈癌组织中很少见，其单一型别的检出率仅为 0.1%~0.5%，累计诱发约 3.29% 的宫颈癌。大样本研究发现 HPV-68 检出率可达 0.8%~1.2%，故又将其归为高危型。**黏膜低危型**约有 12 种型别，如 HPV-6、-11、-40、-42、-43、-44、-54 等，其中 HPV-6 和-11 最为常见，可诱发 90% 的尖锐湿疣。皮肤型 HPV 有 100 多型，主要感染躯干、四肢等部位的皮肤，诱发皮肤疣等多种病变；部分 HPV 型别在皮肤中共生，一般不致病。

（四）病毒的生命周期

HPV 复制具有上皮组织分化依赖性。病毒通过黏膜或皮肤的微小创伤感染增殖能力旺盛的上皮细胞，如上皮组织的基细胞或宫颈移行区细胞。病毒的生命周期十分缓慢，包括：①**吸附及入胞**：病毒首先通过硫酸乙酰肝素蛋白多糖（heparin sulphate proteoglycan，HSPG）吸附于基底膜，病毒衣壳构象发生改变，暴露 L2 氨基端的蛋白酶切割位点，组织蛋白酶切割去除 L2 氨基末端，暴露病毒的细胞受体结合位点，与上皮细胞受体（尚未确定）结合后，病毒被内吞入胞。②**脱壳**：病毒进入内体（endosome）完成脱壳，基因组在 L2 蛋白协助下从内体中释放。③**基因组复制及早期区蛋白表达**：病毒基因组入核后，首先表达早期蛋白 E1 及 E2，两者形成的复合物可启动病毒基因组的复制；E2 还可调控病毒基因转录与表达,使病毒基因组以游离体(episome)的形式进行复制。随后,早期区表达病毒转化蛋白 E5、E6 及 E7,其中黏膜型 E5 蛋白可促进生长因子受体再循环,促使基细胞的上层细胞增殖;E6 和 E7 为多功能蛋白,可分别降解 p53 和 Rb 蛋白、破坏细胞周期调控等,协同促进感染细胞的增殖,有利于病毒的复制。病毒基因组复制后多以染色质外的游离体形式存在,上皮组织下层细胞内的病毒基因组拷贝数多为 50~200 个,上层细胞的拷贝数高达 100~1 000 个。④**晚期蛋白表达、病毒组装和释放**:随着感染细胞向表层迁移及细胞分化,病毒晚期启动子激活,衣壳蛋白 L1 及 L2 大量表达,并包装病毒基因组形成子代病毒;晚期表达的 E4 蛋白可诱导骨架蛋白降解,有利于病毒的释放出胞。

　　HPV 生命周期的特点:**不突破基底膜,无病毒血症**;病毒蛋白呈**序贯表达**,可减少病毒蛋白暴露免疫系统的机会;病毒的成熟与释放发生在程序化死亡的表层上皮细胞,**不诱发炎症反应**。因此,自然感染的 HPV **难以诱发有效的抗病毒免疫**,临床上常见同一型别 HPV 反复感染,或多种型别混合感染。

　　(五) 体外培养特性

　　HPV 在体外细胞中**难以培养**,也**缺乏动物模型**。器官筏式培养(organotypic raft culture)虽可扩增 HPV,但该方法需制备诱导分化的人上皮组织,技术复杂、成本高、病毒产量低,难以满足抗病毒药物筛选及细胞水平的分子生物学研究。

二、致病性与免疫性

(一) 传播途径

　　病毒的自体或异体传播常伴有上皮组织的微小创伤。黏膜型 HPV **主要经性接触传播**,好发于性活跃期人群。儿童复发性乳头瘤常由分娩时母亲阴道分泌物中 HPV 感染所致,属于垂直传播。**皮肤型 HPV 多经密切接触传播**,多发于青少年、青年及免疫力低下者。也存在共用物品等方式传播,但十分少见。

(二) 自然感染史与致病性

　　1. HPV 自然感染史　常见于性活跃期的女性和男性,我国女性 HPV 感染的高峰期分别是 17~24 岁及 40~44 岁。HPV 感染无任何临床症状及体征,约 90% 的感染可在 2 年内自发清除,高危型 HPV 的平均清除时间为 8~14 月,低危型为 5~6 月。一般认为,间隔至少 1 年连续 2 次检测到同一型别 HPV 定义为持续感染。35 岁以上或免疫力低下者获得持续感染的机会较大,一般持续感染 5 年左右可出现宫颈癌前病变。

　　高危型 HPV 的转化蛋白主要是 E6 及 E7,通过紊乱细胞周期、抑制细胞凋亡、促进端粒逆转录酶活性介导细胞永生化等多种途径,维持感染细胞的持续增殖状态,以利于病毒的复制。随着感染的持续,病毒转化蛋白常可诱导宿主基因组的不稳定及基因组断裂,使病毒基因整合于宿主染色体;病毒基因整合时常出现丢失,但选择性保留 E6 及 E7 基因,且表达水平常较整合前高。另外,整合位点处常伴有宿主基因的局部扩增、删减、染色体内/间的转位,进一步导致感染细胞基因突变程度的加剧。从 HPV **感染到浸润癌发生常需十余年**,持续的感染不仅使感染细胞的基因突变及细胞异型增生程度逐渐加重,而且伴随着宿主免疫应答能力的下调及免疫逃逸,两方面的因素协同作用,最终进展为浸润癌。

　　低危型 HPV 感染诱发的病变很少发生恶性转化,这与其转化基因活性小,转化蛋白的靶标及其信号通路与高危型 HPV 存在差异有关。

　　2. 致病性　按发生部位不同,HPV 感染相关病变可分为三类:

　　(1) 泌尿生殖器及肛周部位的黏膜及其周围皮肤的病变,包括宫颈、阴道、阴唇、阴茎、阴囊、肛门黏膜及肛周皮肤上皮组织的湿疣等良性病变、癌前病变及其浸润癌。该部位的良性病变多表现为疣状增生,称为尖锐湿疣(condyloma acuminatum),属于性传播疾病(STD),约 **90% 由 HPV-6 及 11 感**

染所致。HPV 所致癌前病变包括低度癌前病变及高度癌前病变,发生在宫颈的癌前病变常称为宫颈上皮内瘤变(cervical intraepithelial neoplasm,CIN),此阶段常见病毒基因整合。宫颈癌为妇科高发的恶性浸润肿瘤,致癌型 HPV 的检出率约达 100%,其中 **HPV-16 及-18 是全球范围内的优势高危型**,**在宫颈癌组织中的检出率**分别达 50%~60% 及 18.6%;HPV-52 及-58 在我国宫颈癌中的检出率明显高于全球其他地区。HPV 感染还可诱发肛周癌、阴茎癌、阴唇/阴道癌等。

（2）口腔、口咽、喉咽及内眦部位上皮的良性及恶性病变。良性病变多表现为黏膜乳头状瘤,其中儿童复发性乳头瘤主要由会厌区感染 HPV-11 及-6 所致,可向下波及整个呼吸道,引发气道阻塞。在恶性病变中,口咽癌的发病率较高。HPV-16 也是口咽部、泌尿生殖道,以及肛周感染相关肿瘤的优势高危型。

（3）其他部位,如躯干、四肢的皮肤疣及增生性病变。HPV-2、-27、-57 等可诱发皮肤疣,如寻常疣、扁平疣及足疣;HPV-5、-8 等与遗传性疣状表皮发育不良患者的皮肤鳞状细胞癌及基底细胞癌的发生相关。HPV-5 在器官移植、HIV-1 感染等免疫低下人群的皮肤癌中检出率显著提高。

（三）免疫性

HPV 感染康复者的血清抗体阳转率较低,常不能预防同型别病毒的再次感染。乳头瘤病毒动物模型的研究发现,在疣状增生清除后可检测出病毒特异性抗体,而特异性 T 细胞免疫的峰值水平则发生在疣状病变的快速缩减期,且在病变清除后迅速降至接近基线水平。HPV 病变自发消退的病变处常见 T 淋巴细胞浸润;HIV-1 感染患者及免疫力低下者的 HPV 感染常呈持续性或快速进展。因此细胞免疫在清除 HPV 感染相关病变中具有主要作用。

三、微生物学检查

筛查 HPV 亚临床感染或宫颈癌的筛查,常通过病毒基因检测及细胞组织学检查进行诊断,其中病毒基因检测方法常为首选,包括 PCR、定量 PCR 及二代杂交捕获法(hybrid capture Ⅱ,HC Ⅱ)等。对 13 种高危型 HPV 的半定量检测适用于有临床意义的病毒感染诊断,同时需结合液基薄层细胞学检查(thin-prep cytology test,TCT)或巴氏细胞涂片等细胞学检测,临床上常联合使用 HC Ⅱ 与 TCT。

HPV 感染者的血清阳转率低,血清学检测没有诊断价值。典型疣的临床诊断容易,一般不需要进行微生物学检查。

四、防治原则

HPV 感染相关病变需综合防控。首先是健康教育,减少或避免高危性接触;其次是宫颈癌筛查及 HPV 疫苗接种。在接种率高的国家已显示出群体免疫效应,宫颈癌发病率大幅下降。

1991 年,**周建等**首先发现体外表达的 HPV L1/L2 蛋白可自组装成病毒样颗粒(virus-like particle,VLP),单独表达 L1 亦可组装成 VLP。VLP 不含核酸,安全性好,其外形结构及抗原性与病毒类似。VLP 疫苗肌肉免疫可诱发型特异性中和抗体,其峰值滴度较自然感染者的高数十倍,具有持久保护活性,但对现存感染及病变无明显的治疗作用。目前上市的五种 HPV 疫苗均为 L1 VLP **多价疫苗**,包括采用昆虫细胞、大肠埃希菌、汉逊酵母表达体系生产的三种 **HPV-16/18 二价疫苗**、采用酿酒酵母生产的 **HPV-16/18/6/11 四价疫苗**及 **HPV-16/18/6/11/31/33/45/52/58 九价疫苗**。保护范围最宽的九价疫苗仅涵盖 7 种高危型与 2 种低危型 HPV,接种后仍需进行宫颈癌筛查。上述疫苗的 VLP 构成型别均涵盖 HPV-16/18 两种优势高危型,并且显示保护效力相当,因此对于易感人群及推荐接种人群,尽早接种任意一种 HPV 疫苗均会显著获益,特别是低龄(9~14 岁)接种获益更佳。

目前国外疫苗接种与宫颈癌筛查的分层管理原则是:①对于 9~19 岁女性进行健康教育并鼓励尽早接种疫苗。9~14 岁年龄组 2 针接种诱发的中和抗体水平与大年龄组接种 3 针的相当,且 17 岁之前接种疫苗组宫颈癌发病率的下降较大年龄接种组更加明显,因此 WHO 推荐最佳接种年龄是 9~13 岁。②对于 20~45 岁女性,在接种疫苗的同时建议每 3~5 年进行一次筛查。③对 45 岁以上女性,推荐定期筛查,对癌前病变早诊早治。HPV 疫苗也可应用于年轻男性预防 HPV 感染及相关病变。

目前尚无对 HPV 感染及其病变有效的治疗药物。临床目前采用对感染相关病变部位的激光、冷冻、宫颈电切或冷刀锥形切除等治疗方法,不能预防 HPV 再次感染。

(许雪梅)

第三节　痘　病　毒

痘病毒科(*Poxviridae*)成员是目前已知体积最大、结构最复杂的 DNA 病毒。**其中天花病毒**(variola virus,又称 smallpox virus)、牛痘病毒(cowpox virus)、痘苗病毒(vaccinia virus)和**猴痘病毒**(monkeypox virus,MPXV)属于**正痘病毒属**(*Orthopoxvirus*)。对人类危害最严重的痘病毒是**天花病毒**,人类是其唯一宿主,曾在历史上引发多次全球大流行。早在公元 10 世纪,中国就有用人痘接种术预防天花的记载。19 世纪,安全性更强的牛痘病毒及痘苗病毒被用作疫苗预防天花。1980 年,世界卫生组织宣布在全世界范围内彻底根除了天花。牛痘病毒和猴痘病毒等均能引起人和其他动物的自然感染。此外,目前以人为唯一宿主的痘病毒仅有传染性软疣病毒(molluscum contagiosum virus),其属于 *Molluscipoxvirus* 属。

根除天花后全球范围内停止接种天花疫苗,与天花病毒同属的猴痘病毒成为最可能威胁人类的正痘病毒。1958 年首次从丹麦实验室的食蟹猴皮肤疱疹中分离出猴痘病毒,故而得名。自 1970 年发现首例人感染猴痘病例以来,猴痘病毒主要在西非或中非地区传播。2022 年 5 月以来,欧洲、北美等猴痘病毒非流行地区与中非、西非猴痘病毒流行地区持续出现人感染猴痘的病例。随着猴痘病毒感染病例的不断增加,同年 7 月 23 日 WHO 宣布猴痘疫情构成"国际关注的突发公共卫生事件"。

一、生物学性状

1. 形态结构　痘病毒呈砖形或卵圆形,大小约(300~400)nm×230nm,光学显微镜下勉强可见。病毒体核心含有线性 dsDNA,呈哑铃状;核心外有一层内膜包绕;内膜与病毒包膜之间存在两个功能未知的侧体(lateral bodies,LB)。与其他 DNA 病毒不同的是,**痘病毒在宿主细胞的细胞质内复制**。

2. 抗原分型　所有脊椎动物痘病毒具有共同的核蛋白抗原,同属病毒之间存在血清学交叉反应,不同属病毒间的反应有限。因此,痘苗病毒免疫接种后不能为其他属病毒的感染提供保护。鉴别痘病毒最准确的方法是基因组 DNA 限制性内切酶酶切分析和序列比对。

3. 培养特性　痘病毒可在人羊膜传代细胞、HeLa、Vero 等细胞中增殖,导致明显的细胞病变特征。痘病毒接种鸡胚绒毛尿囊膜可形成痘斑,有助于鉴别副痘病毒和巨细胞病毒。

4. 抵抗力　痘病毒对热、消毒剂和紫外线敏感,但耐干燥和低温,在土壤、痂皮和衣被上可存活数月到 1 年半,在低温下可存活数年。

二、致病性与免疫性

痘病毒主要通过直接接触或呼吸道传播,临床特征表现为皮肤痘疱样皮疹,损害相对温和,少数引起严重的甚至致死性的全身感染。

1. 天花病毒　天花病毒引发的天花是危害人类数千年的烈性传染病,通过接触和飞沫传播,主要表现为高热、离心性皮疹并发展成斑丘疹或脓疱疹,最后脓疱结痂脱落形成瘢痕,颜面部可遗留明显的凹陷性瘢痕。未免疫人群感染重型天花后 15~20 天内死亡率高达 30%。

2. 传染性软疣病毒　仅感染人表皮组织,可发生于除掌跖外的任何接触部位,典型损害为感染局部表皮细胞增生形成软疣结节。多发于儿童和青年,一般通过直接接触传染,也能通过性接触传播。目前尚无有效的预防与治疗方法。

3. 牛痘病毒　牛痘病毒感染牛引发的牛痘是一种良性疾病,自然条件下只侵犯母牛乳房。挤乳工人和与带毒动物接触可发生感染,引起轻度皮肤痘疱,一般无严重的全身感染。由于与天花病毒具有交叉免疫性,故被作为疫苗用于预防天花。

4. 猴痘病毒　猴痘病毒的主要宿主为非洲啮齿类动物,可感染多种哺乳动物。人感染猴痘病毒的主要途径包括:①与感染动物密切接触:直接或间接接触感染动物或其血液、体液、皮损和黏膜;②人际传播主要通过:经呼吸道飞沫和接触污染的物品,可发生医院感染;近期报道在非流行国家的快速传播主要与性接触有关;存在通过胎盘屏障的垂直传播。

猴痘的临床表现与天花相似,但症状较轻。潜伏期 5~21 天,发病初期出现发热、寒战、头痛、肌痛、疲劳等前驱症状,90% 患者出现明显的浅表淋巴结肿大。发病后 1~3 天出现面部皮疹,后蔓延至四肢。猴痘为自限性疾病,症状通常持续 2~4 周,大部分预后良好。严重病例常见于儿童与免疫功能低下人群,如 HIV 感染者。目前,对于猴痘病毒感染尚无经证实的安全治疗方法,主要采用对症支持治疗。天花疫苗与猴痘病毒有交叉免疫反应,因此接种天花疫苗可提高猴痘免疫保护力,减轻猴痘病症。

第四节　细 小 病 毒

细小病毒科(*Parvoviridae*)**病毒是目前已知的最小的 DNA 病毒**,直径约 18~26nm。无包膜,核心为正单链 DNA(ssDNA),基因组长约 5.6kb。由于基因组的编码能力有限,病毒的复制依赖于宿主或辅助病毒。

人类细小病毒 B19(human parvovirus B19)属于细小病毒科红病毒属(*Erythroparvovirus*),**是引起传染性红斑**(erythema infectiosum,EI)**等疾病的病原体。人类细小病毒 B19 对人红细胞具有高度亲嗜性**,主要侵犯骨髓中红细胞系前体细胞。病毒受体为表达于成熟红细胞、红细胞系前体细胞、内皮细胞、胎盘以及胎儿肝脏的血型 P 抗原,辅助受体为 α5β1 整合素,因此病毒主要在骨髓、血细胞和胎儿肝脏等部位增殖。

初次感染多发生于儿童时期,主要通过呼吸道和密切接触传播,也可通过血制品或输血传播;孕妇感染后可通过胎盘传给胎儿,导致严重贫血及流产。传染性红斑最常见于 4~12 岁儿童,典型特征为面颊部的水肿性蝶形红斑,四肢皮肤也可出现边界清楚的对称性花边状或网状斑丘疹。成人感染后可引发多发性关节炎或关节痛;若发生于慢性溶血性贫血患者,可因红系前体细胞大量破坏和网状细胞减少而促发严重的再生障碍性贫血危象。

对传染性红斑和再障危象患者可用 ELISA 法检测特异性 IgM 抗体,也可用原位杂交和 PCR 等方法检测血清、血细胞、组织标本和分泌物中的病毒 DNA。目前尚无有效的治疗药物和预防疫苗。

思考题:

1. 请学习 HPV 治疗性疫苗相关知识,并比较 HPV 治疗性疫苗与预防性疫苗的异同点。
2. 接种了狂犬病疫苗后,如果再次暴露是否需要再次接种?
3. 作为第一个被人类消灭的烈性传染病病原体,天花病毒是否还有死灰复燃的可能性?

　　　　　　　　　　　　　　　　　　　　　　　　　　　　　　　　　　　(卢　春)

第三十一章

朊　粒

要点：

1. 朊粒是不含核酸且构象异常的蛋白致病因子，由细胞中的正常朊蛋白经过构象改变转化而成，具有传染性，抵抗力强。

2. 朊粒引发的传染性海绵状脑病是一种进行性、致死性的神经退化性疾病。

　　朊粒（prion）**是一种不含核酸、构象异常、具有传染性的蛋白质致病因子，由细胞中的正常朊蛋白经过构象改变转化而成，是传染性海绵状脑病**（transmissible spongiform encephalopathy，TSE）**即朊粒病**（prion disease）**的病原体。**Prion 是由 proteinaceous infectious particle 缩写而成。朊粒因具有传染性的特点也被称为"朊病毒"，但因其缺乏病毒所必需的核酸成分，目前尚未纳入病毒分类的范畴。美国学者 D.C. Gajdusek 首次提出库鲁病和克-雅病是由一种"非常规病毒"引起的，并因此获得 1976 年诺贝尔生理学或医学奖。后来美国学者 S.B. Prusiner 首次提出朊粒的概念，证明朊粒（prion）是羊瘙痒病的病因，并因此获得 1997 年诺贝尔生理学或医学奖。

一、生物学性状

　　朊粒的本质是构象异常的细胞朊蛋白（prion protein，PrP），编码 PrP 的基因 *PRNP* 广泛存在于人类和多种哺乳动物的染色体中。人类 *PRNP* 基因位于第 20 号染色体的短臂上，含 2 个外显子和 1 个内含子，可读框位于第 2 号外显子。人类 PrP 是一种含有 253 个氨基酸的糖基化膜蛋白，包含 N-末端信号肽序列、五个八肽重复序列区、高度保守的疏水中间区和 C-末端糖基化磷脂酰肌醇锚定区。朊蛋白在核糖体合成后被转运到粗面内质网和高尔基体内进行翻译后加工，包括信号肽的切除、N-端糖基化以及二硫键和糖脂锚的形成，所产生的成熟的朊蛋白被转运至细胞膜并通过糖基化磷脂酰肌醇锚定在细胞膜上。正常的朊蛋白称为细胞朊蛋白（cellular prion protein，PrP^C），无致病性及传染性，可在多种器官和组织中表达，尤其在中枢和外周神经系统中高表达。研究表明其生物学功能可能与神经发育、突触可塑性和髓鞘维持等过程有关，但尚不完全清楚。PrP^C 的分子构象以 α-螺旋为主，含有 42% 的 α-螺旋和 3% 的 β-折叠（图 31-1）。PrP^C 对蛋白酶 K 敏感，可被蛋白酶 K 彻底水解。PrP^C 可溶于去污剂。

　　在特定条件下，朊蛋白发生错误折叠，导致构象改变，形成致病性 PrP 异构体（即朊粒），如引起羊瘙痒病的 PrP 异构体称为羊瘙痒病朊蛋白（scrapie prion protein，PrP^{Sc}），后来 PrP^{Sc} 也被用来表示其他异常折叠的朊蛋白。朊蛋白错误折叠的诱因包括外源性朊粒的侵入所催化的内源朊蛋白的构象改变、*PRNP* 基因的突变和朊蛋白的自发性异常折叠。虽然来源于 PrP^C，但 PrP^{Sc} 的性质与前者有很多不同之处（表 31-1）。例如，PrP^{Sc} 分子构象以 β-折叠为主，含有 30% 的 α-螺旋和 43% 的 β-折叠（图 31-1）。PrP^{Sc} 对蛋白酶 K 具有抗性，蛋白酶 K 处理后可产生分子量为 27~30kDa 的抗性片段。PrP^{Sc} 一般以不溶性聚集物的形式呈现，在电子显微镜下呈

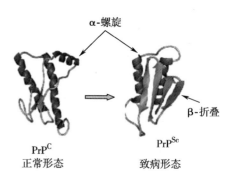

图 31-1　PrP^C 与 PrP^{Sc} 的三维空间结构模式图

纤维状或杆状（直径 10~20nm，长 100~200nm）。在人和动物传染性海绵状脑病的脑组织中，朊粒可聚集成光学显微镜下可见的淀粉样物质（amyloid）。

表 31-1 PrP^C 与 PrP^{Sc} 的主要生物学性质及致病性比较

性状	PrP^C	PrP^{Sc}
分子构象	α-螺旋为主	β-折叠为主
蛋白酶 K 敏感性	敏感	抗性
去污剂敏感性	可溶	不可溶
致病性与传染性	无	有

PrP^{Sc} 复制的具体机制尚不清楚，**主要有两种理论假说**（图 31-2）。①模板模型：认为 PrP^{Sc} 可与 PrP^C 形成异源二聚体，随后 PrP^{Sc} 起模板作用，诱导 PrP^C 转化成 PrP^{Sc}，形成 PrP^{Sc} 同源二聚体。该同源二聚体又可以解离，产生的 PrP^{Sc} 单体可作为模板再与 PrP^C 结合，产生更多的 PrP^{Sc}，从而完成 PrP^{Sc} 的"自身复制"。该假说还提出 PrP^{Sc} 与 PrP^C 之间或许有个中间体，称为 PrP*，也或许有"分子伴侣"（暂称为 X 蛋白）促进了该过程，但 PrP* 与 X 蛋白的本质尚不明确。②**核聚集模型**：认为正常情况下细胞内只有少量 PrP^C 可以自发地转变为 PrP^{Sc} 分子。但在适宜条件下，PrP^{Sc} 单体可以聚集形成低级聚合物充当"种子"，因其热动力学性质稳定故很难转变回 PrP^C，但可以招募 PrP^C 使之转变成 PrP^{Sc}，逐渐形成更大的聚合物。这些聚合物碎裂后又变成新的"种子"重复上述聚集过程，最终实现 PrP^{Sc} 的不断"复制"和淀粉样蛋白沉淀的形成。

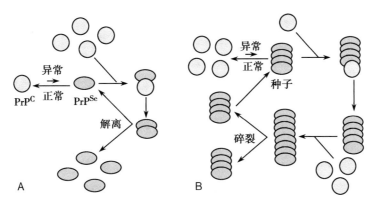

图 31-2 PrP^{Sc} "复制"机制的理论假说
A. 模板模型；B. 核聚集模型。

由于朊粒仅由异常构象的蛋白质组成，其**对理化因素具有较强的抵抗力**，很难被灭活。朊粒对尿素、甲醛、乙醇、加热、紫外线、电离辐射等处理均有抗性，但对氢氧化钠、次氯酸钠和一些强酸性去污剂敏感。**高压蒸汽处理至少 1 小时才有灭活效果**。

朊粒可在小鼠神经母细胞瘤 Neuro-2a 细胞系上复制，故该细胞系可作为细胞模型。朊粒也可在小鼠、大鼠和仓鼠体内复制并引起病变，这些动物可以作为朊粒的实验动物模型。

二、致病性

朊粒感染中枢神经系统后所形成的不溶性聚集物可破坏神经组织的正常结构，脑组织出现海绵状空泡样病变，并进行性加剧脑组织功能损伤，这类神经退行性疾病统称为传染性海绵状脑病，即朊粒病。作为**致死性、进行性的神经退行性疾病，朊粒病的共同特征**包括：①潜伏期长，可达数年甚至数十年；②一旦发病，病情呈进行性发展，直至死亡；③临床表现以中枢神经系统症状为主；④病理学特征包括脑组织中的海绵状空泡（图 31-3）、神经元缺失、淀粉样斑块和星形胶质细胞增生等。

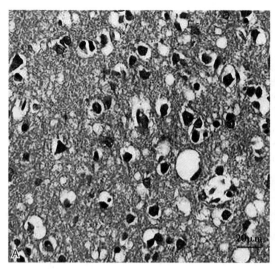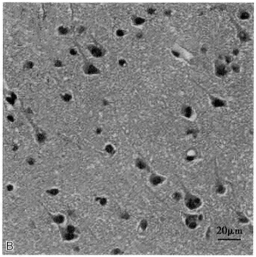

图 31-3   克-雅病的神经病理学图像
A. 克-雅病人脑组织（杨利峰提供）；B. 正常人脑组织（郑丹枫提供）
克-雅病人脑组织切片的苏木精-伊红染色显示组织中的海绵状空泡。

朊粒的免疫原性弱，不能诱导机体产生特异性免疫应答。

1. 主要的人类朊粒病   人类朊粒病潜伏期长达数年甚至数十年，发病时临床表现包括抽搐、痴呆、共济失调、行为与人格改变等中枢神经系统症状，但不同的朊粒病在临床表现上有一定的差异。根据发病原因，人类朊粒病可分为**散发性**（sporadic）、**家族性**（familial）和**获得性**（acquired）三种类型。散发性朊粒病诱因不明，可能与朊蛋白自发性异常折叠有关，主要表现为散发性克-雅病。家族性朊粒病患者体内 *PRNP* 基因有突变，使朊蛋白结构失稳从而变构，如家族性克-雅病、格斯特曼综合征和致死性家族性失眠症。获得性朊粒病由外源性朊粒感染所致，如库鲁病、医源性克-雅病和变异型克-雅病。

（1）克-雅病（Creutzfeld-Jakob disease，CJD）：是人类最常见的朊粒病，呈全球性分布，发病率每年（1~2）/100 万，我国也有该病存在，患者多为老年人，平均发病年龄为 68 岁。典型的临床表现为迅速进展的痴呆、肌阵挛、共济失调、非自主运动、失明和昏迷等，症状出现后平均生存时间为 4~5 个月，约85% 的患者在 1 年内死亡。根据病因不同，CJD 可分为散发性、家族性和医源性 CJD 三种类型：①**散发性 CJD** 是主要的 CJD 类型，约占 CJD 总病例数的 85%，病因不明；②**家族性 CJD** 约占 CJD 病例数的 5%~15%，病人家族中均有 *PRNP* 基因突变，常见的是第 178 位密码子天冬氨酸向天冬酰胺的突变（D178N）、第 200 位密码子谷氨酸向赖氨酸的突变（E200K），以及第 56-63 位密码子缺失等，这些突变一般伴随第 129 位缬氨酸（V）纯合子；③**医源性 CJD** 与朊粒污染临床诊疗过程有关，可通过神经外科手术、脑膜移植、角膜移植、输血、使用人尸体脑垂体提取的生长激素和促性腺激素等方式传播。

（2）变异型克-雅病（variant CJD，vCJD）：是一种获得性朊粒病，在病因、发病年龄和临床表现方面与典型的 CJD 明显不同。1996 年由英国 CJD 监测中心首次报道，病人主要集中在英国等牛海绵状脑病高发区，我国尚未发现此病。vCJD 主要由人类进食感染了牛海绵状脑病的病牛肉引起。人对该病的易感性也与遗传因素有关，*PRNP* 基因第 129 位密码子的甲硫氨酸（M）纯合子是该病的危险因素，而该位点为 M-V 杂合子的人群不易感染该病。vCJD 平均发病年龄为 26 岁，病程早期的临床表现有精神症状、行为改变和痛感等，晚期主要表现为运动失调、痴呆和不自主运动，症状出现后平均生存时间为 13 个月。

（3）库鲁病（Kuru disease）：是一种获得性朊粒病，仅见于大洋洲巴布亚新几内亚的 Fore 部落土著人中。20 世纪 50 年代，Gajdusek 等学者首次证明库鲁病的传播与该部落一种原始的食尸宗教仪式有关。20 世纪 60 年代后该陋习被禁止，库鲁病也随之消失。库鲁病平均潜伏期为 14 年，一旦发病则发展迅速,表现为震颤(Fore 部落语言中 kuru 是震颤的意思)、共济失调、吞咽困难等。症状出现后平均生存时间为 12 个月。

（4）格斯特曼综合征(Gerstmann-Straüssler-Scheinker syndrome,GSS):是一种罕见的家族性朊粒病,发病年龄在 24~66 岁之间,病程相对缓慢,症状出现后平均生存时间为 5 年。病因主要是 *PRNP* 基因第 102 位密码子脯氨酸向亮氨酸(P102L)的突变,也可以是第 117 位密码子丙氨酸向缬氨酸(A117V)的突变和 198 位密码子苯丙氨酸向丝氨酸(F198S)的突变。临床表现为构音障碍、脊髓小脑性共济失调和痴呆等。

（5）致死性家族性失眠症(fatal familial insomnia,FFI):是另一种罕见的家族性朊粒病,症状出现后平均生存时间为 18 个月。病人家族在 *PRNP* 基因第 178 位密码子有 D178N 突变,但与家族性 CJD 不同的是,FFI 患者体内该突变总是伴随着第 129 位密码子的 M 纯合子。临床表现主要是进行性加重的失眠,以及多种其他神经性症状,晚期出现痴呆。

2. 主要的动物朊粒病

（1）羊瘙痒病(scrapie):是最早被报道的动物传染性海绵状脑病,在绵羊和山羊中流行,病羊因瘙痒常在围栏上摩擦身体以致脱毛,因而得名。除了该行为,其他临床表现包括消瘦、厌食、麻痹、步态不稳、痉挛等。主要通过接触土壤中病羊排泄的朊粒传播,也可由母羊通过胎盘传给羔羊,但尚未有该病能传染给人类的报道。

（2）牛海绵状脑病(bovine spongiform encephalopathy,BSE):俗称疯牛病(mad cow disease)。1986 年在英国首次发现,此后迅速蔓延,在欧洲一度广为流行,美国、加拿大、日本等国也有报道,中国尚未发现此病。潜伏期 4~5 年,临床表现为运动失调、震颤、感觉过敏、恐惧、狂躁等,症状出现后在几周至几个月内死亡。病牛因食用了被羊瘙痒病致病因子污染的动物肉骨饲料而获得此病。BSE 也可跨物种传播给人类,引起 vCJD。1988 年英国政府立法禁止用反刍动物来源的饲料喂牛,此后 BSE 的发病率显著下降。

（3）其他动物朊粒病:包括鹿慢性消耗病(chronic wasting disease,CWD)、水貂传染性脑病(transmissible mink encephalopathy,TMM)、猫海绵状脑病(feline spongiform encephalopathy,FSE)等。

三、微生物学检查法

对朊粒病的诊断主要根据临床表现、脑组织神经病理学检查和分子生物学检查的结果综合评价。目前脑磁共振成像技术是脑组织病理学检查的主要方法。分子生物学检查方法包括生物标志物的检测、PrP^Sc 的检测及遗传学分析,样本中检测到 PrP^Sc 是确诊朊粒病的最可靠指标。传统的免疫组化和免疫印迹法灵敏度较低,一般需要取脑组织才能检测到 PrP^Sc,近年来蛋白质扩增技术的发展大大提高了灵敏度,已广泛应用于脑脊液或其他样本中微量 PrP^Sc 的检测。

1. 脑脊液生物标志物的检测　ELISA 对可疑患者的脑脊液进行生物标志物的测定,对朊粒病的诊断有指导意义。朊粒病诊断中常用的生物标志物是 14-3-3 蛋白,其蛋白水平在神经元损伤诱导下显著升高。但该蛋白水平在其他类型神经退化性疾病中也有升高,故不能作为确诊朊粒病的唯一指标。

2. 致病性朊蛋白 PrP^Sc 的检测

（1）免疫组化(IHC):通常将脑组织病理切片用福尔马林固定及石蜡包埋后,先用高温和甲酸处理破坏 PrP^C,然后再用 PrP 抗体染色,可检出 PrP^Sc 在脑组织中的分布。

（2）免疫印迹(Western blot):将脑组织匀浆后先用蛋白酶 K 处理水解掉 PrP^C,再用 PrP 抗体和免疫印迹法检测,如果样品中存在 PrP^Sc,结果会在 17~27kDa 位置处出现具有蛋白酶抗性的蛋白条带。

（3）蛋白质错误折叠循环扩增(protein misfolding cyclic amplification,PMCA):将待测脑脊液或其他样本与含有 PrP^C 的脑组织提取液混合,并进行多次循环的超声振荡与孵育的交替。若样本中存在微量的 PrP^Sc,它将促使混合液中的 PrP^C 错误折叠成 PrP^Sc,经过多次循环,PrP^Sc 得到扩增并可用免疫印迹法检测出来。

（4）实时振荡诱变试验（real-time quaking-induced conversion assay，RT-QuIC）：是与 PMCA 类似的一种蛋白质扩增方法，但与 PMCA 不同的是，它以重组 PrP^C 蛋白为底物，并根据蛋白聚集物的荧光特点实时对产物进行定量，能够快速和灵敏地检测体液中微量的 PrP^{Sc}。该方法正逐渐成为诊断朊粒病的主要方法。

3. 遗传学分析　从外周血白细胞或组织中提取 DNA，PCR 扩增 *PRNP* 基因，并对扩增的序列进行测序，以确定 *PRNP* 基因型以及该基因是否发生突变，是确诊家族性朊粒病的重要依据。

四、防治原则

尚无疫苗用于朊粒病的免疫预防，**也无有效的治疗方法**，主要是针对可能的传播途径采取预防措施。

1. 医源性朊粒病的预防　对可能被朊粒污染的手术器械等进行彻底消毒。根据世界卫生组织的建议，目前灭活朊粒的常用方法是将物品浸泡在 1mol/L 氢氧化钠或 1mol/L 次氯酸钠中 1 小时，用水清洗后高压蒸汽（121℃或 134℃）处理 1 小时。严禁朊粒病患者的组织和器官用于器官移植。医护人员和实验室人员应严格遵守生物安全操作规程。

2. BSE 及 vCJD 的预防　禁止用动物的骨肉粉作为饲料喂养牛、羊等反刍动物，防止致病因子进入食物链。对从有 BSE 流行的国家进口活牛或牛制品必须进行严格的特殊检疫，防止输入性感染。

思考题：

1. 什么是朊粒？主要的人类朊粒病有哪些？
2. 试比较 PrP^C 与 PrP^{Sc} 的异同点。
3. 人类朊粒病的临床和病理表现有何共同特征？
4. 朊粒病的主要分子生物学诊断方法有哪些？

（潘冬立）

第四篇
致病性真菌

近年来,真菌感染发病率持续增高,与广谱抗生素、免疫抑制剂的使用,移植、插管、介入等诊疗技术的开展,以及 AIDS、糖尿病等患者增加有关。本篇将主要介绍常见的机会致病性和致病性真菌。

第三十二章
机会致病性真菌

要点：

1. 常见机会致病性真菌包括假丝酵母属、隐球菌属、曲霉属、毛霉属、根霉属、镰刀菌属及肺孢子菌属。

2. 假丝酵母引起的假丝酵母病是最常见的深部真菌感染。新生隐球菌和格特隐球菌易侵犯中枢神经系统。

3. 曲霉属引起感染最常见的菌种是烟曲霉，引起的曲霉病居深部真菌感染的第二位。毛霉属和根霉属引起的毛霉病病死率极高。镰刀菌属是真菌性角膜炎最常见的病原菌，亦可引起深部感染。

4. 兼具原虫及酵母菌特点的肺孢子菌属引起的卡氏肺孢子菌肺炎是艾滋病患者常见的并发症。

机会致病性真菌包括假丝酵母属、隐球菌属、曲霉属、毛霉属、根霉属、镰刀菌属及肺孢子菌属（*Pneumocystis* spp.）等。部分机会致病性真菌是机体正常菌群/人体微生物群的成员，如白假丝酵母，其他机会致病性真菌广泛分布于土壤、水及空气中，可通过接触、吸入等方式侵入，当机体免疫功能低下时，可引起外源性感染。

第一节　类酵母型真菌

假丝酵母属（*Candida*）是引起人类感染最常见的机会致病性真菌，俗称念珠菌。该属有270余种，其中**白假丝酵母**（*C. albicans*）、热带假丝酵母（*C. tropicalis*）、光滑假丝酵母（*C. glabrata*）、近平滑假丝酵母（*C. parapsilosis*）、克柔假丝酵母（*C. krusei*）等10余种在临床感染中较常见。白假丝酵母俗称白念珠菌，是机体正常菌群，也是最常见、最重要的机会致病菌。

（一）生物学性状

菌体呈圆形或卵圆形，直径约3~6μm，**革兰氏染色阳性**，着色不均匀，以**芽生方式繁殖**（图32-1）。在感染组织内易形成芽生孢子及假菌丝。

在普通琼脂、血琼脂、SDA及PDA培养基上均生长良好。37℃培养2~3天后，出现灰白或奶油色、带有浓厚酵母气味的**类酵母型菌落**。培养稍久，菌落增大，颜色变深，质地变硬，可出现皱褶。血琼脂37℃培养10天，可形成中等大小暗灰色菌落。在1%吐温-80玉米琼脂培养基上可产生**丰富的假菌丝和厚膜孢子**，**为该菌的特征之一**（图32-2）。

（二）致病性

白假丝酵母通常存在于人的皮肤及口腔、上呼吸道、胃肠道及阴道黏膜，当机体出现菌群失调或抵抗力下降时，可发生形态转换，产生假菌丝或真菌丝，表达毒力因子，引起**继发性感染**，即**假丝酵母病或念珠菌病**（candidiasis），占深部真菌感染的首位。

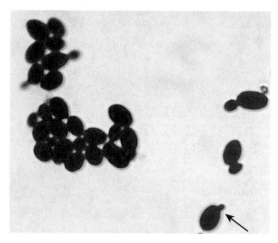

图32-1　白假丝酵母芽生孢子（×1000）
箭头所指为芽生孢子。

1. **皮肤、黏膜感染**　好发于皮肤潮湿、皱褶部位,可引起湿疹样皮肤假丝酵母病、肛门周围瘙痒症及指(趾)间糜烂症等,易与湿疹混淆。黏膜感染可引起鹅口疮、口角糜烂、外阴炎及阴道炎等,其中以鹅口疮最常见。

2. **内脏感染**　有肺炎、支气管炎、肠炎、膀胱炎和肾盂肾炎等,是临床上常见的引起脓毒症的病原菌之一。

3. **中枢神经系统感染**　多由原发病灶转移而来,可表现为脑膜炎、脑膜脑炎、脑脓肿等,常常容易被忽视。

（三）微生物学检查法

1. **直接镜检**　脓、痰、血、脑脊液等标本可直接涂片,革兰氏染色后镜检。可取患部皮屑或甲屑,用 10% KOH 消化后镜检。镜下如见出芽的酵母菌和假菌丝,可确认为假丝酵母感染,如有大量假菌丝,表明处于活跃增殖期,有助于指导临床治疗。

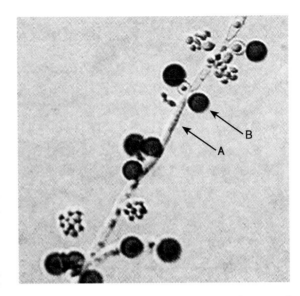

图 32-2　白假丝酵母的假菌丝和厚膜孢子(×1 000)
箭头 A 所指为假菌丝;箭头 B 所指为厚膜孢子。

2. **分离培养**　将标本接种于 SDA 或 PDA 培养基中分离培养,37℃培养 1~4 天,可形成类酵母型菌落。镜检可见假菌丝及成群的卵圆形芽生孢子。

3. **鉴定**　假丝酵母种类繁多,可根据形态结构、培养特性、生化反应等进行鉴别(表 32-1)。必要时可通过动物实验进行鉴定。

对于白假丝酵母感染的诊断,微生物学检查必须结合临床表现确定,防止把腐生性假丝酵母误认为病原菌。

表 32-1　临床常见四种病原性假丝酵母的鉴别要点

菌种名称	芽管形成试验	厚膜孢子形成试验	沙氏肉汤培养基中菌膜形成	糖发酵试验			
				葡萄糖	麦芽糖	蔗糖	乳糖
白假丝酵母 (*C. albicans*)	+	+	−	+	+	+	−
热带假丝酵母 (*C. tropicalis*)	−	±	+	+	+	+	−
近平滑假丝酵母 (*C. parapsilokis*)	−	−	−	+	+	+	−
克柔假丝酵母 (*C. krusei*)	−	−	+	+	−	−	−

（四）防治原则

目前对假丝酵母病缺乏有效的预防措施。对于免疫功能低下人群要密切关注,及时进行真菌学检查。治疗假丝酵母感染常用氟康唑,效果较好。对于耐药假丝酵母感染可选择伊曲康唑、两性霉素 B 或棘白菌素类药物进行治疗。

第二节　酵母型真菌

隐球菌属在自然界分布广泛,约有 70 个种,其中可引起人类疾病的主要是**新生隐球菌**(*C.*

neoformans）和**格特隐球菌**（*C. gattii*）。

（一）生物学性状

菌体为**圆形的酵母细胞**,直径约 4~12μm。菌体外周有一层**肥厚的胶质样荚膜**,比菌体大 1~3 倍。用墨汁负染色后镜检,可在黑色的背景中见到透亮的菌体(图 32-3)。本菌以**芽生方式繁殖**,常呈单芽,有时出现多芽,芽颈较细,但**不形成假菌丝**。

在 SDA 或血琼脂培养基上,25℃ 和 37℃下均生长良好。非致病性隐球菌则在 37℃ 不能生长或生长不佳,数天后形成**酵母型菌落**。

隐球菌荚膜由多糖构成,**根据其抗原性及生化特性可分为 A、B、C、D 及 AD 五种血清型**。新生隐球菌多为 A、D 及 AD 血清型,常分离自后天免疫缺陷患者;格特隐球菌为 B 和 C 血清型,常见于正常人。

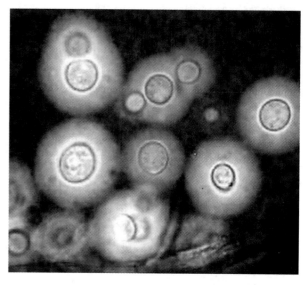

图 32-3　新生隐球菌酵母细胞(×1 000)

（二）致病性

隐球菌的**荚膜多糖**是其重要的**致病物质**,有抑制吞噬、诱使动物免疫无反应性、降低机体抵抗力的作用。

隐球菌可侵犯人和动物引起**隐球菌病**（cryptococcosis）。该菌是机会致病菌,**多数引起外源性感染,也可引起内源性感染**。呼吸道吸入后引起感染,最初感染灶多为肺部。肺部感染一般预后良好。但可经肺部播散至全身其他部位,引起皮肤、黏膜、淋巴结、骨、内脏等的感染,**最易侵犯的是中枢神经系统**,引起慢性脑膜炎。脑及脑膜的隐球菌病预后不良,如治疗不及时,常导致患者死亡。

（三）微生物学检查法

1. 直接镜检　痰、脓、离心沉淀后的脑脊液沉渣标本滴加墨汁做负染色镜检。见到圆形或卵圆形的有折光性的菌体,外周有一圈透明的肥厚荚膜即可确诊。

2. 分离培养　将标本接种于 SDA,室温或 37℃ 培养 2~5 天后形成乳白至橘黄色、不规则酵母型菌落。镜检可见圆形或卵圆形菌体,无假菌丝。

3. 其他检查法　隐球菌**尿素酶实验为阳性**,可与假丝酵母相区别。或在含有二酚底物的培养基上培养,由于新生隐球菌具有酚氧化酶,可产生黑素,使菌落呈褐色。还可用 ELISA、胶乳凝集试验检查患者血清和脑脊液中的隐球菌荚膜抗原。隐球菌性脑膜炎的患者阳性率可达 90%,在治疗收效后抗原滴度下降。艾滋病患者的高抗原滴度可持续很长时间。

（四）防治原则

鸟粪是动物和人的**主要传染源**。减少鸽子数量,或用碱处理鸽粪,可控制此病的发生。治疗肺部或皮肤病变,可使用 5-氟胞嘧啶、伊曲康唑。中枢神经系统隐球菌病可选用两性霉素 B 或伊曲康唑口服,必要时加用鞘内注射。

第三节　丝状真菌

一、曲霉属

曲霉属广泛分布于自然界,种类繁多,可达 800 余种,分类鉴定比较复杂。**少数属于机会致病菌**,主要包括**烟曲霉**（*A. fumigatus*）、黄曲霉（*A. flavus*）、黑曲霉（*A. niger*）、土曲霉（*A. terreus*）及构巢裸胞壳（*Emericella nidulans*），即构巢曲霉的有性型（表32-2），其中**烟曲霉最常见**。曲霉引起感染的发病率在深部真菌中位居第二位。

（一）生物学性状

曲霉**菌丝分枝、有隔**，部分可分化出厚壁、膨大的足细胞，向上直立生长**分生孢子梗**。分生孢子梗顶端膨大形成半球形或椭圆形的**顶囊**。在顶囊上以辐射方式长出一、二层杆状**小梗**，小梗顶端再形成链状排列的**分生孢子**。分生孢子有白、黄、蓝、绿、棕、黑等不同颜色，呈球形或柱状。分生孢子梗、顶囊、小梗及分生孢子形成一个菊花样的头状结构，称为**分生孢子头**（图32-4），**其形态特点可作为曲霉的分类、鉴别依据**。

曲霉在 SDA 上生长良好，在室温或 37~45℃均能生长。菌落开始为白色、柔软有光泽，逐渐形成绒毛状或絮状的丝状型菌落。烟曲霉在 25℃培养 7 天后，菌落直径可达 3~5cm，由青绿色变成暗绿色。

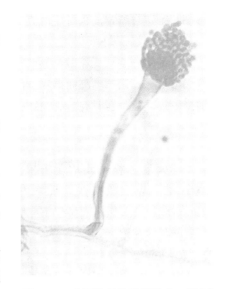

图32-4 曲霉的分生孢子头（×400）

表32-2 临床常见五种病原性曲霉的形态特点

菌种名称	菌落颜色	顶囊形状	小梗特点	分生孢子形态
烟曲霉	绿/深绿色	烧瓶状	单层，顶囊上半部	球形，有小棘，绿色，成链排列
黄曲霉	黄色	球形或近球形	双层，第一层长，布满顶囊表面，放射状	球形或梨形，有小棘，成链排列
黑曲霉	黑色	球形或近球形	双层，第一层长，布满顶囊表面，放射状	球形，黑褐色，有小棘，成链排列
土曲霉	淡褐色或褐色	半球形	双层，第一层短，顶囊的2/3，放射状	球形，小，表面平滑，成链排列
构巢曲霉	绿色或暗绿色	半球形	双层，第一层略长，顶囊的上半，放射状	球形，绿色，成链排列

（二）致病性

曲霉可侵犯机体许多部位，引起直接感染、超敏反应及曲霉毒素中毒等，统称**曲霉病**（aspergillosis）。

1. 肺曲霉病

（1）真菌球型肺曲霉病（aspergilloma or fungus ball）：又称局限性肺曲霉病，是在器官已有空腔存在（如结核空洞、鼻旁窦、扩张的支气管）的基础上发生的。该病应着重治疗基础疾病。

（2）肺炎型曲霉病：曲霉在肺内播散，引起坏死性肺炎或咯血，并可继发播散到其他器官。该病常见于免疫缺陷或免疫力低下的患者。

（3）过敏性支气管肺曲霉病：是一种超敏反应性疾病。

2. 全身性曲霉病 原发病灶主要在肺，少见于消化道，多引起全身性脓毒症。该病多发生在某些重症疾病的晚期，生前很难得到正确诊断。

3. 中毒与致癌 某些曲霉产生的毒素，可引起人或动物急、慢性中毒，损伤肝、肾、神经等组织。特别是黄曲霉毒素与人类肝癌的发生有密切关系。

（三）微生物学检查法

取痰或活体组织标本，镜下可见有隔分枝扭曲的菌丝，分离培养可根据菌落特点及分生孢子头的形态特征进行鉴定。也可用血清学实验检测曲霉细胞壁抗原或病人血清中的抗体进行辅助诊断。

（四）防治原则

目前对曲霉病无有效的预防措施。呼吸系统曲霉病可使用两性霉素 B 或伊曲康唑，采取雾化吸入法治疗。真菌球型肺曲霉病，可用 5-氟胞嘧啶进行管内注入，适当变换体位，使药物注入空洞内，可收到良好的治疗效果。

二、接合菌类

毛霉属和**根霉属**均属于接合菌门，广泛存在于自然环境中，常引起食物霉变。毛霉、根霉引起的感染统称**毛霉病**（mucormycosis），通常发生于重症疾病的晚期，机体抵抗力极度衰弱时易合并感染。

（一）生物学性状

毛霉和根霉在 SDA 上 25℃培养可迅速生长布满整个平板，形成丝状菌落，呈白色至棕黄色或灰黑色。毛霉镜下可见**无隔菌丝**，多呈**直角分枝**。从菌丝上生长出长短不等的孢囊梗，其上生长着球形孢子囊，囊内充满大量孢子囊孢子，成熟后孢子囊孢子破囊而出（图 32-5）。根霉镜下形态与毛霉相似，但**根霉**的孢囊梗对侧可形成**假根**（图 32-6）。

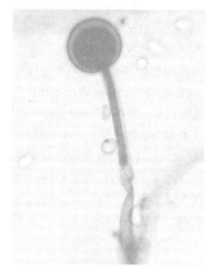

图 32-5　毛霉的孢子囊（×400）

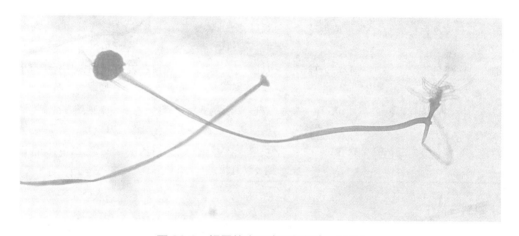

图 32-6　根霉的孢子囊和假根（×400）

（二）致病性

毛霉和根霉感染多首先发生在鼻或耳部，经口腔唾液流入上颌窦和眼眶，引起坏死性炎症和肉芽肿，再经血流侵入脑部，引起脑膜炎。亦可扩散至肺、胃肠道等全身各器官，**死亡率极高**。由于毛霉病发病急，病情进展快，故**生前诊断困难**，多通过尸检病理诊断确诊。

（三）微生物学检查法

取痰、活检或尸检标本，滴加 10% KOH 直接镜检，可见宽大、不规则、分枝状的无隔菌丝。菌丝呈明显嗜苏木精染色，在 H-E 染色中清晰可见。经 SDA 培养后，镜检可见粗大的无隔菌丝、球形孢子囊、无或有假根。

（四）防治原则

目前对毛霉病无有效的预防措施。一般使用两性霉素 B 或伊曲康唑进行抗真菌治疗，结合外科切除病灶，并积极治疗相关疾病。

三、镰刀菌属

镰刀菌属在自然界中广泛分布,是**重要的植物病原菌**。该菌为**机会致病菌**,主要有**茄病镰刀菌复合群**(*F. solani* species complex)、**尖孢镰刀菌复合群**(*F. oxysporum* species complex)及**藤仓镰刀菌复合群**(*F. fujikuroi* species complex)。

(一)生物学性状

在 SDA 上 25℃培养时,生长迅速,菌落呈棉絮状,可产生淡黄、浅粉、浅紫、玫瑰红色等色素。镜下观察可见**大分生孢子**两头尖,中央弯曲,呈镰刀形,有多个分隔,为多细胞性;**小分生孢子**卵圆形或棒状,散在、链状或假头状着生,多为单细胞性(图32-7);有时可见间生或顶生、单个或多个**厚膜孢子**。

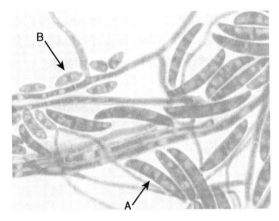

图 32-7　镰刀菌的分生孢子(×400)
箭头 A 所指为大分生孢子,箭头 B 所指为小分生孢子。

(二)致病性

镰刀菌可**引起浅部真菌感染**,如真菌性角膜炎、甲真菌症、足菌肿等。该菌是引起**真菌性角膜炎最常见的病原菌**,严重者可致盲。该菌还可从鼻窦、呼吸道及皮肤入侵,经血流播散至肺、肝、脾、肾等其他器官,引起**深部真菌感染**。

(三)微生物学检查法

取角膜刮片、皮屑、甲屑、脓等标本,镜检可见分枝、有隔菌丝。经小琼脂块培养,镜检可见有隔菌丝及形态多样的大、小分生孢子,培养时间较久时可见厚膜孢子。

(四)防治原则

植物划伤、佩戴角膜镜等是真菌性角膜炎的易感因素。深部感染无有效的预防措施。镰刀菌对临床常见的唑类、多烯类及棘白菌素类药物具有一定程度的耐药性,目前多采取局部手术清除病灶,并结合药物纳他霉素、伏立康唑等进行治疗。

第四节　肺孢子菌

肺孢子菌属分布于自然界、人和多种哺乳动物的肺内。当机体免疫力下降时可**引起机会性感染**,即**肺孢子菌肺炎**(pneumocystis pneumonia, PCP)。常见的有**卡氏肺孢子菌**(*P. carinii*)和**伊氏肺孢子菌**(*P. jiroveci*)。肺孢子菌曾被称肺孢子虫,因其具有原生动物的生活史及虫体形态而归于原虫。近年发现其超微结构以及基因和编码的蛋白均与真菌相似,故将其归属于真菌。

(一)生物学性状

肺孢子菌为单细胞型,兼具原虫及酵母菌的特点。发育过程经历滋养体、囊前期及孢子囊阶段(图32-8)。**小滋养体**为圆形,内含 1 个核;**大滋养体**为不规则形,内含 1 个核;**囊前期**为近圆形或卵圆形,囊壁较薄;**孢子囊**为圆形,内含 2~8 个孢子,成熟的孢子囊内含 8 个孢子,各有 1 个核。

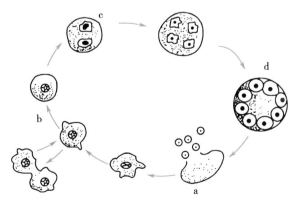

a—孢子囊破裂释放小滋养体;b—大滋养体;c—囊前期;d—成熟孢子囊。

图 32-8　肺孢子菌的发育周期

（二）致病性

肺孢子菌**多为隐性感染**。当宿主抵抗力低下时，引起肺孢子菌肺炎。该病多见于营养不良和身体虚弱的儿童、接受免疫抑制剂或抗癌化疗以及先天性免疫缺陷病的患者，也**是艾滋病患者常见的并发症之一**，美国约有 90% 的艾滋病患者并发该病。

（三）微生物学检查法

取痰或支气管灌洗液，经革兰氏染色或亚甲蓝染色镜检，若发现滋养体或孢子囊可确诊。也可用 ELISA、免疫荧光技术、补体结合试验等检查血清中的特异性抗体。因多数正常人都曾有过肺孢子菌的隐性感染，故血清学检查仅可作为辅助诊断。近年来 PCR 及 DNA 探针技术已试用于肺孢子菌感染诊断，敏感性和特异性均较高，但尚未广泛应用。

（四）防治原则

目前肺孢子菌肺炎无有效的预防措施。对长期大量应用免疫抑制剂的患者应警惕诱发肺孢子菌肺炎，对患者应进行隔离。及早治疗可有效降低死亡率。该菌对多种抗真菌药物不敏感。治疗首选复方新诺明，戊烷脒气雾吸入效果也较好，还可联合应用克林霉素和伯氨喹。

思考题：

1. 简述白假丝酵母的形态特征及所致疾病。
2. 简述新生隐球菌的形态特征及所致疾病。
3. 简述临床常见病原性曲霉的形态特征及所致疾病。
4. 结合现状分析深部真菌病的发病率逐年增高的原因。

（王　丽）

第三十三章
致病性真菌

要点:

1. 皮肤癣菌包括表皮癣菌属、毛癣菌属及小孢子菌属,可侵犯皮肤角质、毛发及甲板,引起皮肤癣。

2. 皮下组织感染真菌包括孢子丝菌属和着色真菌,多经外伤侵入皮下,前者经淋巴管扩散,后者经血液或淋巴管扩散,引起局部或播散性感染。

3. 地方流行性真菌包括荚膜组织胞浆菌、粗球孢子菌、皮炎芽生菌、巴西副球孢子菌及马尔尼菲篮状菌,均为双相型真菌。

致病性真菌主要包括表皮癣菌属(*Epidermophyton* spp.)、毛癣菌属、小孢子菌属、角层癣菌、孢子丝菌属、着色真菌、组织胞浆菌属、芽生菌属、球孢子菌属(*Coccidioides* spp.)、副球孢子菌属(*Paracoccidioides* spp.),以及篮状菌属(*Talaromyces* spp.)。该类真菌可引起免疫功能正常或低下人群的**原发性感染**,多为**外源性感染**。

第一节 皮肤感染真菌

皮肤感染真菌可分为**皮肤癣菌和角层癣菌**两类。人类多因接触患者、患畜或染菌物体而被感染。一般不侵入皮下组织或内脏,故不引起全身感染。

一、皮肤癣菌

皮肤癣菌(dermatophytes)是寄生于皮肤角蛋白组织的浅部真菌,可引起**皮肤癣**(tinea),以**手足癣最多见**。皮肤癣菌大约由 40 多个种组成,分属于 3 个属,即**表皮癣菌属、毛癣菌属及小孢子菌属**。根据菌落的形态、颜色和所产生的大、小分生孢子的形态,可对其进行初步鉴定(图 33-1)。

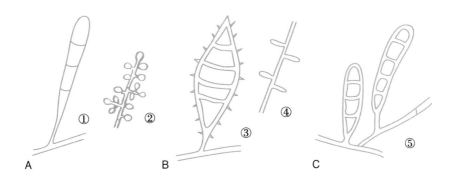

图 33-1 皮肤癣菌分生孢子的模式图
A. 毛癣菌:①大分生孢子;②小分生孢子。B. 小孢子菌:③大分生孢子;④小分生孢子。C. 表皮癣菌:⑤大分生孢子。

（一）生物学特性

1. 表皮癣菌属　该属只有 1 个种对人类有致病作用，即**絮状表皮癣菌**（*E. floccosum*），**可侵犯人表皮、甲板，但不侵犯毛发**。临床上可致体癣、足癣、手癣、股癣和甲癣等，多发生于热带地区。

该菌在 SDA 上室温或 28℃生长较快，菌落开始如蜡状，继而出现粉末状，由白色变成黄绿色。镜检可见菌丝侧壁及顶端形成**大分生孢子**，呈棍棒状，壁薄，由 3~5 个细胞组成（图 33-2）。**无小分生孢子**。菌丝较细、有隔，偶见球拍状、结节状或螺旋状菌丝。

2. 毛癣菌属　该属有 20 余种，其中 13 种对人和动物有致病性，可侵犯皮肤、毛发和指（趾）甲。主要有红色毛癣菌（*T. rubrum*）、石膏样毛癣菌（*T. gypseum*，异名为须毛癣菌 *T. mentagrophytes*）及紫色毛癣菌（*T. violaceum*）等。其中，前两种和絮状表皮癣菌在我国是侵犯表皮和甲板的 3 种常见皮肤癣菌。

在 SDA 上不同的菌种菌落性状及色泽各异，可呈颗粒状、粉末状、绒毛状等。菌落颜色为白色、奶油色、黄色、红色、橙色、紫色等。镜下可见细长、薄壁、棒状、两端钝圆的**大分生孢子**以及大量侧生、散在或呈葡萄状的**小分生孢子**（图 33-3）。

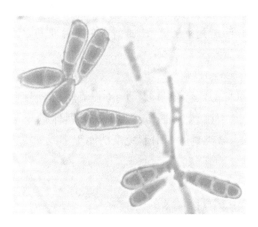

图 33-2　表皮癣菌的分生孢子（×400）

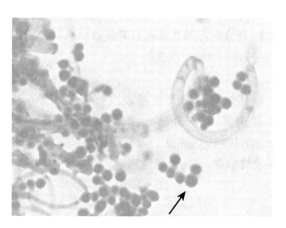

图 33-3　毛癣菌的分生孢子（×400）
箭头所指为小分生孢子。

3. 小孢子菌属　该属有 15 个种，多半**对人和动物有致病性**，如犬小孢子菌（*M. canis*）、铁锈色小孢子菌（*M. ferrugineum*）、石膏样小孢子菌（*M. gypseum*）及奥杜盎小孢子菌（*M. audouinii*）等，**可侵犯皮肤和毛发，不侵犯甲板**。

患处标本直接镜检可见孢子及菌丝。培养菌落呈粉末状或绒毛状，灰色、棕黄色或橘红色，表面粗糙。镜检可见梭形、厚壁的大分生孢子，菌丝侧枝末端有卵圆形的小分生孢子（图 33-4）。菌丝有隔，呈梳状、结节状或球拍状。

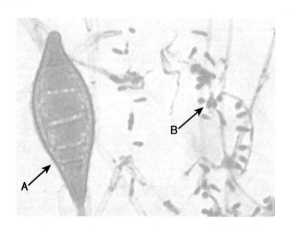

图 33-4　小孢子菌的分生孢子（×400）
箭头 A 所指为大分生孢子，箭头 B 所指为小分生孢子。

（二）致病性

皮肤癣菌在局部皮肤增殖，其代谢产物可刺激机体产生病理反应，从而引起感染部位的病变，其主要的侵犯部位和传染来源见表 33-1。

表 33-1　皮肤癣菌的种类、感染部位及传染来源

菌属名称	菌种数	感染部位			传染来源	
		皮肤	毛发	甲板	人	动物
表皮癣菌属	1	+	−	+	絮状表皮癣菌	无
小孢子菌属	15	+	+	−	奥杜安小孢子菌	犬小孢子菌 石膏样小孢子菌
毛癣菌属	20	+	+	+	石膏样毛癣菌 红色毛癣菌	石膏样毛癣菌

（三）微生物学检查

一般取病变皮肤、甲板或毛发，加 10% KOH 微加热消化后直接镜检，如发现菌丝和孢子即可初步诊断为皮肤癣菌感染。如需进行菌种鉴定，可将标本接种 SDA，经小琼脂块培养，根据菌落特征、菌丝和孢子形态特点等进行鉴定。

（四）防治原则

注意清洁卫生，避免与患者接触；足癣应保持鞋袜干燥。治疗时，头癣可用酮康唑、伊曲康唑、特比萘芬等；体癣和股癣宜用伊曲康唑，甲癣可用灰黄霉素和伊曲康唑。

二、角层癣菌

角层癣菌是腐生于皮肤角层浅表及毛干表面的浅部真菌，引起**角层型和毛发型病变**。引起这种感染的致病性真菌主要包括糠秕马拉色菌（*Malassezia furfur*）、何德毛结节菌（*Piedraia hortae*）及白吉利毛孢子菌（*Trichosporon beigelii*）。

糠秕马拉色菌可引起皮肤表面出现黄褐色薄糠状或鳞屑样的花斑癣，好发于颈、胸、腹、背和上臂等汗腺丰富部位，形如汗渍斑点，俗称汗斑，不影响健康。汗斑可由穿用汗斑患者衣物而被传染；亦可因职业导致汗液浸渍而发病，如重体力劳动者、电焊操作者、运动员等。汗斑重在预防，汗斑对外用药物敏感，如 20%~30% 硫代硫酸钠液、1% 克霉唑霜、益康唑乳液或 1% 米康唑乳液等，疗效很好。患处直接镜检可见短粗、分枝状有隔菌丝以及成丛状的酵母样细胞。该菌具有嗜脂性特点，培养时需加入橄榄油等。通常为酵母型菌落。培养温度为 37℃，培养后形成的菌落扁平，稍高于培养基表面，表面有细小的突起，但不向培养基内生长。

何德毛结节菌和白吉利毛孢子菌可引起毛干的毛结节病，前者可形成较坚硬的黑色结节，如砂粒状；后者可形成较软的白色结节。

第二节　皮下组织感染真菌

皮下组织感染真菌主要包括孢子丝菌属和着色真菌，一般感染只限于局部，但也可扩散至周围组织。

一、孢子丝菌属

孢子丝菌为腐生性真菌。**申克孢子丝菌复合体**（*Sporothrix schenckii* species complex）是临床上常见的致病菌种，为**双相型真菌**（dimorphic fungus）。用患者标本（脓、痰、血、病变组织）制片，镜下观察可见梭形或圆形孢子。在 SDA 上 25~28℃培养 3~5 天，可长出灰褐色皱膜状菌落，镜下可见有隔菌丝及成

群的梨形小分生孢子(图 33-5)。在 BHI 或含胱氨酸的血平板上 37℃培养,则以芽生方式形成酵母型菌落。

　　人通过有创伤的皮肤接触染菌土壤或植物可引起皮肤、皮下组织及相邻淋巴系统感染,称为**孢子丝菌病**(sporotrichosis)。局部皮肤形成亚急性或慢性肉芽肿,使淋巴管出现链状硬结,称为孢子丝菌性下疳。亦可经口或呼吸道侵入,并经**淋巴管**扩散至其他器官。我国孢子丝菌病以球形孢子丝菌(*S. globosa*)感染为主,大部分地区皆已发现,东北地区为多见。

　　以申克孢子丝菌制备的抗原与患者血清作凝集试验,效价≥1∶320 时有诊断意义。亦可用孢子丝菌素作皮肤试验,若 24~48 小时在局部出现结节,可辅助临床诊断。

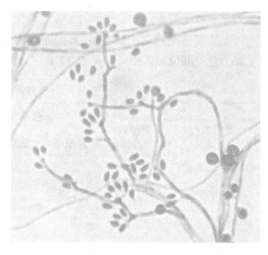

图 33-5　申克孢子丝菌的分生孢子(×400)

　　孢子丝菌病在某些患者可以是自限性疾病。治疗可口服饱和碘化钾溶液、伊曲康唑或特比萘芬。若引起深部感染,可用两性霉素 B 治疗。

二、着色真菌

　　着色真菌是分类上相近,引起临床症状也相似的一些真菌的总称,多为腐生菌,广泛存在于土壤及植物中。代表菌有卡氏枝孢霉(*Cladosporium carrionii*)、裴氏丰萨卡菌(*Fonsecaea pedrosoi*)、疣状瓶霉(*Phialophora verrucosa*)、甄氏外瓶霉(*Exophiala jeanselmei*)、互隔链格孢霉(*Alternaria alternata*)等。一般由外伤侵入人体,感染多发于颜面、下肢、臀部等暴露部位,病损皮肤呈境界鲜明的暗红色或黑色区,故称**着色真菌病**(chromomycosis)。亦侵犯深部组织,呈慢性感染过程。在机体全身免疫力低下时可侵犯中枢神经系统,发生脑内感染。

　　着色真菌在组织中为厚壁、圆形细胞。培养基上生长缓慢,菌落呈暗棕色。镜检可见棕色有隔菌丝,在分枝、侧面或顶端形成分生孢子梗,梗上产生棕色圆形、椭圆形的分生孢子。分生孢子有树枝形、剑顶形、花瓶形、砖形等不同形状,是鉴别的重要依据(图 33-6)。由于其多态性,使得准确的形态学鉴定困难较大。近年来,二次代谢产物、分子生物学方法已被用于此类真菌的鉴定、诊断。

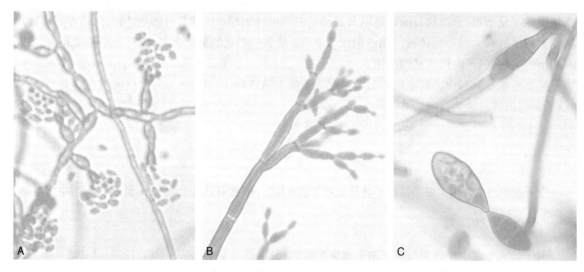

图 33-6　常见着色真菌的分生孢子(×400)
A. 疣状瓶霉;B. 枝孢霉;C. 链格孢霉。

着色真菌病不具有传染性,皮肤病变较小者可经外科手术切除,皮肤大面积损伤者可服用两性霉素 B 或伊曲康唑进行治疗。

第三节 地方流行性真菌

地方流行性真菌具有地方流行的特点,其所引起的感染症状多不明显,有自愈倾向;虽有组织或器官特异性,但亦可**经血液或淋巴管**扩散至全身器官,严重者可引起死亡。该类真菌均属**双相型真菌**,对环境温度敏感。一般在体内或 37℃培养时呈酵母型,在 25℃培养时变为菌丝型(表 33-2)。常见的致病菌有荚膜组织胞浆菌(图 33-7)、粗球孢子菌、皮炎芽生菌、巴西副球孢子菌及马尔尼菲篮状菌(图 33-8)。这类真菌感染多引起肉芽肿性病变,以肺部感染较常见,也可播散至皮肤、淋巴结、骨骼、肝、肾等组织器官。前 4 种致病菌引起的感染多发生于南、北美洲,马尔尼菲篮状菌主要引起东南亚部分地区的广泛性、播散性感染,多见于艾滋病患者。地方流行性真菌感染多推荐使用脂质体两性霉素 B(L-AmB)治疗,对于症状较轻者或临床改善后可转为伊曲康唑治疗。

表 33-2　主要地方流行性真菌及其重要生物学特性

病原菌名称	宿主体内形态	显微镜下形态	菌落特征	分布特点
荚膜组织胞浆菌	圆形或卵圆形,有荚膜的孢子	大分生孢子,壁厚,四周有排列如齿轮的棘突,有诊断价值	生长缓慢,形成白色棉絮状菌落,然后变黄转至褐色	土壤
粗球孢子菌	较大的厚壁孢子,内含许多内生性孢子	关节孢子	生长迅速,很快由白色菌落转变为黄色棉絮状菌落	碱性土壤,鸟粪
皮炎芽生菌	圆形的单芽生孢子	小分生孢子为主,偶可形成厚膜孢子	初为酵母样薄膜,后为乳白色菌丝覆盖	潮湿、酸性沙质土壤
巴西副球孢子菌	圆形的单或多芽生孢子	小分生孢子和厚膜孢子	菌落初呈膜状,有皱褶,其后形成绒毛状的白色或棕色的气生菌丝	酸性土壤
马尔尼菲篮状菌	圆形或椭圆形关节孢子	帚状枝分散,双轮生,稍不对称,瓶梗顶端变窄,分生孢子球形,呈链状排列	菌丝相时,菌落表面绒毛状,有皱褶,由淡黄白变为棕红色,可产生玫瑰红色色素	鼠类(竹鼠)

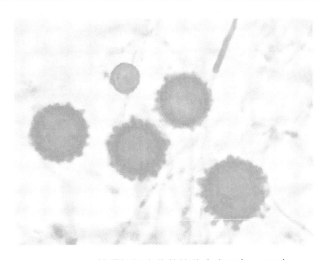
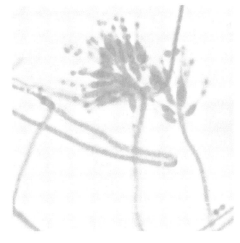

图 33-7　荚膜组织胞浆菌的分生孢子(×400)　　图 33-8　马尔尼菲篮状菌的帚状枝(×400)

思考题：

1. 简述临床常见致病性真菌的种类及所致疾病。
2. 简述皮肤癣菌的种类、形态学特征及所致疾病。
3. 简述地方流行性真菌病常见病原菌种类、形态学特征及所致疾病。

（王 丽）

附录
病原微生物传播途径或致病特点分类

1. 李明远,徐志凯. 医学微生物学. 3 版. 北京:人民卫生出版社,2015.

2. 李凡,徐志凯. 医学微生物学. 9 版. 北京:人民卫生出版社,2018.

3. 张凤明,肖纯凌,彭宜红. 医学微生物学. 4 版. 北京:北京大学医学出版社,2018.

4. 曹雪涛,何维. 医学免疫学. 3 版. 北京:人民卫生出版社,2015.

5. 徐志凯,郭晓奎. 医学微生物学. 2 版. 北京:人民卫生出版社,2021.

6. 李文均. 微生物学前沿. 北京:化学工业出版社,2022.

7. RIEDDL S,MORSE SA,MIETZNER T,et al. Jawetz Melnick & Adelberg's Medical Microbiology. 28th edition, New York:McGraw-Hill Education,2019.

8. HOWLEY PM,KNIPE DM,WHELAN S. Fields Virology. 7th ed. Philadelphia:Wolters Kluwer,2022.

9. FREDERICKS DN,RELMAN DA. Sequence-based identification of microbial pathogens:a reconsideration of Koch's postulates. Clinical Microbiology Reviews,1996,9(1):18-33.

10. A SCOLA B,DESNUES C,PAGNIER I,et al. The virophage as a unique parasite of the giant mimivirus. Nature, 2008,455(7209):100-104.

11. KöHLER JR,HUBE B,PUCCIA R,et al. Fungi that Infect Humans. Microbiology Spectrum,2017,5(3).

12. LYNCH SV,PEDERSEN O. The Human Intestinal Microbiome in Health and Disease. The New England Journal of Medicine,2016,375(24):2369-2379.

13. PARDI N,HOGAN MJ,WEISSMAN D. Recent advances in mRNA vaccine technology. Current Opinion in Immunology,2020,65:14-20.

14. KANUNGO S,AZMAN AS,RAMAMURTHY T,et al. Cholera. The Lancet,2022,399(10333):1429-1440.

15. SACHSE K,BAVOIL PM,KALTENBOECK B,et al.Emendation of the family chlamydiaceae:Proposal of a single genus,chlamydia,to include all currently recognized species. Systematic and Applied Microbiology,2015, 38(2),99-103.

16. MERHEJ V,ANGELAKIS E,SOCOLOVSCHI C,et al.Genotyping,evolution and epidemiological findings of Rickettsia species. Infection,Genetics and Evolution,2014,25:122-137.

17. MALONE B,URAKOVA N,SNIJDER EJ,et al. Structures and functions of coronavirus replication-transcription complexes and their relevance for SARS-CoV-2 drug design. Nature Reviews. Molecular Cell Biology,2022,23(1):21-39.

18. WANG X,REN J,GAO Q,et al. Hepatitis A virus and the origins of picornaviruses. Nature,2015,517(7532):85-88.

19. REVILL PA,CHISARI FV,BLOCK JM,et al. A global scientific strategy to cure hepatitis B. The Lancet. Gastroenterology & Hepatology,2019,4(7):545-558.

20. CHOO QL,KUO G,WEINER AJ,et al. Isolation of a cDNA clone derived from a blood-borne non-A,non-B viral hepatitis genome. Science,1989,244(4902):359-362.

21. MUKHOPADHYAY S,KUHN RJ,ROSSMANN MG. A structural perspective of the flavivirus life cycle. Nature reviews Microbiology,2005,3(1):13-22.

22. CONNOLLY SA, JARDETZKY TS, LONGNECKER R. The structural basis of herpesvirus entry. Nature reviews. Microbiology, 2021, 19（2）: 110-121.

23. MC BRIDE AA. Human papillomaviruses: diversity, infection and host interactions. Nat Rev Microbiol, 2022, 20（2）: 95-108.

24. PRUSINER SB. A unifying role for prions in neurodegenerative diseases. Science, 2012, 336: 1511-1513.

25. 中华人民共和国主席令第 17 号. 中华人民共和国传染病防治法. 2004.

26. 中华人民共和国国务院令 424 号. 病原微生物实验室生物安全管理条例. 2004.

27. 熊芮、高文轩、彭宜红. 国际病毒分类委员会及其在线报告现状及发展. 中国生物化学与分子生物学报, 2024, 40（3）: 274-280.

中英文名词对照索引